中医师承学堂
一所没有围墙的大学

胡希恕医学全集

胡希恕金匮要略讲座

（中日录音增补版）

第二版

胡希恕　著

冯世纶　录音

胡希恕名家研究室
冯世纶名医传承工作站　整理

U0343289

全国百佳图书出版单位

中国中医药出版社

·北　京·

图书在版编目（CIP）数据

胡希恕金匮要略讲座 / 胡希恕著 .—2 版 .—北京：
中国中医药出版社，2023.7（2024.10 重印）
ISBN 978-7-5132-8124-9

Ⅰ．①胡… Ⅱ．①胡… Ⅲ．①《金匮要略方论》—研究 Ⅳ．① R222.39

中国国家版本馆 CIP 数据核字（2023）第 079026 号

中国中医药出版社出版
北京经济技术开发区科创十三街 31 号院二区 8 号楼
邮政编码　100176
传真　010-64405721
山东润声印务有限公司印刷
各地新华书店经销

开本 710×1000　1/16　印张 26　字数 425 千字
2023 年 7 月第 2 版　2024 年10月第 3 次印刷
书号　ISBN 978－7－5132－8124－9

定价　106.00 元
网址　www.cptcm.com

服务热线　010-64405510
购书热线　010-89535836
维权打假　010-64405753

微信服务号　zgzyycbs
微商城网址　https://kdt.im/LIdUGr
官方微博　http://e.weibo.com/cptcm
天猫旗舰店网址　https://zgzyycbs.tmall.com

如有印装质量问题请与本社出版部联系（010-64405510）
版权专有　侵权必究

再版说明

《胡希恕伤寒论讲座》（中日录音增补版）于2019年11月出版，《胡希恕金匮要略讲座》（中日录音增补版）于2017年1月出版。这两本书自面世以来，深受广大经方爱好者的喜爱，截至目前均已重印6次。有读者留言：因为是录音整理的书籍，所以读起来流畅，容易懂，不费脑子。这应该是对此两本书最实在的评价了。能让深奥的中医医理浅显易懂，深入人心，也是我们中医出版人的初心和目标吧。

这两本书是胡希恕先生依其提出的“六经－八纲－方证”辨证体系来逐条解析《伤寒论》和《金匮要略》，系先生晚年讲课录音的“完全现场”，同时增补了日本弟子的录音，故为中日录音互弥合璧的“增补版本”，广受读者欢迎也在情理之中。但越是如此，作为编辑，我们对此两本书的出版质量越是应该精益求精，严格要求。故此次再版，在上一版的基础上，结合读者的反馈意见，我们对书中存在的部分错漏及理解欠准确之处进行修订完善，以回馈大家对此二书的厚爱。同时也希望广大读者能够继续指出不足，以便我们进一步完善提高，将先生的经方理论弘扬光大。

本书编辑

2023年3月

《胡希恕医学全集》
总 序

胡希恕先生（1898—1984）是现代经方大家，我们学习和整理其著作已走过40余年历程。值此胡老诞辰120周年前夕，我们编辑、刊出《胡希恕医学全集》以飨读者。

想当初，跟随先生抄方、聆听先生讲课、抄录先生笔记一段时间后，我们似感已了解老师学术的全部内涵。但随着学习的深入，我们才渐渐感悟到，自已对老师学术思想的认识、对经方医学的认识，尚只“登堂”，并未“入室”，这在我们已整理出版的胡老系列著作上有所体现。

早期，我们整理了胡希恕先生的临床验案及主要学术思想，发表于国内外期刊；并整理了胡老对《伤寒论》研究的笔记、胡老讲课录音等，出版了《经方传真》(初版)、《中国百年百名中医临床家·胡希恕》等，初步认识到胡希恕先生提出的“《伤寒论》的六经来自八纲”学术思想，理解了为何日本学者经考察后做出“胡希恕先生是有独特理论的、著名的《伤寒论》研究者、经方家”的高度评价。胡希恕先生的著作刊出后，受到国内外医界的关注和热评，尤其是他提出“《伤寒论》的六经来自八纲”的思想，震撼了国内外医界，甚至被盛赞为“开启了读懂《伤寒论》的新时代”！随着医界同仁对胡老学说的重视，我们也进一步深入学习和探讨胡老学说的“学术轨迹”。2006年，我们看到了胡老更多的手稿笔记，并惊奇地发现：胡老于1982年讲完《伤寒论》《金匮要略》原文后，在病重期间还继续修改其“经方笔记”（如对《伤寒论》第214条进行了重新注解）。最值得注意的是，胡老对《伤寒论》第147条、148条的注解，不同时期的差别很大：1983年胡老对这两条的认识，与1982年的认识有明显不同。随后，我们再翻看胡老其他年代的相关笔记，竟然发现胡老对这两条的认识，大约10年就有一个变化！

对手稿笔记不厌其烦地反复修改，凸显了胡希恕先生治学态度的严谨、对经方研究的执着，亦使我们通过胡老的“修改痕迹”，看到了经方医学发展的“学术轨迹”。《伤寒论》的每一条文、每一方证，均来自临床的反复实践，是几代人、几十代人诊疗历史的循证结果。后来，我们通过对相关医史文献的学习，更加明确了胡希恕先生所倡导的经方体系、被赞誉的“独特理论”，是与以《黄帝内经》为代表的医经理论体系不同的经方医学。因此，我们又重新整理了先生的有关著作，出版了《经方医学：六经八纲读懂伤寒论》《胡希恕伤寒论讲座》《胡希恕金匮要略讲座》等多部著作。

通过几十年的整理、学习胡希恕先生的学术思想，我们明确了“《伤寒论》的六经来自八纲”的核心观点，理解了“六经是如何形成的”这个疑难谜题。通过进一步的学习和临床，我们在学术观念上有了重大突破，更加明确地提出：中医自古就存在两大医学理论体系，即以《黄帝内经》为代表的医经体系和以《伤寒论》为代表的经方体系。

值此胡希恕先生诞辰120周年前夕，我们经过反复研讨、精心编辑，终于推出《胡希恕医学全集》。全集重在整理胡希恕先生对经方医学的理论阐述和临床应用（含医案解析），尤其侧重胡老对

《伤寒论》《金匮要略》条文的注解、对经方方证的研究。全集包罗万象、精彩纷呈：有以胡老讲课录音为主者，有以胡老手稿笔记为主者，还有录音笔记结合、胡老弟子整理的“精华版”，从各角度、各方面系统完整地反映了胡老对经方的研究成果和临床经验。需要说明的是，全集所刊内容，原则上以胡老笔记和授课的原始记录为主，以便体现胡老原原本本的学术风貌。至于我们作为胡老亲授弟子对胡希恕学术思想的理解和注释，则以“解读”或“编者按”的形式进行附加说明。

全集试图展现胡希恕先生长期研究经方的思想历程，体现不同时期、不同阶段胡老对经方的认识。当然，全集之中的“解读”篇章，亦体现了胡老弟子继承和弘扬经方医学的心路历程。我们在继承胡老学说的基础上，也做了一些新的学术探讨：如在《胡希恕病位类方解》的基础上，我们探讨了如何把胡老对经方按照“表、里、半表半里”分类，进一步全部按照“六经”分类。后来，以“经方六经类方证”为特色的《经方传真（修订版）》出版后，受到了国内外经方同仁的青睐与好评，这使我们倍受鼓舞，促使我们更加精细地对《伤寒杂病论》的六经和方证进行新探讨。当然，我们对胡老学说所做的整理工作还有很多不足之处，对经方医学的研究尚待进一步深入。每当我们因工作疲劳，稍显倦怠之时，胡希恕先生严谨治学之语就在耳边响起——每每有人劝说胡老出书时，胡老总是说：“我还没考虑好，等考虑好后再说吧！”

此次，我们编辑出版《胡希恕医学全集》，其目的除了让我们能够系统、完整地学习胡希恕“六经－八纲－方证”经方医学体系外，还希望广大读者能够通过全集有所感悟：胡希恕先生研究经方的成果，只是经方医学发展过程中的一小部分。对《伤寒杂病论》

乃至“经方医学”的深度研究，需要下大力气进行继承和弘扬。“经方医学”仍然存在许多问题亟待研究、探讨和突破，需要一代又一代医家进行理论思考和临床实践！

让我们努力做一代经方传人吧！

冯世纶

2016年中秋

前　言

早在2008年，我们就整理编辑了《胡希恕伤寒论讲座》《胡希恕金匮要略讲座》，由学苑出版社出版。这两本书是胡希恕先生晚年讲课的“完全现场”，由当时跟诊学习的冯世纶亲自用录音机录下胡希恕讲课全程，并据此整理而成。这两本书出版之后，成为广受全国经方同仁及中医界同仁欢迎的精品著作。

胡希恕作为中国现代杰出的伤寒思想家、中医临床家、师承教育家，对《黄帝内经》《神农本草经》《伤寒杂病论》《温病条辨》乃至“五运六气”皆有研究，尤其致力精研仲景学说，对《伤寒论》与《金匮要略》造诣极深。其经方学说尤为注重“谨守病机”，开创了以“八纲气血”为核心的“六经－八纲－方证”辨证体系。

胡希恕先生对于各类辨证体系皆有涉猎，熟悉脏腑经络辨证、八纲气血辨证、方证药证辨证、六经辨证、卫气营血辨证、三焦辨证，临床尤其精研以“八纲气血”为核心的“六经－八纲－方证”辨证体系。《胡希恕伤寒论讲座》《胡希恕金匮要略讲座》两书，即以“六经－八纲－方证”辨证体系来逐条解释《伤寒论》和《金匮要略》。

遗憾的是，限于当年的录音条件，在更换录音磁带的时候造成了多处间隙无法录音而“录音缺失”的情况。当年的现场录音由冯世纶教授亲手录制，动用了两台录音机同步录音。一台录音机所录磁带留在北京，另一台录音机所录磁带被日本弟子带回日本。经过冯世纶教授多方奔走，终于与胡老的日本弟子联络上了，此日本弟子提供了当年“同一录音内容”的另一个录音版本。实际上，日本弟子所保留的录音也不完整，因为他们听课中途即返回日本（而且因录音带损坏严重，音质较中国录音相差很多），但毕竟能够增补很多中国版本的“录音空隙”。

本次整理的《胡希恕伤寒论讲座》（中日录音增补版）、《胡希恕金匮要略讲座》（中日录音增补版），在此前出版的《胡希恕伤寒论讲座》《胡希恕金匮要略讲座》基础上，根据日本弟子录音逐条增补，补充进日本录音的新内容。虽然所增补内容在数量上并不是很多，但是，毕竟已经尽了最大的努力，也就不留遗憾了。

需要特别说明的是，口语体讲课的生动性与传统书面体表达的严谨性之间有所差别。但为了尽可能保留经方大家胡希恕讲课的原音原貌及生动细节，我们尽可能保持口语体的原始表达，只有在会影响读者理解、出现学术歧义，或整理者听不清楚胡老个别发音时，才由整理者用“( )”或“[ ]”的方式进行说明或评按。

在逐字逐句审听日本弟子录音的工作中，我们也为日本弟子的严谨作风所震撼：比如，在日本版录音《胡希恕金匮要略讲座》里，有大段损坏的录音，应该是磁带受损而基本没有声音，只能听到杂音、盲音，但日本弟子一丝不苟地将其留存在编辑后的文件中，我们只能听到“滋滋啦啦”的磁带运转的声音。这种严谨的态度让我们深感震动。所幸的是，这部分在日本弟子录音中缺失的内容，中国冯世纶教授的录音能够完全还原、弥补。

中日录音终成合璧完整版本！

经方无国界，中、日、韩乃至更多国家的经方人，在仲景学说的旗帜下，会把经方的临床和研究推向一个新的历史高度。

胡希恕名家研究室冯世纶名医传承工作站
2016年8月20日

目录

脏腑经络先后病脉证第一

在《金匮要略》里，说得都简单，第一章就是“脏腑经络先后病脉证第一”，不属于本书，据我看，这是王叔和搞的。

在《伤寒论》里，前头有一个“伤寒例”，也类似序言，“伤寒例”为王叔和所写，故可认为此篇亦为王叔和所写，这一章将来有时间我可以跟你们说一说，现在暂不要从它说起。（编者按：《金匮要略》第一章“脏腑经络先后病脉证第一”，胡老实际在讲完“腹满寒疝宿食病脉证治第十”之后才讲述本章，现为照顾《金匮要略》的原始顺序，编者将此部分讲述移至第一章）

我把头一章给你们讲一讲，这一章我没讲的道理，我讲了之后你们就知道了，这不像出自仲景之手的东西，所以我认为这跟“伤寒例”一样，都是王叔和搞的。仲景这个书，伤寒不用说了，（《金匮要略》）我们讲这么老些了（编者按：胡老实际已讲完“腹满寒疝宿食病脉证治第十”），（它是）治杂病（的）。（说是“上工治未病”，真正临床医生）没有这么治病的，没有像他说的“上工治未病”。没有这么治的，怎么写出这么一段呢？可见肯定不是他（仲景本人）写的。我为了让大家明白明白，把这个也给讲一讲。

他说脏腑经络先后病，这个题目也不像张仲景的（撰文风格），他不是这样子，脉证更不是尽是脏腑经络了，这里头是大杂烩，什么都有。我们就先看头一段讲的什么。

问曰：上工治未病，何也？师曰：夫治未病者，见肝之病，知肝传脾，当先实脾，四季脾旺不受邪，即勿补之；中工不晓相传，见肝之病，不解实脾，唯治肝也。

"问曰：上工治未病，何也？"上工就是咱们现在说的良医、好大夫。说良医能治未病，未病就是没病的病，这是什么意思？头一章这一段大家研究研究也好，这是我个人的主观看法，不一定对。

"师曰：夫治未病者，见肝之病，知肝传脾，当先实脾。"什么叫"治未病"呢？底下就答：所谓治未病，比如我们遇到肝病，这个肝病要是实，肝实就是阴阳五行的说法了，肝属木，木实一定克土，脾属土。所说"治未病"，见到肝实之病，知道肝一定要传脾，脾是未病，现在光是肝有病，脾还没病。良医他知道肝必传脾，因为肝实。"当先实脾"，虽然脾未病，也应该一方面治肝，一方面实脾，这不就是治未病了吗？

但是，时令有盛衰，既要知道五脏相传之理，也要知道时令有旺盛之分。"四季脾旺不受邪"，四季就是春夏秋冬，春夏秋冬最末十八天都是土盛、土旺之时，根据十二地支（子、丑、寅、卯、辰、巳、午、未、申、酉、戌、亥），丑、戌、未、辰属土，三个月里面准有一个土，这个土都是在四季之末十八天，四季十八天共七十二天，他把四季分成五个七十二，搞阴阳五行这样搞，这是根据甲子这么分的。

不根据甲子分，则古人又这么分：木旺于春，火旺于夏，土旺于长夏，这就不是四季了，金旺于秋，水寒旺于冬。他根据气候，三百六十五日的四时这么分，这就是天之五运了，风暑湿燥寒。天有五运，地有五行，这都是搞阴阳五行的解释。人在气交之中受到影响，他这么来看的。

（《金匮要略》）这个书（所写）与那个又不一样了，这个"四季脾旺不受邪"，四季之末的十八天都是土旺之时，脾旺，它不受邪。虽然肝实，脾旺之时你不用补，这是他在这儿补充了一句。本来他的意思就很足了，良工治未病，见肝之病，知肝必传脾，虽然脾没病，但也要治，当先实脾，治未病就行了。但是有的时候也不用补，这要看在什么时候，正赶上四季末后的十八天脾旺之时，不必补也行的，这段就是这个意思了。

"中工不晓相传，见肝之病，不解实脾，唯治肝也。"中工就指一般的大夫、常医，就是普通的大夫，他不晓得五行克制、五脏相传之理，"见肝之病，不解实脾"，见肝就光治肝，不知实脾，既不知道脾会有病，就更不能来治脾，"唯治肝也"，光瞅着肝治肝。上工知道能"治未病"，而中工不解，下工就不用说了。底下更离奇了。

夫肝之病，补用酸，助用焦苦，益用甘味之药调之。酸入肝，焦苦入心，甘入脾。脾能伤肾，肾气微弱，则水不行；水不行，则心火气盛；心火气盛，则伤肺，肺被伤，则金气不行；金气不行，则肝气盛。故实脾，则肝自愈。此治肝补脾之要妙也。肝虚则用此法，实则不在用之。

肝病，上面说肝实之病必传脾，那么肝虚之病呢？虽然不传脾，补脾也正所以治肝。他又这么搞一下子。肝虚补肝应该用酸，酸入肝嘛。“助用焦苦”，你要治肝虚之病，你得助其心火气盛才行，苦入心，应该用苦药来助心火。“益用甘味之药调之”，同时你还得补益脾气，用甘味之药来调之，底下解释了，“酸入肝，焦苦入心，甘入脾”。

底下单说脾了，为什么这样来治？他说“脾能伤肾，肾气微弱，则水不行”，脾能伤肾，这个伤，不是伤寒的伤，这个伤就是制约、约束。脾要是实了，就能约束肾，肾气就弱了，水就不行，肾主水嘛。“水不行，则心火气盛”，心火是克金的，肺属金嘛，心火气盛则伤肺，肺受约束。肺被约束了，金气不行，肝气就盛，“则肝自愈”。

上面“助用焦苦，益用甘味之药调之”，都不是直接治肝。总而言之，补脾来治肾水，这是《难经》上有个针灸的歌诀“西方实东方虚，补南方泻北方”，补南方就是补心火，泻北方就是制约肾水。就是根据《难经》上这几句话。肾水不行了，火就盛，心火气盛，就能克制肺金，金气不行，肝就不受克，自然就好了。

这种接二连三的治疗，张仲景有吗？咱们讲这么些了，没有吧，一个也没有！他讲得这么好，例子怎么没有一个呢？所以不是（张仲景）他搞的。我向来讲《金匮要略》不讲这些东西。而且这里面，毛病百出。它光说了一面，有的这个盛了，能够治疗它所胜的那个脏，也有它所生的那个脏，它生那个。所以对于生克，有时候讲克，有时候讲生，这就不一定了，搞不清楚了。你助心火，水生木，肝虚还能好了吗？所以这个东西自己就有矛盾，但五行家就这么讲，所以说“肺被伤，则金气不行；金气不行，则肝气盛”。那肝就好了，肝虚就好了？“此治肝补脾之要妙也”。接二连三地治疗，这里面有妙意，都是治本脏，可是这个病也就好了？哪有这个！说的是挺好听啊。

“肝虚则用此法，实则不在用之。”你看看这两个：（上面所说那个）肝实必传脾，要补脾，和这个是一样啊，那个就能治好病？这个也是以肝助脾呀，所以这个地方它有矛盾。但是，那个那么讲，这个这么讲，那个就是为治未病，这个是治肝补脾的要妙，这不对啊！所以张仲景不会这么写文章，我说不是他的（亲笔撰写文字），所以，我向来不讲它，大家研究研究，是不是这样子。

经曰：虚虚实实，补不足，损有余，是其义也。余脏准此。

实可不能这么治，“经曰：虚虚实实”。“经”指《内经》，“虚虚实实”有两种讲法，一种是虚有虚治之法，实有实治之法；也有的说是指粗工，虚当实治，虚更使其虚，实当虚治，更使其实。实者益实，虚者益虚，也可以这么讲。（后者）那个说法非其治也，就是不是其意，必须“补不足，损有余，是其义也”，这才对。“余脏准此”，其他的病都可照这个方法来。

这是头一段，咱们应该怎么研究？我是这么个看法：我认为与他（张仲景）书上的治疗不相符，他头一篇写这么个东西干什么？我说这不是张仲景写的。

夫人秉五常，因风气而生长，风气虽能生万物，亦能害万物，如水能浮舟，亦能覆舟。若五脏元真通畅，人即安和。客气邪风，中人多死。千般疢难，不越三条：一者，经络受邪，入脏腑，为内所因也；二者，四肢九窍，血脉相传，壅塞不通，为外皮肤所中也；三者，房室、金刃、虫兽所伤。以此详之，病由都尽。

第二段你们再看看，纯粹讲的五行五运。“夫人禀五常，因风气而生长，风气虽能生万物，亦能害万物，如水能浮舟，亦能覆舟。”人禀五常者，这“五常”就是我方才说的五行之五常，五气也是五常。所以，咱们常说，在天为风，在地为木，在人为肝。人禀天地之气而生，天之五气，地之五行，这都是五常。金木水火土，风暑湿燥寒，这是天之五气。“风气”两字就指概括五气而言的，天之五气运化万物了，以“风气”概言之了。

“风气虽能生万物，亦能害万物”，这种说法很多了，古人说这个风啊，不是说凡是风气都伤人，得不正之风、虚邪之风（才伤人），这个东西都是成问题的啊！当然不必批评古人，但是古人是有这么个看法。他说的“风气”概言五气、天之五运，万物和人都因风气而生长，风气“虽能生万物，亦能害万物，如水能浮舟，亦能覆舟”。不正之风、不正之气也能害万物。就像那水，我们借水行舟嘛，但是它也能翻船。这个风气之害人，不是单独风气就能害人，还是人身上有问题，这个讲得还是不错的。

“若五脏元真通畅，人即安和”，五脏各有元真之气，即所谓脏气，古人说的“元真”元者，就是原来的原。如果五脏元真通畅，就是没有毛病，那么人虽有“客气邪风”不足为害，人即安和。主要还在于人，所以人平时一方面不要冒触风寒；另一方面人身体还要搞好，内里有毛病那是不行的，那就要“客气邪风，中人多死”，内虚，风气才能趁虚而入内。他是两个意思：一个是平常善于摄生的人，五脏元真通畅，那不会有病，受点邪风，那也不会往里头跑的，人即安和，虽有客气邪风亦不足为害；假如你平时不摄生，自己就搞了一身毛病，那客气邪风，准找上你，就可能好不了，中人多死，是这个意思。

由以上看他做的总结，“千般疢难”，疾病多得很，可是根据上面所讲的，概括起来不外乎三条：一个“经络受邪，入脏腑，为内所因也”，这就是五脏元真不通畅，本虚了，所以经络外面受邪就要入脏腑，入脏腑虽是由外面风寒来的，但还是内因，“为内所因”，就是你平时不摄生，自己先自伤了，那风寒非找上你不可，所以这搁个“内因”，这很好啊，这讲得还是不错的。

“二者，四肢九窍，血脉相传，壅塞不通，为外皮肤所中也”，这个说身体内并不致虚，但是触冒风寒，这个人不戒之，不戒之，可是只是外边啊，九窍皮肤，这个地方都是血脉相通、“血脉相传”，这个地方“壅塞不通”，像鼻子堵了等，这都是外面皮肤所中。这都不要紧的，假设不冒风寒，这也不会有的；即使有了，不叫内因，这就是外因，全是指外面的风寒。内因就是内里面弱，必要入脏腑，这叫作内因。那么这也是外受风寒，冒风寒啊，古人对风寒避之有时，你不要满不在乎，满不在乎你就能得点小病啊，这是外因。

“三者，房室、金刃、虫兽所伤。”房室，就是房事无节了；金刃，好打好斗，受了刀斧所伤；或虫兽所伤，蛇咬了等这都是虫兽所伤，这些既非内因，也非外因。

所以病就这三种：一种你自己内虚，外边经络受邪，内里脏腑发病，这是最重的，叫内因；第二，你内里不虚，但不知避之有时，老是装好汉，感冒风寒你也是要得，外因就是皮肤所中、九窍壅塞不通这类的病；第三，一切你不节制，就是房室、金刃、虫兽所伤，这个都与内外因无关，所以叫不内外因。“以此详之，病由都尽”，千般疢难，也就这三条，所以拿这个来看，一切的病由都在内了嘛。

若人能养慎，不令邪风干忤经络；适中经络，未流传脏腑，即医治之。四肢才觉重滞，即导引、吐纳、针灸、膏摩，勿令九窍闭塞；更能无犯王法、禽兽灾伤，房室勿令竭乏，服食节其冷、热、苦、酸、辛、甘，不遗形体有衰，病则无由入其腠理。腠者，是三焦通会元真之处，为血气所注；理者，是皮肤脏腑之纹理也。

根据上面所说，那么下面才讲摄生之道。“若人能养慎”，养慎很不容易，就是时时摄生、谨慎，即使很小的事、不要紧的事也不行。“不令邪风干忤经络”，你要避之有时，即使受了外感，适中经络，不必等着流传脏腑，即医治之，也可以好的。那么四肢才觉重滞，即导引、吐纳、针灸、膏摩，也不等九窍闭塞，那就能好的。更能无犯王法、禽兽灾伤，房事也要节制，服食节其冷热，（若是）饮食冷也不管、热也不管，那就容易受病了，“冷、热、苦、酸、辛、甘”，人偏食也是不好的，不能偏吃一样东西。苦、酸、辛、甘也要适可而止，不要有所偏嗜。偏嗜就要形体有衰。“病则无由入其腠理”，这样才是摄生之道，即便有了点病，也不能入其腠理。腠理是什么呢？“腠者，是三焦通会元真之处，为血气所注”，腠是外面老皮，皮里面是肤，肤就是肥肉了，皮、肤之间谓之腠。腠是三焦通会元真之处，向里可以通五脏元真，向外是气血所注之地。我们人身的气血一直达到表皮，从哪儿来呢？就是从这个腠，就是皮之内、肤之外这个间隙，这是说的腠。“理”指什么呢？就是纹理，皮肤脏腑组织纹理，组织也是纤维组织，都有纹理。所以我们讲腠理如果疏，邪风客气就能从这里入脏腑。如果我们根据上面（的预防措施）不等到这个地方，就不能入腠理，当然也就不能入脏腑。这个大家可以看看。

这篇主要是讲阴阳五行。那么上边呢，“上工治未病”啊，就是讲接二连三的这种治疗，这个我们（认为）在仲景书上都成问题的！咱们讲了这么些了，你们自己可以看看，有时间我也可以把后头的都讲一讲，后头这些我认为都不重要了。重要的就是我刚才讲的这两段，这两段在这一章里头是挺要紧的。

痉湿暍病脉证治第二

这一章讲的是三种病——痉、湿、暍，这三种病的脉和证并治，应该有个“并治”两字，“并治”两字落掉了。

太阳病，发热无汗，反恶寒者，名曰刚痉。

这个痉病，一般说是不恶寒的，唯独刚痉不然，“反恶寒”，其实这里是太阳伤寒，伤寒是发热无汗而恶寒，这一段的意思就是说痉。痉是什么东西呢？就是抽搐，平时说是抽风，小儿各类风证，其实和风没有关系，现代说就是破伤风。它是由感染破伤风杆菌而引起的抽搐。小儿剪脐带，以前剪脐带不卫生，感染破伤风杆菌就要抽搐，现代小儿遇到搐风（破伤风）就少啦，在医院就消毒干净了。所以古人说这是风，是有问题的。研究中医的原委相当广泛，需要整理。这里的“风”字，假如是风，现代的产妇不像以前，以前捂得严，简直是风丝不透，该搐风还是搐风，现代在医院里头她也不搐风，所以不是“风”，是肯定的，而且还经过科学证明呢！但站在中医的立场想一想，既然不是风，那治病是祛风，是治什么呢？古人认为是祛风，既然不是风，这祛风的药也就成问题，所以说研究中医需要如实地来看待它，这问题太多了。我本来打算把平时经常用的药另写一下，现在看是来不及了，我的时间感觉不够用。你们谁有时间可以写一写。这一章很容易就看得出来，搐这个病，如果以太阳病伤寒这个病型出现的话，就叫作刚痉。

刚才讲这个中风是有问题的，但是刚痉这个形象一点不错，古人掌握这个证的形象，这个也是规律，治疗一点不错，所以中医尽管说它是风也好，是寒也好，是辨证不是辨病，治疗既不是祛风，也不是治破伤风杆菌。所以中医这个妙的地方，不在我们这种理论上怎么来说它，而在治疗的方法、方式上。《伤寒论》方法、方式里说得非常清楚，这个书（《金匮要略》）就写得不清楚了，详情都见《伤寒论》了。你看这一句话就知道，“太阳病，发热无汗，反恶寒者，名曰刚痉”。如果没有一个“痉病”这个问题搁这儿，就是太阳伤寒了，怎么是刚痉呢？它讲的是痉，其实是痉搐，如果痉病一搐，要以太阳伤寒出现者，就叫刚痉，它是这个意思。不是说发热、无汗、恶寒在《伤寒论》里叫作伤寒，来这里就叫作刚痉，那是胡闹。伤寒只是发热、无汗而恶寒。那痉呢？形象一样，但多一个搐，痉就是痉挛，就是搐，这里文字很简单，因为太阳伤寒我们在《伤寒论》都讲了，来这里一说就可以明白了。

太阳病，发热汗出，而不恶寒，名曰柔痉。

太阳病有两个类型，一个是无汗，那就是太阳伤寒；一个是同时出汗，那就是太阳中风。太阳中风唯独痉病的时候，它不恶风，痉病是热，热而汗出，上面讲的温病、阳明篇都有，所以它与太阳中风不同，但也必须有痉，不痉而发热、汗出、不恶寒是温病，也不能说它就是痉。我们讲的痉是一个前提。如果痉以中风这一类病型出现者，那这种痉就是柔痉，这个书非常简略。

在这一段里头，关于痉的总论搁到这一大块儿里头，乱七八糟的。

太阳病，发热，脉沉而细者，名曰痉，为难治。

“为难治”，这三个字是没有的，是衍文，你们看看《伤寒论》中的“痉湿暍”就没有这三字。底下这段全是针对柔痉说的，柔痉之症，太阳病发热汗出而不恶寒。它的脉是怎样呢？如上述的太阳病，就是太阳病发热汗出而不恶寒，而“脉沉细”者，柔痉这个脉是沉细，那么它在表啊，怎么脉沉细？柔痉是由于热盛津液虚，这个痉就是肌肉痉挛，这个脉出不来，说这个肌肉痉挛，若外面实还能有，但它这外面不实，本来太阳中风脉就缓弱，而这个脉沉，又由于津液虚，脉更细，这是柔痉的脉。它底下这几节解释柔痉的所以然，有这些关系，主要是津液虚。底下这几段呐，也全是针对柔痉说的。

太阳病，发汗太多，因致痉。

太阳病不一定就是痉。发汗太多，如果表再不解，热不去，而津液虚枯燥，它就要致痉，这个痉就是肌肉痉挛，肌肉痉挛就是肌不和而发生痉挛，它就要搐。肌肉痉挛当柔痉讲，由于津液虚，组织肌肉枯燥，肌肉失和而发生这种关系。它是由于组织枯燥发生的，再有热毒，它就要搐。发汗太多，因致痉，也就是说津液丧失，如果由表证发汗，它就要发生柔痉。

夫风病，下之则痉，复发汗，必拘急。

风病指太阳中风，太阳中风应该用桂枝汤以解肌。而反下之，如果下之，病不愈，徒亡其津液，在《伤寒论》有发汗、若吐、若下，这种的治疗不当都会亡血、亡津液，本来是风病，它误治，不但太阳中风不好，更由于丧失津液，它也要痉，这也是说柔痉。

太阳中风，下之后，表不解，还是要用桂枝汤，你还用麻黄汤发其汗，那必须痉，不但是痉，而更使之拘急。拘急也是搐的意思。

疮家，虽身疼痛，不可发汗，汗出则痉。

那么此外，平时身有恶疮，由于脓血的丧失，津液本来就不足，组织就枯燥，虽有身疼痛的表证在，也不能发汗，发汗再亡失津液，那一定也要作痉。这几段全是根据柔痉来解释，柔痉的原因很多，一言以蔽之，就是津液丢失到一个相当程度，如果再有热，就要发痉，这个说的是柔痉。

病者，身热足寒，颈项强急，恶寒，时头热，面赤，目赤，独头动摇，卒口噤，背反张者，痉病也。

到这儿是一段，患者身热恶寒，项背强急，一看就知道是葛根汤证。发热恶寒，颈项强急，这也是太阳表病。这讲的是刚痉，刚痉是以葛根汤证出现的，主要是表不解，气上冲。气上冲，人身上的津液即体液、水分也就伴着气上冲往上来，那下面就虚，所以津液不到足下，足就寒；上冲，津液往上来，上部特别充实，颈项也强急。这个葛根汤证，项背强急，就是津液冲至上体部，那么既是强急，也是痉挛、肌不和，即用葛根解肌。葛根汤证之“肌不和”跟柔痉“肌不和”是两种，那种（柔痉）肌不和是由于组织枯燥，而有热；这个（葛根汤证）热是有的，由于水气太多，湿、热这两种东西，也能使得肌肉不和，而发生痉挛，刚痉就是这么一种情况。所以说津液冲于上，“头热，面赤，目赤”，这是往上冲，热也往上冲，同时津液也是这样，项背强急，脖子痉挛，运转不自如，只能脑袋动，“独头动摇”。如果项背强急到一个相当程度，它就要发生背弓反张，就变成痉病了。骤然间口噤，口噤不能说话，牙关紧急，张不开嘴。“背反张”，后背反张。弓本来是反张往后，两头往后反张后抽，这就是痉病，是葛根汤证，是刚痉的一种情况。这后面参考刚痉的葛根汤证更清楚了。

这一段说太阳病，项背强急，无汗、发热、恶寒是葛根汤证。一痉的时候，就要卒口噤、头痛、背反张，没有以前的只是项背强急。项背强急，刚刚说头项强痛太阳病，如果“强”更进展的话，到相当程度，牵连到项背，那时候脑子能动，项颈不能动，所以就独头动摇，再达到一个相当程度，就要口噤，背反张了，痉就要发生了。这是根据太阳病发痉的过程写的。这一段说的是刚痉。

若发其汗者，寒湿相得，其表益虚，即恶寒甚。

在《金匮玉函经》中没有这一段，在《伤寒论》上也没有，所以这是衍文，不要。

发其汗已，其脉如蛇。暴腹胀大者，为欲解。脉如故，反伏弦者，痉。

“发其汗已”，指的是上述的痉。这个痉是刚痉，应该用葛根汤，用葛根汤发汗之后，“其脉如蛇”。这个脉不是上下溜直（很直），刚痉这个脉紧如弦，咱们讲的《伤寒论》太阳病，伤寒脉是浮紧，这个痉不但紧，上下更直。这个紧，与柔痉（的脉是）两种（不同情况），柔痉这个脉本来就虚，所以咱们讲太阳病中风脉浮弱，阳浮而阴弱，液体少，所以一发痉反沉而细。伤寒（的脉）不是，伤寒血液里头有大量的水分，所以充斥于体表，因汗不出，所以脉相当紧，浮而紧，这时候痉，脉在外头不但紧，上下更直。这两病都搐的时候，两个脉不一样。这脉指刚痉说的，如果发汗之后，这脉不上下紧弦，而如蛇行，蛇走弯曲，如蛇行状的样子，说明这个痉也好了。

咱们刚才讲葛根汤证是气冲，津液往上，达到相当程度，所以整个后背部肌肉都失和了，发痉挛。那好了呢？气不冲了，表也解了，津液也下去了，所以“暴腹胀大”。津液下来了，这是已解了，葛根汤证主要来自项背这个地方。如果脉还如故，还是紧而弦，反伏弦者，但是脉变沉了，这个伏和沉呐，伏即沉得厉害，推脉道才能摸得到，这个病由表入里，更深了，这个痉也是不好的，“反伏弦者”，是不好的样子。这个病由表到里了，还是要痉，这底下都是对照刚痉说的。“发其汗已”，这一段是对刚痉说的。

夫痉脉，按之紧如弦，直上下行。

上面说，脉沉细者痉，指的是柔痉。紧脉刚才讲了，血管里充斥水分，即体液，也就是血液，在血管里头相当多，肌肉再一紧，更使得上下紧张，“紧如弦，直上下行”，这是刚痉的脉。所以这以上论的是刚痉。

痉病有灸疮，难治。

这一段很不好解释，这在《伤寒论》里讲得很明白，这是冲着柔痉说的，在《伤寒论》中有这么一段，大家想一想就知道了，“微数之脉，慎不可灸”，就是灸了虚热人的脉。太阳中风，脉浮而弱，虽然有热，脉数，它也必缓弱，比太阳中风的脉还缓弱，就是微，如果虚有热，你更不能用灸，这种用灸，以火助邪，这（《伤寒论》）书讲得非常好，“火气虽微，内攻有力，焦骨伤筋，血难复也”。这种痉是津液虚，津液恢复，这种痉（柔痉）才能好。所以，假设有灸疮，这种痉是虚热的病被灸了，所以才痉，这种痉很难恢复，治更不好治了。

上面所讲可以当痉病总论来看，底下他要讲具体证治了。

太阳病，其证备，身体强，几几然，脉反沉迟，此为痉，瓜蒌桂枝汤主之。

瓜蒌桂枝汤方

瓜蒌根二两　**桂枝**三两　**芍药**三两　**甘草**二两　**生姜**三两　**大枣**十二枚

上六味，以水九升，煮取三升，分温三服，取微汗。汗不出，食顷，啜热粥发之。

这说的是柔痉，“太阳病，其证备”者，就是上面所说的发热汗出，发热汗出是太阳中风的证候。这个“太阳病，其证备”者，即太阳病桂枝证，桂枝证就是发热汗出。“身体强，几几然”，整个身体感到拘急之状，这个柔痉的搐很轻，“几几然”表示痉挛不厉害，身体有强直这种情况。但是太阳病的脉浮，那柔痉呢？前头讲是脉沉细，细也是不足，迟也是不足，痉的时候，脉弱更不能往外来，脉沉，或者迟或者细，这都说明柔痉的脉。

柔痉，太阳中风用桂枝汤，所以这里还是用桂枝汤，但是由于痉是有热而津液枯燥，所以才加瓜蒌根。这瓜蒌根是苦寒、解渴、润燥，就是组织过于枯燥，那么再有热就要搐。所现的是桂枝汤证，所以还是用桂枝汤。那么由于组织枯燥，他用一种苦寒、润燥，就当作滋阴，就是润燥生津液，缓解组织枯燥，这搐当然可以结束了。

《伤寒论》中风证，只是表证要有发热汗出，这个类型是在桂枝汤基础上来应用；要是无汗、脉紧，也发热，这种病型就是伤寒，就是在麻黄汤的基础上发汗，这也是原则。那么各种不同的证候，还有一些不相同（的地方），所以麻黄汤、桂枝汤要适宜来选择这个药物加减。整个情形是桂枝汤证，但颈部不是，而且脉弱得更厉害，所以他用瓜蒌根，这就是桂枝汤加瓜蒌根。在这个方剂里，瓜蒌根的量是二两，起码要用三四两，桂枝、芍药、甘草、生姜、大枣这就是桂枝汤，它以瓜蒌根为主，它不叫桂枝汤加瓜蒌，它叫瓜蒌桂枝汤，所以治痉的瓜蒌根还是主药，这二两还是较少。这个药是挺有力的，它补虚、滋液、治消渴、解渴、润燥，有这种医疗作用，但这种药量用少了，没有什么大力量。

这就是桂枝汤证假若由于津液虚竭而发生痉病的话，我们可以用桂枝汤加瓜蒌，它这个书略就略在《伤寒论》中都讲了，在这儿话说得非常简单，所以《金匮要略》不好讲，《伤寒论》又不熟，就没得讲了。

太阳病，无汗而小便反少，气上冲胸，口噤不得语，欲作刚痉，葛根汤主之。

葛根汤方

葛根四两　**麻黄**三两（去节）　**桂枝**二两（去皮）　**芍药**二两　**甘草**二两（炙）　**生姜**三两（切）　**大枣**十二枚

上七味㕮咀，以水七升，先煮麻黄、葛根，减二升，去沫，纳诸药，煮取三升，去滓，温服一升，覆取微似汗，不须啜粥，余如桂枝汤法将息及禁忌。

这个与前段对照看就好了，这个讲得很清楚，上段说的是柔痉的治疗，这一段说的是刚痉的治疗。

“太阳病，无汗”，这个“无汗”，人体内水分的排出不外乎这（三种渠道），不是由小便就是由皮肤，再不然就是由肺脏呼吸器官。那一般无汗，小便应该多。人这个水的排泄，一刻也不能停，这一段讲小便少，“小便反少”，不应该小便少，所以说小便反少。为什么小便少呢？底下就有了，“气上冲胸”，我们刚才讲的，它是由于气上冲，这个水与气上冲，是往上的，不往下，所以“小便反少”，这样一来水分都跑到上体部去了。“口噤不得语”，就是上面说的口噤，不能说话了，牙关紧啦，说不出话了，这马上就要背弓反张了，“欲作刚痉”。那么发生刚痉，和欲作刚痉这个期间，都要用葛根汤。

葛根汤解这种肌，它与桂枝汤的解肌是不一样的，葛根这种药，它是湿热使得肌肉不和而发生痉挛，所以它是发挥这种（治疗）作用。那么这个方剂（葛根汤）呢？也是以桂枝汤为主，桂枝主要是气上冲，所以我说药物需要研究，就是这个道理，古人就说它热得不得了，散风散寒，其实主要的就是气上冲，它是发汗药，但发汗的力量不大。这个方剂也是以桂枝汤为主，它是在桂枝汤的基础上，由于没有汗，加麻黄，由于项背强，加葛根。那么有汗呢？不用麻黄，用桂枝汤加葛根也行，那只是项背强。要是全身性的项背强，桂枝汤再加葛根是不够的。它主要是表不解，气上冲得厉害，这个水分都在上面，所以麻黄这个东西发汗祛水，它一发汗，水也撤了，表也解了，气不上冲了，肚子马上稍稍胀一些，那痉就好了。它这个治疗与桂枝汤加瓜蒌根是两种。那么桂枝汤主什么东西，如果有时间要好好研究。我怕是来不及了，我打算写这个东西来的，但是精神不行了，感觉时间不够用了。你们要留心，平常用药确实要好好研究。

破伤风就说是痉病，你不能再说（病因）是“风”了，事实证明现在医院对产妇开窗户开门，要是真是风邪的问题，那（谁也）跑不了，现在小孩子都抱到外头见见风。而以前连一般的大夫都认为是“风”，就叫搐风。这个（风的观念）就是错。

刚痉、柔痉这是客观事实，在治疗上古人也通过实践做了结论，柔痉用桂枝汤加瓜蒌根，刚痉用葛根汤就行，不但现在行，未来还行，这是客观存在的。若说它是风，现在我们经过证明不是（风），不是就是不是嘛，你还讲是（风）干什么呢？这中医怎么还能进步呀！所以这是一个大问题，太教条化了，也影响咱们进步。不是古人说的都对，他不对就是不对，他限于当时的社会条件、科学水平，现在你不能这么来看。

痉为病，胸满，口噤，卧不着席，脚挛急，龂齿，可与大承气汤。

大承气汤方

大黄四两（酒洗） **厚朴**半斤（炙，去皮） **枳实**五枚（炙） **芒硝**三合

上四味，以水一斗，先煮二物，取五升，去滓，内大黄，煮取二升，去滓，内芒硝，更上火微一二沸，分温再服，得下止服。

这一段就没有表证，没有表证，你不能再发汗，这就是辨证。有表证可发汗，无汗者用麻黄剂，有汗者用桂枝剂，没有表证，干脆不能发汗。

这一段是说阳明病，如果“痉为病，胸满口噤，卧不着席”，也说不出话来。它这一搐，气往上壅，这个壅是由里头壅的，不是表不解气往上壅，它是热壅于上，这是阳明病，热盛从里往上壅，所以“胸满”。那么搐，承气汤证，也纯粹是热盛，津液枯燥，热伤津液，“口噤”，牙关紧闭，不能说话。“卧不着席”，仰卧，光两头——脑袋和腿能够着席。古人屋子里头铺席，现代日本也是铺席子，不是有桌子、椅子，而席地而坐，屋子里头铺席子，所以卧不着席，脑袋、腿着席，刚痉往上搐，背弓反张，整个背部不能着席。“脚挛急”，脚也搐，所以这个全身搐得相当厉害，破伤风症常可见到（这种情况），“可与大承气汤”。

“主之”是肯定的，“可与”有商量语气，也可以大承气汤，也可以调胃承气汤，以当时的情况斟酌，看热的程度、实的程度怎么样，以斟酌用药，但非下不可，下可以救阴，救津液，热太厉害了。

到这里痉病讲完了，当然是不够全面，你看一下就知道了，但我们到这儿可得出一个结论，这个痉病，无热者不痉，就是热，刚痉也好，柔痉也好。柔痉不是说津液虚嘛，它也是有热才痉挛，光津液虚也不痉；这个刚痉不是说湿冲于上体部，光是湿，它也不痉，再有热它才痉。所以我们讲刚痉、柔痉，也都由于有热，津液枯燥；有热，津液充斥在肌肉里头，它才能使肌肉失调而发生痉挛。那如果没有表证，只有热，津液虚，也必作痉，且更厉害，阳明病是热得最厉害的。那么，是否有半表半里？可见非热者不痉，所以这个痉，三阳篇有，三阴篇不会有。少阳病也能有，我就治过，我给自己的孙女就用小柴胡加生石膏治。它这没全面说，举一隅而以三隅反，反正是热，以什么证候现出来的，用什么药就对了。

所以我们读的是“要略”，《金匮要略》，非常简约，而且话也说得不那么详细，但我们研究过《伤寒论》，在这里能明白。痉病根据以上所讲，虽然只举了三条，在表、在里，当然也有半表半里。那么在里只是提出一个承气汤，可与大承气汤，但这里头概括很广啊，有没有大柴胡汤呢？也可能有，所以不详细来说，就是因证而施。但绝没有阴寒证，阴寒证不会痉。到这里讲完了。

我们再讲一点，底下讲湿，这个湿，它这一篇讲的既有外面风湿的湿，也有《伤寒论》里的“系在太阴”的里湿，这种里湿也发黄，也讲啊。

太阳病，关节疼痛而烦，脉沉而细（一作缓）**者，此名湿痹**（《玉函》云中湿）。**湿痹之候，小便不利，大便反快，但当利其小便。**

这是一段，“太阳病，关节疼痛而烦”，虽然说是太阳病，但脉不浮而沉细，当然这不是太阳伤寒、太阳中风，明明这是“湿痹”，它这个形似太阳病，但不是真正的太阳病，这是寒湿痹痛的那种痹。“脉沉而细”，主要在沉，所以“脉得诸沉，当责有水”，湿和水是一个东西，湿水的脉，浮的很少，也有，不是没有，要有热它就浮，没有热它就沉，因水性寒，大概沉的比较多。那么这个湿只是里湿，里湿着于关节不去，关节也疼。这个湿痹，它有一个确候，就由于“小便不利”，水不得下通，在组织里头停滞水分就叫作湿，“大便反快”，由于小便不通，大便起代偿作用，多少（有点）大便溏，在中医说“水谷不别”，大便反倒快，快就是溏泄的意思。治疗（方法是）“但当利其小便”。

这一段也与《伤寒论》有关系，此为“寒湿在里”的病，附子汤、真武汤全是这种东西。“少阴病，身体痛，手足寒，骨节痛，脉沉者，附子汤主之”，“附子汤主之”就是《伤寒论》少阴篇，还有“少阴病，二三日不已，至四五日，腹痛，小便不利，四肢沉重疼痛，自下利者，此为有水气”，那也是身疼痛，也是水，是真武汤。这个就是根据那一个。脉沉细者，全是指里有水，这水哪里来的呢？就是由于小便不利，这个时候关节也疼，这个疼不是真正的表证，提出来最后一句，你就明白了——小便不利，大便稍溏薄。那这个治疗不要发汗，不要看作是太阳病，那就失误了，太阳病身疼痛，它这个身疼痛不是（太阳病了），他提出来是对照，说但利小便，不是太阳病的法则了。那什么是利小便治寒湿的法子呢？那是附子汤、真武汤，你们回去看看书就明白了，不然这一段不好明白。所以要是《伤寒论》不弄清楚，这个书啊，你看不明白。

湿家之为病，一身尽疼（一云疼烦），**发热，身色如熏黄也。**

这是承上面说的，真武汤、附子汤身上都疼啊，如果小便不利，热不得外出，他就要得发黄证，这段发黄，不是身黄像橘子一样的鲜艳，而是如熏黄，所谓寒湿的黄。在《伤寒论》里也有，“当于寒湿中求之”，用茵陈五苓这一类的，也是利小便。古人认为发黄，全是由于湿，再有热，只有湿也是不会有（发黄）的，内里头有热，湿热在一起，即郁热在里，身必发黄。如果偏于湿，即所谓阴黄，属于太阴这一类型，这一类的大便不那么干，也应该是治寒湿的法子，以利尿为主，就是茵陈五苓这一类；如果热胜于湿，就变成阳明病，那叫阳黄，黄色鲜艳，就要用茵陈蒿汤这一类，茵陈蒿汤有大黄，要泻。

他这一段讲，也是根据《伤寒论》这一套，“湿家之为病”这个发黄就是偏于湿的这一类的发黄证，虽然他“一身尽疼”，但他偏于湿，这个色不会那么鲜艳“如熏黄”，也是简单说的，这在《伤寒论》里说得很详细，在阳明篇发黄证，你们搁一块儿看一看就明白了。

它讲的都是里湿，都由于小便不利，而水不得排泄，停蓄于组织肌肉它就为湿，停在里头也是为湿。

湿家，其人但头汗出，背强，欲得被覆向火。若下之早则哕，或胸满，小便不利（一云利），**舌上如苔者，以丹田有热，胸上有寒，渴欲得饮而不能饮，则口燥烦也。**

这一段更不好理解，湿家没有用下法，它为什么说下之过早呢？这也是根据《伤寒论》阳明病篇，里头虽然有湿，如果卫气强，那么这个湿被排除。在《伤寒论》中有这么一条，“阳明病，脉浮而缓，手足自温者，是为系在太阴”，“系在太阴”，就是里有湿，里有停湿，如果卫气强，它自能够把湿祛除，就变成阳明病了，“七八日不大便者属阳明也”。那就该泻还要泻。这（下之）是从这儿来的。里头停湿的人，如果胃气强，内热盛，湿是要去的，有泻的机会。但是，这一段只是头汗出，已变成阳明病了，身上都出汗，“阳明病法多汗”，但是，如果是“但头汗出”，只是脑袋出汗，所以，还有里湿，这就不能泻。尤其底下还讲“项强”，咱们讲痉病的背强，背强说明什么呢？津液还充斥于体表呢。这指的是葛根汤证的“背强”了。“欲得被覆向火”，也愿意披东西，还恶寒呢，“向火”即愿意近热，而“被覆”就是把东西盖上，“向火”就是向着热的地方，这说明还恶寒，表还未解，所以这个时候只是看着有一些热，你来泻下，未免过早啦；这个“下之早”就是这么说的。这时候里头不实，虚其胃，就要“哕”，哕是胃虚的一个症状，哕逆，这哕是往上来的，是胃虚的一种反映，由于这个胃虚，里头湿还有，这个水乘着虚就往上跑，所以“胸满，小便不利”，它往上来了，不往下泻了。那么这个人“舌上如苔”，“如苔”它就是看着黄，像苔又不像苔，白、滑的这个样子，那么这是有湿有热。

“以丹田有热，胸上有寒”，怎么叫“胸上有寒”？水往上冲，由于胃虚了，胃虚就不能制水，虚，水就乘虚往上来，它往上来，上边有水，水性寒，所以“胸上有寒”，言其在上面。所以读这个书啊，也不要死于句下，不是说这寒都跑到胸上来了，也不是说这热都跑到丹田来了，水在上，反倒热在下了，就部位上说，上边有水了，底下反而有热，也不一定在丹田。只是说是由于胃，你吃了泻药，虚了胃气了，那么这个湿邪之气都往上冲，小便也不利了，水都跑到胃里头去了，上边有寒了，他搁个“胸上有寒”，热还是没去呀，所以他说“丹田有热”，那么舌头就看出来了，“如苔”，它不是个真正的苔，真正苔还是热，“如苔”虽似有苔而有些滑，就是白滑的这种舌头，那么就是有湿也有热的这么一种形象，所以他搁个“丹田有热，胸上有寒”。其实就是热还存在，但是由于水都跑上头来了，水性寒所以上边是寒，有热他还想喝水嘛！渴欲多饮。但是胃停水你不能喝，而不得饮，那么这个“口燥烦”解决不了。他本来口燥烦想喝水，胃停水就不能喝，再一喝还要吐呢，胃干才思饮，那么胃不干有热，他让你喝，可是胃有饮不能喝，所以只是口燥烦而不解。

这一段呢，也是源于《伤寒论》那一段，你们看看《伤寒论》就有那么两段，一个在阳明篇，阳明病本来应该脉实、脉大，但若它“脉浮缓”，说明这个病还是不在“实”的时候，但是有热象，“手足温”。（此类情况）咱们讲的这个书上是很多的。里头有寒，他手足也厥逆，津液达不到手足；那么里头有热呢，他手足也热，可是只手足热，身上没大热呀。那阳明病是身上全热呀。所以说是没大热，而脉又是浮缓，也不那么实，说明里头有湿，“是为系在太阴”，与这个“湿家”是一样的，这个时候当然不能吃泻药了。但是这个病还往前变化，人体生理妙极了，里头有湿，同时有热，这两个东西也争：如果热进湿退，慢慢就变成大便干了，真正阳明病就发作了，那个时候该吃泻药了。如果不到那么一种情况，你只见到脑袋出汗，认为阳明病法多汗，就吃泻药，就出这个毛病，“下之若早”嘛。所以湿家没有下法，但是如果“里头有热，虽然里头停湿”这么一种情况，这个热进湿退，有可下之说，但是不能下得太早，他这一段主要讲这个。下得早了，就出这些毛病了：你虚其胃，水就往上泛，往上泛就不利于下，小便就不利，水往上泛它并没有把热去了，这热还存在，可是热与水位置就不一样了，就是上寒下热的这么一种情况啦，所以“丹田有热，胸上有寒”。那么由于有热，他还是渴啊，又有下伤津液，他更是要渴，但是胃停了水了，他就喝不了，所以这个口还是燥烦。

湿家下之，额上汗出，微喘，小便利（一云不利）**者死；若下利不止者，亦死。**

总而言之，湿家无下法呀。上边是一个插曲，湿家也有可下的机会，就是我刚才讲的一段。但一般来说，真正湿家没有下法，这可要知道，凡是湿，脾胃大概都虚，“湿家下之”，那么虚脱的多。“额上汗出”，不是脑袋整个出汗了，而是额上。“微喘”，这个气脱于上，人喘促，呼吸困难。额上出汗，气欲脱于上；小便再利，人的精气脱于下。上下有虚脱的倾向，所以他要死。“若下利不止者”呢？那也死，不是小便不利而下利不止，也是虚脱的一个情形。那么这个就说明湿没有下法，需谨戒呀。那么这一句就是补充上面所说“有一种特殊情形可以下，但不能下得太早”，但是这不是常情，凡是湿没有下法。如果真正纯粹里湿，大概都是脾胃虚，下之，虚脱则死。什么表现呢？喘，额上汗出，如果再下利，或者是小便不利，上下虚脱，必死无疑。

风湿相搏，一身尽疼痛，法当汗出而解，值天阴雨不止，医云此可发汗，汗之病不愈者，何也？盖发其汗，汗大出者，但风气去，湿气在，是故不愈也。若治风湿者，发其汗，但微微似欲出汗者，风湿俱去也。

风湿相搏，咱们一般说就是风湿关节痛，所以这一段所说的都是急性发作的时候，现在发作的时候一身全疼，比普通的太阳病要疼得厉害。“法当汗出而解”，那么这种病跟治一般的表证是一样，也得发汗，依法发汗就好了。那么这种病还有一种特征，阴天下雨刮大风，或者是日暮的时候它都厉害，因为这个湿属阴气，遇到阴天助长这个湿的缘故，所以人疼得厉害。根据这个现象解释，这种病按照这种规律：一到阴雨天就疼痛不止。这种风湿性关节疼痛的人咱们见着很多，在临床上全是这样的，天时一变，疼痛就加剧，那么这一句话也就指这个说的，“值天阴雨不止”，疼得不止，医生见到这种情况，就知道这是风湿性关节痛，就是古人说的风湿。

所以适当地发其汗，这是没问题的，可以发汗。那么用过发汗之药，而病不愈，是什么道理呢？这是故作问答。凡是这个表证发汗都不让他大汗出，大汗出病必不除，底下就解释，所以，由于这个发汗，它是大汗出，所谓“汗出淋漓，病必不去”，尤其风湿，更不能让他大汗出，所以方剂就得用小发汗法。那么假设让大汗出的话，风气随汗而去，湿气这东西沉着，汗出得迅速，它反倒不去了，所以湿气还在，病是不好的。不是发汗错了，是发汗不得法，也能使病不好。

那么治风湿怎么治呢？紧接着一句话就说了，治依法当“发其汗，但微微似欲出汗者，风湿俱去也”。发汗，得像微似有汗的样子，风湿都可以解。

那么前面咱们上次不是把痉讲完了（有原则性的总括），湿也是，它是总括，这都是原则上的话。

湿家病身疼发热，面黄而喘，头痛鼻塞而烦，其脉大，自能饮食，腹中和无病，病在头中寒湿，故鼻塞，内药鼻中则愈。《脉经》云：病人喘，而无“湿家病”以下至“而喘”十三字。

这一段，是有问题的，“湿家病身疼发热，面黄而喘”，这几句话就是前面咱们讲的那个里湿，湿这一章，古人把里边有湿就是发黄这种病，也搁到湿里头。不过发黄讲得不全面，因为后边有一章全讲的是黄疸，所以在这一章只是寥寥一提。前面不也讲过吗？面色如熏黄，身黄如熏，所谓湿重的那个黄疸属于寒湿一类的。那么这一段也是，说“身疼发热，面黄而喘”，这是既有外邪，就是有表证，同时又有里湿而发黄，这是一个外邪内湿并发黄疸的重病，他把（本该）搁到后头的一段搁到这里。当然这一段是成问题了。

“头痛鼻塞而烦，其脉大，自能饮食，腹中和无病，病在头中寒湿，故鼻塞”，这一段主要是说伤风头痛，鼻子壅塞，这是一个风寒末疾，在临床更多了，这就是所谓病在表的时候九窍不通啊，正是这么个时候，所以用轻药，“内药鼻中”，当然有可以治疗的（方法），我们一般都会治这个病的，随便用点解表发汗的药，就可以了。

把这两个（“湿家病身疼发热，面黄而喘”和“头痛鼻塞而烦”）搁到一起，就不行了，头一个（“湿家病身疼发热，面黄而喘”）是个重病，这个（“头痛鼻塞而烦”）是轻病，都用那个药“内药鼻中”，所以这一段是错的，这个错还很清楚，能够看出来。因为前面讲的“风湿相搏”，讲到风湿关节炎的这个情况，底下应该继续来说这个才对。所以这一段不知从哪儿弄来的，这一段是有问题的。

假设把这一段整个来看，既有表证、喘，这是麻黄证，又有发黄，这个在《伤寒论》里有，就是麻黄连翘赤小豆汤可以治，这里不过也没有说（具体治法）。但是搁到这一段里头弄个“鼻塞”，就是用“内药鼻中”就可以治，那是错的。底下半截可以的，可是把这个搁到一起，是有问题的。所以这一段，一般都认为是有错的，不知道从哪儿抄来的。

湿家身烦疼，可与麻黄加术汤发其汗为宜，慎不可以火攻之。

麻黄加术汤方

麻黄二两（去节） **桂枝**二两（去皮） **甘草**一两（炙） **杏仁**七十个（去皮尖） **白术**四两

上五味，以水九升，先煮麻黄，减二升，去上沫，纳诸药，煮取二升半，去滓，温服八合，覆取微似汗。

这个是风湿，就是风湿相搏，身体疼烦，发汗而解，所以“湿家身烦疼”，那么当然可以“发汗”，用“麻黄加术汤发汗为宜，慎不可以火攻之”，这句话很要紧的。那么一般风湿尤其急性的，都是指急性发作的时候，从外边用火攻（是不对的）。中医治疗是从里往外治，总之要发汗，尤其风湿类的病，它始终在表，非解表不可，要从外用火攻，那治不了这个病，所以“慎不可以火攻之”。

而且风寒在表的时候，用火攻害处大了，我们回头可以看看《伤寒论》火攻那几条就知道了。上次咱们讲的痉病不是有一条么，那么由这一条可见风湿病啊，咱们用这个理疗的治法是有问题的，尤其烤电。所以从外头治，治不好这个病，我认为这咱们在临床上看到很多了。所以西医用这种理疗的方式治好这个病啊，很不简单，（但能治好的）很少，尤其急性发作的时候，就是有表证的时候更不行，那个麻黄汤证更不行，所以它越治越重，所以“慎不可以火攻之”。

从外边，用一种火攻，包括很多（方法）了，热熏、火蒸通通都不行，灸法也不行，只能够发汗，用什么发汗呢？他说“可与”麻黄加术汤。一个“可与”，这个书上，“主之”是一个极肯定的话，这个证就是用这个药；“与”当然与“主之”的口气就稍差了，“可”有商量的语气了。《金匮》这个书啊，它就是（简）略。那个如果有表证，就说麻黄汤证的话，当然是以麻黄汤为基础，这个“术”是祛湿解痹的，凡是痹痛不搁“术”的很少，它是祛湿解痹的，以麻黄汤解表，苍术不是利小便的药吗？就是祛湿解痹痛，它与麻黄汤合在一起，就是在表的关节痛啊，又由于有湿的关系，所以如此治。

那么这个方剂呢，我们看一看麻黄汤本方，麻黄、桂枝、甘草、杏仁，这就是麻黄汤方，另外加入白术四两。这个白术，古人对术是不分苍术、白术的，据我的临床经验，苍术比白术好，大概古人管苍术就叫白术，不分。后世把它分苍术、白术。苍术，后世对这个表证发汗大概都用苍术，我就用苍术，觉得比白术强。那么这个方子，在治疗方面它是这样的，桂枝汤证（编者按：麻黄汤证有湿，麻黄加术汤；桂枝汤证有湿，桂枝汤加术），有湿痹之候，加术。

从这个方药的组成，我们也可看出一个问题来，就是微发汗，那么这个发汗的法则就是小发汗法。怎么讲呢？你从药物组成、药物的效能上就可看出，这个术是利尿的。人的液体排泄，最多就这么两个途径：一个是出汗，一个是从小便排出，如果小便排泄（功能）加强，汗出就要少了，所以这个术《本草》上说是“止汗”，汗多了，你利尿，汗就少了，这也是当然的了，它从那一方面排出水分，汗自然就是少了。发汗发大了呢？就常常没小便，津液由这边丧失太多，底下就没有了。所以发汗剂里头加一种利尿药，同时又是小发汗法，这也符合治风湿不能大汗的原则。那么加上利尿药是小汗法，而且利尿药是不随便加的，它有利于关节痛，这个术是解痹祛湿、解痹利尿的一种药，所以他加苍术。我们对这个药物的认识也得通过方剂，要不然也不行，你看这利尿药也不是随便用的。

那么“可与”这几个字，（说明）若不是麻黄汤证，这个方子不好使，虽然是风湿在表。麻黄汤证什么样，我们在《伤寒论》讲得很清楚的，它是脉紧，无汗，一般说都喘。那么这一种的表证，同时有湿，这种风湿证，你用麻黄加术就对了，所以他搁“可与”，就让你带着仲景的主要精神具体讲方证，就是一个方剂的适应证。这个方剂要是不适应它的话，光是解表祛湿，那（可能）一点用都没有，不是随便用点解表祛湿的药就行了。所以搁个“可与”，“可与”是有商量语气的，让你临证去斟酌，就是再精细辨证，原则上是要发汗，而且要小发汗，用哪种方剂呢？那还是要看所现的证候合乎哪个方剂，就用哪个方剂。那么，假若是柴胡汤证，你就用柴胡加苍术。这个地方很重要，所以咱们读他这个书啊，方剂的应用这点非掌握好不可，这个《伤寒论》里头也有，这两部书本来是一部书，他在《伤寒论》里讲得详细，在这里他随便一举例就得了，在这里不详细分析了。

病者一身尽疼，发热，日晡所剧者，名风湿。此病伤于汗出当风，或久伤取冷所致也。可与麻黄杏仁薏苡甘草汤。

麻黄杏仁薏苡甘草汤方

麻黄半两（去节，汤泡） **甘草**一两（炙） **薏苡仁**半两 **杏仁**十个（去皮尖，炒）

上锉麻豆大，每服四钱匕，水盏半，煮八分，去滓，温服。有微汗，避风。

这个和上段是一样的，并没有什么特别两样，病者“一身尽疼”和上边这个“烦疼”（一身烦疼）是一样的。“发热”，上边麻黄汤证也不是不发热，也发热。（在本条）他特提出发热也有点道理，因为这个方子偏于寒，他搁的生薏苡仁。“日晡所剧者”，“日晡所”就是日将暮的时候，那么这个就同阴雨不是一个道理，凡是这种风湿，都是遇寒者加剧。这个“日晡所剧者”与“日晡所发热”的那个阳明病不一样，这个只是就风湿说的，这个风湿，阴雨天、刮风天，以至于日暮的时候都要加重，这是它的特征。那么由于这个“一身尽疼、发热”，所以它不是纯表证，它是风湿，那么这个病到这个时候，他提出来了：怎么得的呢？

大致是“汗出当风”，或者是“久伤取冷”。这个“汗出当风”啊，仲景这个书与那个“湿从外中”还是有所不同，他这个解释很好：我们人之所以汗出，一方面是一个散热，夏天人都爱出汗；另一方面，人也排泄废物，我们人有很多废物要从汗腺排出的。那么正在排出的时候当风，风一闭塞，使欲排出的东西瘀在皮肤之内，那就变成湿了。出来就是汗；要出不来，外边风一闭，它就在里头待下了，这就是湿。偶尔一次是不要紧的，要是经常这样，久而久之，应该排出的毒素留到里头，哪个地方有空隙就到哪去，最有空隙就是关节，关节、筋骨相接，都有空隙，湿是最容易蓄积到这个地方的。如果蓄积到一定程度，这个东西有毒质，刺激组织，就能发炎，关节痛就发作。古人对于这是有经验的。或者久伤取冷，久伤取冷跟上面是一个道理的。咱们夏天出汗，找个背凉的地方，汗马上就下去了。再就是吃点冷东西，汗也闭塞不出了，都使欲出而未出的汗，隐到里面为湿。原因就在这里。得这种病的人大致如此。我就遇到几个人，夏天跑到树荫凉底下睡觉去，睡完后起不来了，就得了这个病。有很多这样的案例啊，古人也看到这些案例，所以，这种解释还是蛮好的。

说“可与麻黄杏仁薏苡甘草汤”，也让你斟酌适合于哪个方剂。麻黄杏仁薏苡甘草汤，它是从麻黄甘草汤发展出来的，加上杏仁和薏苡仁，也解表祛湿痹。薏苡仁这个药，治四肢拘挛痛，又是一个利尿药，跟苍术是一样的。但同时它（薏苡仁）有解凝作用，如果湿在里头凝结得厉害的时候，用它是最好的。所以像硬皮症有时候都可以用生薏苡仁。

不过这个药寒，你们看这个方剂就看出来了，麻黄汤中桂枝不要了，桂枝偏温；同时它不用苍术，苍术是辛温，它用生薏苡仁，薏苡仁这个药是个寒性的利尿药。也就是说我们遇着的风湿性关节炎偏于热，那么这个方剂就合适。同时它里头没有桂枝，那种往上冲的力量没有，所以没有气上冲，换言之就是脑袋不疼。这个气上冲，你想脑袋头面，得了表证，脑袋的血管都在蹦，这也是往上冲的一种反映。那么麻黄甘草汤这种反应（气上冲）很小，同时喘得厉害，麻黄甘草杏仁，这个喘觉着急迫。同时，热明显，所以本段前面搁了个“发热”。在这种情况下你要斟酌具体情形（决定用方用药）。

所以它（麻杏薏甘汤）与麻黄汤加术，从这个文章的（原文词句）上来说是没有什么大的分别，但在临床上却是有分别的。

头疼明显，又偏于寒的，我们用麻黄加术；这个（麻杏薏甘汤）也是麻黄剂，同是类似麻黄汤证，当然也是无汗，但是他头上（的症状）并不那么明显，那么由于麻黄杏仁加甘草就是麻黄甘草汤，治喘相当有力量，喘得厉害，同时偏于有热，可以用麻黄杏仁薏苡甘草汤。在临床上让你斟酌，所以都搁个“可与”，不说“主之”。他这也是给你两个例子。所以（风湿）急性发作的时候，你看他不搁附子，你要用适应的发汗的法子，那么合乎哪个方剂你就搁哪个方剂。同时，根据这个病之寒热，你搁一种利尿药要分或寒或热，所以我们治关节痛就是这样，有的时候加术，有的时候加薏苡仁，在应用上多少有些出入，他这是示范了两个例子。

假如说，既不是麻黄汤证，也不是麻黄甘草汤证，那么，有这种关节痛呢，像有自汗等症状，就是桂枝汤，桂枝汤证加减也可以啊，其他诸如葛根汤加减都行啊，所以他这是举个例子给你啊。我们研究这个书呢，知道这个，也可以知道那个（举一反三），他这个人要是项背强得厉害，你当然是用葛根汤了，麻黄汤治不了。那葛根汤加术，可不可以？当然行，那毫无问题。所以在临床上，在（所示范）方剂的这个基础上（让你灵活变通，举一反三)。(这里谈的是)需要发汗(的例子),那么这一类的关节疼痛在初得的时候,就是急性发作的时候,发热怕冷很明显,那脉当然是浮了,你用这么个法子就可以了,但是不局限于这两个方子,他都说“可与”,就是临床上需要你去斟酌了。

风湿,脉浮,身重,汗出恶风者,防己黄芪汤主之。

防己黄芪汤方

防己一两 **甘草**半两(炒) **白术**七钱半 **黄芪**一两一分(去芦)

上锉麻豆大,每抄五钱匕,生姜四片,大枣一枚,水盏半,煎八分,去滓,温服,良久再服。喘者,加麻黄半两;胃中不和者,加芍药三分;气上冲者,加桂枝三分;下有陈寒者,加细辛三分。服后当如虫行皮中,从腰下如冰,后坐被上,又以一被绕腰以下,温令微汗,瘥。

他给你还举个例子,“风湿,脉浮,身重,汗出恶风者,防己黄芪汤主之”。“风湿,脉浮”还在表,可这有个特殊,“身重”偏于湿,如果我们肌肉、组织里是湿多,就感觉沉,所以凡是身重大概都是湿多,偏于湿多,同时表也虚,“汗出恶风”用防己黄芪汤。用麻黄汤不行,无论是麻黄加术或者麻黄杏仁薏苡甘草全不行,那些都得是无汗的。那么这个用桂枝汤行不行?也不行,它主要是表虚。

黄芪的应用,我们来谈一谈。黄芪,我们一般说就是补气,这都是错的。你们看看《本经》就知道了,《本经》说“主大风,恶疮……”什么叫作“大风”?它就是人怕风得厉害,古人认为大风就是风邪,实际不是。就是表太虚了,这个气虚于表,就是表虚,那么什么叫表虚?就是正气不充于表,也就是说皮肤这个地方太虚啦,皮肤虚按照现在的生理学来说,就是皮肤营养不好,营养不良。根据古人的观点就是:你哪儿虚,哪地方病就在那不去,所以“邪之所凑,其气必虚”。因为皮肤虚,(所以)湿也好,顽固的“黄”也好,再就是“恶疮”,不会好的!营养不好,这个气要是不足于表,就不足以把邪驱逐出去,所以这个时候要用黄芪,用黄芪“补气”是指这个说的。所以说这十全大补,那是开玩笑,表气不虚不能用。

有一次我见过一个人,也是个老医生,他自己得肺痨,就大量用黄芪,我说你找死呢(玩笑),这肺结核是万万不能用黄芪,你们一想就知道了。

我们刚刚讲出汗，麻黄为什么治喘呢？就是人排泄废物，我刚刚说有两三个（通道），一个由汗，一个由小便，还有个就是由呼吸，就是肺。你这个皮表闭塞，应该从皮表排出的东西都加到肺上了，所以就喘，毒素的刺激使得肺脏就受不了了，那你要解表，还让它走这个道（呼吸），喘就减轻了，麻黄治喘是这么一个道理。那么肺结核呢，你如果把这个皮表堵塞了，那么废毒都加到肺上了，你越实表越坏，所以用黄芪来补气，这个毛病是大得很啊！尤其是肺结核，在末期上气不接下气，认为他气虚了，人参、黄芪往上开吧，这人死得非快不可，那是毫无问题的！所以它（黄芪）不能治那个病。

这一段就是说明这个问题，认为皮肤出现特别（情况），汗收摄不了，汗出，而且恶风，特别敏感啊。这个我们在临床上也曾经遇到过，我是遇到过，这人怕风怕得厉害，这屋子本来没风，真正有表虚的人，他还嫌有风，你拿个扇子，他都受不了。所以这里特别搁一个“汗出恶风者”，这纯粹是表虚。而湿啊，特别去不了，湿积累得多，身上特别重。那么这个治疗与上边就不一样了，要搁大量祛湿祛水的药，同时还要把皮肤虚也就是表虚给恢复过来，要是不恢复，那湿还要来，所以才用防己黄芪汤。这个防己黄芪汤用防己、白术这两个药祛湿利尿，力量都很大，同时搁黄芪、甘草，也有生姜和大枣搁到里面做引子用。这个方子大概也经过后世改变的，咱们要开其实就是把生姜、大枣开了就完了。

这个方的煎法挺特别的，他说把上边这个药都锉了，像麻豆那么大，每抄五钱匕，一回用五钱匕，就把四味药豆大的这么一个，锉这么大，一回用五钱匕，五钱匕就是不到一两，是半两，这个匕就是古人取药的一个器皿，这个器皿有一定的量，有一钱匕，有五钱匕的，十钱是一两，这也就是半两。另外，加生姜四片，大枣一枚，水盏半，煎八分，水一杯半，煎剩一杯的八分，去滓温服，良久再服。

“喘者加麻黄”，这后面的话要不得，这个加味都是后人搞的，这个方子也经过后人手了，在仲景那里没有加生姜四片，大枣一枚的，我认为这是瞎改的。咱们要用呢，防己用量也较小，用一两，白术七钱半，现在我们用防己、白术都得搁 10 克，黄芪多搁点也行，可以搁 12 克，甘草可以少搁一点，因为要祛湿，而甘草它不利小便，所以小便要是少，它就不能多用，搁 3 克或者搁 6 克都可以，大枣起码搁 3 个，姜可以搁 4 克。这都是经过后人这么搞的，加味呢，更要不得了，“胃中不和加芍药”，张仲景治胃不和没有加芍药的，所以我向来不加，这个加味，都信不得的。而且这个方子根本没有麻黄证，若真是像他书上所说的喘，那是麻黄汤证，以麻黄为主要配伍的方剂，那绝不是“防己黄芪汤”，绝不是以这个方剂为基础。

风湿关节痛，有喘的情况，那么头一个（麻黄加术汤）就是，第二个（麻杏薏甘汤）也是，那是麻黄配剂，绝不在这个（防己黄芪汤）基础上来加味（麻黄），这是瞎扯。表又虚又实，哪有那个事啊，根本就没道理，麻黄是表实，无汗用麻黄，既（然）出汗你怎么能用麻黄哪？既（然）出汗，也不会影响到肺上，若影响了也不是表证啊。所以这个加味呀，本书及《伤寒论》都收录了加味的法子，但我一概不讲这些。

那么这个方子（防己黄芪汤）做汤剂用挺好的，我用过啊，身重湿重，湿重就要祛湿，同时恶风特别敏感，汗出，表虚得厉害非搁黄芪不可。

这一段讲得挺好，他说这三个方子，虽然都是一个“风湿在表”，但各个不一样，麻黄加术，以麻黄甘草汤为主剂加杏仁、薏苡仁（的麻杏薏甘汤），和黄芪剂（防己黄芪汤），我们在临床上治风湿关节痛在初起的时候常用，所以他举这么三个例子。概括一切了吗？当然不概括，像我方才所说的，也有桂枝汤加黄芪的，桂枝汤证，表特别虚，有关节疼痛，那也可以桂枝汤加黄芪，我也用过这个方子。所以临床上我们还是要具体分析，具体用药。《伤寒论》的方剂大家有时间还要好好看一看，这个方剂（防己黄芪汤）当然是《伤寒论》所没有的了，这就是表虚，身特别重，恶风特别敏感而汗出者用这个方子。

伤寒八九日，风湿相搏，身体疼烦，不能自转侧，不呕不渴，脉浮虚而涩者，桂枝附子汤主之；若大便坚，小便自利者，去桂加白术汤主之。

桂枝附子汤方

桂枝四两（去皮） **生姜**三两（切） **附子**三枚（炮，去皮，破八片） **甘草**二两（炙） **大枣**十二枚（擘）

上五味，以水六升，煮取二升，去滓，分温三服。

白术附子汤方

白术二两 **附子**一枚半（炮，去皮） **甘草**一两（炙） **生姜**一两半（切） **大枣**六枚

上五味，以水三升，煮取一升，去滓，分温三服。一服觉身痹，半日许再服，三服都尽，其人如冒状，勿怪，即是术附并走皮中，逐水气，未得除故耳。

这一段《伤寒论》里面讲过，那么“伤寒八九日”，他搁个“伤寒”干什么？这（说明）开始是没有汗的，这个外形类似伤寒。要是伤寒八九日，常传里的；要是风湿始终在表，它不传。可是这个病呢，一开始尤其在急性期间，常常辨不清，所以这一段呢，就是由急性转到慢性之后的一个说法。这么一个例子，不是说得了伤寒病八九天风湿相搏了，根本就是风湿相搏已经有八九天了，开始时无汗，类似伤寒，所以他冠以“伤寒”两字。

那“身体疼烦”，疼得令人心里烦，他不说“身体疼，心烦”，不搁“心烦”两字。疼痛的程度，以至于“不能自转侧”，不能自转侧就是自己翻身都不能，得借助旁人，疼得自己翻不过身来。“不呕”，不呕者就是没传少阳，少阳病喜呕啊；“不渴”，病也没有入里，没有传阳明，传阳明了胃中燥，口必渴，就是咱们讲的白虎汤证。不呕不渴，本来没有这个症状，搁这儿干什么？就是根据伤寒八九日（说的）。如果真正是太阳伤寒这种病，到八九天它要传半表半里、传里的。由于它是风湿，所以也不呕，也不渴，不往里传，也不往半表半里传。“脉浮虚而涩者”，就是脉不是浮紧。脉浮虚，这个虚是按着脉无力，脉你按着无力啊；涩呢？脉里头涩，跟滑相对。血液充实，脉在指下来去滑利；反之呢，它不但不滑利，摸着似有似无的，所以古人说脉涩，涩滞不前，其实就是里头血行不清楚，所以涩脉主虚的、主血少，虚涩都是病极虚之后，脉跳无力，而血行又是似有似无的样子，按后世的话就是气血俱虚了，表证虚极了就要转阴证，这就是虚极转入少阴的一个证候，“少阴之为病脉微细”。

那么这个时候，不能够用麻黄剂，同时用桂枝汤都不行，桂枝汤证是脉缓脉弱，真要脉到虚而涩这么个程度，桂枝汤都不行，所以他这个话说得非常有分寸，当然他没有详细地说这个证候，他就是限定它是一种桂枝汤证，但是脉又虚，说明这个病已经由阳转入阴的这么一个阶段，所以他用桂枝附子汤。桂枝附子汤就是桂枝去芍药加附子，《伤寒论》里有这么一个方剂。治风湿，则把这个桂枝加量，你们看看这个（方中）桂枝是四两，桂枝去芍药汤（桂枝）是三两。

桂枝这个药，它不但能解表，还能够止疼，所以关节疼痛，桂枝这个药是少不了的。你看表证太阳病的时候就知道了，那桂枝汤以桂枝为主，麻黄汤身疼痛也得搁桂枝，所以桂枝解痛作用还是很强的，因为关节痛比普通的表证疼得厉害，所以他加量用桂枝。

另外他加附子，附子在《本草》上说，解寒祛湿解痹，它有这些作用。如果是阴证，只加术是不行的，它不够，非附子不可。如果有术的症状呢？湿比较重的也得加，既加附子，也得加术。桂枝附子汤这个药我不常用，我用都是以桂枝汤为基础就行，就是桂枝汤加术或者再加附子，那好使得很，这个方（桂枝附子汤）当然也好使了，也没问题的。

桂枝附子汤为什么去芍药呢？芍药这个药咱们说它收敛，收敛当然是不对的，但是这个药（芍药）它是寒性养阴，所以四物汤里有嘛，在补血剂里头它是养阴的。关节痛都是有湿，风湿嘛，所以对于治湿，用白芍的很少。那我们用桂枝汤呢，就不管它了，因为整个桂枝汤也治身疼痛啊。所以他特别地把白芍去了，这是古人的看法。当然去（芍药），我认为还是对的，因为白芍不利于祛湿。所以他也不搁术，光搁附子。

在临床上，我们开始遇着这个风湿，全是太阳病的阶段，以后它就是表虚，只是用黄芪也就够了，那么再经久了，它就要陷入阴证，因为寒湿咱们现在说它是个阴邪，这个病入阴最快，所以八九天，脉就浮虚而涩，到这么一个程度就非用附子不可了。那么他用桂枝去芍药加附子汤，增量桂枝，改名叫桂枝附子汤。古人这个方剂严得很，桂枝去芍药汤治脉促胸满，要是风湿性的关节痛，桂枝量就不够，（桂枝要）加分量，主治不同，方名也改了，不说桂枝去芍药加桂枝，而说是桂枝附子汤。

底下这一段有两个意思，说如果“大便坚”，“坚”就是大便硬，大便不通；而“小便自利”用咱们现在的话说就是小便频数；“去桂”，这个桂枝要不得。再加白术，就是去桂加白术汤，方子就是白术、附子、甘草、生姜、大枣，这个白术（我个人认为）应该是苍术，他这个书写的全是白术。这一段呢，很不好理解，为什么大便硬、小便数还加术呢？这个有道理，利尿药不但治小便不利，也治小便利。对于小便频数，你看肾气丸证就是饮一斗，小便也一斗，肾气丸也是个利尿药啊。尤其老人的利尿，用真武汤挺好使，老人小便数，一会儿一遍。泌尿系功能有障碍不外乎两种，一个小便频，一个小便不利，小便频或小便不利都得调整泌尿这个问题，所以茯苓、术这类药，治小便利，也治小便不利。

我们讲讲用术的道理。那么这一段书呢，不是里头有热，而是由于泌尿方面的障碍，小便数，丧失体液，大便才干，病是这么来的。那么你就不能再发汗了，小便数者就是发汗的禁忌，不能发汗，发汗最伤人的津液，所以桂枝用不得，他把桂枝去了。而且桂枝那个药也不利于小便数，你看小便不利都搁桂枝，为什么，它治气上冲。气往上来，水分就伴着气往上来……（此处中日录音版本皆略有缺失，编者自拟补文：所以，桂枝附子汤去桂；小便自利即频数，所以加白术汤。用了去桂加白术汤，小便就）不频数了，大便也就不硬了，自然就有（正常的）大便。同时，湿去了，痹痛也必好。所以，这段是这么个意思。

（去桂加白术汤）原先方中就有附子，再加上术，这两个合起来，治一般的慢性关节炎，附子和术是离不开的，非常好使。这后面有解释，不是说术就能治大便硬，它是由于小便数造成的大便硬，尤其是术与附子为伍，最能治小便利。

附子这个药的作用，无论你身上哪个功能虚衰，它能够使虚衰恢复，比如说小便数，它是约束排尿的肌肉麻痹，就是机能衰减啦，有尿他就滴滴答答淋沥不尽。附子呢，能够使机能恢复，加上术的力量，那小便就不会频数啦。咱们后头讲的肾气丸，这个药也有附子，更容易解释清楚（这个现象）。妇人转胞，转胞就是泌尿系那块的病，有曲折，所以小便不得利。那么吃肾气丸呢，就让组织更紧张，使得紊乱的泌尿系恢复正常，那小便自然就痛快啦。所以附子这个药，凡是机能虚衰，在临床上的反应是个阴性的反应，用它是没错的。这一段就说明这个问题，所以这时候加术，再配伍附子，反倒能治小便利，由小便利造成的大便硬。小便不利了，大便也自然就恢复（正常）。同时附子、术合用又能祛风湿解痹痛，所以都能好。这一段一般来看是不好理解的，你光知道这个术利尿就糟啦，你解释不明白。

我们看看这个方子，桂枝四两，这个“去皮”要不得，桂枝的作用就在它的皮上，去皮就剩一个干木头啦，什么作用也没了，所以说这是个错误。我们现在用桂枝四两就行，不要说去皮。因为有“去皮”两个字啊，后世又出来一个“桂枝木”，这是瞎说，把皮去啦，光木头啦，没有作用。生姜三两，附子三枚，附子的用量相当得重，甘草二两，大枣十二枚，桂枝、生姜、甘草、大枣，就是桂枝汤去芍药，桂枝加量啦，也就是桂枝去芍药的基础上再加附子，附子就是回阳祛寒，同时它也能够主治关节拘急挛痛，所以我们治不得翻身的关节痛，有用这个方子的机会，可不一定都用桂枝去芍药这个方子，用桂枝汤加术附也可以的。

底下（白术附子汤方）就是白术二两，附子一枚半，炮去皮，甘草一两，生姜一两半，切，大枣六枚，可以看看这个方子底下的煎服法说得挺好。“上五味，以水三升，煮取一升，去滓，分温三服，一服觉身痹”，服用附子有这个毛病，我们在临床上都知道，附子有一些反应，有时候吃了，感觉身上麻痹，最常见的就是头晕。所以我们在临床上用附子，开始用的时候，用三五钱是没问题的，最好先用三钱（就是10克），逐渐加量。你要是大量用，这个人常常头晕得厉害，如喝醉酒的样子，病人胆小就不敢再吃了，你告诉清楚就行啦。但是开始不要大量地用，逐渐增加，用个一两八钱的都是没有问题的，要不了命。附子这个药有毒，“半日许再服，三服都尽，其人如冒状”，冒状就是脑袋昏冒，头沉，眩冒，不要怕，这是“术、附并走皮中，逐水气，未得除故耳”，术、附这两个药，走皮肤逐水气，所以祛湿解痹的作用是相当大的，在这个时候，此人如冒状，水还没去呢，这个是他的解释，这一点还是对的。这也是附子有毒的问题，不过这个毒药不坏人的，也不那么难受，只是有点头晕，我估计着，你要用10克没问题，逐渐往上加，所以开始从10克起，还是比较稳当的。

风湿相搏，骨节疼烦掣痛，不得屈伸，近之则痛剧，汗出短气，小便不利，恶风不欲去衣，或身微肿者，甘草附子汤主之。

甘草附子汤方

甘草二两（炙） **白术**二两 **附子**二枚（炮，去皮） **桂枝**四两（去皮）

上四味，以水六升，煮取三升，去滓。温服一升，日三服，初服得微汗则解，能食，汗出复烦者，服五合。恐一升多者，服六七合为妙。

你们看看这一段讲得挺好。“风湿相搏，骨节疼烦掣痛”，掣痛就是牵扯痛，也就是拘挛痛不得屈伸，拘急得相当厉害，这个疼比上边厉害，“近之则痛剧”，你不用说翻身，有人靠近他，他都感觉疼得不得了，他怕人家碰，这是因为他疼得厉害。“汗出短气”，汗出，表虚证。短气，小便不利，气冲的关系。气上冲胸，所以呢，水往上不往下，那么胃有停水，人就短气，这书（《金匮要略》）后头有"胃中有留饮，微者短气，甚者则悸"，那么由于水不下行，它就往上来，在胃的时候人就短气，这由于什么原因呢？气上冲。"恶风不欲去衣"，这时候恶风挺厉害，表虚，由于汗出嘛。不欲去衣，说明入了阴寒的状态了。《伤寒论》上有：可是外边有热，但不欲去衣，寒在骨髓，这是真寒，这就说明也是入了阴虚证。那么汗出的也多，恶风寒也甚，甚至于不欲去衣，那么这个阴寒比上边那个甚，所以疼得也比较厉害，感觉到上冲，或者也身微肿，湿也比较重。这要用甘草附子汤。甘草附子汤，它由桂枝甘草汤来的，你看后头的方剂就知道啦，在《伤寒论》有个桂枝甘草汤，就桂枝、甘草两味药，就是桂枝汤把旁的（芍药、生姜、大枣）都拿掉啦，所以这个方子主要治上冲、心悸。桂枝治上冲，治气上冲。

那么这一段就是：气上冲得厉害，水不得下行，所以身上也多湿，胃里头也有停饮、停水，所以它短气。那么他用桂枝甘草汤的基础，另外加术、附，就是（用于主治）气上冲得比较突出，而湿水也比较重，但是外边身上并不重，可见（表层）组织里的湿并不太多，短气是里头湿。而且阴寒也比较重，脉不用说，比较而言更虚涩了，这就是桂枝甘草汤证，而又有关节痛、风湿相搏，可以用这个方子（甘草附子汤）。那个是桂枝去芍药基础上加附，如果湿重也得加术。所以（仲景）他这个书就是这样子：这一段偏于湿，那一段湿比较少，搁在一起看就知道了。如果这个湿或者是微肿，里头又短气，无论是内外湿多，这个术、附必要用的，因为附子一味药也能治痹痛，而如果湿轻呢，用一个药也行。这都指的是入阴寒的状态啦。在（风湿）急性发作的时候，没有附子证你不能搁（附子），那就用前面我们讲过的麻黄加术、麻黄杏仁薏米甘草。但是，一转到这个阴虚证，就是阴证的虚证，那必须配伍附子不可。所以这两段全是（说这个道理），只不过（具体应用的时候要注意）用法上要有些出入，我们遇着疾病不会恰好就是某某方证，比如桂枝甘草加附子、苍术。临床上呢，在桂枝汤的基础上，桂枝汤加术、附这种办法，我们应用得最多。一般的慢性关节疼，脉不是浮的，而且得病的日子也比较长啦，大概都是（要用）这类的方剂，等我们都讲完了，再谈谈治风湿痹这个病。

这个方剂，"以水六升，煮取三升，去滓。温服一升，日三服，初服得微汗则解，能食，汗出复烦者，服五合"，"能食"，可见他前头不能吃，寒盛了，就不能吃。吃了药之后，能食了，可是还"烦"，这个病还没有完全好，再吃不要给他吃一升，可以吃五合，开始恐一升多，附子吃多了，可以少吃点，吃六七合为妙。这就是任何一个方子，古人都用大锅熬出来，匀几回吃，一回吃多吃少有关系。现在我们则是用量有关系，同是一个方剂，量大与量小，大有问题。所以咱们为了谨慎，量就小一点，小一点不合适，就逐渐往上增，也没有关系的。“恐一升多”，一回吃一升多，一升就是一碗，也并不太多呀，那么可以吃六七合。

到这个地方呢，他把这个湿讲完啦。这个湿有两大种，一种讲的是里湿，由里边发生的，由于小便不利，里头停湿，出了什么问题呢，就是发黄，他没有详细讲，后头另有黄疸这么一篇，到那里就详细讲；另外也有湿痹，只是湿也能得湿痹，那个湿痹跟我们治风湿的方法都大致相同，所以，没有单独提出治法。另外，就是风湿。什么叫风湿呢？古人认为有风邪、有湿气，也就是人素体有湿，你要得了外感了，那就出来这个风湿的情况。得的原因呢？他就说什么汗出当风啊，或久伤取冷所致，这都值得去参考，那么至于古人说外边受邪等，也值得我们研究。但是这种规律是肯定的。所以他给出的一些治疗（方法），在始得病的时候，在急症这个阶段，只是用发汗药加上祛湿药就行啦，麻黄加术、麻黄甘草汤加杏仁薏米，这就行啦。这些都是举的例子。那么如果日子久了，转入阴证而虚，虚极了叫“转入阴证”，那就得加附子，有湿还得加术。所以上边讲的湿呀，大概都交代了，当然这还是不够的，咱们等这一章讲完了，下次我再详细说一说。

太阳中暍，发热恶寒，身重而疼痛，其脉弦细芤迟。小便已，洒洒然毛耸，手足逆冷，小有劳，身即热，口开，前板齿燥。若发其汗，则恶寒甚；加温针，则发热甚；数下之，则淋甚。

“中暍”是什么，就是中暑。中暑这个病咱们也常见到，“发热恶寒”，也是发热怕冷，“身重而疼痛”。“身重”，因为中暑最厉害的是丧失体液，出汗后呢，组织里头还是有水分的，所以它身重，而且身上也疼痛，这个疼痛不像风湿那样疼痛，只是酸痛而已，这个病咱们都常见。“脉弦细芤迟”，弦脉有时主实，有时主虚，道理在哪儿呢？脉光是紧张有力，没有内容，少腹里急，脉也弦，里急是什么东西呢？咱们没讲到那儿呢，讲到建中汤就有啦，里急就是血虚、津液虚，腹肌也拘急，跟咱们讲的痉病是一样的，这时候脉也弦。弦脉有时候主虚，主的是这么个虚。那么这个脉（脉弦细芤迟）既弦又细又芤，里头没东西。芤脉就是浮大中空谓之芤，里头虚，里头没血，所以芤脉也是一个亡血的脉。这是什么道理呢？就是脱水，丧失水分太多了。丧失水分，血液里头的水分也少，所以古人所谓亡津液、亡血液，多汗者亡血。

“小便已”，津液少，一撒尿的时候又从底下去津液，就感觉身上激凌（拟声词）得难受，“洒洒然毛耸”，他一撒尿，虚的这个反应更来啦；“手足逆冷”，津液虚，血液虚，（津血）不到手足，手足就逆冷，可这个是个假象啊，这不是真正的阴寒，手足逆冷就是血液少，就是脱水，津液不到四末。手足离人心脏最远，所以这地方它要逆冷，逆冷就是从外头往里头冷，外头冷得厉害，越往里越好一些，它叫逆冷，就是厥逆。“小有劳，身即热”，丧失水，人就虚，虚不任劳，稍微一动就热；“口开”，这个虚呀，张着嘴，所以“前板齿燥”，要是闭着口就不至于（齿燥）。

这个病看着是虚，尤其是手足逆冷，像有寒。其实不是！其实是中热，都由于丧失水分太多了，你再发汗，再亡其津液，恶寒就更厉害；“加温针”怎么样呢？更不行，它真正是有热，那发热也就加重；“下之”，下也丧失津液，“下之则淋甚”，排小便如淋那样艰难。

中暍主要是由于热甚伤津液，这是中医的话，在西医就是脱水了。这时候人虚得不得了，但还是热得相当凶，治疗（方法）在后边就有，是白虎加人参汤。

太阳中热者，暍是也。汗出恶寒，身热而渴，白虎加人参汤主之。

白虎加人参汤方

知母六两　**石膏**一斤（碎）　**甘草**二两　**粳米**六合　**人参**三两

上五味，以水一斗，煮米熟汤成，去滓，温服一升，日三服。

这一段就是说治疗，“太阳中热者，暍是也”。解释这个暍，什么叫“暍”？就是“太阳中热”，就是太阳中热了，发生太阳病。咱们现在体会呢，是发生了太阳病，也发热恶寒嘛，但是确实里头有热，这与太阳病是不一样的，这就叫作暍。“汗出恶寒”，这个汗出就是表虚，恶寒，身上热，“身热”就是里热、内热呀。“发热”就是一个表热，翕翕发热嘛，就觉得热笼罩体表；“身热”就是从里头往外蒸，他张嘴是为什么呢，就是因为蒸热。“而渴”，这个渴不是里头热造成的，它是津液虚得厉害，津液虚想饮水自救。这个治疗只能用白虎汤以去热，加人参健胃生津。所以在仲景书里，津液亏损绝不搁生地，这个时候搁生地是不行的。人参，咱们（通常）说补气，像四君子汤的那个汤头歌，说人参补气还是有道理的，气就是津液，它健胃才能够补气。这个“气”指的是精气说的。津液生成由胃而来，胃为水谷之海，是营卫之源，这个时候想法子滋津液，只能用人参，用白虎加人参，这是最好的治疗法则。你一味清热也不行，这个人也真虚啦，他脱水，人已经虚啦；不去热也不行。所以在去热之中，用一种安中健胃的药，最好的就是人参，同时也生津液，这就是白虎汤加上人参。

太阳中暍，身热疼重，而脉微弱，此以夏月伤冷水，水行皮中所致也，一物瓜蒂汤主之。

一物瓜蒂汤方

瓜蒂二十个

上锉，以水一升，煮取五合，去滓，顿服。

这变成慢性的（病）啦，不是我们上边所说的那个白虎加人参汤证，这种病我见到死亡的很多。光热不要紧，人就怕汗出太多，脱水，津液脱到一个相当厉害的程度，再不知道治疗，那就容易死人。我见到一个拉车的，他在外头拉了一天的车，回头他就是所谓的中暍，就是上边所说的这种情况。这个小伙子他（拉车）回来，热得不得了，汗出得太多啦，他吃面条就拿凉水浇，自己带了两瓶啤酒也喝啦，这一碗冰凉的面条也吃啦，吃完就死了。以前旧社会这种病最多，旧社会拉车的，上街拉着拉着车就热死啦。热不至于热死，汗出太多了啊，就是脱水而死，这个时候都是脱水而死的，所以用白虎加人参是大有道理的。

底下这个就不是，也是中暍在表，身体疼痛，“身热疼痛”，脉也自然弱下来啦，这就是“夏月伤冷水，水行皮中所致也”，这个身疼痛有点湿的样子，就是夏天贪凉，老喝冷水，咱们现在吃冰棍也是一样啊，也容易有这么一个慢性的反应。所以他用一物瓜蒂汤，瓜蒂汤你要是小量服，只是祛湿祛水下水，并不吐，所以说一物瓜蒂汤，不是涌吐法。就是一物瓜蒂汤，用二十个，以水一升，煮取五合，煮的时间也相当少，去滓，顿服，这就能够祛水气湿气，能下这个而已。这跟上面的那个病是不一样的，由于夏令饮冷水多，身上也老是热不退，常有疼痛的情况，这个由于贪凉饮太厉害，久不治，恐怕也能得风湿那类的疾病。

这一章咱们讲完啦。治暍病最简单，没有其他的法子，白虎加人参能应付一切，这很好。那么如果不脱水，用白虎汤也可以。烦热厉害也可以用白虎汤加龙骨牡蛎，白虎增液的法子。

暍病最简单，痉和湿这两种病，稍复杂一些。

对于痹症，也就是关节疼，一般常用发汗剂麻黄汤加术、麻杏薏甘汤、葛根汤、越婢汤都有用的机会。越婢汤就是发热、汗出的症状。我们遇到发热汗出身上热的痹症急性发作的时候，越婢汤加术也行，葛根汤加术也行。至于后面所说的“风湿相搏”，一转到虚极入阴，除了书上所说的方子有用的机会，我常用桂枝汤加术附就挺好使。后面讲到治偏侧痛，还可以加大黄。

百合狐惑阴阳毒病脉证治第三

这是三种病，百合、狐惑、阴阳毒，现在首要研究的就是这个百合病，百合病在没讲以前，我把这个百合病是怎么一种病先说一说，要不不太好懂。这个百合病，拿现代的话说，就是一个虚热型的一种精神方面的病，现在咱们说这个精神分裂症之类的，你像咱们说神经官能症之类的，都概括到里头，它是个虚热型的病，那么古人给它起名叫百合病。百合病（治疗时）用百合，百合甘寒，也通利二便，甘寒养液、治虚热，所以非它不能治，所以古人管它叫百合病。

上面是一个意思，这个书上说的还不只是这个意思。治疗是这样子，书上讲啊，我们照这个给说一说。

论曰：百合病者，百脉一宗，悉致其病也。意欲食，复不能食，常默默，欲卧不能卧，欲行不能行，欲饮食，或有美时，或有不用闻食臭时，如寒无寒，如热无热，口苦，小便赤，诸药不能治，得药则剧吐利，如有神灵者，身形如和，其脉微数。每溺时头痛者，六十日乃愈；若溺时头不痛，淅然者，四十日愈；若溺快然，但头眩者，二十日愈。其证或未病而预见，或病四五日而出，或病二十日，或一月微见者，各随证治之。

“百合病者，百脉一宗，悉致其病也。”那么这一句什么意思呢？说人身上的血脉呀，分言之谓之百脉，说人身上的经脉多得很，分之说可有百，这也是个约略的词，而合言之，就是血脉，所以他说“百合病者，百脉一宗，悉致其病也”，就是分着说合着说，一言以蔽之是血脉病。神经官能症，古人怎么叫它是个血脉病呢？古人认为这个血统于心，血病病心，我们后头要讲五脏风寒积聚，也有这些情况。心病，古人以为心主神明，心病精神就要恍惚，就要发生病，古人这么看的。那么我们现在（来看）呢，大概这个看法是不对的，因为精神的不正常还都属于脑神经的关系，所以咱们叫精神病。所以我们现在这个对于治精神不正常的药，大概都是与脑系有关，古人认为这是心脏，古人看法（虽是）一种错误，但是治疗时没关系的，他用那个药是治这种病的。

开始他说这个病的根源在百脉，那么这个病的形态呢，底下就详细说啦，“意欲食，复不能食”，想要吃又不能吃，就是精神不正常啦；“常默默”就是这个人经常像傻子似的静默不言不语，也可以说是昏昏然的意思；“欲卧不能卧”，打算躺下又不能安于卧，躺不住，躺下一会就起来；“欲行不能行”，打算活动，可又不能坚持这种活动，他走走又跑回来啦；“欲饮食，或有美时”，那么对于饮食来说呀，有的时候挺美，就是吃得也挺香；“或有不用闻食臭时”，或者也有时闻着食臭都厌烦，他就是不吃。精神病有这状况，人家给他饭，他怕这里头有毒药，这都是精神不正常；“如寒无寒”，看着他有的时候像是有寒，但是又不见其寒，你各方面都看不出他有寒来，但他的形象看着像；“如热无热”也是如此，（似有热）也不见其热。有一个病症是长期不变的，“口苦，小便赤”，嘴苦，小便发红，而且小便赤到后头能看出来，小便不但赤，还有点艰涩，小便少而赤。这种病啊，“诸药不能治”，吃什么药也不好。

“得药则剧吐利”，这种病啊，由于口苦、小便赤，一般都认为有热，所以用吐药下药以攻热的法子来治疗，要是吃了这个吐药，吐得更剧烈，而病不去，吃下药是剧下利，完了病也是不去的；“如有神灵”，这个病就像是神灵一样，说这个人精神恍惚，就像有鬼魂一样。

总结以上这一切，欲卧不能卧，欲行不能行，饮食有时候挺好，有时候干脆就不吃，看上去有寒，实则不见其寒；看着有热，实则不见其热。那他吃什么药也不好，一吃药就是大吐大下，病还是不去。这个病啊，如有神灵一样。那么看他外表呢，不像有病，这个病咱们在临床上常见到，“身形如和”，就像平常人一样。但这个脉呢，“其脉微数”，微者虚，数者热，说明它是虚热的一个症候。那么到这个地方我们看出来，有几点它是固定的，口苦，小便赤而脉微数，其他都是一个恍惚迷离，似有似无，精神不正常的一种反映。

“每溺时头痛者，六十日愈”，这个病我们看出来，就是一个津液、血液虚，同时有热。液虚，撒尿也困难。怎么知道困难呢？等我讲到后头回头咱们再说啊，溺时他用力啦，而且这个津液有所去，反映到上边而头疼。那么这是小便艰涩，说明这个最重啊，热也重，虚也重，虚热最甚的话，他一撒尿的时候小便艰涩，而上边头痛。这种好得要慢，得六十天才能好；“若溺时头不疼，淅然者”，这个就是我们讲的白虎（加人参）汤证，讲的那个暍病一样，暍病就是津液特别虚衰，他老觉得撒尿时洒洒然毛耸啊，就是洒淅恶寒的样子，这都是虚的反映。虚而又热，暍病不就是津液丧失太多了才有这种反映嘛，这个比“溺时头痛”的虚热之象轻，所以这个四十天可以好；“若溺快然”，由这句话咱们知道上边那个溺时不快然，那个是艰涩。古人写文章含蓄在里头，到后头看你就知道前面“溺时头痛”的道理，那个是小便艰涩，这个撒尿非常地快然，没有（艰涩）那个情景，不艰涩，所以头也不疼，“但头眩者”，脑袋只是比较晕，他一撒尿，往外出津液，身上这个阴虚更虚啦，他当时有这个反应，脑袋觉得眩，这个眩就是贫血性的那个眩。这是最轻的啦，所以二十天就可以好；“其证或未病而预见”，这个其证就指的是上面这些证，溺时头痛啊、如果溺快然、但头眩者等，就上边说的这三项，指的这个证。或未病而预见，未病指的是什么病呢，指的是百合病，就像我们前面那一大段。得了百合病，没得以前先有这些症状，就是小便的时候艰涩，而有各种不同的反应。那么这种反应，没得百合病就预先见到这个症状，或者已得了百合病，四五日后才出现上述症状。“或病二十日，或一月微见者，各随证治之”，有什么症状我们各随不同之证而来进行治疗，所以这句话一般书上都搞错啦，一般认为这种百合病都是大病之后才出现，说在大病的时候指的是伤寒病，在没有得伤寒病就发现这个症状，这是瞎胡说。所以这一句话他没明白，这个证就是指的这三种证，撒尿有这种反应的证候，得病也指的是百合病，也不是指的伤寒病，哪有那个事儿啊。

这一段就是说的这个百合病的总纲，百合病，第一个，精神失常，这种精神失常啊，根据证候的反应，拿现在的话说辨证的时候就是“阴虚有热”，就是一种虚热证啦，就是虚热性的精神失常的一种证候，拿现在话说不就是精神分裂类病吗？也近乎癫，这不是狂，不是打人骂人，主要是指人的精神失常，所以阴虚者为癫啊。

底下讲具体的治疗，这个好懂，但是被各注家给弄得越来越不好懂啦。

百合病，发汗后者，百合知母汤主之。

百合知母汤方

百合七枚（擘） **知母**三两（切）

上先以水洗百合，渍一宿，当白沫出，去其水，更以泉水二升，煎取一升，去滓；别以泉水二升煎知母，取一升，去滓；后合和，煎取一升五合，分温再服。

这个百合病啊，虚热病与实热不同了，实热可以攻：在表可以发汗，在里可以下之，在上可以吐之，汗吐下全是对实热而言。虚热不能攻。

百合病有热是肯定的，口苦、小便赤嘛，可是这个反而发汗，是不会好的，只能够伤其津液而益其烦躁。这个病不会好的。也就是上边（所说）这个人的糊涂病、精神失常是不会好的，那还是存在的，只能增加他的烦热症状，所以在这个百合里头加知母，知母去烦热啊。

百合知母汤大家看看这个方子，咱们再研究，百合用七枚，劈开。知母用三两，切碎，又“先以水洗百合，渍一宿，当白沫出，去其水”，就是泡了一宿，渍出些白沫子，然后把这个水不要啦，“别以泉水二升，煎取一升”，另换泉水，两升就是两碗，再煮百合，取一升，这时候百合不要啦，“去滓，别以泉水二升煎知母”，另以泉水二升煎知母，也取一升，也把渣去了，“后合和，煎取一升五合，分温再服”，然后把这两个药汁，一个百合药汁，一个知母药汁，各一升，合起来不就是两升了！但是再煎取，再上火煎取一升五合，分温再服，分成两回来饮服它。

百合这个药在《本草》上有，甘寒，这个甘寒的药都是养阴补虚，同时去热。在《本草经》上说，大量吃百合能够通利二便，所以小便赤涩当然吃百合也是合适的。由于发汗更亡失津液，更助其热，所以加知母。以百合治这个病说明这个病是虚热的。这是第一条，最要紧的一条在后头呢。

百合病，下之后者，滑石代赭汤主之。

滑石代赭汤方

百合七枚（擘） **滑石**三两（碎，绵裹） **代赭石**如弹丸大一枚（碎，绵裹）

上先以水洗百合，渍一宿，当白沫出，去其水，更以泉水二升，煎取一升，去滓；别以泉水二升煎滑石、代赭，取一升，去滓；后合和重煎，取一升五合，分温服。

这个“下”也不能够去这个病，百合病还存在，只能够伤其津液而为溏泄不已，诸药不能愈嘛，“服药则剧吐利”，吐利更厉害啦。这个用的是下药，下之后下利还是不止，所以这个（具体治疗的）用法呢，也是用化湿。小便艰涩再经过伤津液，小便就可以说是困难啦，那么同时大便不已，也影响小便不利，也就是所说的水谷不别这种情况。滑石有分解作用，使得水分从小便走，大便也就不治而自治。同时搁些收敛药物，代赭石咱们都知道是收敛降胃的，这是安中养液的法子，它得收敛，不收敛则津液丧失太多。仍然用大量百合治本病，就是养阴清热啦。他没详细叙说这个证候，因为这个病始终不变仍是百合病。但是由于误用药饵，产生影响，由这方剂上也是看得出来的，总是大便溏泄不已，而小便不利，所以他才加上滑石和代赭石，本病还使用百合啦，那么这个方剂咱们不必细说啦，它就是百合加上滑石、代赭石这两个药。这个煎服法跟上面是相同的，百合还得泡，用水浸一宿，把水不要了，然后再换上新水，方法是一样的。

百合病，吐之后者，用后方主之。

百合鸡子汤方

百合七枚（擘） **鸡子黄**一枚

上先以水洗百合，渍一宿，当白沫出，去其水，更以泉水二升，煎取一升，去滓，内鸡子黄，搅匀，煎五分，温服。

吐是最伤胃的，鸡子黄治贫血，现在小孩都让吃点鸡子黄嘛，由于吐更伤其胃，这种虚热还不受补呢，大温大补更不行，非得用甘寒药最合适。百合整个就是甘寒，那么胃虚放点鸡子黄，这个吐也丧失津液，鸡子黄也补血，也起养津液的作用。

这个煎服法和上边一样，不过鸡子黄是不能煎啦。底下这个是正治之方。

百合病，不经吐、下、发汗，病形如初者，百合地黄汤主之。

百合地黄汤方

百合七枚（擘） **生地黄汁**一升

上以水洗百合，渍一宿，当白沫出，去其水，更以泉水二升，煎取一升，去滓，内地黄汁，煎取一升五合，分温再服。中病，勿更服，大便当如漆。

这个是正治，就是百合病开始是什么样子现在还是什么样子，没有经过汗、吐、下。那么，应该用什么样的方子呢？百合地黄汤。百合还是用七个，另外大量用生地黄汁，生地黄汁一升，就是一碗，可不少了。

这个病在血分，就是从这个药生地来说的。“百脉一宗，悉致其病”，到这个地方，（此病）本来的面目就可以看得出来。但是生地黄汁治什么呢？按现在的说法是有凉血作用，是个强壮性的活血化瘀药，还是祛瘀血呀。这个药是强壮性的，有补益作用，也就是补血的作用，同时它是寒性药，能够祛热，祛血热就是祛虚热，解烦。由于虚热而失血，它也能止血。那么有瘀血呢，它也能祛瘀。所以当归、川芎和生地都是祛瘀药，不过是强壮型的。拿当归说吧，当归是苦温，温性，不利于热性病，像这个病，不能搁当归，它虚热。那么虚寒呢？用当归就好了，所以肚子疼那种病，有瘀血证，都用当归，不用生地。那么由这个方剂来看，“虚热，血有瘀”，是这么一个病。

回头想一想《伤寒论》，你看桃仁承气汤“其人如狂”，抵当汤也是“其人如狂”或者“其人喜忘”，如狂、喜忘都是脑子的事呀，所以瘀血对疯狂或是癫、癫痫，都起相当的作用。我们用药的时候要斟酌，实证，咱们用桂枝茯苓丸、桃仁承气汤啊，这都是对实证说的；这个病是个虚证，你不能够攻啊，一攻就坏啦。所以虚证若是有瘀血，但是那个（桂枝茯苓丸、桃仁承气汤）不但不能把瘀血祛除，反倒害了他啦！你要用强壮性的祛瘀药，瘀血也祛了，他的虚也能好啦，就是这个道理。

从这个方剂（百合地黄汤）上，我们看出这个百合病是虚热型的，是有瘀血的，所以是影响脑系的这种官能上的一种证候。我们看看这个方剂里头所说的也是，“以水洗百合，渍一宿，当白沫出，去其水，更以泉水二升，煎取一升，去滓”，然后和地黄汁合起来，“煎取一升五合，分温再服”，这个煎服法都是一致的。我们看看服这个药后有什么情形？“中病，勿再服。”

怎么个中病呢？“大便常如漆。”漆就是黑的，是不是？黑的就是咱们现在说的潜血呀，就是瘀血下来啦，这还不是吗？

所以这个病从外观上看有虚热，精神失常有瘀血的问题，我们从辨证上是可以这么认识的。虚热就用甘寒，那么这个百合是最好的；有瘀血的你非搁血分药不可，生地还是去虚热的呢！有了这个正面的治疗，我们对这种病的真实面目才能认识。

下面说的是百合病的变方。

百合病一月不解，变成渴者，百合洗方主之。

百合洗方

上以百合一升，以水一斗，渍之一宿，以洗身。洗已，食煮饼，勿以盐豉也。

虚又有热，虚、热结合到一起，虚热相搏了，虚者愈虚，热者愈热啊。咱们现在所说“津虚生内热”嘛，越虚就越热，越热越伤血。（虚、热）两个结合起来，就得用甘寒，一方面来补阴，一方面来祛热，有瘀血祛瘀血，这病才能好。否则，越来越虚，越来越热，虚到相当的程度，必渴。这种渴当然不是白虎汤证了，而纯粹是由于阴虚的渴，也不敢大量用寒凉的药，虚嘛。所以说“百合洗方主之”。足见这个百合是甘寒，祛热、滋阴的力量都有，但他这个渴不厉害，你看注解就看出来：“以百合一升，以水一升（斗），渍之一宿，以洗身。”就把百合拿水泡了，洗身（体），这个百合搁一升，一升就是一碗。“洗已，食煮饼，勿以盐豉也。”这个盐豉，促人喝水呀，就是（为了）免去他的贪饮而渴，用煮饼就不搁盐，淡吃，所以这就说明他渴得不甚，用外边洗就可以好，（再）戒点盐就行了。这戒盐还有一个道理，盐能走血呀，凡失血的人是少吃盐的，他虽然没有外失血，但是血虚。

百合病，渴不瘥者，用后方主之。

瓜蒌牡蛎散方

瓜蒌根　牡蛎（熬）等分

上为细末，饮服方寸匕，日三服。

这段说“百合病，渴不瘥者”，这个渴就重了，不是说洗一洗就能好的，不是戒一戒盐豉就可以好的了，这个就用“瓜蒌牡蛎散”。瓜蒌就是咱们现在所说的天花粉，瓜蒌根这个药，它是苦寒的，它的祛热力量相当强，它治消渴，同时也能够滋阴解热，但是它苦，祛热的力量非常强，解渴的力量也强；牡蛎是咸寒，也解热，而且多少有点儿强壮的药效。这两个药合起来，对于这种虚热的渴、这种阴虚是最好不过了。兼去热，也滋阴嘛，咱们治肝病里头的嗓子干，比较渴，常加用它，柴胡桂姜汤里就有这两个药，柴胡桂姜汤它怎么解热呢？就由于这两个药在里边的关系。所以有许多的无名低烧，老不好，大概是这种关系，所以吃了柴胡桂姜汤就好。瓜蒌牡蛎散，这个方子虽然小，但非常好。我治糖尿病啊，也往里头搁这两东西，用白虎汤加这俩东西，加麦冬，也挺好使，这个你们可以试验。我治糖尿病用瓜蒌根、牡蛎就是根据这个来的。

百合病变发热（一作发寒热）者，百合滑石散主之。

百合滑石散方

百合一两（炙） 滑石三两

上为散，饮服方寸匕，日三服。当微利者，止服，热则除。

“百合病变发热者”，本来百合病看着像有热而无热，后来它真变成发热了，就是津液越来越虚，热得越来越高，那么后来真见着发热来了，“百合滑石散主之”。这个可以用百合，百合病还是存在嘛，百合病变发热了，所以还是用百合，再搁滑石。这是虚热，所以他不敢攻。搁滑石利小便，这个病变发热，当然小便就更艰涩了，根据前面所讲，这个病可能有小便艰涩的情况。这个热虽由下而解，可是这个滑石利尿并不重，它解热的力量倒是挺强的，所以咱们治热常用滑石、甘草。这个病用百合加点滑石就行。

我们看底下的解释，可以看出百合通利二便。“上为散，饮服方寸匕，日三服。当微利者，止服，热则除。”当然滑石不（导致）下利，它是利小便的，使它下利的还是百合。这个百合是整个吃下去的，它是作散嘛，不像上面用水泡一宿，再搁泉水煮汤汁，煮的时间最少——他说搁二升，煮得剩一升。这个（百合滑石散）是整个吞咽下去的，虽然量吃得少，但是整个把百合吃了，吃了就有通利二便的作用。假设一天吃三回，要“得微利”，就不必那样吃了。因为治虚热病，大下利是不行的。可是热已经去了，这个热从哪儿去了呢？它还是从二便去的。

到这儿讲完了，主要的方剂还是百合地黄汤，其他方剂都是在它的变化上，比如这个病有吃过发汗的药，病人添有烦躁，当然加知母；大便溏泄不已，你也不能用温性药，只是加点儿滑石、代赭石就可以了；经过吐的人，胃不好，那么要健胃，搁燥药是不行的，像咱们用的白术在这儿一点儿也用不上了，只能加鸡子黄，这个不碍乎热的，当然据我看着，少加点儿人参也可以的；如果变成渴，都偏于滋阴祛热的方面着想，大苦大寒在这个病中也不能用，只是用瓜蒌根、生牡蛎这类的药，用瓜蒌牡蛎散，当然最轻的仅洗一洗也可以好的，戒一戒饮食而不食盐豉，但是重了还是不行的；如果变发热了，发汗是不行的，吃泻药是不行的，但是用大量甘寒滋阴的法子，用点滑石是可以的，滑石起黏滑作用，也能够配合百合，得微微而利，一利就好了，微利就不要再吃了。到这里，百合病的病理变化不外乎此。

百合病见于阴者，以阳法救之；见于阳者，以阴法救之。见阳攻阴，复发其汗，此为逆；见阴攻阳，乃复下之，此亦为逆。

这是总结，这不光对百合病说的，是对虚热证整个说的。虚热这个病，我开始就讲了，不像实热，汗吐下皆非所宜。百合病是津液虚、血液虚而有热。

说“见于阴者”指着血说的，血虚、津液虚。要是实证呢，要攻其阳，在《伤寒论》阳明篇有：下之以救其津液。津液也是属阴，但是对百合病这种虚热病是不行的，见着阴虚，以甘寒和阳的法子来救，他不说“治”，不说“攻”，而说“救”。阳不是有热（上）亢吗？用甘寒或者咸寒，使之阳和的法子来救治，这很好，这对我们治虚热指出了一个大原则。

“见于阳者”指着热说的，虚热嘛，变发热。治热也不能伤阴，“以阴法救之”，以和阴的法子。怎么叫和阴呢？要用滋阴的法子，用寒性的、滋阴的药物来祛热，这才对，就是以寒性药物和其阴，这个方法来救治之。

底下举一个例子，这是实证：“见阳攻阴，复发其汗。”太阳伤寒就是这个样子，见着有热，就发汗解热，发汗可是伤人津液的，这就是“攻阴”嘛。见着有热而攻其阴液，而发其汗，这在实热证是对的，但在虚热证，此为逆，在临床上是原则的问题。“见阴攻阳，乃复下之，此亦为逆”，见阴，阴虚了，阳亢阴虚嘛，承气汤证就是这样子，咱们在讲阳明病的时候常讲，阳明病怕阴虚，阴虚到极点了，想下也不行了。但是阴虚阳亢，赶紧下热，津液就存了，下火存津液嘛，那是治实证。虚热证可不行，虚热见阴而攻阳，你吃泻药，这是“此亦为逆”也。那不但阴虚救不了，下之反倒伤它了，那就坏了。

所以虚热与实热的治疗是根本不同的，虚热没有攻法，汗吐下皆是治实证的法子。虚证只有补：虚寒用甘温来补，虚热用甘寒、咸寒来补，没有攻这一法。所以上面说的以阳法救之、以阴法救之，与下面两句话（误治）是相对应的。所以原则上要是不犯错误，在临床上就不会犯错误。（编者按：以下是对正在听课并录音的中国弟子冯世纶和日本留学生所说）咱们所治最后那个病就是这个样子，这个病没有（用）攻法（的可能），脉是数得很，只能是甘寒育阴，它是虚热嘛，虚热你不能攻，所以我加点儿白术还要考虑，因为我怕患者胃坏了就麻烦了，这个患者病能够好就是因为胃还可以，能吃，肉不脱，所以还能好，要不然他的病会挺麻烦。

所以治病呀，原则得守着，这里就提出原则上的话，虽然是对百合病说的，也是对一般的虚热病说的，百合病讲完了。

狐惑之为病，状如伤寒，默默欲眠，目不得闭，卧起不安，蚀于喉为惑，蚀于阴为狐，不欲饮食，恶闻食臭，其面目乍赤、乍黑、乍白。蚀于上部则声喝（一作嗄），**甘草泻心汤主之。**

甘草泻心汤方

甘草四两　**黄芩**三两　**人参**三两　**干姜**三两　**黄连**一两　**大枣**十二枚　**半夏**半升

上七味，水一斗，煮取六升，去滓再煎，温服一升，日三服。

不应该是“喝”，而应该是“嗄”（音 shà），“嗄”就是嗓音变了，声音沙哑，甘草泻心汤主之。什么叫狐惑病呢？古人有多种说法：一般都说是“疳”，就是“病字头”里搁一个“甘”字，就是小孩子最容易得的，烧牙花子，小儿的牙病即“牙疳”，甚至于“穿腮”，古人认为这是虫子。为什么叫狐惑呢？古人也有他的道理，这个病发作无常，又没有一定的部位，而且反复发作，好了再犯，犯了再好，也就是如神灵似的，所以叫作狐惑。这个病的初起，也是恶寒发热，像太阳伤寒，所以说“狐惑之为病，状如伤寒”。但是这个病已经形成后，就没有这个症状了，就不发热恶寒了。“默默欲眠”，默默就是没有精神。“目不得闭”，睡觉还不能睡实。“卧起不安”，烦躁；“蚀于喉为惑”，它主要讲是有蚀疮，蚀疮要是在喉，古人取名为“惑”，“蚀于阴为狐”，指的是下阴的前阴说的；“不欲饮食”，这是一个固定的症状，说明这个病还是与肠胃有关系，“恶闻食臭”，就是闻着食臭就恶心；面目呢，由于蚀疮进退的过程常有不同的颜色，有时候“乍赤、乍黑、乍白”。蚀于上部为惑，口腔这一带，声音沙哑，声音有变化，当然尤其在喉的时候更是声音沙哑。狐惑病蚀于上的这一部分，用甘草泻心汤主之。这个方子很好使，我有经验。

这个病初得也是状如伤寒，默默不欲饮食、恶心等类乎小柴胡汤证，这个方子（甘草泻心汤）近乎小柴胡汤，可是它没有柴胡，没有那么大的热啊。我遇到一个女病人，上面（所说的症状）一点儿不错，开始的时候像重感（冒），满口都溃烂，一点东西不能吃，我就给她吃甘草泻心汤，吃过就好了。我们现在临床遇到的口腔溃疡，用这个方子也好使。有时候偏于有热，口咽较干，可以加石膏；有时候烦得厉害，可以加生地。我用这种方法治这种病，还没遇见过不好的。

甘草泻心汤，在《伤寒论》里头是胃伤疾患。《伤寒论》里是这样说的，主要病因是胃虚，看这个方子的用药：用人参、甘草干姜汤，这些都是治胃的，加人参、甘草、大枣这些甘温的药物。因为《伤寒论》里说由于胃虚，客气邪热都往胃里来，所以胃就心下痞、痞硬；客邪都往这里来，有水气再有热，它就要呕吐；同时，经过胃肠，它有肠鸣。《伤寒论》里头说，心下痞硬，呕而肠鸣下利，用甘草泻心汤。可见它是胃肠里面的问题，即便此病属于神经系统（病变），也是由于胃神经的关系。那么看这个病人啊，也有精神因素方面的关系，搁到“狐惑”里头了嘛。他起烦，卧起不安就起黄芩、黄连的作用，他烦，热都跑到胃里头了，所以烦。这是说“惑”，口腔溃疡，我们一般用这个方子加减都可以（治）好的。

蚀于下部则咽干，苦参汤洗之。

苦参汤方

苦参一升

以水一斗，煎取七升，去滓。熏洗，日三服。

“蚀于下部”不影响声音，但总而言之它是热，有炎症，炎症有热往上炎则嗓子较干。这个病用“苦参汤洗之”。这个我也试验过，尤其女同志好有这个病。苦参汤确实好使，苦参有杀菌的作用，消炎杀菌，也能够治虫子，所以拿它熏洗挺好使。当然是，如果要是再内服药，还会（更）好。如果阴溃，像底下的赤小豆当归散都可以用，我们讲到那儿时再说。

蚀于肛者，雄黄熏之。

雄黄

上一味为末，筒瓦二枚合之，烧，向肛熏之。《脉经》云：病人或从呼吸上蚀其咽，或从下焦蚀其肛阴，蚀上为惑，蚀下为狐，狐惑病者，猪苓散主之。

这个蚀疮也能够在下部，随便举一个例子，如阴部等，都在下部。这个病都在关口，像前后阴、口腔、眼睛都有。这个病现在看来，就是白塞综合征，一点儿都不错，都是孔窍、黏膜上发炎。蚀于上，口腔；蚀于下，前阴、后阴。雄黄这个药治溃疡，治脓肿，所以用雄黄来熏，这也是最好不过的。这个不是痔疮，痔疮不行。关于这种溃疡，这个法子挺好使。熏的法子：雄黄，一味为末，多少没关系。筒子瓦，两个合起来，雄黄放里头一烧，它不就冒烟了嘛，“烧，向肛熏之”，底下架上火，烟就冒出来了，人蹲在那儿，就可以熏。

病者脉数，无热，微烦，默默但欲卧，汗出，初得之三四日，目赤如鸠眼；七八日，目四眦黑。若能食者，脓已成也，赤豆当归散主之。

赤豆当归散方

赤小豆三升（浸，令芽出，曝干） **当归**三两

上二味，杵为散，浆水服方寸匕，日三服。

这个病，不只是发上面的口腔（和）下面的前后阴，而且发病于目，这段就说到“目”了。上面说“面目乍赤、乍黑、乍白”就指这个说的，溃疡化脓与不化脓时，现于面部时是两种颜色或者说不同（颜色）。“病者脉数”，脉

数不就有热吗？但是患者却“无热”而“微烦”，所以这个热不是感冒那种热，而是一种疮热，在内，催得人发烦。“默默但欲卧”，也是同前面那些溃疡一样，默默欲卧，但是有汗出。“初得之三四日，目赤如鸠眼”，初得病三四天，眼睛是红的，因为鸠眼是红的；到七八日呢，四个眼角要发黑了，这是化脓的表现。开始充血的时候是红，血化成脓了就要变成黑的了。这个时候如果能吃，能吃说明有热，凡是化脓的阶段，无论哪个地方有疮疡，都是要发热的。有热的脓，说明到火候了，脓已成。这个用“赤豆当归散主之”。

赤小豆也是排痈脓的药物，这个药很好，我们在治泌尿系感染（的时候），如果溃疡稍微厉害一点儿的，加点赤小豆就好使，同时也祛湿热。搁当归，就是活血祛瘀，排痈脓，眼睛已经化脓了。可见，前阴要是化脓了，可以吃这个药吗？当然也可以吃，不一定非眼睛化脓才用它。刚才讲的蚀疮可以用苦参洗之，也有兼用赤小豆当归散的机会。我用这个方子治过痔疮出血，非常好使。这个你们可以试验，尤其内痔出血。药物能够在这个地方排痈脓，旁处也能排痈脓啊，不要就限定在眼角，眼角的痈脓它能治，旁处的痈脓就不能治了？所以读书不要局限，这两药所起的作用，哪儿有痈脓都可以的。只是证候对头，不对头不行。到这里，把狐惑病讲完了。

从头想一想，狐惑病很容易明白：也就是关口的地方，中医叫关口，就是有孔窍的地方，上面口腔、眼睛，下面前后阴，这些孔窍黏膜的地方发炎了，就是白塞综合征，这是西医的说法，我们据古人的说法，虽然不一定是白塞综合征，但是把它（白塞综合征）概括进去了。就算不是白塞综合征，真正口腔溃疡、前后阴的溃疡病，用这种法子，也很合适，这些我都试验过。我的一个侄子，他是痔疮，相当厉害，老出血。来西城某医院开的刀，开完刀，那地方肿痛，淌血，我就给他吃这个药，吃了就好。所以说不是非是狐惑病才用这个药，有这种情况，尽管用，像其他的溃疡，如口腔溃疡，我们用甘草泻心汤，屡试屡验。

阳毒之为病，面赤斑斑如锦纹，咽喉痛，唾脓血，五日可治，七日不可治，升麻鳖甲汤主之。

阴毒之为病，面目青，身痛如被杖，咽喉痛，五日可治，七日不可治，升麻鳖甲汤去雄黄、蜀椒主之。

升麻鳖甲汤方

升麻二两　**当归**一两　**蜀椒**一两（炒去汗）　**甘草**二两　**鳖甲**手指大一片（炙）

雄黄半两（研）

上六味，以水四升，煮取一升，顿服之，老小再服，取汗。《肘后》《千金方》：阳毒用升麻汤，无鳖甲，有桂；阴毒用甘草汤，无雄黄。

阴阳毒，这个病很少见。据书上说："阳毒之为病，面赤斑斑如锦文，咽喉痛，唾脓血，五日可治，七日不可治，升麻鳖甲汤主之。阴毒之为病，面目青，身痛如被杖，咽喉痛，五日可治，七日不可治，升麻鳖甲汤去雄黄、蜀椒主之。"我们根据它的说法，这个病的主要症状是"咽喉痛"，看样子是一种急性传染病，而且这个病相当凶险，所以在五天内可治，七天就不可以治了，这个病很少见，在（有的）中医书上说这一段是痧症。痧症，据我看也不太像，它专说是一个咽痛，又不是白喉，它"唾脓血"，当然是咽喉溃烂，咽喉溃烂才唾脓血嘛；"面赤斑斑如锦纹"，"面赤"在《伤寒论》里讲得很多，这是病在外的表现，阳气怫郁在面嘛，"斑斑如锦纹"，还有些类似红斑，如锦纹，由于这个病在外，阳气怫郁在外，所以叫阳毒，不是真有一种毒叫阳毒。他说的阴阳毒是一种病。这个（阳毒）比较在外，病毒较浅，所以面色发红，斑斑如锦纹，同时咽喉痛，更唾脓血，底下的（阴毒）没有，这个（阳毒）用升麻鳖甲汤主之。

我们看这个方剂，升麻主要是杀菌解毒，以它做主药；蜀椒这个药辛温，是个热药，能够使人发汗，所以这个病还算在表；当归、鳖甲活血化瘀；雄黄，上面讲了治痈脓，这个病唾脓血，所以他搁雄黄。到阴毒呢，病已深了，不能发汗，所以去蜀椒；也不唾脓血，所以也去了雄黄。

看第二段，就说到了阴毒了：阴毒之为病，面目青。这里就病深了，不是面赤斑斑如锦纹了。"面目青，身痛如被杖"，被杖者，古人有一种杖刑，打棍子，疼得剧烈，这个身疼就像被杖刑那么剧烈，足见这种病是急症，也是"咽喉痛"，但是不唾脓血，也是"五日可治，七日不可治"。

这个病阴毒也好，阳毒也好，主要是急性很剧烈的传染病，是咽痛。如果红彤涨脸的，病偏于在表，病也浅，可以吃升麻鳖甲；如果面目青，身痛得厉害，说明病比较深了，离开表了，不能让它发汗了，所以把蜀椒去了，由于不唾脓血，把雄黄也去了。这药与症都交代得很明白，但是这个病，我也没经验过，我活这么大岁数也没经历过，古人或者是有，在西医也没有类似的这种病。至于说是痧症，痧症就是无名的疫疠之气，这个病我倒是遇着过，可也没见着这样的，光嗓子痛，没有，（痧症）那都是全身症候。像东北吧，有一种叫“发喉儿”“羊毛疔”，这都是古人说属于痧症，是一种急性的疫疠，叫作“尸疫”，那个病倒见着过。但是就只是嗓子痛，这么快，五天可治，七天不可治的这个病，我的确是没遇着过，这个留待于以后做参考。

看这个病后面的方子就知道，头一个方子是发汗的，“上六味，以水四升，煮取一升，顿服之，老小再服，取汗”。“老小再服”，可见这是个传染病了，怎么知道这是个传染病呢？“一门老小”嘛。所以这东西它是传染病，老人、小孩子不要顿服，分成两次服。“取汗”，所以升麻鳖甲汤它是要出汗的，你要把蜀椒去了，就不发汗了，里头没有发汗的药了，去雄黄就是不唾脓血，可见古人用药非常细腻。虽然这两个都是嗓子痛，也不光治嗓子，还去毒，方子是以升麻为主的，你们看看《本草》，升麻是一个杀菌去毒的药物，不像现在咱们用的，李东垣用升麻，说往上升，不是这回事。这个病，现在没有，只留在这儿做参考。

至于百合病、狐惑病都是很常见的病。虚热病还是常见，当然未必是百合病这个样子，但是虚热病有的是。虚热病的治疗，用我们上面所讲的这个原则是肯定的。我们学百合病，也获得不少知识，比如虚热而有瘀血证，影响到大脑，意识糊涂，像癫证，那么不讲这个（百合病），我们就不会用百合地黄，所以这个东西挺妙，帮了我们挺大的忙。你不要死守着百合地黄，但这是个方法，大通便的药是绝不行的，虚证你不能见阴攻阳，那是不行的。阴虚了，你要是吃泻药就错了。所以头两种病很有借鉴意义，在临床上对我们很有用。

所以这个书就是要熟，不熟，就一点儿用也没有，你不熟到临床上你想不起来，你熟呢，到时候方子就归你使唤。而且这些方子，都精简得很，像赤小豆当归散这方子就很好。没有这一章所讲狐惑病，我们（多数人）想不起来用甘草泻心汤，这口腔溃疡跟甘草泻心汤有什么关系？但它就是有关系，这个我治过好多了。以前我私人开业，急急呼呼到协和，协和那儿的口腔科有个姓程的大夫，是个女的，她的小孩子得了口腔溃疡，我给治（好）的，她说你呀到我们那儿去吧，我们需要（你）。口腔你可别小看它，现在得这个病的多得很，我也打算去，后来卫生局让我去中医学院，那边我才没去，要不我真打算去（协和）。后来她也想用（我治口腔溃疡的经验），我说这个容易，你就用这个方子，好使。今天就讲到这儿啦。

疟病脉证并治第四

师曰：疟脉自弦，弦数者多热，弦迟者多寒。弦小紧者下之瘥，弦迟者可温之，弦紧者可发汗、针灸也，浮大者可吐之，弦数者风发也，以饮食消息止之。

这一段头一句最重要了。疟疾我们都知道了，有间日疟，有三日疟，两天一发的叫间日疟，三日一发的叫三日疟，这最普遍了。发作的时候它是往来寒热，所以说疟疾以少阳病的情况出现，也就是柴胡证。所以说“疟脉自弦”，这句话一直贯彻到后头，这句话很重要，底下说疟疾有些寒热，各种情况不同。

如果多热，它就是偏数，脉既弦又快，数者为热也，“弦数者”的疟疾是多热的那种疟疾。

“弦迟者多寒”，迟者为寒，疟多寒的疟疾脉偏迟。

“弦小紧者下之瘥”，弦小紧，小就是细脉，古人又管小脉叫细脉，咱们讲到后面就有了，细脉就是血少，后头讲积聚这个病，凡是里头有积聚，脉都是小的，它阻碍血行嘛，就是癥瘕积聚。紧是实，如果脉小而紧，这是里头有癥结的情况，可以下之，这个指疟母说的，疟母也是个癥瘕积聚。

“弦迟者可温之”，如果疟疾弦迟，是多寒了，多寒可以用温药。

“弦紧者可发汗”，紧就是无汗，太阳伤寒的脉，弦紧就是疟疾兼有表实的这种情况，这个可发汗，也可以针灸。往后再细讲，现在根据本文先体会到这儿。

“浮大者可吐之”，这个浮大的脉，有上越的病机，可吐之，这个吐也不像一般的吐法，也不是瓜蒂散，我们讲完了回头再来研究这些问题。

“弦数者风发也”，这个“风发”指的太阳中风，风热汗出而不已，这种情况下的疟疾，可以饮食消息之，吃一种甘寒的东西，来消息这个发热汗出。

讲《伤寒论》讲过少阳病不可发汗，不可吐下，这一节又有发汗，又有吐下，什么道理呢？讲到后头之后回头再研究这个问题。病疟以月一日发，当以十五日愈，设不瘥，当月尽解；如其不瘥，当云何？师曰：此结为癥瘕，名曰疟母，急治之，宜鳖甲煎丸。

鳖甲煎丸方

鳖甲十二分（炙） **乌扇**三分（烧） **黄芩**三分 **柴胡**六分 **鼠妇**三分（熬） **干姜**三分 **大黄**三分 **芍药**五分 **桂枝**三分 **葶苈**一分（熬） **石韦**三分（去毛） **厚朴**三分 **牡丹**五分（去心） **瞿麦**二分 **紫葳**三分 **半夏**一分 **人参**一分 **䗪虫**五分（熬） **阿胶**三分（炙） **蜂窠**四分（炙） **赤硝**十二分 **蜣螂**六分（熬） **桃仁**二分

上二十三味，为末，取煅灶下灰一斗，清酒一斛五斗，浸灰，候酒尽一半，着鳖甲于中，煮令泛烂如胶漆，绞取汁，纳诸药，煎为丸，如梧子大，空心服七丸，日三服。《千金方》用鳖甲十二片，又有海藻三分，大戟一分，䗪虫五分，无鼠妇、赤硝二味，以鳖甲煎和诸药为丸。

古人也好，现在人也好，五天为一候，三候为一节，十五天嘛，一年二十四节，这指的是气候学。疟疾，大概这个病，“以月”，古人是约略之词，也不一定是这个样子，总是不越乎十五天，一般情况下十五日愈，最长也不能超过一个月，这也是约略之词，这不是一定的。这一段就说明，假设疟疾“以月一日发”，某一个月的一号开始发的疟，到这个月的十五日，按照一般的常规应该好。假设十五日不好，三候一节，那就得两节了，差不多到一个月，大概就好了。如果一个月不好，那这个疟不可轻看了，那它就要发生底下说的“癥瘕”“疟母”的情况。古人说的癥瘕、疟母，就是摸到左胁下脾肿大了，古人认为这是一种癥瘕积聚，所以给它取名叫疟母，趁着它没（长）结实之前，赶紧治之，用鳖甲煎丸。它要是日久已经牢固起来，当然就不好治了。事实也是这样的，在疟疾以后，发生半个月、一个月的情形，不至于形成脾肿大。假设久不愈，它是要有这个的，一般得疟疾后，它也遗留这种病，这个脾肿大，古人也见到这一点了。

底下药是鳖甲煎丸，看看它的方剂组成，主要还是用柴胡剂，根据头一句“疟脉自弦”嘛，用柴胡、黄芩、人参、半夏、干姜，它就把那个大枣、甘草拿掉了，把生姜换成干姜了，为什么拿掉甘草、大枣呢？因为甘草它缓药的力量，尤其是（若要）“攻”什么东西，它不用甘草。

古人认为癥瘕，不外乎两个问题：一个是瘀血，所以这个药它要祛瘀的；一个就是痰饮，所以非痰即血，古人这么看。这个药以柴胡剂为主，它要治疟疾，另外就是行气、祛瘀、下水的药，看这个方里面有桃仁承气汤，有丹皮，又有䗪虫，尤其主用的是鳖甲，攻坚祛瘀，另外它有一些行气的（药，如）厚朴之类，再有下水的，还有解毒的，像蜂巢，它是以毒攻毒，也是为治疟母的关系。这个药以前有做的，现在大概武昌、汉口有做的。北京也有做的，但把这个方子给减了，所以它就不好使，以前在杭州做过这个药，挺好使的。我用过这个药，对于治脾肿大的确有作用，我们治肝炎的脾肿大用过这个药，那时候（没）有成药，现配这个东西（成药）挺麻烦。尤其这个脾肿大，不能求急治，它是瘀血，你要是猛攻是不行的，用这种丸药比较好，现在一般用大黄䗪虫丸，也挺好使的。

这（鳖甲煎丸）主要治疟疾，它还是以柴胡剂为主的，配伍行气、泻下、祛瘀、祛痰饮、祛水。这个药配伍挺麻烦，药味也多，有二十三味，弄成细末，“取煅灶下灰一斗”，这个近乎百草霜，与黄土的作用差不多。它是灰，对胃有好处，能够治呕，因为净用些攻破的药，恐怕伤中伤胃，（所以）它用灶下灰，用清酒一斛五斗，把这灰拿酒浸了，酒浸一半的时候，然后把鳖甲搁到里头，“煮令饭烂如胶漆”，灰见着酒一泡，颜色就变成黑的了，就像胶漆似的，然后绞取汁，再把其他的药搁里头煎，然后制成丸子，有梧桐子大小，空心服七丸，一天服三次，逐渐地这个药也可以加。

这个药在《千金方》里与这里稍稍不同，《千金方》里鳖甲不是十二分，而是十二片，分量比较大，还有海藻，海藻也是祛湿祛水的。大戟，它的攻破力量更大一些。不光有葶苈，还搁有大戟啊，还有䗪虫五分，这里（䗪虫）也是五分，这个没有多大分别。可是没有鼠妇、赤硝，其他没有什么两样的。也是先煎鳖甲，也是用这种法子。

这是一段。如果在疟疾里头形成了癥瘕积聚的，古人叫疟母，其实就是疟疾的后遗症，以疟为母嘛，由疟疾而生的，趁着它未坚固，趁着它刚形成，得赶紧治，这是古人的一种看法。

底下这一段，不像张仲景的话。

师曰：阴气孤绝，阳气独发，则热而少气烦冤，手足热而欲呕，名曰瘅疟。若但热不寒者，邪气内藏于心，外舍分肉之间，令人销铄脱肉。

"阴气孤绝，阳气独发"，这在张仲景的书里头很少见，就是津液、血液没有了，光有阳热之气独发，也就是但热无寒的意思。"阴气孤绝"指的是阴分了，水分、血分都在内。光有阳热之气独发，这样子非热不可，热就伤气，伤气所以就少气，由于热，人也烦冤。……（音频间断）热得相当凶。说"但热无寒"，不是往来寒热，一发作的时候，只是热而不寒，古人管这个叫作瘅疟，瘅也是热的意思啊，就是温热的这种疟疾。说先发热后恶寒者叫温疟，这不是张仲景讲的，看底下张仲景讲的温疟与这个不同，这是《内经》的话。

这种热是内舍于心，"心"是一个火脏嘛，心属火啊，平常我们都说热属于心火，他说"内藏于心"，就像我们说风舍于肺一样。风舍于肺，火就藏于心，也是古人的一种看法了。"外舍分肉之间"，外边肌肉里头有热，热的根源还在心脏，所以这个热得很啊就叫作瘅疟。"令人消铄肌肉"，这种热盛，自然就伤津液了，津液伤了人要瘦。这个温疟要是长久了，人瘦得不得了。

这一段据我看不像仲景的话，恐怕他的书原本没有瘅疟，这也是王叔和搞的，他把《内经》上瘅疟这种情况搁在（金匮要略）这个地方了，为什么这么说呢？你看看底下。

温疟者，其脉如平，身无寒但热，骨节疼烦，时呕，白虎加桂枝汤主之。

白虎加桂枝汤方

知母六两　**甘草**二两（炙）　**石膏**一斤　**粳米**二合　**桂枝**（去皮）三两

上锉，每五钱，水一盏半，煎至八分，去滓，温服，汗出愈。

这个"身无寒但热"正是说瘅疟，是照着《内经》上说的话，它不是先热后寒啊。所以仲景说的温疟与《内经》所说瘅疟相同，不再有瘅疟之说。

从这两个看出来不是一个人写的，一个人写文章不会这么矛盾的。

“其脉如平”，温疟脉不能如平的，前头也说“脉弦数者多热”，温疟和我们说的温病是一样的，温病就是“但热不寒”，疟疾也有这么一种，类似这个温病，也是光热不冷，所以脉一定是快脉。这里为什么搁一个“如平”呢？看看方剂就看出来了，用的是白虎汤加桂枝啊，白虎加桂枝汤就是白虎汤和桂枝甘草汤的合方。这里面有桂枝证，桂枝证是脉浮缓啊，这个紧和缓这两个脉是矛盾的，缓是弱，既紧就不能弱，这里面既有桂枝证又有白虎证，白虎证是脉洪大的，咱们说的这个弦数也是（近于洪大）。它同时有桂枝证，脉又缓下来了，所以这两个结合在一起就“如平”，如平就说明不是单纯的白虎汤证，所以说其脉如平。要只是桂枝汤证呢，脉则要缓，浮而缓，搏指没力量，那也不正常。要是白虎汤证呢，脉弦数、大，也不正常。那么这两种证候结合起来脉反如平，如平也不是正常的，如平而已，换言之，紧不太紧，缓也不太缓。

“身无寒但热”，这种反应是温疟的反应了。无寒但热，根据《内经》的话应该是瘅疟，在仲景那儿没提瘅疟。“骨节疼烦，时呕”，这是桂枝甘草汤证。骨节疼烦这是表不解，还有表证；时呕，这个呕由气上冲造成的，气往上冲，他就呕逆。

“白虎加桂枝汤主之”，用白虎汤的原方加上桂枝一味药。加在一起实质就是桂枝甘草汤与白虎汤合方。这个桂枝甘草汤啊，对于桂枝汤（而言）它是简化方子，它也是辛甘合用嘛，也是甘温解表的药，甘草是个甜的（药），桂枝是个辛温药，这也是甘温解肌，所以它也能治关节疼，同时也更治气上冲，这咱们在《伤寒论》中都讲过。用白虎汤以治温疟，用桂枝甘草汤以解表。所以这个药服下去之后，底下都说得很清楚“去滓，温服，汗出愈”，让他出汗。我们前头说的可发汗（“弦紧者可发汗、针灸也”），不是（只能）用麻黄汤、桂枝汤来发汗，不是的。这（白虎加桂枝汤）也是个发汗方之一。

“其脉如平”没有少阳证的证候了，所以也不是往来寒热，他是一个但热而不寒的情形，没有少阳病柴胡证的情况了，所以是可以发汗的。前头都是简略地说。少阳柴胡证是不能发汗的，这在《伤寒论》我们都讲过的。

这一段我们讲治疟疾（用白虎加桂枝汤，不过只有这么说）还是不够的，由于本条温疟用到白虎汤，我们可以知道，有单独用白虎汤的机会。如果骨节不疼，也不呕，你加桂枝甘草汤干什么呢？用白虎汤就可以了。如果再渴加人参，就是白虎加人参汤了。还有一种，如果身疼，有呕逆，也未尝没有柴胡桂枝汤合方加石膏的机会。所以（仲景）他这个书啊，在《金匮要略》里面不是像《伤寒论》那么详细说了。那么他就是举一个温疟（为例），对于温疟的治疗，你只得解热。如果不现柴胡证，你不能用柴胡汤。

仲景这个书啊，主要讲的是方证，如果现柴胡证呢，你可以用柴胡，比如呕逆、胸胁满，有往来寒热，再有烦渴引饮的情况，那就是小柴胡汤或柴胡桂枝汤加生石膏就对了，所以总而言之得辨证。在这种温疟又有表的情况下，可能有用柴胡桂枝汤加石膏的机会。他在这里是举个例子啊，这个条文是白虎汤而兼桂枝甘草汤证，上冲得厉害，所以呕逆，没有柴胡证，头一句话就是但热不寒嘛！如果我们在临床上，只是现白虎汤证，可以用白虎汤；那如果白虎汤再渴，津液已经伤了，我们可以用白虎加人参汤；那么如果现柴胡证呢？不是“但热不寒”，也是往来寒热，但是热得比较突出，那我们当然用柴胡剂加石膏的办法也可以；要（再兼）有桂枝汤证呢，那就用柴胡桂枝汤加石膏不也可以吗？所以读他这个书（《金匮要略》），你就得知道它和《伤寒论》是有关系的，《伤寒论》我们要熟。

当然遇到这个病，不一定就非得是白虎加桂枝汤证，是不是？

疟多寒者，名曰牡疟，蜀漆散主之。

蜀漆散方

蜀漆（洗去腥）　**云母**（烧二日夜）　**龙骨**等分

上三味，杵为散，未发前以浆水服半钱。温疟加蜀漆半分，临发时服一钱匕（一方云母作云实）。

这一条过于简单了。疟多寒者，怎么叫作“名曰牡疟”呢？这个牡，指阳性为之牡，多寒怎么到了阳性呢？这个指的心脏说的。心主火，火属于心，心脏为寒饮所遏制，咱们一般就说“水凌心”啊，使心火不得外发而多寒，是这么一个意思。

那么这么讲对吗？你看用药就知道了，用的龙骨、云母，这都是镇静的药啊。总之这个病不是只恶寒，还有心惊、恐惧、心动、心悸，这些（症状虽然书上没写，但临床中）准有的。因为云母、龙骨咱们都知道是镇静的药。你看在《伤寒论》里面加龙骨、牡蛎的，（症状中）都有烦惊、惊慌。

我们从药物里面看有这个（心惊、恐惧、心动、心悸的症状），但是他（《金匮要略》的）这个（条文）只提一个"牡疟"就代表了。他是心脏发生问题了，古人认为心主神明啊，凡是有精神上的一种动荡，都搁到心脏里头。其实这是似是而非了，这是古人根据辨证的看法了。说牡疟者，是因为心脏是一个牡脏，它属火，火藏于心，被寒所遏制。寒是什么呢？就是痰饮，这个火不外发，就只寒而不热了，所以取名叫牡疟。总是有心脏的症候了，什么呢？就是心悸、烦惊，这都属于心了，所以管它叫牡疟。这个条文过简，得结合药物才能看出来（更多本质）。

蜀漆是一个截疟的药，它祛痰、祛饮，前头说的"吐"就是针对这个说的，就是指用这个药。古人认为这是一个截疟的办法，疟疾发作起来时，让他大吐。这个药能吐、涌吐，吐什么呢？就是吐水，把水去了，心阳不受于寒饮的遏制了，自然热就出来了，寒邪也就散了，这个病也就好了，古人是这样看的，我们看这个药也是的（从药来反推和印证这种情况）。

这个药他没有提吐，底下提了，底下是服法。这个药吃了是吐的，吐了，古人叫作截疟。凡是寒多热少，或者是但寒无热，古人都叫作牡疟，这个牡疟都与心脏有关系，当然也得有心脏的症候了，没有症候，就不是了，所以它叫作牡疟。

这种牡疟，你们看一看，也不是柴胡证。但寒不热，也不是往来寒热。是这么一个情形，多寒，很少有热，是心阳为寒饮所遏制了，是这样的看法，而且有心脏的一种症状，心悸或者易惊、易恐，他才用这个法子的。所以前头说的可以吐（浮大者可吐之），是在这个情形下的，并不是柴胡证要吐的，（如果这样认为）那就坏了。

到这个地方，张仲景把疟疾讲完了，这篇文章很精，相当精。他头一句话就告诉你治疗的大法了，"疟脉自弦"，那么疟疾发作的情况（若是）往来寒热，休作有时，这是柴胡证。也就是说一般的疟疾啊，你在柴胡证里求之就可以了。咱们在《伤寒论》都讲了，在这儿他一句话就完了。那么底下讲的都是特殊的问题，疟母你就不能光用柴胡剂。温疟和牡疟这两个特别的、特殊的问题被提出来了，一般大家能够想到的事情他不提了。（这篇文章）在哪里精呢，就在头一句。所以这文章的运用是妙不可言。看着像几段似的，（其实）他把什么都说了。

后来林亿他们看这个地方也看出过简了，所以他就征引很多的方子。底下这个方子全是林亿他们找出来的。这里找的尽是柴胡剂了，柴胡去半夏加瓜蒌根、柴胡桂姜汤，全是的。（其实）这个在他（张仲景）的话里面都概括了。那么（有人会说）小柴胡汤不怎么有啊？也有啊，像我刚才说的柴胡桂枝汤（之类），都有的。这也就是说，我们在临床上讲辨证，合乎哪个柴胡剂的适应证候，你就用哪个柴胡剂，就能治好疟疾的。那么有些不同、特殊的问题，他（张仲景）都提出来了，这时候你用柴胡剂就不行了。疟疾（篇章）看起来（只有）几段，但是非常概括，所以他这个书不好读就在这一点上。

陈修园说仲景这个书都在不言中，（比如本篇）头一句弄一个"疟脉自弦"，这话的语义很含蓄，疟脉怎么叫自弦呢？就因为发作这个病（多数情况）属于少阳柴胡证，往来寒热嘛，小柴胡汤头一个症候就是往来寒热、发作有时，所以他提出一个疟脉自弦，治疗的大法都概括到一句话里头了。那么，有些特殊的问题（他也）提出来了，（对常规和特殊情况都了解后）你就会治疟疾了。这个文章都相当得好，但是一般都不这么看，说这太简略了，光这几个方子怎么能治疟疾呢！

当然是不能。我们看看底下，底下这都是林亿他们校对《金匮要略》的时候，看着觉得过简了，就从《千金》《外台》里头找，找到了（相应的方子）就附到这里。第一个牡蛎汤。

附《外台秘要》方

牡蛎汤　治牡疟。

牡蛎四两（熬）　**麻黄**四两（去节）　**甘草**二两　**蜀漆**三两

上四味，以水八升，先煮蜀漆、麻黄，去上沫，得六升，纳诸药，煮取二升，温服一升。若吐，则勿更服。

牡蛎汤和上面的蜀漆散差不多，他没有搁龙骨而搁牡蛎了，牡蛎和龙骨的作用差不多，都是镇静药。另外呢，搁麻黄甘草汤。如果是表实无汗这类的牡疟，当然要搁麻黄甘草汤；要如果有汗，而不是表实，麻黄是不能用的，那当然还是得用上面的方子了（蜀漆散）。这两个都说的是牡疟，牡疟我们在临床上看到的有可汗或者不可汗的，我们在这两个方子可以择取其一了。

在这个方子后头，他说得很清楚，他说“上四味，以水八升，先煮蜀漆、麻黄，去上沫，得六升内诸药，煮取三升，温服一升，若吐，则勿更服”，他说得更清楚一点：这个药是吐的，得了快吐，不要连续吃了，止后服，停后服。

所以上边那个我们说的蜀漆散，也是吐剂，它以蜀漆为主药嘛，蜀漆是吐水、吐痰的药，古人管它叫作截疟。后世把蜀漆乱用了，如果没有停痰、停饮的疟疾，不能用这个药。后来拿它当一个截疟（的方药），见疟疾闹得挺凶就硬吐，（认为）就可以把它截断了，其实不是这个事儿。看这个方剂的应用，其实这里吐的是饮、水，由饮、水造成的但寒无热，古人叫作牡疟。确有这种证候，你可以用蜀漆散、蜀漆汤（即牡蛎汤）都可以啊，就看他是可汗与不可汗，用这两个方子都可以的。

如果没有水，这个方子是不能用的，用什么呢？还是用柴胡剂。就是这个道理。所以后世光看到蜀漆，吐能治疟疾，可是不知道是什么情形下用，就滥用这个药，这东西会使人虚的，（不对证而用）是不对的。这是林亿他们在《外台》里头找出的牡蛎汤。

柴胡去半夏加瓜蒌汤治疟病发渴者，亦治劳疟。

柴胡八两　**人参**　**黄芩**　**甘草**各三两　**瓜蒌根**四两　**生姜**二两　**大枣**十二枚

上七味，以水一斗二升，煮取六升，去滓，再煎取三升，温服一升，日二服。

柴胡去半夏加瓜蒌汤，就是小柴胡汤把半夏去了，加了瓜蒌。半夏治呕的，瓜蒌解渴啊。所以“治疟病发渴者”，就是小柴胡汤证，不呕而渴，可以用柴胡去半夏加瓜蒌根来主治之。

“亦治劳疟”，所谓劳疟就是虚啊，经久不愈。疟疾虚人得厉害啊，瓜蒌根这个药是补虚的，在这儿也看出来了。（条文中的）这个“渴”，不像石膏证，石膏证是因热而造成的渴，瓜蒌根证是津液虚。所以，（石膏、瓜蒌根）这两个都治渴，但是治的渴不同。如果疟疾经久不愈，人虚衰得厉害，用这个方子也可以的。所以我们治肝炎，见这个人没力气，用柴胡桂姜汤，它补虚。我对瓜蒌根很有经验，它是起这个作用的。

这是林亿他们看到有这么一个方剂（柴胡去半夏加瓜蒌汤），在《外台》里头，就摘引来了，其实仲景的话里都（把其他医书里的这些方的精髓）概括到（《伤寒杂病论》）里头了。

柴胡姜桂汤　治疟寒多微有热，或但寒不热（服一剂如神）。

柴胡半斤　**桂枝**（去皮）　**干姜**二两　**瓜蒌根**四两　**黄芩**三两　**牡蛎**三两（熬）　**甘草**二两（炙）

上七味，以水一斗二升，煮取六升，去滓，再煎取三升，温服一升，日三服。初服微烦，复服汗出便愈。

柴胡桂姜汤更是《伤寒论》的方子了，治疟寒多，微有热，或但寒不热。这个“但寒不热”，他不说是牡疟，因为所现的还是柴胡证，有胸胁满，起码得有胸胁满，在《伤寒论》这个方剂有这些情况：胸胁满微结，小便不利，但头汗出，不呕而渴者，柴胡桂姜汤主之，主要的症候在《伤寒论》里面有。这个“但头汗出”出汗只头上汗出，有气上冲嘛，所以方中大量用桂枝甘草。那么在《外台》里头，柴胡桂姜汤光说治疟疾，治多寒少热或者但寒不热，但必须现柴胡证，就是“疟脉自弦”，而不是牡疟那种里头有水造成的情况。

这个方子后头有个小注，“服一剂如神”，这个确实不假。也不光是寒多微有热或者但寒不热，凡是合乎柴胡桂姜汤这么一种应用条件的话，的确是其用如神。我没有对它这样试验，因为在北京这个地方疟疾比较少。我一个朋友在江西行医，他回来跟我说，他就用这一个方子治疟疾就打响了，真好使！他说你要是加加减减的就用这么一个方子就可以了。我们俩同学，他后来在一个大学当教授。他在南方的那个时候啊，当教授的钱也不够花，他就给人治病，他医道也挺好。江西那个地方疟疾就多得很，他说就治疟疾就行，一天就忙不开，他说我全靠这个（治疟疾）维持生活，他说没用其他方子，就用这个柴胡桂姜汤。所以“服一剂如神”，古人也有体验，这也不是瞎说，可见治疟疾选这个方剂（的机会）最多。

这个方剂主要是针对什么呢？身无力、胸胁满，心下这个地方觉得像微结，不是像阳明病实结的那个样子，也觉得这个地方堵堵拉拉的（编者按：拟音），你要摁着，多少有点抵抗。身上没有汗，单单脑袋出汗，“但头汗出”，有气上冲……（编者按：中日录音皆有音频缺失）要是有表不解的情况，用它也可以的。吃这个药呢，冷不丁儿吃他（可能会）烦，烦什么呢？不得出汗。再吃呢，汗出来了，病也就好了。这个方子啊，在治疟疾里头用的范围挺多。

我们现在讲的都是林亿的附方了，在仲景书里头疟病篇讲到蜀漆散这个地方，已经把辨证论治的主要精神和治疗大法基本上都包括里头了。所以林亿他们从旁的书找出这么三个（附加方子），但是还是不全。那么仲景的意思呢，离不开柴胡证，小柴胡汤、柴胡桂枝汤，以至于柴胡加龙骨牡蛎汤、四逆散等，都可以有。那么也有不是整个方子，（而是要）有些变化，临床上还要加减、变通。就像刚才我举的例子，在温疟（治疗）不是整个（只有）像他说的白虎汤证，那么（如果出现）柴胡证有热、烦渴等这种现象，那么（选用）小柴胡加石膏就对了嘛。总而言之，方剂得熟，在临床上才能多方面来应用它。疟疾这篇看起来挺少的，其实里面挺全面，并不太少。

中风历节病脉证并治第五

“中风”这种病，古人认为病因病机是“风”，我们可以说是古人一种错误的看法，拿现在的病来说，就是脑血管意外，无论是脑血管出血或者是脑血栓形成，我们要治疗都要用通经祛瘀的法子。你要当“风”治啊，治一个死一个。但是在仲景的书上，只是说这么三段，没出方子。可见仲景当时对于脑血管意外也只能眼瞅着但是治不了。所以古人认为是中风，这“风”字（如果作为病因病机）是大有问题的。看看他是怎么讲的。

夫风之为病，当半身不遂，或但臂不遂者，此为痹。脉微而数，中风使然。

“风之为病”，就指“中风”说的。依法当“半身不遂”，口眼㖞斜，半身不遂，大概都是男左女右的比较多吧。要如果“但臂不遂者”，只是胳膊不好使、拘急、疼痛，有的是关节炎，往后够头够不着，这类的情况是痹证，就是风寒湿痹那种“痹”，这不是中风。

中风证“脉微而数”，微者，是虚啊，什么虚啊？血虚。“而数”为有热，就是风邪，古人这么看。由于血虚，风邪乘里，这才发生中风，所以脉也应之“微而数”，这是中风的脉，所以说“中风使然”。

古人把脑血管意外这个病看成是“中风”，这是有问题的。底下他解释了。

寸口脉浮而紧，紧则为寒，浮则为虚；寒虚相搏，邪在皮肤；浮者血虚，络脉空虚；贼邪不泻，或左或右；邪气反缓，正气即急，正气引

邪㖞僻不遂。

邪在于络，肌肤不仁；邪在于经，即重不胜；邪入于腑，即不识人；邪入于脏，舌即难言，口吐涎。

现在诊脉的这个地方就叫“寸口脉”，桡骨动脉。“浮而紧”这是中风的脉，它底下有解释：“紧则为寒”，“紧”是风寒之邪；“浮则为虚”，脉有外无内谓之浮，它还是血虚。“寒虚相搏”，血虚，寒邪才能在身上待得住，所以邪才留于皮肤。如果皮肤血不虚，风是留不住的。古人这个看法还是对的，但不止是脑溢血，一般在皮肤不去的东西都由于虚，像太阳中风证也是的，由于虚所以外邪才在肌而不去。底下做了详细的解释。

“浮则为虚”，什么虚啊，在这儿他讲了，“浮者血虚，络脉空虚”，在哪儿虚啊？浮啊，轻手摸，那还是络脉，古人说通四肢的大血管谓之“经”，大血管的支脉为小血管谓之“络”，共同的语言呢，就是浅在的血管、小细血管，古人叫作络脉。这就是“络脉空虚”，血少嘛。这时“贼邪”就指风寒之邪“不泻”，它不出去，这就由于“络脉血虚”了。“或左或右，邪气反缓”，原来偏于哪一侧特别虚，那一侧邪气就往那儿去，去了还就不动，“反缓”者，就是留止谓之“缓”了，反倒留到那个地方了。“正气即急”，正不胜邪，就指这个血了，血虚，邪气就在那里待着了，邪留在那个地方了，正气就急于退出，还是跑，“正气即急”。“正气引邪，㖞僻不遂”，正气越退，邪气就越往前进，变成正气引邪，往里头走了，这个时候才形成“㖞僻不遂”，口眼㖞斜、半身不遂才形成。到这里第一段落讲完了。

“邪在于络”，这指的是在肌外层，就是只是能使肌肤麻木不仁而已，那么邪到四肢大血管里头了，这个血直退、直跑，邪气就跟着它往里直进。“邪在于经，即重不胜”，“重”就是偏重，不是沉，偏重就是一侧重，（或者）也可以当“沉”讲。“而不胜”，重而不胜就是所谓的半身不遂了。血虚到哪儿，邪就走到哪儿，如果到四肢大血管经脉上了，就导致半身不遂了。那么“邪入于腑”呢？那么九窍不通了，九窍闭塞，那“即不识人”了。“邪入于脏”，就指心脏说的，舌属于心，舌就不能动了，“舌即难言，口吐涎”，痰之黏者谓之“涎”，稀薄者谓之“唾”，就要流哈喇子（即口水）、流黏痰而不能说话了。

这是古人的看法，这是错误的，哪是“风”啊？所以咱们治脑出血或是脑栓塞，一用风药，那将越来越坏，没有治好的。所以这一段，对治疗中风不语、中风半身不遂的祸害不小，古人的看法是错误的。

底下这个方子，也是林亿他们附的。

侯氏黑散　治大风，四肢烦重，心中恶寒不足者。《外台》治风癫。

菊花四十分　**白术**十分　**细辛**三分　**茯苓**三分　**牡蛎**三分　**桔梗**八分　**防风**十分　**人参**三分　**矾石**三分　**黄芩**五分　**当归**三分　**干姜**三分　**芎䓖**三分　**桂枝**三分

上十四味，杵为散，酒服方寸匕，日一服，初服二十日，温酒调服，禁一切鱼、肉、大蒜，常宜冷食，六十日止，即药积在腹中不下也。热食即下矣，冷食自能助药力。

《外台》说治风癫，癫就是癫痫，癫痫也是由“风”来的，这是古人的看法。这个方子，菊花祛风，防风也是祛风，这个方子外散风邪，同时又有干姜、人参温中补虚，还有补血的药物，这个方子不能治像脑溢血这种情况的中风。如果中风的后遗症，人真虚，用它来调整，还未尝不可，但也不一定就好。所以这个方子也不对头，是林亿他们附的，因为仲景他没出方，你看后头就知道了。

这个方子的制法在古代挺特别。“上十四味，杵为散，酒服方寸匕，日一服，初服二十日，温酒调服，禁一切鱼、肉、大蒜，常宜冷食”，意思是说拿冷食凝聚到里头（风）就不动了，填满了，风就没了，这纯粹是臆想的，哪有这回事？“六十日止，即药积在腹中不下也。热食即下矣，冷食自能助药力。”这种治疗方法、这个方子是治不了中风的。

寸口脉迟而缓，迟则为寒，缓则为虚；营缓则为亡血，卫缓则为中风。邪气中经，则身痒而隐疹；心气不足，邪气入中，则胸满而短气。

“寸口脉迟而缓”，那么“迟”是寒、“缓”是虚。哪儿虚呢？看脉的情形，“营缓则为亡血”，血管里头谓之营啊，营气在血管之内，你重按就是沉取“缓”，那是血不足。我们曾讲太阳中风是“阳浮而阴弱”。你手轻轻一摸有脉，这叫浮脉；你使劲按一按，脉不禁按，很缓弱，就叫“阴弱”，也就是里头弱，血少，所以太阳中风由于出汗，血管里的水分也被夺，脉就不禁按，它血少。像伤寒脉，它一点不出汗，血管里头水分相当充实，按脉相当禁按，紧啊。（本条文）说“营缓”，手往里头按，脉没力气，就说明血少，营虚血少为亡血。“卫缓”，轻手摸，这脉缓弱，那么这是中风脉。

“邪气中经”，一般说邪气还在表，只是在经络之间，那就是表证而已，风寒末疾，“身痒则隐疹”。如果“心气不足”，邪乘虚内入，跟上边说的一样，那么这个（条文）说的是营也缓，卫也缓，不是光说的卫缓，说是血气虚又有风邪，营卫俱缓，就是浮取缓、沉取也缓，这说明血少有风邪来克，所以脉迟而缓，这“迟”是有风寒的关系，如果只中于表，那么“身痒而隐疹”，就是荨麻疹这一类，你不挠它，它不起来，你一挠，它起来一大片，这叫“隐疹”。就是平时遭遇到风寒外邪，如果心气再虚，邪就乘虚而入，邪气要是“入中”的话，就会影响到里面而造成“胸满而短气”。

仲景这本书（讲“中风”之病）到这就完了。底下（所附）是林亿从旁处找的方子，仲景一个方子都没有。再往下就要论历节了。可见仲景在写这个东西的时候，只是介绍了古人的一种说法，他也没有出方子。根据这种事实看，古人对脑血管意外的病没有治疗的办法，可以说还没有经验。但这种病因为“风”的说法对后世有很大影响。后世人治疗这个病，动辄就祛风，这种药物是相当有害的。

那么我们治疗这个病，我认为主要就是祛瘀活血，就算脑血管出血也是一样，出血在中医观点常常是由于瘀血的关系，好好的血管会出血吗？尤其是高血压，你必须用血分药，同时用泻火的药物，所以三黄泻心汤配伍桂枝茯苓丸都可以的，我们最常用的大柴胡汤合桂枝茯苓丸加生石膏，又能降血压又能祛瘀。不祛瘀，这个病是治不了的。现在一般讲这种病，还是认为（病因）是中风，我的意思是应该改一改了，不对头。这个病，西医检查得相当清楚了，它不外乎一个是脑血管出血，平时与高血压有关系；一个是脑血栓形成，大概就是这两种情形。这两种情形都是血液的问题，都不是“风”的问题，这是肯定的。那么我们现在还这么（用病因是“风”）来认识它，所以这个病就值得研究了。

这个书（对于中风病）也就讲这么三节，一个方子也没出，后来（林亿等人）找的这些方子都不对头。这些找的方子，有治热瘫痫的，“瘫”是一种病，“痫”就是“惊痫”的“痫”，也就是咱们常说的“羊角风”。还有像防已地黄汤“治病如狂状，妄行，独语不休，无寒热，其脉浮”，这是一种精神病，也与咱们现在说的中风证一点不相关，这个方子也治不了半身不遂。所以林亿他找啊，也找不出来，在各家说法中也没有很好的方法，那么底下头风摩散，它更不是（治中风的方子）了，附子、盐，它治疗头风，就咱们说的偏头痛，这个（方子）与脑血管意外这个病没有什么关系。这是驴唇不对马嘴。林亿找各种医书也没找出合适的方子。没有嘛！

中风这个问题啊，古人有（病因为“风”这个）看法我们（只能）做个参考。咱们要是治这个病根据“风”治，没有治好的，我看到好多（误治的案例），有些人净瞎吹，比如薛立斋他们都是这样的，说我给（患者）吃了多少斤生熟地！脑血管意外的疾病，咱们现在都看出来了：要是病不厉害的话，不治，也就落那个毛病，当时是死不了。那也算是你治好的？不治，它也那样！所以，很多所谓治好中风的病例，都是这类情况的多。说一个患者如何如何病情严重，我给治疗得怎么好，现在这个患者还活着呢。那都不是治好的！这个（情况）我也看到很多，没有见过用祛风药治好（中风病）。所以他这个书，也就寥寥几节，也没深说。

后面我们讲的五脏风寒积聚也是，五脏各有风病、各有寒病，（我认为）这都是成问题的。（风病、寒病）这从哪儿来源的呢？张仲景的书在方书中是第一个，再没有比它更早的了。这个（风病、寒病）与《伤寒论》中的中风、伤寒大有关系。中风、伤寒，也不是真的中于风、伤于寒了，说风就在体表、寒就在体表，这么一说可就坏了，所以“无病不是风”。（但有时候和风寒无法对应）怎么办呢？不是风寒那个样子了，就想办法了，说“寒中里头了，可它化热了，人光发烧了，就不恶寒了”。（对于热证，因为没法套用风、寒之说），温病没办法了，就说从口鼻而入，这都是成问题的啊！

可是这影响治疗吗？不影响。解释这个自然现象有错误，但现实（辨证施治）是一点不错。在临床上遇到感冒，准是两种病，不是自汗出就是没有汗出。这两种是对的，分成两种类型挺好。汗出（的太阳病）你就不能用麻黄，就得用桂枝汤才对。无汗的你非用麻黄汤不可，用桂枝汤不行。这是客观存在的东西，古人通过实践掌握了这套东西。有汗则恶风敏感。我常给人打个比方，大家都洗过澡，身上有汗的时候，非常怕冷，非常恶风，赶紧披上点（衣物）。没有汗就不恶风。自汗出当然要恶风。古人认为恶风就是受了风邪了，不恶风只恶寒就是受了寒邪了，这东西就在体表呢？就算风寒能影响发病，也不会风寒就来到这里啊。所以，这是值得研究的。

我们就因为这个（古人对风寒的看法），在中医界形成“风寒”是万病之母，什么病都离不开它（风寒）的观念。——假设这一关打不破，中医发展不起来的，我就这么个看法。绝不能像（有人那样）只凭想象，这儿虚了，那儿虚了，瞎诌一大顿，这可不行。所以，中医摆到我们面前的问题啊，挺重要。

但是，中医辨证施治是挺妙的事情，你想一想，咱们也不知道是什么病菌、什么病毒，只要是现太阳病，就根据太阳病的治法进行治疗，是什么病菌、病毒所致的病，都可以治好。这个方法是不是个妙法？我想是个真实的妙法。这是中医辨证的精神所在。

无论是什么病，只要现这个方证，就像刚才讲的，疟疾也是，只要现白虎汤证，伤寒也好、疟疾也好，用白虎汤就能治疗，这种治病方法我认为是妙法啊。也不用再求明确诊断嘛！西医就不行了，非把病原体找到不可，才知道是什么病菌啊、什么病毒啊，然后相对应来用药。不然的话，他（西医）就要等待。中医没有这个毛病。这种疗法，就是张仲景所讲的这套东西，是值得研究、值得珍视的。但是，有些错误看法，大家还打什么掩护啊？用不着！我们想把中医理论再提高，中医在整个近代医学上，还是有地位的。我们可不能抱残守缺，一干到底，这是不会好的！咱们都研究这东西，我认为这是当前的急务。可是这个事呢，现在这些大师们都不赞成，他们光在那儿想。

寸口脉沉而弱，沉即主骨，弱即主筋，沉即为肾，弱即为肝。汗出入水中，如水伤心，历节黄汗出，故曰历节。

这就是一段，底下这个应该是另一段。

这个历节是什么意思？就是多发性的一种关节痛，身上关节无所不痛啊，所以叫“历节”。关节这个地方，是筋与骨交接这么一个部位，所以与肝肾有关系，这是古人的一种看法，咱们也就是做一个参考。那么肾主骨，肝主筋，肝肾俱虚，所以脉沉而弱。沉而弱，就是里虚，肝肾也都在里，肝肾虚，所以脉也沉弱。

“沉即主骨，弱即主筋，沉即为肾，弱即为肝”这几句话，古人的文字是这么说的，不是说我们见到沉脉就主骨，不是的。总而言之，肝肾虚于内，所以脉应指沉而弱。由于肾虚则骨弱，肾主骨，肝虚则筋缓，就是弛缓不收，所以关节这个地方由于骨和筋虚而无气，肝肾虚嘛。这个地方虚，客气邪风就容易乘虚而入关节。如果心火再气盛，那么他就要出汗，古人认为火属心，如果内里有热，他就汗出，又不知摄生，用冷水去洗，所以“汗出，入水中”。如果寒水遏制了心热，使它不汗出，本来应该汗出嘛。那么汗郁而为湿，留于关节就为历节痛。历节痛与一般的关节炎有时候不一样，出黄汗，“历节黄汗出”，不光出黄汗，它也疼，“历节黄汗出”而疼痛，所以叫作历节。每个关节都这样。

这也都属于风湿痛、关节炎，这一套东西都概括在内了，所以这个书上有时说“风湿相搏”，那个（风湿）关节，不是整个关节。这个（历节）是身上整个关节，无关节不痛，叫作历节痛，才单独搁这么一章。而且这一章讲的，总而言之关节痛得也是厉害，把类风湿差不多也都搁在这章了。他在首段提出来了，说这个病与肝肾很有关系，认为是筋骨的问题嘛，所以搁这么一段，这是得这个病的主因，这是古人的看法，是不是这样的，我们做个参考。

趺阳脉浮而滑，滑则谷气实，浮则汗自出。

这个病，得的原因很多，这里他说与胃有关系，就是与吃的有关系。趺阳脉指的是胃脉。“滑则谷气实”，滑是一个实热证候的脉象，吃了胃实，叫“谷气实”，就是咱们说的“宿食”。咱们阳明篇讲的那个“宿食”就是“谷气实”。这就是阳明内热了，里头有停食，停食就要出汗，阳明病法多汗嘛。胃要是有宿食，再有热，蒸蒸汗出，热往外蒸。所以脉应之浮，这个“浮”正说明谷气内实而蒸发汗出，所以，脉应之浮。如果再遭受风邪，也容易得历节关节疼，就是咱们说的风湿相搏。如果没有汗，受风也不要紧。要是老出汗，受了风，风湿相搏就容易得病，轻者局部关节（疼），重者就可以历节痛。

所以，关于历节，肝肾虚影响到筋骨弱，容易遭受客邪之气，乘虚而入关节。如果再有热汗出，再入水中，心阳被冷水所遏制，汗不得畅出于外，郁而为湿，留到关节，所以历节痛，黄汗出。

这一节呢，说你吃多了，有宿食，就是阳明内热而汗出，它底下没有像上边说得详细，如果汗出，你也去冷水浴，也容易得那个病，跟上边是一样的。所以贪凉饮冷或“汗出当风”都可以得关节痛。我们在前面讲了很多了。

少阴脉浮而弱，弱则血不足，浮则为风，风血相搏，即疼痛如掣。

少阴脉以候肾，“少阴脉浮而弱”，“弱”正是说肾虚血不足，肾主骨，血虚肾不足，其骨一定弱。如果再有风，“浮则为风”，再遭受外邪，外邪乘肾虚骨弱，容易为“风血相搏”，“风血”的“血”指的是肾血虚，“邪之所凑，其气必虚”。肾虚则骨弱，风邪乘虚而入于骨，即关节，也容易发生“疼痛如掣”的历节痛。这又是一种。原因很多，说肾虚血不足，再遭受外邪，也容易产生历节痛。（编者按：此段胡老以“脏腑辨证”进行解释，在胡老以“八纲气血辨证”为主的学术体系中非常少见）

盛人脉涩小，短气，自汗出，历节痛，不可屈伸，此皆饮酒汗出当风所致。

这又是一个原因。

“盛人”就是身体强壮的人，挺胖壮，脉不应涩小。“脉涩小”是湿盛血虚的样子。“短气，自汗出”，里有水则短气。自汗出，又有热，就是湿热内盛，这是指着喝酒的人说的。喝酒的人，内有湿热，酒蕴湿蕴热，那么他里头湿热盛，常出汗，若不注意汗出当风也容易得历节痛，不可屈伸的这种病。这在我们讲“风湿相搏”时已经讲过了。

所以出汗不要当风。人都容易犯这个毛病，乘凉（过头），尤其现在有电扇吹呢，这最坏了。汗这个东西呀，有好多毒素、废物，我们应该排出液体的废物，往外出就是汗，在内里就是湿。如果为风所闭塞，该排出的东西排不出来了，就使它郁于皮肤之内，一次不要紧，但久而久之，使它（毒素）流到里头，流入关节，储存在那个地方发病。就得风湿性关节炎，更厉害的就是历节痛。

这又是一种原因，没有别的病，就是好喝酒，汗出当风，又不知摄生，那就容易得这个病。到这儿，他举了几条，都是容易造成历节痛的。底下呢，就是具体的证治了。

诸肢节疼痛，身体尪羸，脚肿如脱，头眩短气，温温欲吐，桂枝芍药知母汤主之。

桂枝芍药知母汤方

桂枝四两　芍药三两　甘草二两　麻黄二两　生姜五两　白术五两　知母四两　防风四两　附子二枚（炮）

上九味，以水七升，煮取二升，温服七合，日三服。

“诸肢节疼痛”，历节，所有的关节，就是四肢的关节全都疼痛。“身体尪羸”，这个“尪”字就是一种畸形，“羸”就是瘦，人瘦，身上不是那么匀称，有地方有些畸形。“脚肿如脱”，脚肿得厉害，“如脱”，它疼得厉害，不光肿，也疼啊，“如脱”就是行路不方便。“头眩短气”，这都是里有湿、有饮、有水的问题。胃有停水，人就头晕，所以咱们在临床上常遇到了：这个人头晕，咱们用苓桂术甘汤，还得利尿。头晕，水往上去，常常有气上冲的毛病，由于气上冲，水携气一起往上冲。如果寒水在上，也即在胃，再有气冲，影响头脑，就头晕、头眩或者头沉，这都是水在心下，这是就在胃。那么同时有水，也短气，压迫横膈膜，呼吸困难，尤其往上冲的时候，最厉害。咱们讲苓桂术甘汤，在《伤寒论》里头，“气上冲心”。“温温欲吐”，胃有水啊，它要吐，老想吐。“温温欲叶”并没吐出来了，古人“温温”与“愠愠”通用。“人不知而不愠”，这是《论语》上的一句话，“愠”就是恼怒、烦恼，就是咱们现在说的恶心使人烦恼。恶心，老要吐，可是不吐，所以叫“温温欲吐”。

根据上边所讲的，这个关节痛是湿特别重，脚肿如脱，所以用桂枝芍药知母汤主之。那么这个方子治关节痛，尤其是脚特别肿，挺好使，这个方子我常用。这里头饮也盛、湿也盛，外边的水气也有，所以这个方子，一般觉气上冲的情形下也有用的机会，主要是因为桂枝治气上冲的。

我们看看这个方子——“桂枝四两，芍药三两，甘草二两，麻黄二两，生姜五两，白术五两，知母四两，防风四两，附子二枚（炮）”。恶心得厉害，我们临床上遇到恶心得厉害，多加生姜，后世称其“散寒”，其实不是，它是祛水气、降逆，所以生姜有治“水往上逆”的作用。

这个方子依然是桂枝汤化裁，桂枝汤去大枣，大枣有点壅满，气往上冲，甘药不要用太多，所以把大枣去了。另外，合用麻黄、防风散外邪。一方面祛外邪，一方面治气上冲，不是光用麻黄剂，桂枝用量特别重。由于恶心得厉害，所以生姜加量。知母不但能够解烦，同时它能祛水，尤其是去下边的水，由于“独足肿大”，所以搁上知母。附子、术，咱们讲过了，它是祛湿解痹的，能从皮肤外祛除水气。

这个方子最常用，一方面能外解所谓风邪，同时偏于治呕祛水气。要是有浮肿，祛水剂没有不用麻黄的。没有表证则已，（或可）不用麻黄，要有表证，更得搁麻黄。但是，另一方面也得搁利水的药，白术就是了。同时，搁知母，更加强祛水的力量。这个方子咱们很常用，不一定得是历节，关节都疼痛，如果下肢关节痛、有肿，这个方子就好使。

底下又有些历节，这个书编次的时候前后次序没有搞好，底下这节也应该搁桂枝芍药知母汤上面才对啊，这还是讲历节的原因。

味酸则伤筋，筋伤则缓，名曰泄。咸则伤骨，骨伤则痿，名曰枯。枯泄相搏，名曰断泄。营气不通，卫不独行，营卫俱微，三焦无所御，四属断绝，身体羸瘦，独足肿大，黄汗出，胫冷。假令发热，便为历节也。

历节病，（得病原因）不止于上边这几项，饮食不节也容易造成，底下都说这个。

“味酸则伤筋，筋伤则缓，名曰泄”，酸入肝，过食酸就伤肝。肝主筋，筋伤了就缓而不收，弛缓、松弛了，失去收缩作用，所以他起名叫“泄”，“泄”与收缩是对峙（对立、对应）的。

“咸则伤骨”，平常爱吃咸的，大量吃，咸入肾，吃多则伤肾，肾主骨，也就伤骨，骨伤则痿而不能行，咱们说“下痿”，就指痿废，所以名曰“枯”。

“枯泄相搏”说有两种情形，由于食酸而伤筋，筋伤了，缓弛不收，就是“泄”；另一方面，又好吃咸，咸则伤肾，也就伤骨，骨伤了，就痿而不用，所以名曰“枯”。“枯”“痿”一个意思，筋泄与骨痿两种情形结合到一起，名曰“断泄”，“泄”还是上边那个意思，“断”者就是不通的意思。血液是通彻全身的，尤其我们拿现在的循环学说来说，它到四肢，再从四肢静脉回来。把这两个（筋泄与骨痿）结合在一起，由于症的方面，骨痿缓弛不收，筋骨这个地方不是说不通血液了，通，但是困难了，所以叫“断泄”。

“营气不通”，也不是绝对不通，要是绝对不通的话，拿现在的话说，就要坏死了，因为一点血液不通了嘛。通，但不是畅通，由于营气不得畅通，卫气也不能独行。

营卫，营之所至，就是卫之所在，就是血管的通透作用，这在古人是很渺茫的，看得不清楚。近代医学则说得很清楚，尤其在表面的毛细血管有通透作用，里头水分多，它往外出，内外保持恒量，若里头水分少，外边的津液往里头去，所以古人说“卫在脉外，营在脉内”，里头是血液，可是与外边是通的，出了血管外头就是津液，津液就是气，古人说的气就是津液。你看《内经》说的“如雾露之溉”，灌溉的“溉”，所以气在人之周身是无所不在，就像雾露一样的，灌溉全身，不是咱们常说的“呼吸气”的那个“气”。

那么血管不到那个地方，去跟谁通透啊？卫也就没有了。饮食入胃，血管吸收，组织细胞需要营养啊，那么怎么去啊？就是从血管渗透出去的，把营养成分输送到周身各个细胞组织，细胞组织的废物，血管再把它吸收回来，所以血管内外它就有通透作用，这是正常的生理。古人也知道一点，但不是那么确切，有时候在这里这么说，在那里那么说。限于（当时的）科学水平，也不必给古人打掩护，也不必对古人说他们的错误，当时他们也没办法，只能够知道那些。毛细血管得在显微镜下瞅，那时没有显微镜，怎么能看到毛细血管呢？可（古人）这种说法是有道理的，只是粗（粗略）。

营卫都不通了，三焦行津液啊，所以“三焦无所御”，就是无所使的意思，这样子“四属断绝”，就四维不张了，它不能灌于四旁，所以身体羸瘦。人身体水分最多，就是津液，如果没有水分的灌溉，形体就要消瘦。所以人身上一百来斤，六七十斤是水分，人瘦与缺水是很有关系的。那么湿浊之气呢，因为人太虚了，它就下注，所以唯独脚肿大，身上都瘦。“黄汗出”，尤其是下肢爱出黄汗，皮肤虚不能收涩，它就出黄汗，我们后头要讲的“水气篇”有黄汗。“胫冷”指的小腿冷，“历节”不是胫冷而是发热，“假令发热，便为历节也”。胫冷指“黄汗”说的，水气病也肿也出黄汗，但是“胫冷”。“历节”呢？还是有风邪，有热的关系，所以它不冷反而发热，这是历节。这一段，在这个地方将黄汗与历节做一个鉴别，历节也出黄汗，所不同的是一个是胫冷，一个是反发热。

这一段就是饮食偏嗜酸咸的人，也容易影响（导致）肝肾虚，肝肾虚就影响筋骨弱了，就能造成筋缓骨痿这个情况，也能够导致历节。这些应该放前面，（因为）这每条全都说的是历节病的原因。

病历节，不可屈伸，疼痛，乌头汤主之。

乌头汤方　治脚气疼痛，不可屈伸。

麻黄　芍药　黄芪各三两　甘草三两（炙）　川乌五枚（㕮咀，以蜜二升，煎取一升，即出乌头）

上五味，㕮咀四味，以水三升，煮取一升，去滓，纳蜜煎中，更煎之，服七合。不知，尽服之。

这是最重了。“病历节不可屈伸”，历节，就是周身关节全痛，尤其是“不可屈伸”，疼痛得厉害，以至于不得屈伸，所以拘挛痛，“乌头汤主之”。乌头汤治这种痹痛，是最重的方剂了，不过这个方子做得非常好，主要有个乌头煎，后头要讲，这里头也提了。这个方剂里头用麻黄、芍药、黄芪、甘草、乌头，用的是川乌，不要搁草乌，草乌的毒（性）太大了，五枚（即可）。那么在大乌头煎中他说“大乌头五枚”把它弄碎，拿蜜把它煎了，“蜜二升”就是两小碗蜜，把五个乌头搁到里边煎，煎取一升，两碗剩下一碗了，就别煎了，把这个乌头不要了，乌头的成分就溶解到蜜里了，所以叫乌头煎。这就是一个药，治寒疝，治疼，由寒而致的疼，咱们要讲到寒疝那一章就有了，这个方子用前四味药祛外邪：麻黄、芍药、黄芪、甘草，用乌头煎就治历节痛。

还有一个，不在这一章，其实应该在这一章，乌头桂枝汤，用桂枝汤加川乌，也是这个做法，也合用乌头煎，治桂枝汤证表证而有这种历节痛，所以身疼痛，“诸药不能治”，用乌头桂枝汤，这后头都有，我是为了解释（乌头汤）这个方剂。如果无汗，恶风还厉害，恶风厉害是黄芪证，虽然无汗，但是表虚，就是正气不足于表，要不然他就不搁黄芪。用麻黄、芍药、黄芪、甘草，发汗祛邪，同时用乌头蜜煎来止疼，蜂蜜它就治疼，甜药都缓痛，乌头跟附子一样，就治湿痹、拘挛不得屈伸、疼痛，一味药就治这些，用蜜煎是有道理的，一方面加强镇痛作用，一方面它制乌头的毒，古人用药啊，都是从经验来的。乌头用蜜煎之后，瞑眩状态就轻。我们平时给人开附子，有些病人回头就说：哎呀，我吃这个药好晕。那就是附子毒，可是这没关系，只是晕，就像喝啤酒似的。要是用五个乌头，那了不得了！或者（患者）他要吐。你要搁上蜜煎，就没有这些问题了，蜜解附子的毒。所以古人用药有办法，从经验来的。这么用还增加它的效能，治疼，同时还能免去（附子的）毒，这个地方（论述得）都很好，后世的方药不讲究这些。

矾石汤　治脚气冲心。

矾石二两

上一味，以浆水一斗五升，煎三五沸，浸脚良。

底下这些方子，也是林亿他们找到的附方。他一看方子不够啊，讲了一个中风，方子没多少，他就到处找方子。

矾石汤就是外用方。矾石，就是现在的明矾，把它弄成水洗脚、浸脚，治脚气，即“矾石二两，上一味，以浆水一斗五升，煎三五沸，浸脚良”。这是附方，底下全是了。这个矾石汤从哪儿搞来的，没有注明，也没写附方。其实是附方，他说治“脚气冲心”，矾石具有祛湿、收敛作用，要是脚肿，或许有些作用，但是要是脚气冲心，恐怕治不了。

《古今录验》续命汤　治中风痱，身体不能自收，口不能言，冒昧不知痛处，或拘急不得转侧。姚云：与大续命同，兼治妇人产后去血者，及老人小儿。

麻黄　桂枝　当归　人参　石膏　干姜　甘草各三两　**芎䓖**一两　**杏仁**四十枚

上九味，以水一斗，煮取四升，温服一升，当小汗，薄覆脊，凭几坐，汗出则愈，不汗更服。无所禁，勿当风，并治但伏不得卧，咳逆上气，面目浮肿。

《古今录验》是个书名，在这个书中有续命汤这个方子。宋代林亿他们也把它附到这个地方了，在这个书中，还有大续命汤，那么（续命汤、大续命汤）这两个方子主治相同，治“中风痱”，“痱”也是风邪的意思，就是中于风邪。

“身体不能自收”，就是半身不遂，口也不能言；“冒昧不知痛处”，人昏冒也不知哪儿疼；“或拘急不得转侧”，或身上抽而不得转侧。

这个方子真正治这个病是不行的，起这个名字叫续命汤，有些言过其实。这个方子我们看用什么药，含有麻黄汤——麻黄、桂枝、甘草、杏仁。用麻黄汤加石膏，（说明）还有外邪，祛风。另外呢，加些补中的药——人参、干姜，温中补虚。又加上当归、川芎，强壮补血。

那么如果这个人得了外感，要是心下痞硬，胃不好，同时又有些贫血，严重贫血的情况。这种人得感冒，这个方子我认为在这个情况下可用，否则这个方子不能用，尤其不能够治中风。

现在对中风病，这个方子千万慎用。如果真是有太阳病外邪的证候，发烧，怕冷，同时有严重的贫血，这个方子有时还可以用。但这种情况只能这么说，遇到很少。真正的贫血，恐怕他得少阴病，也不一定得这个病。假设要真是太阳病这种证候，真有贫血，可以用，但是对于中风“口不能言”“身体不能自收”，这个方子要加以小心。

“上九味，以水一斗，煮取四升，温服一升，当小汗，薄覆脊，凭几坐”，不让你躺下，把后脊也不要盖太多，靠着椅子坐，那么汗出就好了。“不汗，更服，无所禁，勿当风”，“并治但伏不得卧，咳逆上气，面目浮肿”。这更成问题了，咱们真遇到哮喘，（如果）一点虚候没有，那你用这个方子可不行！后世医书犯这种毛病犯得大。这个药不是不能治咳逆上气。解表有麻黄，能治，但是必须得里也虚，同时血也真虚，不然的话，搁些温补的药，那哪行啊？所以哮喘、咳嗽、咳逆上气，这种病咱们经常见到，不能随便用这个药。它能治，但得有那种证候，不是说随便这个方子就能治这个病，这是后世医书容易犯的毛病。

《千金》三黄汤　治中风手足拘急，百节疼痛，烦热心乱，恶寒，经日不欲饮食。

麻黄五分　**独活**四分　**细辛**二分　**黄芪**二分　**黄芩**三分

上五味，以水六升，煮取二升，分温三服。一服小汗，二服大汗。心热加大黄二分，腹满加枳实一枚，气逆加人参三分，悸加牡蛎三分，渴加瓜蒌根三分，先有寒加附子一枚。

《千金方》里头有个方剂，叫三黄汤，主要还是关节疼痛，“百节疼痛”，就是遭受风邪、关节疼痛，或者心烦热，恶寒。心也乱，心乱就是心烦啊，一天不愿吃东西，《千金方》里头讲是用三黄汤，我们看看三黄汤里有哪些药呢？麻黄五分，独活四分，细辛二分，黄芪二分，黄芩三分，在孙思邈那个时代，药的组成比较简单，还不像后来。

这个方子用细辛、黄芪治关节疼，是有可能的。由于恶风特别厉害，这种关节疼用黄芪都可以，但是必须恶风特别敏感，即为正不足于表。风邪也好、湿也好，在体表，你不用黄芪去不了，发汗更不行。

细辛跟附子，对关节拘急痛疗效差不多，这两个药就治“百节疼痛”。

麻黄、独活、黄芩，是发表解热的法子，也有表证，要不然也是不行的。不过，这些药分量都很轻，都几分，古人一两是四“分”，麻黄是五分，也就一两多一点，现在就是一钱多一点，拿现在的克折算，就 3 ～ 4 克；独活比较多，独活这个药，发汗没大力量，有点类似葛根，它是个滋润性的清凉性的发汗药，也可以发汗，但是发汗作用不大；黄芩又有些解热、解烦。

（这个方子）也就是说有外证、有表证，无汗出，但是恶风恶寒相当甚（严重），同时百节疼痛，可以用这个方子，这是根据药物分析（所推导），不像所说的“中风”，前面搁“中风”两个字，大概林亿就是看到“中风”字样，就把这个《千金》方子放这（《金匮要略》）了。总的来说还是说的“风湿相搏”的这种中风。

不过这个方子还挺简单。它底下有些加味，有些混乱。

他说“一服小汗，二服大汗”“心热加大黄二分”这没什么道理，“心热”只能加黄连，泻心汤不就大黄配黄连、黄芩吗？心热就指的心烦热，心热加什么大黄啊！所以，底下的加味，有些不是太好。

“腹满加枳实”是没问题的。如果上下都满的话，加枳实、厚朴。这都没问题。

“气逆加人参”这不对了，气逆怎么能加人参？气逆只能加半夏、生姜这一类的药。人参是补虚的，中虚不一定气逆啊，这个气逆有人参证，都是心下痞。[编者按：胡老似乎说气逆多为半夏生姜证，而较少（当然也可能）出现人参证，不知笔者理解是否确切]

“悸加牡蛎三分”，悸指心悸，牡蛎还能治悸动嘛，这倒可以！

“渴加瓜蒌根三分”，也行，瓜蒌根治的渴呀，分两种：只要是津液虚的那种渴，加瓜蒌根就对；要是真是阳明有热的那种渴，那非用石膏不可，用瓜蒌根也不对。所以加味也不是随便写到这里的。

“先有寒加附子一枚”，加附子治百节疼痛，这是可行的。

这是三黄汤，三黄汤名字起的，就是（根据）黄芪、黄芩和麻黄，不是有三个“黄”吗？就起名叫“三黄汤”。

《近效方》术附子汤　治风虚头重眩，苦极，不知食味，暖肌补中，益精气。

白术二两　附子一枚半（炮去皮）　甘草一两（炙）

上三味，锉，每五钱匕，姜五片，枣一枚，水盏半，煎七分，去滓，温服。

《近效方》这本医书中，里头有术附汤。其实这个术附汤咱们讲过了，就是桂枝附子汤去桂加术，就是那个方子，可是放在这里解释就有点不对头了，治什么呢？“治风虚头重眩，苦极不知食味，暖肌补中，益精气。”这说得驴唇不对马嘴。

那么，这个方子治关节疼，没有表证，咱们在《伤寒论》中讲，风湿相搏，关节疼痛，不得屈伸，它用桂枝附子汤主之；如果小便数，大便干，即去桂加术，就是这个（术附汤）方子。它没有表证啊！咱们前面研究了很多“小便不利影响表不解”，它（术附汤）这个小便数，大概没有表证。尤其他这个小便数，丧失津液了。由于小便数造成大便干，更不能发汗了，所以他把桂枝去了。那为什么加术呢？附子、术治小便频数，同时附子、术也能治湿痹。是外有湿痹、里头还丧失津液这样的病，所以加上附子、术，使小便利变得不那么利。所以老人小便频数，用真武汤挺好使的，真武汤里不也有附子、术嘛，利尿药配合附子，能治小便频数。如果小便不频数了，津液自然恢复，大便也就不干了。没有表，把桂枝去了，不让发汗。有附子、术，也能治痹痛，是这样一个方义，这样一个用意。也就是说我们在治关节炎的时候，也就是痹痛这类的病，如果没有表证，小便利或不利，而只关节痛，没有其他的，这个方子可以用，并不像他说的“治风虚头重眩，苦极，不知食味，暖肌补中，益精气”。

“头眩”还是对的，为什么？因为有术，术是温性药，咱们都知道，白术健脾，健脾就是健胃，胃这个脏器，喜燥不喜湿，胃有停水不愿吃东西，所以说白术健脾，就从这一点上说的。那么胃停水呢，头爱晕。白术是专祛胃水的，是温性药。可是胃要是没水而用白术那是不行的。

这个方剂主头晕，或者有可能。旁的说是主“头重，苦极”，也不至于那份上。

“不知食味”也冲着术说的，就是脾胃虚，术能健脾。他是这样子看的。这是理想，实质不是这样。不一定就是一天一点东西不吃。它又没有表证，这类的关节疼，不至于那样。所以后世对这个方药的解释，有些理想（编者按：此“理想”似为臆想之意）搁在里面。

这个方子有些特别，给加上引子了，姜五片，枣一枚。这也没有什么关系，要是有点恶心可以加点姜，加大枣没有大用意，可见这是后世的做法，后世都要拿姜枣做药引子，大概需要每剂药后头都要搁姜几片、枣几枚。原方里头有姜枣，它是桂枝去芍药加附子叫桂枝附子汤（演变的）。在这儿把姜枣变成药引子了，搁在后头了，这都不合理，原来就是白术、附子、甘草、生姜、大枣，就是桂枝附子汤去桂加白术。你们回头看看《伤寒论》就是这个方子。

崔氏八味丸　治脚气上入，少腹不仁。

干地黄八两　山茱萸　薯蓣各四两　泽泻　茯苓　牡丹皮各三两　桂枝　附子（炮）各一两

上八味，末之，炼蜜和丸，梧子大，酒下十五丸。日再服。

崔氏八味丸本来在仲景书中，可能这个方子最原始是崔氏家传方，所以叫崔氏八味丸，这个方子大概也在《近效方》里面，（本方初载之处的）书名没写，大概是根据上面（条文中所说的《近效方》）。“治脚气上入，少腹不仁”，就是脚气冲心。用肾气丸主要治下焦，有个特殊症候，就是少腹这个地方，“少腹不仁”，“不仁”就是麻痹，这主要是附子和生地的作用，有点血痹的情况，“少腹不仁”是用肾气丸的主要征候。咱们要记得，小腹这个地方特别虚软无力，这都是用八味肾气丸的征候。所以古人叫“肾气丸”，它是治下焦虚寒的。

肾气丸这个方子前面有，《伤寒论》里也有，它一方面治血痹，用大量的地黄，同时它也治烦热，另外，它最大的作用就是山茱萸这个药，山茱萸是收敛强壮的药，这个药收敛得很，起强壮作用，与山药配伍到一起，尤其能够健胃强中。泽泻、茯苓，祛湿。利尿药配合附子可以治湿痹。

所以这个方既能治血痹又能治湿痹，同时又有虚脱的情况，也治小便频，“饮一斗，小便一斗”，虚得很，松弛无力，组织上也没有收缩的力量，这时候也可用肾气丸。有桂枝，也治气上冲。

附子的量用得相当小，没有附子的话，连山茱萸、山药、地黄这些补药都不起作用。机能沉衰到一个相当的程度，非附子不能振兴。阴寒客冷到极点了，也得大量用附子；一般的机能沉衰，如阴证，没有不用附子的，它就能起使机能沉衰恢复的作用，不是光祛寒而已。

八味肾气丸这个药，没有什么祛寒的药，主要还是血液、津液虚，同时又有小便不利、血痹不行等这些情况掺杂在一起，主要是机能沉衰，咱们到后头妇科里还讲了，转胞病，输尿管松弛了，不那么通畅，叫“了戾”嘛，吃附子使机能仍然紧张起来，输尿管就不那么折叠了，小便就可以通了，所以附子是起这个作用。

现在六味地黄丸把桂附拿掉了，所以就什么也不搭。当然它（六味地黄丸）滋补还有些作用，有大量生地、山药、山茱萸，还是起这个作用。但是如果还说治下焦、补肾，实际上它就补不了肾了。

（崔氏八味丸）这个药也叫“肾气丸”，也叫“八味丸”，名字挺多。

《千金方》越婢加术汤　治肉极，热则身体津脱，腠理开，汗大泄，历风气，下焦脚弱。

麻黄六两　**石膏**半斤　**生姜**三两　**甘草**二两　**白术**四两　**大枣**十五枚

上六味，以水六升，先煮麻黄，去上沫，纳诸药，煮取三升，分温三服。恶风加附子一枚，炮。

越婢加术汤本来不治这个（治肉极，热则身体津脱，腠理开，汗大泄，历风气，下焦脚弱），《千金方》把它列到这了，所以林亿他们就根据《千金方》的说法把它列在这儿了。“治肉极”，五脏有五劳五伤，六腑各有极，“肉极”属脾、属胃，脾胃都主肌肉，就是肌热、肌寒、肌虚，在“肉”上有这个病。这个肉虽然在外，它也属于内里头脏腑。“肉极”这里说的是热，

“热则身体津脱”，热，腠理开，津液外泄，出大汗。“腠理开，汗大泄”，那么怎么来的呢？

“厉风气”，遭受恶厉之风气，这是孙思邈的看法，才有这种情况。越婢汤本来就治“身无大热，汗自出”，有水气，发肿，咱们说治风湿、风水嘛，后头有的，这是张仲景的说法。孙思邈的说法，也是“汗大出”，他说这是“肉极”热的关系，腠理开了，原因哪来的呢？就是受了厉风气了，这是孙思邈的解释。

（不管孙思邈、张仲景）怎么解释，我们用这个药（越婢加术汤），它是既有表不解，内里又有热，跟麻杏甘石汤一样。表不解，应该恶寒，但是有里热，则反不恶寒，“下焦脚弱”这也指脚气病说的，脚气病，就是脚肿这类的病，《内科学》上有，脚气病变化挺多，厉害的能死人，脚气冲心嘛，“下焦脚弱”就是两脚行动困难，可以用越婢加术汤。其实，咱们常用越婢加术汤治浮肿，就是风湿，后面讲水气病就有了，所以，麻黄大量用。恐怕这也是风湿，“下焦脚弱”就像我们上面所说的脚肿如脱那个意思，总之是有肿的地方，要不然不会用这个方子。这是孙思邈这么一说，他说这属于“肉极”。

底下说得很好，“恶风，加附子一枚，炮”，不是光恶风的问题，越婢加术汤证是什么？就是身上浮肿，汗出，有表证，这就是越婢加术汤证的症候，小便不利，有水肿，同时有关节疼的话加附子，这在临床上也常用的。

我们治关节痛有几种，一种是偏于风，就是表证，有桂枝汤证，也有麻黄汤证。桂枝汤证，用桂枝汤加术附；麻黄汤证，我一般爱用葛根汤加术附，葛根汤这个药比较好，用葛根汤发汗，（汗发得）不那么严重，不像麻黄汤，当然用麻黄汤也是可以的，我爱用葛根汤。风湿若没有汗，这种风湿关节痛，我们最常用的方子是葛根汤加术附；风湿若有汗，脉比较弱，用桂枝汤加术附。桂枝汤加术附，主治跟桂枝附子汤主治差不多的，这是我经常用的。

如果有肿，肿得厉害，这个方子（越婢加术汤）很好使，要冷不丁地用到原方麻黄六两的量，显得有些多，六两现在就 18 克了，可以少用点，但是不能再少于 12 克，（若少于 12 克）那就配伍不过来了，它里头有石膏，麻黄、石膏配在一起不是大出汗，甚至于自汗出，它本身就有“自汗出”嘛。肿得厉害，大致都是这个方子，所以这个方子也治很多类风湿。类风湿关节肿的多呀，甚至于关节变形，这个方子应用的机会很多。

我们上面讲的桂枝芍药知母汤，要是只限于足下肿，全部关节都疼，人再比较瘦，再有些恶心，用桂枝芍药知母汤。桂枝芍药知母汤跟越婢加术附汤相仿，但是偏于治热，桂枝芍药知母汤没有石膏，（桂枝芍药知母汤）我也加过石膏，起作用跟这个（越婢加术汤）差不多了。我加石膏是为治风湿热，风湿热就是桂枝芍药知母汤加石膏，我们一般治风湿热，久久热不退，那个方子（桂枝芍药知母汤加石膏）挺好使，我试验过。

一般的关节痛啊，就（分为）这么几项，有表证，有汗出的，无汗出的，有浮肿的。浮肿的我们用越婢汤加术附，无汗的用葛根汤加术附，有汗的、汗自出的用桂枝汤加术附，这是很普通的。如果恶风特别厉害，要加黄芪。

血痹虚劳病脉证并治第六

血痹这个病，拿现在的病名就是知觉神经麻痹，古人不知道什么是知觉神经，可是他会治，所以这东西妙不可言。底下讲的都是古人的看法。

问曰：血痹病从何得之？师曰：夫尊荣人骨弱肌肤盛，重因疲劳汗出，卧不时动摇，加被微风，遂得之。但以脉自微涩，在寸口、关上小紧，宜针引阳气，令脉和、紧去则愈。

这句话，是说血痹得病的原因，“尊荣人”就是净吃好的，养尊处优，不事体力劳动，外表看起来丰肥，但内里头确实弱，所以他一“小有劳”，稍稍一干点什么，就疲劳汗出，他不任劳嘛，这个问题说得蛮好的。那么由于他太虚，“卧不时动摇”，虽然睡觉，不时地动摇，谁（睡觉）还没有个翻身、动摇嘛，就这样的“微风”，他也要得血痹病，“加被微风，遂得之”，不是说受了大风了，就是这个人不任劳，不能够担任重体力劳动了，就是一般的轻体力劳动也不行，所以稍稍有些劳动他就汗出，汗出不“被微风”呢，他不至于得痹证。那么很少的微风，就是睡觉的时候不时有个翻身动摇，这样的微风他受了，也得这个病。这一段是这个意思。

“但以脉自微涩，在寸口、关上小紧”，这是说的血痹病的脉，既微又涩，气虚谓之微，咱们在《伤寒论》讲很多了，阳气不足，就是津液，就是津液不足，脉“微”。《伤寒论》说“脉微者，不可发汗”，古人管津液叫阳气。“涩”就是血不足，“涩”就是血管里头血液行动不滑利，谓之涩，就是血液虚。

脉外的津液也虚，血液也虚，就是血液、津液俱虚，虚在哪儿呢？虚在外，仲景诊脉的方法，关以上以候表，关以下以候里。诊脉有多种方法，我们以浮沉，浮候表，沉候里；那么在关前呢，古人（认为）也候表，事实也是如此。那么关以下候里。比如说脉浮吧，在寸口就是关以上（脉浮），这可以说是得外感了，有表证；关以下浮，就不是（表证）了，大概都是肾有热的情况多。

他说“微涩”之脉现于寸口，就是寸部脉，寸口指的寸部说的，这是表。“微涩”之脉津液血液不足于外；“关上小紧”，关以下候里，由于气血不充于外，那么风寒才客于内，“关上小紧”，紧得不太厉害，他受的是微风嘛。

血痹病的脉，应该是这样子，就是表虚，什么虚啊？津液虚、血液虚，不足于表。寒邪由于这个虚，才能够侵蚀往内，也就是寒邪把血液闭住了，它出不来了。

那么怎么治疗呢？“宜针引阳气，令脉和紧去则愈”，这是讲针灸了，“针引阳气”，阳气不足于表，为了让阳气足于表，就要使用针灸的一种针法。阳气一出来，表就和了，表和脉就和了，表和脉和，风寒就待不住了，所以古人有一句话：“邪之所凑，其气必虚。”表虚，所以邪在这（表虚）能待得住，表实它（邪）就待不住了。所以针引阳气，阳气充斥于外的话，微末的风邪就不能够呆了，它（风邪）就去了，血痹这个病也就好了。

血痹阴阳俱微，寸口关上微，尺中小紧，外证身体不仁，如风痹状，黄芪桂枝五物汤主之。

黄芪桂枝五物汤方

黄芪三两　**芍药**三两　**桂枝**三两　**生姜**六两　**大枣**十二枚

上五味，以水六升，煮取二升，温服七合，日三服。一方有人参。

这还是接着前节说的，前节只说脉，没说出症，什么是血痹，这里说了，“阴阳俱微”，就是轻取脉微，使劲按脉也微，就是内外俱微。

“阴阳”有多种说法，有的指“上下”，寸关尺嘛，在部位上说的，寸脉常说是“阳”，尺脉常说是“阴”；也有时候指“浮沉”，就是轻取脉、浮取为“阳”，重取、使劲按为“阴”，判断里啊。

“阴阳俱微”不是指上下，因为什么呢？因为它底下有“寸口”跟着，所以这是指浮沉说的，轻手按，脉也微，重手按，脉也微，这是津液不足。微在哪儿呢？微在寸口，“寸口关上微”，寸口这个脉是浮沉脉都微，跟上边是一样的。津液不足于哪儿呢？不足于表；“尺中小紧”，跟“关上以下”一样，尺以候里了，风寒进到里头去了。脉跟上面也没有什么错误（编者按：“错误”，估计是指“差异”而言），也就是风寒乘着表虚，血液为风寒所伤，才得血痹证，这是古人的看法。

“外证身体不仁”，血痹病就是指身体麻痹不仁，“如风痹状”，像风痹，也有麻痹的（症状），跟那个（风痹）差不多，但是风痹要疼的，它（血痹）这个不疼。这个病很多见的。“黄芪桂枝五物汤主之”，上边说是“宜针引阳气”，这里就出个方剂，这个方剂跟“针引阳气”是一样的。

黄芪这个药，大家得注意，古人说黄芪补中益气，是个甘温的药。凡是甘药都健胃，所以说它补中。胃健，水谷之气才充于外。水谷之气是什么，就是精气，也就是津液，（都是）养人的东西。黄芪这个药，我们什么时候用啊？就是体表虚衰，什么虚衰？你看前头那两个脉就知道了，全是津液不足于外，津液就是饮食化生的水谷化合物，再加上氧气，总而言之，就是营养成分啦。营养成分不足于外，外面的营养就不够了，就是营养不良了。由于营养不良，那么在这个部位，很多地方要出现疾病了，就像西医说的知觉神经麻痹，神经末梢靠外边，它要没有营养，它也受不了的。皮肤肌肉有病就生疮。

所以黄芪在《本草》上说的，主“大恶疮”，所以关于疮疡之病，用黄芪的机会最多，道理是一样的，它这块儿营养不良，营养不良，它恢复不了，这是一；第二，这块儿虚，这块儿有外邪它就祛不了。祛外邪是人体的机能，自然就能祛外邪。（现在则是）这块儿营养不良，所以要补中益气。总而言之，里气也虚，胃也不好，所以用黄芪补中益气，增加这个地方阳气也好、津液也好、营养成分也好，这个地方充足了，由于（营养）不良形成的疾病就要好（起来）。那么就是说，这个地方有毒物，人体虚了（毒物）能待住，一实它就待不住了，病毒也能（得以）祛。所以，黄汗等很多疾病，由于皮肤这个地方（营养）不良造成的恶疮，那都是由于这个地方虚，用什么药，用黄芪。黄芪的作用就在于这儿。咱们后世都把黄芪看成是补气，有肺病也吃黄芪，这是错的，大错特错，它不是补那个气。

仲景书中所说的“阳气”，统统说的是津液，拿更通俗的话说，就是养人的营养成分，我们吃了东西，血管吸收，它往各组织细胞输送营养成分，古人管血管内的叫“营”，也叫作“血”，血是本体，营是作用；血管外叫作“卫”，也叫作“气”。所以（营卫）这两个东西，出血管给组织细胞（营养），就是西医说的血管通透作用。古人在这里，他也认识到了，“多汗者亡血”，要是大发汗，血液就少；要是亡血呢，就没有汗。古人也看到这一点，但不细腻，没有系统地说明，所以这里我们还是要参照西医的说明。

但是这个很奇怪，西医知道什么叫知觉神经，但是这个病他治不了；中医不知道，但他会治。可见，中医的辨证是有道理的，中医管这个叫表虚证，又叫营卫不和，用桂枝汤，表虚加黄芪，它就能治。黄芪我讲半天了，遇到黄芪这种适应情况，像这种表虚，恶风得特别敏感，你用黄芪没错，不是你随便脑子一想，气虚啦，就吃黄芪，不是那样子。

这个方子（黄芪桂枝五物汤）就是桂枝汤去甘草（加黄芪），为什么要去甘草？它要针引阳气，让气外达，快药不用甘草，甘草这个药缓，所以泻下药比如承气汤中，大黄、芒硝配合甘草叫调胃承气汤，就能够使泻下不那么峻猛。要去了甘草，那大黄、芒硝力量大了。要加厚朴、枳实，力量更大了，那就是大承气汤。那么，这里（黄芪桂枝五物汤证）是让阳气尽快出表，所以要加黄芪，甘草不要。（其中的）桂枝汤是调理营卫了。这个方子（黄芪桂枝五物汤证）我常用，这个方子确实挺好使，如果我们看到血更虚，可以加点血分药，常配伍当归芍药散一起用。随着证候出入，用药就要加减变化。因为这种病的变化很少，所以就（常用这单纯的）一个方子。（当然）在临床上，随着证候的出入，这个方子可有加减，就像我刚才举的例子那样加减变化。用于神经麻痹而现（黄芪桂枝五物汤证的那）一种原因，若有其他的问题，发生其他的证候，那么根据不同的证候，你就用不同的（方药加减），但是主治的方子还是对的，我们可以加些药味，或者根据当时的情况，与其他方子合方应用。血痹到这儿讲完了，血痹简单。

底下讲的是虚劳。虚劳病大家都知道，咱们常说的劳（痨）病。古人说的虚劳，属于虚寒的这种情况普遍，虚热的情况比较少，你像（虚热的）肺结核就不包括在（虚劳篇）里头。咱们现在管肺结核叫“肺痨”。我们看看他这个书，完了再说。

夫男子平人，脉大为劳，极虚亦为劳。

这些都是脉证上原则的问题。“男子平人”，没病，就是一般的男子。“脉大”就是有外无内，脉挺大，一按，里边没有，就是豁大中空的这种脉，说明什么呢，说明血虚。就是芤脉的一种，只是挺大，里面没有什么，就是豁大中空的脉，就是虚劳。别看现在没什么（具体症状），不可轻视。

“极虚”脉按着没有一点力量。我们按脉是根据脉的跳动，虚就是跳动没力量，心一动，脉一动，我们按脉似跳似不跳的，就是极虚。这也为劳。

这都是虚劳的病，是泛论，就是说凡是遇到这种脉象，或者大而中空，就是大而无根，一按它不禁按，挺大，这是个虚劳的脉；或者“极虚”，不管你怎么按，这脉应指似有似无的，也是极虚。这统统都是劳（痨）病，这就着脉说的，做个参考。

男子面色薄者，主渴及亡血，卒喘悸，脉浮者，里虚也。

“面色薄”，“薄”就是“厚”的反义词，颜面苍白，无光泽，叫作“薄”。人没病，就是脸色枯槁苍白，那么这个人一定是津液虚、血液虚，不华于面嘛。“主渴”，津液虚，必渴。“及亡血”，再不然有失血的症。

那么他一有动作，就卒然间喘、心跳，这个喘呢，气虚则喘，这指肺说的。那么血虚呢，心就跳，血不足以养心，则心悸。

“脉浮者，里虚也”，“浮”跟“大”一样的，也是有外无内的脉，这是里虚。换言之，也是劳（痨）。

这都是指虚劳，拿各种不同的脉（来说明），当然症也是了。

男子脉虚沉弦，无寒热，短气里急，小便不利，面色白，时目瞑，兼衄，少腹满，此为劳使之然。

这都是外表看不出什么大病，而实质呢，是属于虚劳的。

“脉虚沉弦”，脉虚者，是虚劳的脉了，前面我们讲了，脉“极虚亦为劳”；这个脉使劲按，应指还挺硬，就是“沉弦”，沉弦就是里有寒。

下面的症候，就与脉有关系了。

“无寒热”，没有外邪。

“短气”，里有停饮，就要短气，《金匮》痰饮篇有这么一句话，说饮水多，水停心下，“微者短气”，（水饮）停得不厉害的话，就短气。因为胃这个地方有水压迫横膈膜，呼吸不利，短气。“甚者则悸”，胃停水多了，影响心跳。所以这个“短气”就说的是胃有停饮。

“里急”就是小腹里急，也就是腹肌拘急，怎么拘急呢？拘急不就是痉挛嘛，就是没有血液营养，津液血液不足，腹肌不和，发生拘急、里急。

所以这是一个虚寒的证候。“脉沉弦”，“沉”者，“脉得诸沉，当责有水”；一个（症状是）短气，里有饮，也能够使脉沉弦；一个（症状是）里急，它是里虚寒，腹肌失和，也能使脉沉弦。

“小便不利”所以少腹满。这个文章错综，（相近甚至相同的内容）不挨着，还得去挑啊。小便不利跟少腹满是一致的。小便不利，膀胱蓄水，小腹就满，他是说水不利于下。

面色没有血色，皖白，而且时时目瞑，“兼衄”，时时闭眼睛，目瞑就是我们讲少阴病“但欲寐”那个样子。老闭着眼睛，没有精神。“兼衄”，鼻子常出血。这说明什么呢？血不荣于上，上面由于衄血，这血亏得很，所以面色很薄，时时目瞑。

血不充于上，不荣于面，尿又不利于下，这也是劳使之然。

根据上面一系列脉证来讲的。如果有这种虚沉弦的脉，再有下面这一系列的证候，这也是虚劳常有的一种证候，脉和证！

劳之为病，其脉浮大，手足烦，春夏剧，秋冬瘥，阴寒精自出，酸削不能行。

劳之为病，变化多端，这也是举一个例子。

“其脉浮大”即浮大其外而中空，里面是没有什么的，浮大无根，就是指前面说的虚劳的脉。

由于血虚、津液不足，后世所说的“阴虚生内热”，血液不足，手足心都发烧，这都是虚劳的一种反映，所以，手足发烦热。

手足烦热，如果在春夏的时候，阳气升发，春生夏长，虚热病在这个时候最厉害了，在春夏就剧烈一些。秋冬呢，阳气消阴气长，秋冬主收藏，虚热病到这个时候就好一些，所以说“秋冬瘥”，“瘥”就是好。

由于脉浮大，即芤象，常常要遗精，“阴寒精自出”，“阴寒”指前阴、阴头寒，下面还有（解释），精失去收涩，自己就出，即遗精。

“酸削不能行"，身上说不出疼，但是发酸、懒，“削”就是消瘦，人这个津液它充于形体，人才胖，津液要是虚乏、少得很，人就消瘦。现在医学生理上讲人的体重，水分占一大部分，咱们说的津液就是水分。

如果“脉浮大”这一类症状，全是阴虚，中医说阴虚，都是津液、血液虚。那么阴津血虚自然就会产生方才讲的酸削不能行，消瘦。津液不充形体，形体就瘦。再虚，就不能行，身体也说不出哪儿难受了，哪儿都发酸。虚劳病是这样的，让人捶胳膊捶腿的。

男子脉浮弱而涩，为无子，精气清冷。一作冷。

这是讲先天禀赋的关系，男子无病的人，无端地脉又弱又浮而无根，涩是血少，弱为津液少，津液、血液俱不足，这肯定是先天的禀赋太弱了。他没有病，但有这种脉，肯定是禀赋太弱。“为无子”，不可能生育。

那么主要是精血不足，“精气清冷”，拿现在的话说，里头成分不够了，不定缺什么，这是一个先天性禀赋太弱的人，脉也是特弱。

那么到这儿，他把总的方面，连脉带证各式各样的，笼统地说一说，底下他要讲具体证治了。

夫失精家，少腹弦急，阴头寒，目眩（一作目眶痛），**发落，脉极虚芤迟，为清谷、亡血、失精。脉得诸芤动微紧，男子失精，女子梦交，桂枝加龙骨牡蛎汤主之。**

桂枝加龙骨牡蛎汤方

桂枝　芍药　生姜各三两　**甘草**二两　**大枣**十二枚　**龙骨　牡蛎**各三两

上七味，以水七升，煮取三升，分温三服。

开始他讲失精。“失精家”指频繁失精的人，不是偶尔失精的人，那够不上“家”，这是指频繁失精的。我遇上失精能致死的，这个人一闭上眼睛就失精，岁数不大，还是个小孩子，后来骨瘦如柴，他还是我一个亲戚，我还在念书的时候，他就死了。所以“失精家”也归在虚劳之内。既说“失精家”，不是偶尔遗精，偶尔遗精不算病，那是频繁遗精，虽然我说的那么重的（几乎）没有，一般的这种病很多。这个大家要注意。

凡是这种病，“少腹弦急”，我们上边讲“少腹里急”，“弦急”比“里急”还厉害，他那腹皮拘急得很，肌肉也是。什么道理呢？就是虚寒，腹肌不和，拘急痉挛。

他是下边有虚寒嘛，所以“阴头寒”，就是前阴、阴头这个地方，营养成分也就是津液不充分，下边不够，所以下边不到哪儿，哪儿就寒。不到手足，手足就厥冷；阴头这个地方达不到，所以阴头寒。

凡是失精，都是下边虚寒。上边则不然，虚阳上亢，“目眩”，这个眩是热。“发落”，热使发落，所以血虚能使发白，老人你看头发白，那么发落呢？是有血热的关系。为什么会有血热？失精都是上下不沟通，咱们（后世而言）说它心肾不交，寒在下头，虚热往上，有气上冲。凡是虚证都有气上冲。你看麻黄汤证，它没有气上冲，桂枝汤证它有气上冲，表虚证嘛。气上冲，热也跟着往上泛，所以头眩晕，这个“眩”是个热，而发落。

脉呢？“脉极虚芤迟”，这是个泛论，“极虚”就是虚劳的脉，就是无力，“芤”就是浮大中空的脉，“迟”就是至数也少，这种脉“为清谷，亡血，失精”，凡是清谷，下利清谷都是中虚得厉害，就是胃虚，吃什么拉什么，不能消化水谷；再一个就是“亡血”，亡血也可以有这种“极虚芤迟”脉象，因为亡阴，这个人热能也是不够的，所以脉迟，迟就是寒；再不然就是失精。他说这种脉“极虚芤迟”为诸虚之应，他是泛论这个脉了，什么诸虚？清谷、亡血、失精都可以出现这种脉。

他又提出“脉得诸芤动微紧”，那么得这个脉，这肯定是在男子为失精，在女子为梦交，怎么讲呢？我把这个脉解释一下，从古人用药治失精能看出来，主要还是人的神经病变，总是情欲妄动。心神不宁，他就要动，就是心腹动，脉也动啊。王叔和讲“在关上，如豆摇摇”，不一定在关上，在临床上可以看出来，不一定在哪儿。这个“动”脉，你要是心腹动，脉就要在关下；你要是胸动，脉就在关上。里头有动，为什么生成动呢？因为它这个方子里有龙骨、牡蛎，龙骨、牡蛎在《伤寒论》里很多，都是治惊狂不安，所以是神经上的关系。这个梦遗失精的情况发生，主要与神经有关系，这是古人的看法。情欲妄动、相思不遂啊，这个人先在精神上，然后在梦幻上，之后就出了这个事（梦遗失精）。这个脉一定动，起始是心神不宁。

“微紧”，“微”就是不足了，什么不足？咱们说是精气不足了。精气还是我说的那个精气，就是津液了，血液也是了，阳气不足嘛。“紧”者还是有寒，“寒”者还是他说的那个“少腹弦急，阴头寒”。

这个“芤”脉是极虚的脉，芤脉主亡血失精，它要与这几个脉象同时并见，“动”“微紧”，心腹动而又津液不足，同时再有寒，这肯定非失精不可。这个脉与上边的脉是不一样的：上边“脉极虚芤迟”，是诸虚之应，总是有大出血或下利清谷或失精，失精也可以有上边的这种脉。但下边这个脉肯定是失精了，为什么？这脉里有特殊的情况，有“动”，这一点很重要。但是，这是谈脉了，咱们在临床上，这个病也不用在脉上诊查，病人自己就说了。

这是“男子失精，女子梦交”之脉，用桂枝加龙骨牡蛎汤主之，就是桂枝汤原方加上龙骨、牡蛎。龙骨、牡蛎的应用，一般后世都认为龙骨、牡蛎是固精的，这是错的，不是这样的！你们把《伤寒论》打开好好看了，它主要是治惊狂、癫痫这一类的病，就是神经不太安定，这个药是有些收敛，收敛精神，让精神不那么浮躁。那么这个桂枝汤呢？外谐营卫，内调气血。

它（桂枝加龙骨牡蛎汤）主要是调节神经，同时它也利于治外遗，也有收敛作用嘛，同时它有强壮作用，龙骨、牡蛎都有强壮作用。你看《伤寒论》上是一个火劫之后，大发汗之后造成的那种情况，它都是虚，所以龙骨、牡蛎多少都有补虚的作用，但不是大补。我们现在遇到遗精的病人，大补就上来了，一个也治不好，我肯定，不信你们试试，保险治不好。这个方子（桂枝加龙骨牡蛎汤）非常好使，我常用。

还有个二加龙骨牡蛎汤，这两个方子（桂枝加龙骨牡蛎汤、二加龙骨牡蛎汤）可配伍着用，二加龙骨牡蛎汤是桂枝加龙牡去桂枝加附子、白薇，这个附子量不要大，最大量也不要超过 6 克，搁 3 ～ 6 克。这两个方子我常并着用，我也不去桂枝，为什么？因为这个病有气上冲，“头眩”，“发落”，上冲得相当厉害，气上冲，不往下走，（也就是后世）古人说的心肾不交，还得让他们上下相交，桂枝还是要用的。我用的时候，就是往里加附子、白薇，挺好使的。附子不要大量用，因为下寒得厉害，阴头寒，精自出，所以要加点附子，但要少加。要是没有大寒热，就用桂枝加龙牡汤就好使。这个病常见，（我）治得很多了，你们可以试验。临床上我们常见（此类病的误治），你越补越不行。

天雄散方

天雄三两（炮） 白术八两 桂枝六两 龙骨三两

上四味，杵为散，酒服半钱匕，日三服，不知，稍增之。

天雄散方，有方子，没有证。天雄，就是附子类，比附子力量要大一些，它们是一类。它是面子药（编者按：粉末药），把这些药都做成散，一次服半钱匕，服的量也非常小，日三服，不知，稍增之。

这个方子没说治什么，就放这了。当然是根据上边来的，据我看也是治遗精。他也用到桂枝，不过这个（方子的症状）偏于寒，寒得特别厉害，你看尽用温性药，连芍药都不用。同时，搁白术了，总有小便不利。搁龙骨不搁牡蛎，为什么？牡蛎这个药咸寒，比较寒，所以我说这个病偏于寒，寒得厉害，那么有用这个天雄散的机会。但是我没用过，我用桂枝加龙牡了，（有时候偏寒）我加附子。

（以方测证，以药测证，天雄散方）它有龙骨，有天雄，同时有桂枝，但是这个药偏温，当然它不治热了，（应该）没有上面虚热的情况。遗精（若是）常常有夜间出汗烦躁的（情况），那你非加白薇不可，白薇是去烦热的，天雄散是用不得的；若没有那些热象，只是寒象，我想天雄散可用，我没用过。气上冲、小便不利、寒多的这种遗精可以用天雄散。

至于男子遗精，女子梦交，是一个问题。男子遗精也不会不做梦的。男女凡是有这种情况，都可以用这个药。

我认为这两段都讲的是治失精家，所以这个（天雄散）方子没有证，跟上边是一样的。遗精这个证候也很单纯，不是特别复杂，所以他就列个方子搁这儿，如果有些出入，在寒热加减上（你可以）在临床上自己去用，就没有错误。

男子平人，脉虚弱细微者，喜盗汗也。

脉既虚又弱又无力，弱就是津液虚，细就是血液也虚，弱与微都是津液不足，津液血液不足，就是我们现在说的气血俱虚。“男子平人”，没有别的病，而有这种脉（虚弱细微），这种脉有两种：一种是先天不足；没有先天不足的话，肯定“喜盗汗”。

因为盗汗伤人津液，脉要虚弱的，这都是做参考。比方说我们遇着一个病人，他脉很弱，就一定喜盗汗吗？也不一定。但是喜盗汗，即好盗汗，天天盗汗，盗汗能使得脉这样子。但是这样的脉，也不一定是盗汗，像前边说的“为无子”，他天生先天禀赋太弱，脉也是特弱。

人年五六十，其病脉大者，痹侠背行，若肠鸣，马刀侠瘿者，皆为劳得之。

这个书讲脉证太多，人到五六十岁，（身体健康）走回头路了，血气逐渐不足，脉不应该大。脉大，不是好现象，你再使劲按里头，大而无根，肯定是虚劳。底下讲的这些病，都是虚劳这一类的。

“痹侠背行”，这个“侠”字，通“挟”，和“挟”是一样的，古人是通用的，就是两个东西夹着。“痹”就是前面讲血痹的痹，麻痹不仁。哪个地方啊？就是脊背两溜，这也是个慢性疾病。

“若肠鸣”，“肠鸣”就是稀屎痨，肠鸣泻肚。

再不然他就得“马刀侠瘿”恶疮，“马刀”就是两腋下这个地方，“侠瘿”就是脖子两侧，就咱们说的瘰疬。这都是恶疮。

这一系列病也都属于虚劳一类的病，不是当时能好的。所以人到五六十岁，爱生恶疮。到年老的时候，不是光得这个病，达背（等病）都容易生的，所以他这也不是说空话。人到五六十岁，脉大而无根，就容易得这些病，那么后背两侧肌肉麻痹不仁，或者天天一早起来就拉稀，肠鸣泄泻，我们平时叫“稀屎痨”了，再不然，就是“马刀侠瘿”这类恶疮，这一系列的问题都属于劳（痨），也都是与这个脉相应的。

脉沉小迟，名脱气，其人疾行则喘喝，手足逆寒，腹满，甚则溏泄，食不消化也。

这条说的是中虚了。“脉沉小迟”，“沉”为在里，“小”就是细，“迟”就是血虚有寒，细者血虚，这种脉叫“脱气”，“脱气”指着什么说的呢？就是中气，咱们现在说的脾胃之气，主要是胃（气）。

“其人疾行则喘喝”，这喘喝本来是上焦的病，稍稍一走道就喘，我现在就有这种情况，我是老人了，八十多岁了，要是年轻人就是劳（痨）。我一急走就喘，刚才上楼到这坐着就喘了半天，闭不上嘴，“喘喝”，那么这是什么道理呢？中气不足，怎么影响这儿呢？古人是这么认识的，说“上焦受气于中焦”，这都是对的，不光是三焦，人的全身都是这样，胃气是生之本，一时它也坏不得，胃要是坏了，不能消化水谷，一切地方都不行，不光是上焦啊。所以上焦也全是中焦给气，这“气”指什么？就是水谷之气。如果中虚，就是胃虚，无以奉上，上焦也就没有气，所以行则喘喝。

那么胃气虚到极点了，水谷不达于四肢，所以“手足逆寒”。由外边往里冷，越外边越少嘛，越供给不上，所以逆冷、“逆寒”。

那么虚在哪儿呢？下边也讲了，“腹满，甚则溏泄，食不消化也”，“腹满”就是太阴病，“腹满而吐，食不下”，这是虚胀、虚满。再厉害，不光是虚满，溏泄，大便不成形，而且吃什么都不消化，因为这个关系，它才无气以奉上，所以行则喘喝，那么古人搁个“脱气”，可见张仲景这个书上重视胃，（后面马上）他要讲建中汤了，所以有这么一节。

胃气要是不足，就是中气要“脱气”，这地方讲得都还不错。所以我们治病，第一要紧的是你不能把人家胃给治坏了，胃治坏了，这个病不会好的。所以陈修园注《伤寒论》《金匮要略》，有句话提得很有见识，他讲“仲景这个药都讲以甘调之，（仲景）这个药大概都用甘药的机会多”，调什么？调胃。所以《伤寒论》最后“厥阴篇”之呕吐哕下利这几种病，把六经做个总结，那（厥、利、呕、哕）不是厥阴证，所以现在研究《伤寒论》，那厥阴病篇就是四小段，那是厥阴。以下就讲厥、利、呕、哕四种病，在《金匮玉函经》中有“辨厥利呕哕病形脉证并治篇第十”，它是第十篇。咱们现在把它们讲到伤寒（厥阴病）里了，把厥阴病讲得奇奇怪怪的，让人不能懂了，所以（仲景）他这个书挺不好读。

这地方讲得都很好，注重胃，注重胃是应该的。病人胃不好，他不会恢复的。我们治病，病没治好，把胃给治坏了，小病治成大病，大病非死不可，那是肯定的。所以肝硬化腹水给用甘遂剂，治一个死一个，你猛攻，胃治坏了，痛泻，那能好吗？好不了！所以他搁个“脱气”，很醒目的名词，就中气虚，不光脱中气，三焦之气全脱。

脉弦而大，弦则为减，大则为芤，减则为寒，芤则为虚，虚寒相搏，此名为革。妇人则半产漏下，男子则亡血失精。

“脉弦而大”的这个脉，“弦则为减”，怎么叫“弦则为减”？弦脉，我们拿手按，非常硬直，谓之“弦”，如弓弦之“弦”。可是一（重）按呢，里头没有，也是中空的意思，所以“弦则为减”，光外边绷直，这就对应小腹里急，就是“弦急”，那是寒了。所以底下说“减则为寒”，那就不是弦脉。

弦脉是有余的脉，所以少阳病脉弦，那是有热。弦脉是有余的脉，不是不足的脉。但是有外无内这种弦，外边按着像鼓皮，里面什么没有，那就是寒了，“弦则为减”不禁按。

“大则为芤”，大是挺大，就像按葱叶一样，跟“弦则为减”一样，也是中空。

底下解释了，弦脉之所以为减，那是为寒；大脉之所以芤，那是血不足，是虚。——这两个脉结合起来“虚寒相搏，其名为革”，这是革脉。革脉跟芤脉不一样，芤脉光浮大，（重）按着里也没有；革脉若轻按，挺硬，革嘛，皮革之革。所以弦与大而中空的脉搁一起，可知里头也没有，要有就不是了，这就是革脉。

这里讲脉讲得挺好，但是也不好理解。我这么讲，大概大家容易理解了。假设有这革脉，都主亡血失精。要在妇人的话，是半产漏下、大失血这类情况；在男子呢，或者是亡血，或者是失精。

虚劳里急，悸，衄，腹中痛，梦失精，四肢酸疼，手足烦热，咽干口燥，小建中汤主之。

小建中汤方

桂枝三两（去皮） **甘草**三两（炙） **大枣**十二枚 **芍药**六两 **生姜**二两 **胶饴**一升

上六味，以水七升，煮取三升，去滓，纳胶饴，更上微火消解，温服一升，日三服。

“虚劳里急”，就是虚劳病，而有里急，“里急”就是我们方才讲的“少腹里急”，就是小肚子这两条肉拘急。

“悸”，心跳，小建中汤主要是血虚，津液虚、血虚，血不足以养心，心就跳得厉害。

“衄”，鼻子出血。

“腹中痛”跟“里急”是一致的，“里急”小腹腹肌拘挛，肚子要疼的，疼是里有寒。

“梦失精”这都是虚劳的情况。

“四肢酸疼”这是桂枝汤证。桂枝汤治身疼痛啊！

“手足烦热”这个烦热也是虚烦，这是虚热，不是实热。

“咽干口燥”，津液虚，当然也有热象，是虚热。

小建中汤主之。后世医家遇到这个情形不敢用，其实是大错特错！津液虚，要是不健胃可不行。当然也有例外，比方说大热，口干舌燥，那个津液虚，你祛热就好了，那是白虎汤证，热结于里，是实热的津液虚，祛热，津液就存在了，（病）就好了，所以白虎汤、白虎加人参汤，渴得厉害，加人参就可以了。真正虚，什么虚？中虚、胃虚，胃虚不能化水谷，这种津液虚要是用石膏不要他命了嘛，这个地方非分清楚不可！不是说桂枝汤（口误，当为小建中汤）就治口干咽燥，那非把人治死不可。但这种情况下（胃虚而津虚）的咽干口燥，你非用它不可，你要用白虎汤就把人药死了。

后世笼统辨证这个法子糟透了，那就是害人。啊呀，津液虚，得滋阴、补肾，那不瞎闹嘛，怎么滋阴、补肾？不对啊！小建中汤是不是治这个病？它确实能治，这个我有经验，这个方子我常用。我曾治一个肠结核病人，他高烧 40℃，可是一系列的小建中汤证，我给他吃了，烧就退了，这非常好使。他这个是虚热。古人不管体温，不查体温的，证候的确是这个证候，尤其里急腹中痛，这是小建中汤的一个重要症候。那么热象你别怕，他津液虚，总是中气不好，即胃气不好，尽管放心用这个方子，没错的。尤其是身体疼痛，自汗出，有表证。

所以它还是以桂枝汤为基础，加芍药、饴糖，加芍药治腹挛急，腹急、挛急，也治肚子疼。饴糖是大温性药，咱们用饴糖，分量得用好，古人的一升，相当于现在一茶杯，你看咱们现在吃药，古人说服一升，吃药多少，那么饴糖就得搁多少，少了就没用了，所以与分量都有关系。（有人说）他用有效，我用没效，为什么呢？你用没效，自然有没效的道理。

这个地方很要紧，所以在临床上，方剂的适应证是很要紧的，要搞清楚，你别片面看问题，片面看问题就错了，得整个看。这个方子很好！

虚劳里急，诸不足，黄芪建中汤主之。于小建中汤加黄芪一两半，余依上法。气短胸满者，加生姜。腹满者去大枣，加茯苓一两半。及疗肺虚损不足，补气加半夏三两。

这里说的“诸不足”，不只“里”有小建中汤证，“表”也特别虚，比如恶风特别厉害，有黄芪证，可以加黄芪。黄芪建中汤补虚的力量要比小建中汤还有力，但是得有黄芪证，没有黄芪证，用不着的。

我们临床上常遇到里急腹痛的这种病，很多，尤其胃溃疡这类的病多得很，那你放胆用，没错的。但你别把实热当虚热，那就错了。这里说“里急，诸不足”，其实“里急”也有腹中痛。另外再有一种黄芪证，可以加黄芪，没有（黄芪证），不必加。

底下方后的话，有些是对的，也有不对的，“于小建中汤内加黄芪一两半，余依上法”这是对的。

“气短胸满者，加生姜”，胸满加生姜还可以。

“腹满者去大枣，加茯苓一两半”，这就是瞎扯了，茯苓并不治腹满，若有小便不利可以加。所以这个书上加减方药，我都不要，有些地方是错误的。

底下更糟了，“及疗肺虚损不足，补气加半夏三两”，半夏也不是补气呀，是下气的。你要说建中汤补气那就坏了，尤其是黄芪建中汤，如像肺病，无论是肺结核也好、喘病也好，那都不是肺气虚，你要加上这些，准坏，这很清楚啊！

所以黄芪是实表、固表的，表虚才用黄芪。大家都知道，麻黄治喘，西医现在也用麻黄素。为什么呢？他患了外感，表气闭塞，人体排泄废物，不仅仅是从尿和呼吸排出，它也从汗腺排出一大部分。表气闭塞了，应该从表排出的都担负到肺上了，肺就受不了了，就喘，所以拿麻黄，还要解表嘛！（假如）你还搁黄芪补？一补一个坏！后世的医书把有些药物这么弄，说黄芪是补气的，人们就知道了，气虚就加黄芪，这就坏了！不是这样的啊！所以这个地方（指方后加减用药）都要不得，这是后人搞的，都不是原来的东西。黄芪的应用，你得知道，真正的表虚非它不可，不然的话，有害无益。尤其肺病，若加黄芪，那不是找死吗？肺结核，也都不行，表不能再闭塞了，再给肺上找担负，那还行呢？

虚劳腰痛，少腹拘急，小便不利者，八味肾气丸主之。

肾气丸方

干地黄八两　**山药**　**山茱萸**各四两　**泽泻**　**丹皮**　**茯苓**各三两　**桂枝**　**附子**（炮）各一两

上八味末之，炼蜜和丸梧桐子大，酒下十五丸，加至二十丸，日再服。

今天这章讲的几个方子都很好，我们也常用肾气丸治腰痛，它不是凡腰痛都治。小腹拘急或小腹不仁，都属于下焦。肾气丸，名字很好，它是治下焦虚寒。没有少腹拘急、小便不利，你用肾气丸治腰痛，怎么能治？若真正有这种情况，或者是少腹拘急，或者是小腹不仁，而又小便不利，这种腰痛，吃肾气丸，准好！没有这些特定症状，人家腰痛，你就给人家吃肾气丸，说什么肾虚、补肾，这从哪儿看的？人家一说腰痛就肾虚，这不对！总而言之，（原因）就是不想辨证，嘴里念叨辨证施治，可就是不辨证。辨证到终点，准得辨到方证上。这个书（《金匮要略》）就这样，人家也没说是腰痛就吃这个药，你非得（有肾气丸的脉证），吃肾气丸才好。所以我们在临床上，你非得把这个掌握不可，不然的话不会治病。八味肾气丸咱们都知道了，常用。现在（有人）用六味地黄丸治腰痛，那更是瞎扯了。

虚劳诸不足，风气百疾，薯蓣丸主之。

薯蓣丸方

薯蓣三十分　**当归**　**桂枝**　**曲**　**干地黄**　**豆黄卷**各十分　**甘草**二十八分　**人参**七分　**芎䓖**　**芍药**　**白术**　**麦门冬**　**杏仁**各六分　**柴胡**　**桔梗**　**茯苓**各五分　**阿胶**七分　**干姜**三分　**白蔹**二分　**防风**六分　**大枣**百枚为膏

上二十一味，末之，炼蜜和丸，如弹子大，空腹酒服一丸，一百丸为剂。

这个方子应用的机会不太多，虚劳的人，因为体弱，容易遭受外感，所以“风气百疾”，就是时有寒热，用这个方子主治。

这个方子用薯蓣，就是山药，是一味健胃的药，甜药。方子里面健中健胃的药很多，人参、白术、干姜、甘草，不就是理中汤嘛。理中汤又加上薯蓣。胃喜燥不喜湿，加上利水的药，这也是健胃的办法，所以在理中汤的基础上，主用薯蓣，更健胃、健中；加茯苓，这一系列的都是健胃。另外呢，滋阴补血药，像地黄、川芎、芍药、麦门冬、阿胶、当归，滋阴补血。

滋阴补血、理中健胃，这就是他所说的治“虚劳诸不足”，那么再有呢？就是治寒热的一些药，如曲、豆黄卷、柴胡、桔梗、杏仁这一系列药。这就是治时而寒热。

本方用的机会不太多，不像上边的那几个方子，做个参考吧。这方子就是理中健胃，滋阴养血补血，加点解热祛寒热的药物，这方义挺好明白的。

虚劳虚烦不得眠，酸枣仁汤主之。

酸枣仁汤方

酸枣仁二升　**甘草**一两　**知母**二两　**茯苓**二两　**芎䓖**二两

上五味，以水八升，煮酸枣仁，得六升，内诸药，煮取三升，分温三服。

这个方剂咱们常用，可是真得虚呀，这个虚烦不得眠，与栀子豉汤不一样。栀子豉汤是真热，（栀子豉汤）那个虚，是冲着阳明病说的，阳明病是内热，实热呀。（栀子豉汤）它是不实的那么一种热，与（酸枣仁汤）这个虚不同，（酸枣仁汤）这个是真虚，所以列到虚劳篇来讲。咱们用酸枣汤要注意，真正是虚，因虚而烦躁，睡不着觉，用这个方子好使。可不是说凡睡不着觉都用它，这是不行的！真虚，你大量用酸枣仁，加点血分药，重用点茯苓好使的。不虚就不行！

相反的，栀子豉汤证，用（酸枣仁汤）这个就不行，那反倒坏了。

胃有停水，影响睡觉，利水搁点安神的药龙牡之类的，他就能睡着。吃（酸枣仁汤）这个药也不行，他不是真虚。

真正的虚，虚就发烦，心悸，那你吃（酸枣仁汤）这个药准行。所以我们在临床上，失眠的人也很多，（不辨证）乱用就不行了。酸枣仁汤，真正要是虚，影响到睡眠，无论是嗜睡还是失眠都好使，不论（酸枣仁）生熟；不是由虚而来的，（用酸枣仁汤）都不好使。咱们说生枣仁治嗜睡，炒枣仁治失眠，这也不对头。真正由于虚、虚劳影响到睡眠，无论是睡不着，还是爱睡，用（酸枣仁汤）这个方子都好使。

五劳虚极羸瘦，腹满不能饮食，食伤、忧伤、饮伤、房室伤、饥伤、劳伤、经络营卫气伤，内有干血，肌肤甲错，两目黯黑。缓中补虚，大黄䗪虫丸主之。

大黄䗪虫丸方

大黄十分（蒸） **黄芩**二两 **甘草**三两 **桃仁**一升 **杏仁**一升 **芍药**四两 **干地黄**十两 **干漆**一两 **虻虫**一升 **水蛭**百枚 **蛴螬**一升 **䗪虫**半升

上十二味，末之，炼蜜和丸小豆大，酒饮服五丸，日三服。

五劳虚极之病，底下有证候：羸瘦，腹满不能饮食。羸瘦，瘦得厉害；可是肚子满，这个满就是中虚，不能吃东西，不能饮食。这种情况就是这一段要讲的五劳虚极之证。

怎么得的呢？原因不一，“食伤、忧伤、饮伤、房室伤、饥伤、劳伤”等，食伤、饮伤，吃东西不检点，饮食无节；忧伤，多忧善愁的人，都足以伤啊；房室伤，即男女不节制；劳碌“饥伤”，饱一顿，饿一顿；劳伤，过劳。

这统统都可以是五劳虚极之症，这几种伤的结果，“经络营卫气伤”，结果没有不影响到营卫之气的，营卫之气哪来的呢？在经络。古人视大血管为经，小血管即为络。营卫在哪儿呢？在血管里头血液的作用叫作“营”，在血管外的作用即气的作用叫作“卫”，那么最终这种伤损都能使营卫之气伤，由营卫及气血，最后伤及经络而形成干血，就是积久的瘀血。

干血有它的证候，“肌肤甲错，两目黯黑”，这就是干血之候，这很准确，肌肤甲错，就像鱼鳞似的。“两目黯黑”，黑眼窝子，眼睛也无光泽。

大黄䗪虫丸有“缓中补虚”之效，怎么提了“缓中补虚”？从方名来看有大黄、䗪虫，应该是攻的药，怎么缓中补虚呢？你看方剂就明白了。这个方子很好，也很常用。这个方子是大力祛瘀啊，既合水蛭、虻虫、蛴螬、䗪虫，诸虫祛瘀都相当有力量，又配伍干漆、桃仁，这两个药也是祛瘀有力量。

大黄药量用得不重，而且又蒸，它的攻破的力量就差了。桃核承气汤虽然没有搁虫类祛瘀药，但是往下攻破有力量啊，大黄、芒硝一起用，桃核承气汤是调胃承气汤加桂枝、桃仁。大黄䗪虫丸（则相对而言）攻下的力量小，“大黄十分”，十分，拿古人的分量折算就是二两半，你看方中生地用多少，十两，而大黄是二两半，那分量差多了，而且大黄又蒸了，大黄要是九蒸九晒，它不泻肚子。大黄䗪虫丸做药的时候，按照古法它不会泻；不按照古法，才有可能泻啊。

本方“缓中补虚”主要在地黄、芍药这两个药上，大量用干地黄，干地黄这个药也有祛瘀作用，你要知道，同时有强壮滋补（作用），治干血嘛，它是干血，干地黄起强壮滋阴的作用，它补虚，与芍药合用更有这个作用。

另外，用丸药，丸药最缓了，每回吃得很少，小豆大的丸子，每回才吃五丸。我们现在的大黄䗪虫丸，丸子大，大到一钱，我就让他一天吃一丸。这个药做蜜丸，蜜也是补中的药，大量生地、芍药配合蜜，所以这个药是攻之中有补，所以叫“缓中补虚”。配药的时候，要是搁些生大黄面子，那就不行了（是错误的配制），肯定要泻肚子，虽然（生大黄）少，也要泻。

这个药很好，要是有“肌肤甲错，两目黯黑”这些症状，用之最好。要不然的话，现在一般用来治顽固性瘀血，治肝病最常遇见了，像脾功能亢进有瘀血的话，暴攻是不行的，用这药挺好使。我曾治一个（病例），在“文革”以前吧，一个年轻人得了肝炎，怎么治也不好，后来有一天我问他了，身上还有哪儿不好，他说每天身上都要掉一层皮，我让他挽起裤子，一看像蛇皮，就是肌肤甲错，后来，我说你别吃汤药了，就吃大黄䗪虫丸这个丸药，那后来是一天比一天好。所以古人对药物有种特殊证候（才能方证相应），这个方子治干血，就是积久的瘀血。凡劳（痨）病，都不是一天造成的，它都是积年累月积累的这个病，不是一时能够去掉的，用缓治的法子，这个方子还是很好的。

今天讲的方子都是极有用的方子。底下都是附方了，林亿当时校对《金匮要略》，也到处翻阅，像《千金要方》《外台秘要》《肘后备急方》都要翻阅，见有治虚劳的，都拿来放这儿了。头一个就是炙甘草汤。

《千金翼》炙甘草汤一云复脉汤　**治虚劳不足，汗出而闷，脉结悸，行动如常，不出百日，危急者十一日死。**

甘草四两（炙）　**桂枝**　**生姜**各三两　**麦门冬**半升　**麻仁**半升　**人参**　**阿胶**各二两　**大枣**三十枚　**生地黄**一斤

上九味，以酒七升，水八升，先煮八味，取三升，去滓，纳胶消尽，温服一升，日三服。

这个方子我们在《伤寒论》上讲过。这里说“治虚劳不足，汗出而闷，脉结悸”，“脉结”就是跳跳停停，“悸”就是心悸。这个病指的肺结核。“汗出而闷”，肺结核末期也有这样的。脉结、心跳、汗出、烦闷，这是虚热证候，虽然“行动如常”，但是“不出百日”，就是说，这个病人要到这么样个情形，则“不出百日”非死不可。

“危急者”呢，不像上边这么安定，而是像骨瘦如柴，呼吸短得很，脉数（等类症状），不出十一日就要死。（上述日期）这都是要略之辞。

这样的病（肺结核），也只能吃这个药。这个药（炙甘草汤）我也常用，治肺结核虽然有一定的作用，但真正到他说的这个情形（虚劳不足，汗出而闷，脉结悸），也治不好。

（炙甘草汤）它有效是真有效，在临床遇见这个病（肺结核），你们可以给患者用一用，那真有效，但是救不了命，病人最终还是容易死。

炙甘草汤用大量生地、麦冬这种滋阴养液的药，对肺结核都是有好处的。像麦门冬汤、竹叶石膏汤在临床上都常用的。但是这都是在（肺结核）末期的时候有效，但最终还是治不好，所以说肺结核到末期的确不好治。那么在肺结核开始的时候，（炙甘草汤）这个方子用不得，不能吃补药！要根据（肺结核）这个病有什么证候用什么药，这是对的。《千金》也容易犯这个毛病。这个药在这个时候用有效，是肯定的，他这就是指这一时之效说的。

《肘后》獭肝散　治冷劳，又主鬼疰一门相染。

獭肝一具，炙干末之，水服方寸匕，日三服。

《肘后》也是一本书了，这本书中有个獭肝散，“治冷劳”，“冷劳”什么样子，咱们不知道；“又主鬼疰，一门相染”，“鬼疰”是古人的一种看法了，“一门相染”就是传染病了，从这个看像肺结核，但肺结核不能说“冷劳”，它不是“冷劳”。

这个方子我没用过，我见一老先生使过，是北京很出名的一个老大夫，已经去世了。见他用獭肝丸配的丸药，给肺结核病人吃了，没有一个好的，我看他用不行，我也没试验。这个古人说的“冷劳”不像肺结核，但是“一门相染”像是肺结核，所以这个搁到这里值得怀疑，有人实验用此方治肺结核，结果不行！

这都是附方，都是林亿他们找的，在《千金》《肘后》等书上找的。

肺痿肺痈咳嗽上气病脉证治第七

问曰：热在上焦者，因咳为肺痿。肺痿之病何从得之？师曰：或从汗出，或从呕吐，或从消渴，小便利数，或从便难，又被快药下利，重亡津液，故得之。

这是一节，他是故作问答，以说明肺痿得的原因。开始就说了，热在上焦者，上焦就指心肺都在上焦。上焦有热，肺受热而咳，这就叫作肺痿，肺痿主要（原因）还是热，因热而咳这一类的肺病，叫作肺痿。

“肺痿之病从何得之”，这是提一个问题，这种上焦有热所致肺痿之病是怎么得的呢？底下就是解释，“师曰：或从汗出……”底下这几项啊，都说的是丧津液。出汗最伤人的津液了，出得少没关系，要是大出汗，或者是发汗太过，都使得阴液有所亡失。

“或从呕吐”，呕吐也分两种，一种自己的呕吐，一种是用医药致的呕吐，这种呕吐也丧人津液。

“或从消渴，小便利数”，或者由于得了这么一种病，就是小便频，咱们说消渴属于“三多”了，小便特别频数，这类的消渴病，也丧失体液。

津液丧失多了，人津液亏损，伤津液就是伤阴分了，阴虚生热嘛，再生出热来，就可以得肺痿，他是这个意思。

“或从便难，又被快药下利”，这个大便难就是指的阳明病这一类的了，阳明病应该吃泻药，但是不要太过呀，用一种快药下利，这种快药大概都指着巴豆剂的时候多，巴豆剂猛剧得很，也都属于亡失体液。

亡失津液太多了，就容易得这个病，上焦有热而咳的肺痿。这是头一段，也是概要。肺痿总而言之，是一个上焦有热，同时他痿嘛。这个痿呀，古人这个名字起得挺有意思，枯萎，怎么枯萎，津液得虚，拿着现在我们临床上术语说就是虚热。虚，津液虚；热，是真有热，那么这就是构成肺痿的主要原因。曰：寸口脉数，其人咳，口中反有浊唾涎沫者何？师曰：为肺痿之病。

这又是一节。"曰"还是问曰，他又提一个问题。他又问了，说寸口脉数，这个寸口脉就是对寸关尺而言，不是光说这个寸，那么古人管这个桡骨动脉叫寸口脉。说"寸口脉数，其人咳"，脉数为有热了，热伤肺，人才咳。

那么这个热呢，很奇怪，"口中反有浊唾涎沫者何"，一般有热，口都干啊，是没有浊唾涎沫的。那么这么一种病，他就问这怎么回事？这个人啊，脉是数的，是有热的，他有些咳嗽，要是说有热呢，不应该吐浊唾涎沫。那么这个人咳嗽，反而吐浊唾涎沫者，这是怎么个道理？是什么病？

"师曰：为肺痿之病"，答复说，你问的这个呀，正是肺痿之病。肺痿之病，我们拿现在的病名来说明的话就是肺结核。他这个肺的功能没有了，是组织它都要接受津液的，不只是肺。我们说上焦受气于中焦，中焦还是胃呀，胃生出津液来。咱们中医是说脾给运输了，说脾运输津液到上焦，其实不是这个事，这是古人的看法啊。我们讲古人的书还根据古人这套，把这个经文弄明白。那么这个津液上来了，肺的功能好，它要吸收有用的，排除无用的，咱们中医说这就是津气四布。那么肺有病了，它这个功能没有了。津液来了，为肺的这个热所熏烧，就变成浊唾涎沫了，就变成这个东西了，这纯粹是肺有病的一种反应。他说有热是有热，他也口舌干，后头有的，但是他有浊唾涎沫。所以有浊唾涎沫，正是我说的这个肺痿的病，有这么一种情况。

这是第二节，第二节说的是肺痿病，我们就肺痿病的认识，第一个有热，第二个咳，吐涎沫。头一个（第一节）他不说吗？热在上焦，咳才为肺痿，咳这是一个要紧的症候。那么这一段说明不但咳有，还要是吐浊唾涎沫。浊唾涎沫这个东西黏得很，大概肺结核的病人咱们都看过，痰吐得非常多，黏，特别黏，所以他搁个浊，浊唾涎沫。

底下又说一个与肺痿相似而实不同的这么一种病，就叫肺痈，这是咱们这个题目，肺痿肺痈，他把肺痿提完了，就提出肺痈来了。

若口中辟辟燥，咳即胸中隐隐痛，脉反滑数，此为肺痈，咳唾脓血。

脉数虚者为肺痿，数实者为肺痈。

肺痿、肺痈这两个病，有些区分，肺痈也咳，但是这个病实，属实证。中医辨证讲虚实，肺痿是个虚证，肺痈是个实证。

所以如果口中辟辟燥，辟辟燥就是干得厉害，古人《大学》为“辟庸”嘛，干什么呢？要是明理嘛。辟辟燥与隐隐痛是个对待的关系，就是燥非常明显。痛呢，隐隐痛，不是那么剧烈的痛。

如果口中辟辟燥，口中里头干燥得厉害，就说明是热也是盛啊。咳，可是咳即胸里头隐隐痛。那么这个病不像肺痿，肺痿脉虽然数，但它是数而微。脉反滑数，也像肺痿病，但是不是脉数而微，是反滑数，这种病不是肺痿了，此为肺痈。

“咳唾脓血”啊，开始的时候不一定有脓血了，那么到病整个形成了，要唾脓唾血的。这是肺痈，与肺痿是不同了。

“脉数虚者为肺痿”，肺痿、肺痈这两个病在脉上有一个明显的辨别，脉数是数，但是虚，这个虚概括了很多，脉数而弱、脉数而微，都属于虚，虚就是不足了。虚脉按之无力，脉跳得无力则谓之虚。脉虽然数，但是虚，这是肺痿的脉应。

脉实者，脉不但数，数之中而实，脉按着有力。滑也是有力的一种。我们上边说过滑数，滑就是实脉，是太过的脉。不只是滑，脉大、脉紧都算是有力的脉。脉实者这是肺痈。这是从脉上来分辨肺痿、肺痈这两个病。这都是原则上的东西。

开始讲肺痿就是津液虚而有热，那么同时咳唾涎沫，把肺痿大概的情形交代清楚了。与这个类似，也咳，但不咳唾涎沫，口中辟辟燥，一咳嗽反而隐隐痛，那么咳唾脓血这类一系列的情况是肺痈。那么这两个病有实有虚，都有热，一个是数而虚者，一个数而实者，这就说明这两个病。

问曰：病咳逆，脉之，何以知此为肺痈？当有痈脓，吐之则死，其脉何类？

肺痈也是咳逆，那么这种咳逆，你要是诊之，“脉之”就是诊之，就是咱们现在说的诊察的时候。你诊察他，你怎么知道是肺痈？

第一个问题，肺痈有脓，怎么知道它有痈脓，为什么一吐脓了就要死，脉究竟是怎么样的脉？提这么几个问题。

师曰：寸口脉微而数，微则为风，数则为热；微则汗出，数则恶寒。

这是一小节，他就答了，先就脉上来说。“寸口脉”，指的整个桡骨动脉说的，不是单指的寸脉。“寸口脉微而数”，既微且数，“微”是又细，跳得又无力。脉的形，也小，跳得也无力，这叫微。脉微，咱们前头也讲很多了，在《伤寒论》，这都是津虚，津液虚，亡津液。脉微者，亡津液嘛，这是个虚脉。脉数，还是热了。诊寸口脉是微而数，底下就分析这个脉了。

他说“微则为风”，后边又说一个“微则汗出”，研究过《伤寒论》的人都明白了，本来是太阳中风，脉浮而缓，缓就是弱，或者脉浮弱，这是太阳中风的脉。如果汗出，津液丧失太多了，脉就是由缓弱而变成微。所以他说“微则为风”，这就是由于太阳中风丧失津液太多了，所以紧接着他就说“微则汗出”。

那么太阳中风，脉并不是微啊，只是缓弱而已，到不了微的程度上。之所以会这样子，就是由于汗出多了，所以这个“微”也正是亡津液、汗出多（的缘故）。那么怎么来的汗出多啊？是由于太阳中风，太阳中风自汗出嘛，所以脉才缓。那么汗出多了，脉就微了。所以底下解释啊，“微则为风”，就是中风了，就是太阳中风的脉了，怎么由缓弱变成微了呢？就是微则汗出，由于汗出太多的关系。他讲肺痿就是得津液虚，主要在这一点。

“数则为热”，后边又跟着一个“数则恶寒”，总而言之讲太阳中风表证，数是个热，表热病嘛，无论太阳伤寒、无论太阳中风都是表有热了，普通的感冒都是，所以咱们用发汗解表去热嘛。数就是有热了，那为什么他又说“数则恶寒”呢？表证这个热，非恶寒不可，所以说恶寒者表未解也，这是自然的现象，我讲太阳病的时候讲过了。体表的体温骤然间高，与外边差距就加大了，你看咱们一般人体温与外界（平衡），习惯上不恶风。如果体表的体温特别高了，与外边的差距加大了，就感觉到外边风之刺激或者寒之刺激。所以表证的时候，都是体表的温度特别高的时候，没有不恶寒的，所以他说“数则为热，数则也恶寒”。他这两句话全是解释寸口脉微而数，他解释这个脉，这是外受风寒的这么一种关系。

风中于卫，呼而不入；热过于营，吸而不出。

"风中于卫"，风邪开始袭人，侵袭到人体，它不能进到脉里头去，只是在脉外。营在脉中，卫在脉外啊，所以都是卫先受病的。所以他搁个"风中于卫"啊，但是这都有语病，再搞到后世"风伤卫，寒伤营"，其实这是有问题的，咱们有时间再讨论。总而言之，人被风寒，就是得了表证了。

太阳病表不解的时候，表不解，表气就闭塞了。表气闭塞，气就往上壅。咱们一得感冒，尤其咱们常遇着这种喘啊，那么吃麻黄是同一个道理。我们体表排出废物，你看人得天天沐浴，衣裳到时候也是要脏，那个脏是什么东西呢，就是你排出的废物。废物往外，气息也旁出，那么无论中风也好、伤寒也好，你体表闭塞，里外不通达了，不通达了应该从外边排泄的废物，以至于气息它都往上来，壅逆往上，就是咱们后头讲的"上气"，咳逆上气。这个气是有上而无下，那变成什么了呢？就是"呼而不入"，就是下边呼气不入。气往上来，只能够呼气，吸气就困难了。所以它搁个"呼气不入"，这只是外受风寒，指这个表邪说的。

"热过于营，吸而不出"，热过于营，热伤了血脉了，伤及血脉，就要结为痈脓，肺痈后头有解释。热才伤血脉，外面的风末之邪不会伤血脉。那么，热内入了，伤及血脉了，肺已经有痈肿的情况了。

"吸而不出"，肺已有痈肿，那么肺能张不能合了，它就这么张着，我们人一吸气肺就张，一呼气肺就合上。那么里头有痈肿了，它光能张，不能合，所以"入而不出"，吸气还能，呼气就不能了。所以这两句话很不好懂啊，古人尽在文字上（做文章），让你不太好懂。下边就解释这两句话。

风伤皮毛，热伤血脉。

所以然的道理，风只是伤皮毛，皮毛闭塞。皮毛闭塞，表气不通了，气都担负到肺上了，往上跑。所以气上而不下，只呼而不能入，就是吸气困难啊。临床上咱们常遇着这种病，都是吸气困难，喘这个病都是吸气困难。

那么肺痈呢，指热伤了血脉以后，肺肿了。热伤血脉，在这里解释上文了，为什么热过于营、吸而不出呢？它就是伤了血脉，伤了血脉结为痈肿，肺能开不能合，呼吸啊，肺一吸气它开，一出气它合。它不能合了，你光能吸不能呼，出不来。

所以这两句话很不好讲，一般的书弄得乱七八糟的。

所以他说“热过于营，吸而不出”，道理就是底下这两句话，由于“风伤皮毛，热伤血脉”的关系，影响血脉，肺的本质上有痈肿了，他这儿讲的肺痈了。

风舍于肺，其人则咳。

风伤皮毛啊，古人认为肺合皮毛，皮毛与肺是相合的，皮毛属于肺。那么虽然是风伤皮毛，但是它内舍于肺。那么要是用咱们现在的话说呢，就是外感要涉及肺，一定要咳的。为什么涉及肺呢？就是方才我说的那个道理，表气一闭塞，本应该从表气排出的废物，都担负到肺上了，肺受不了了，所以表越实，咳喘越厉害。中风（表虚，则咳喘反）倒不厉害啊。你看《伤寒论》上，太阳中风没有喘，太阳伤寒必喘，所以麻黄汤证无汗而喘，越这个（表闭）不通，整个担负到肺上了。现象（内、外）是一致的，外边受风寒，就要喘，他就说“风伤皮毛，内舍于肺”，这是古人根据现象这么解释。

那么实质呢，不是风跑到肺上了，不是这么个事。所以现在我们研究古人的东西，我们必须搞清楚它的规律。古人有古人的说法，我们也要把它解释解释，但是，是不是这个问题（古人的说法），我看不一定。如我们受了外感，喘，那古人能看到什么呢？这个风虽然在皮毛，皮毛又合于肺，风就在肺上安家落户了，哪是那个事呢？在现象是有这个情形，这是规律，但是我们现在解释呢，应该更进一步合乎生理，我认为是这样的。

“风中于卫”，就是中于表，影响人咳嗽，就是气不得外达而往上来，担负到哪儿？担负到肺上来。尤其我们人对液体废物的排泄，不外乎这几个路道，一个小便排泄，一个汗腺排泄，一个就是呼气。我们一天呼气排出的水分挺多，方才说的那个“口吐浊唾涎沫”也是这个道理。肺的正常机能是排出水分，你看冷天往玻璃上一哈就知道了，你要哈气就冒水珠。我们平时也是（正常排出水分），有病就不行了，它变成痰了，黏痰，这是肺有病了。

说是“风舍于肺”，在古人是这么一种看法，其实是表不解，影响到肺上，影响肺上可不是有风的问题，古人这么看，那也没有办法，张仲景时代离现在近两千来年，一千七八百年，那个时候科学水平没有（现在这么发达），全世界那阵儿也没有那么高的科学水平，古人在现象上掌握了这种规律，这是事实。所以呢，当然是科学没有发展到那个地步，他解释不出来。涉及肺上了，人一定是咳的，就是表不解，上气就影响到咳。

口干喘满，咽燥不渴，时唾浊沫。

“口干喘满”，肺有热，上焦有热，有热口就干。咳逆上气厉害了就喘，由喘而变满，喘得厉害，胸就会觉得满，这是胸的内压扩大了。

“咽燥不渴”，虽然口干咽燥，这都是肺热熏蒸之象，但是胃里头没有热，热不在胃，就不渴。那么胃有热，必渴，所以白虎汤证的渴还是（因为）里有热、胃有热。

“时唾浊沫”，这个时候水遇到热，它就变成浊唾涎沫了，这就是肺痿之形成。

这一段就说明由外感可以得肺痿，也可以得肺痈，底下就是了。

时时振寒，热之所过，血为之凝滞，蓄结痈脓，吐如米粥，始萌可救，脓成则死。

这个“时时振寒”后头有解释，脓要是将成的时候振寒，这是脓成、化脓的时候有这么种情况。

“热之所过”，就是咱们前头所说的热过于营，不是在表了，已经进到血脉了，热伤血脉嘛，血由于热为之凝滞，凝聚不通，不通为滞，蓄结久了要变质，就要结为痈脓，吐出来的东西就像米粥似的。

“始萌可救”，不整个化脓还不要紧，所以“始萌”，一开始是可以救的。要是整个的化脓成熟，非死不可，古人是这么看的。

肺痈这个病，我们现在按着《内科学》上的观察，总而言之主要就是肺脓肿，这个病也是常见的，我们在临床上也看到过。肺脓肿、腐败性的气管发炎等，腐败性的它也化脓，大多数是属于肺脓肿这一类的。在开始的时候，见点脓，它没成熟，用排脓的法子是可以治的。以前我有个同事，姓王，我给他治了，他就是得了肺脓肿了，就吃排脓药嘛，后头有苇茎汤，这个药挺好使。古人说这“脓成”啊，不是将化脓，将化脓不算整个脓成，脓已成就是整个变成脓了，那溃烂得不得了了，那个时候是难治了。

这一节，你们要好好看一看，有几句话很不好明白。头一个“风中于卫，呼气不入”，这句话就是说，在风伤皮毛这个时候，表气闭塞，气不得旁通，它往上逆。这病名起得非常好，“肺痿肺痈咳逆上气”中的“上气”两个字，气是能上不能下，能上，只能呼不能吸啊，所以他搁个“呼气不入”。

第二，它入里啊，如果热伤到血脉了，就痈肿了，肺的本质要发生病了，它一肿就光张不能合，能张而不能合，光能够吸入但不能呼出。肺一张就吸气，肺一合就呼气，肺的张合是配合人的呼吸嘛！

这两句话很不好解释，旁的没有什么。这一段主要说明什么呢？属于伤风不醒变成痨啊，肺痿、肺痈病由于外感得的也都不少，这段就说明这个问题。

那么如果只是风寒在表，这就是“咳逆上气”这套治法了，后头有的是，小青龙汤、厚朴麻黄汤、射干麻黄汤都是的，咱们说是“外邪内饮”这类的，内里都有水饮，那都是咳逆上气。假如热久不去，热过于营了，已经伤及血脉了，得肺痈。这段主要的精神在这里。

底下要讲具体治疗了，什么病都有，同时也要讲咳逆上气了。

上气，面浮肿，肩息，其脉浮大不治，又加利，尤甚。

这是一段。“上气”就是我们说的“风伤皮毛”，风伤皮毛，表气不得外达了，气往上来，上气都喘呐，这个喘全是呼易吸难，就是吸气困难。那么这种病呢，“面浮肿”，同时有水气，有水气就是里头也有水饮。这种病大概都是外感外邪、内里头有蓄饮，咱们后头讲“水气篇”就会讲了，风气相激嘛。水不是外边来的，这个人根本就是里头有停水，又遭风寒，常常发生痰喘、哮喘。这里讲的就是这个啊。面浮肿，水气已经外现了，脸已经浮肿了。

“肩息”，这是虚到家了，什么叫作肩息呢？息，一呼一吸谓之一息。呼吸得用肩，摇肩，表示吸气相当困难，吸摇肩嘛，拿咱们的话说就是喘得厉害，摇肩，一肩一吸，古人这个炼字千锤百炼，所以它这个书不好读，一

"肩息"，这是虚之极了，这种喘也够重了。

"其脉浮大"，浮大就是邪盛了。不光肺里头有毛病如此，我们在临床上治慢性病，慢性病没有不虚的，慢性病如果脉浮大、滑数，都不好。所以别怕这个脉虚，那不要紧，病久人虚脉也虚，这是正常的。人虚到这个份儿上了，而脉反浮大邪盛，就是正虚邪盛，这个病就不好治的，所以说"不治"。这在古人是怎么看呢？就是人的正不胜邪了，不能胜邪了，（人）就不行了，所以咱们治病总是要扶正祛邪。邪太盛了，你扶正都不好扶，你一扶正邪更凶，祛邪病人受不了，人虚到家了。所以凡是虚弱的病而反脉浮大，这不是好现象，"不治"。

"又加利，尤甚"，如果同时这个人再下利，那更坏了。再下利更虚了，谓之重虚啊，那可以说非死不可了。尤其这个哮喘，如果那么个虚的样子，又下利，（则）胃也败了、胃坏了，胃是一个后天之本嘛。所谓重虚，脉再浮大，那怎么治啊？没法治了，"尤甚"，那更厉害了。

这都是原则的事，在临床上这东西很有用。新得的感冒脉浮大怕什么？解表药里头加点祛热的就行了。我们遇到久病，不是新得的感冒，也就是说慢性病，慢性病脉反而浮大，这就是正不胜邪呀，这种病要多加小心，咱不能说准死，总而言之这个病是个麻烦。假设他更有其他的虚，尤其中气虚、胃虚更坏，这是原则上的东西。

上气，喘而躁者，属肺胀，欲作风水，发汗则愈。

"上气、喘"，这个就像小青龙加石膏证之类的。"而躁者，属肺胀"，躁就是烦躁，这种病属于肺胀，肺胀是古人起的病名。肺胀，有人说是肺气肿，（但我觉得）古人也不想、也不懂得肺气肿。据我的体会，喘，胸就胀。这个喘，由于呼吸困难，胸腔内压增高，他就觉得胀、发满，古人管这个叫肺胀。

那么这种情形"欲作风水"，风水我们将在"水气篇"里头细讲，什么叫风水呢？既有外感，又有水气，古人管这种病叫风水。水气是什么呢？就是身上浮肿。上一段面浮肿，那也是水气。他说欲作风水，水气还没有现出来，但是从"上气喘而躁，属肺胀"，这种胸特别满、胀满的病，大概都是内有饮的关系，内头有痰饮，"痰饮"那一篇咱们还没讲，大约后头都有。

那么如果人内有痰饮，外感风邪，这就要发作所谓"外邪内饮"交相为害的这种情况。如果饮特别得厉害，就要为风水；那么饮不太厉害，未必会成为风水。

它这是说，这类的病是素有内饮，又感风邪，所以他才“上气喘而躁”，这是属于肺胀，恐怕要发作风水。

发作风水也好，不发作风水也好，这类病都得发汗。那么后头很多方子，到时候咱们再来讲，这很多了。小青龙汤也是外邪内饮，“心下有水气，表不解”嘛。

上边这两段都讲咳逆上气，讲完肺痿肺痈了，又讲一般的咳嗽、喘。

肺痿，吐涎沫而不咳者，其人不渴，必遗尿，小便数，所以然者，以上虚不能制下故也。此为肺中冷，必眩，多涎唾，甘草干姜汤以温之。若服汤已渴者，属消渴。

这一段不是肺痿，注家搞错的居多，说肺痿又出来冷的肺痿，哪是那个事啊？冷的就不叫肺痿。热在上焦，因咳为肺痿，把定义早弄清楚了，没有热怎么能叫肺痿呢？这一段说得很明白，形似“肺痿吐涎沫”，吐涎沫是肺痿的一个证候，那么这个人也吐涎沫，像肺痿吐涎沫一样，但是“而不咳”，这一句话（三个字）就把肺痿否定了。肺痿非咳不可，不咳不关系到肺了。这个人光吐涎沫而不咳，同时里头也没有热，这人也不渴嘛。

为什么吐涎沫呢？吐涎沫底下有解释，说这是“肺中冷”。肺中怎么冷啊，主要在中焦，还是在胃。胃虚就要停饮，就要停水，而且胃虚水就往上来泛，上泛就要波及肺，吐涎沫。咱们说是寒饮射肺嘛，这是后世注家这样子的说法。就是胃虚，水都往上泛，这一段主要就是说明这个问题，看这个方子就知道了。

形似肺痿吐涎沫，但是不咳。这个人也不是里头有热，里头也没有热，其人不渴。“必遗尿，小便数”，假设由于胃虚停饮的话，这人一定是小便失禁，遗尿，小便数。什么道理呢？它是上虚不能制下，这是古人的看法。（《金匮要略》）这个书大概“五脏风寒积聚”里头有，上焦也得受中焦气，上焦自己不能生津液，咱们方才讲肺也是一样，都是胃生津液，胃消化水谷嘛，水谷之气由胃来发生一种变化作用，它生出来之后供给上焦。那么下焦也禀中焦之气，下焦的一切机能也全是中焦供给，下焦也禀中焦。如果胃要是虚，也影响到下焦虚。这是一个自然的规律，古人拿一个阴阳五行来解释，他说胃属土，土虚不能制水，上不能制下，他拿阴阳五行来说。实质这个规律是这样：胃要是不好，身上哪儿也好不了。如果胃虚而使得下焦组织松弛，咱们这个书上讲这方便很多了，小便失去收涩就要遗尿，膀胱也好，肾脏也好，它失去收涩作用了，甚至于小便不禁。那么治疗呢，治胃就行，等我过后再讲，咱们先讲这几句。他说如果要是胃虚，而有寒饮往上冲逆的话，使之吐涎沫，那么一定要遗尿，要遗尿，小便要频数，胃虚不能制下嘛，这所以然的道理是什么呢？就是上虚不能治下，就是胃虚，脾胃虚了，古人这个中焦指的脾胃了，而不能制下的原因。

要是有这种情况，那么“此为肺中冷”，肺中之冷，所由来（的原因）也在这。怎么讲呢？底下有注解了。水往上冲啊，不是冲到肺就拉倒（结束），一定头眩，“必眩”，眩晕的眩啊。胃有水，人头眩啊，所以咱们治头眩，常常用苓桂术甘汤就这个道理，利尿就行了。胃虚不能制水，水往上泛，下边失禁，它同时也往上泛，所以他脑袋晕。

“多涎唾”，同时涎唾也要多的。涎唾是这么来的啊？不关系到肺呀，哪儿关系到肺呢？他所以搁个“肺中冷”是冲着涎沫说的。所以注家看到“肺中冷”这三个字，把这一段说成肺痿还有冷肺痿，这是瞎说八道，没有这个事，这不要信。

“甘草干姜汤以温之”，你看看治疗，甘草干姜汤是理中汤的基础啊。理中汤就是甘草干姜汤的加味，甘草干姜汤加人参、加白术就是理中汤，理中者理中焦嘛，治胃，它不是治肺，哪来的治肺啊？他不是那么虚，就寒，所以用甘草干姜汤就行了，可是甘草大量用了。

“若服汤已渴者”，胃恢复了，渴了就是寒去欲解了，就是胃里头没水了，没水（说明）这渴既不关乎肺，又不关乎胃，这属于消渴门类之中的事，你到那儿去看吧，治渴的方子有的是，怎么渴你就怎么治，这不在本段讨论之内，所以不详细说了。

这一段本来挺好懂，可是大家注解得（很乱，于是）把这个书弄得乱了。从“咳逆上气”往下讲，有一个似是而非的肺痿的病，从吐涎沫来看也像肺痿，可是光吐涎沫，这个涎沫实质上与那个“浊唾涎沫”不一样，这个唾涎沫不是黏的，那个浊唾涎沫是有热的、加工了，是浊唾涎沫；而这个就是涎沫，不是特别胶黏的那种黏痰，不是这种样子，所以这个不是肺痿。

甘草干姜汤这个药很好使，在甘草干姜汤加上这个茯苓、术就是苓姜术甘汤，治遗尿，也治小便频。后头有肾着汤，就是甘草干姜汤基础上加味。所以这个药（甘草干姜汤）治小便频。总而言之就是温中，恢复胃。

这个方子在《伤寒论》里头讲过了，这个方子好懂，就两味药，干姜和附子这两味药都是大温性药，这两个药搁一起用当然力量更大了。只是用干姜，干姜偏于治呕。附子偏于温下，下利用附子的时候多。呕吐用干姜的时候多。所以胃寒大概用干姜的机会比较多。大量用甘草，甘草是甜，甜以养脾嘛，甘入脾，也就是治胃啊。甘温、辛甘搁一起，就是温胃治胃。底下方剂是具体治疗了。

咳而上气，喉中水鸡声，射干麻黄汤主之。

射干麻黄汤方

射干十三枚（一云三两） **麻黄**四两 **生姜**四两 **细辛**三两 **紫菀**三两 **款冬花**三两 **五味子**半斤 **大枣**七枚 **半夏**（洗）大者八枚（一法半升）

上九味，以水一斗二升，先煮麻黄两沸，去上沫，内诸药，煮取三升，分温三服。

这个方子用得很多了。水鸡就是青蛙，田鸡就是这类的东西。“喉中水鸡声”，就是痰鸣，喉中痰鸣就像青蛙叫唤那个声。我临床遇到过这么叫唤的，我们用这个方子，（患者的痰鸣）不必准要像青蛙鸣那么厉害。

所谓“咳而上气”，这指的是外邪内饮，内里头有痰饮，外边感外邪，有表证，按咱们现在话来说就是有表证。那么，外邪激动里饮，两方面的问题：一个外邪，一个里饮。表气不通，它要上气，那么勾动内饮更厉害。咳逆上气，咳逆，气只有上而无下，就是喘喽，非喘不可！不过是，呼易而吸难，大概都这样子。一般咱们遇到外感性的喘，全是这样的，都是的，你们问问病人就知道了，全是吸气困难。

如果喉中有水鸡声，凡是喉中嘶鸣、痰鸣，我们就有用射干麻黄汤的机会，这个方子最好用了，但是咽喉挺利落，用这个方子不行！我们一般对有外感、有表证的哮喘，只要没有热，这个方子就可以放胆用，因为它温药多啊。那么如果有些热呢？可以加石膏。

这个方子我常用，挺好使。我们分析分析这个方剂。射干、紫菀、款冬花、五味子这四味药，都治咳逆上气，全治上气，也治咳。尤其是射干，它是一个微寒的药，能够去热清咽，祛痰的力量相当好，能够开咽，古人《本草》上说是“咽中结气”，搁个结气。所以咽喉不利，有些痰鸣，用这个方子最好，它是以射干为主药的。

那么另外呢，半夏、细辛、生姜这都逐饮，就是祛饮，祛饮降逆，呕逆、咳逆都治嘛，不祛内饮也不行，它用半夏、生姜、细辛。五味子也祛饮啊，但是它是收敛药，没有半夏、细辛这些药有力量。

这个方子（射干麻黄汤）外解表，它用麻黄；内祛饮，用（上面说的）这些药。同时正面它治咳逆上气，用射干、紫菀、款冬花、五味子，所以这个方子很好。

不过要注意，细辛若少用就没多大作用（可能不起作用），细辛原方是用三两，咱们现在用就是三钱，其实，三钱用四钱也没关系啊，我们一般用搁二钱就行。尤其是对初学的人呢，细辛你要太多了，（药房的人）他不给你，说细辛药死人，纯属瞎扯。细辛这个药是个芳香药，它通窍，怎么能憋死人呢？它这个药通关窍，治关节疼嘛，通利关节；它祛水，但是没有水你用它是不行的。

这个药，辛，细辛嘛，名儿就叫辛嘛，辣，拿舌头一舔，麻舌头。因为麻舌头，就说这是有毒的，哪是这回事？细辛它没有毒，这个药列入上品，可以久用。《本草》里头上品药都可以久用，没有害处。（我估计）这也不知哪一个人拿这个药药死人了，药死人不一定是细辛，什么药都能药死人，不对证都药死人，哪能针对细辛呢？把细辛规定不能过钱，过钱能把人憋死，真是瞎说！我用这个分量都是普通量，常用。我这岁数也算不小了，我没有遇到过这个麻烦，尽管用，准没错！但要是真正的热证，不行！别说你用细辛这类的大热药，就是你用姜枣都差劲（不妥），是不是？真正的白虎汤证你要那么用（热药），行吗？（不行，）辨证是最要紧的。

它搁一个“喉中有水鸡声”，有水、有痰、有饮，痰饮就是水啊。胃里头有这些东西，你不用这个（细辛）哪行呢？你得辨证，不是随便哪一个药就治喘，（要是这么想）那就糟糕了。如果我们遇到这个喘挺厉害，这个痰呢，嘶鸣，用这个方子（射干麻黄汤）没有什么大错误的。

我们开始学（中医临床），细辛可以小点量用，用个四五克、五六克，没问题的！如果真正有点热，不太热，加点石膏，这个方子（射干麻黄汤）

也能用，不是不能用。

你看这个方子（射干麻黄汤）就看出来了，这个方子并不发大汗，它没有桂枝。你要搁上石膏，更不发汗了。不用看（方中）麻黄四两，四两现在就是四钱了，不发大汗啊。麻黄这个药，让温病（派的医家）吓唬得大家都不敢用了，其实该用就用，没事！我这回得感冒，就吃四钱麻黄，也没咋的，要不这么吃，恐怕我这感冒不会好得这么快。这方子很好，属于常用的方子。

咳逆上气，时时吐浊，但坐不得眠，皂荚丸主之。

皂荚丸方

皂荚八两（刮去皮，用酥炙）

上一味，末之，蜜丸梧子大，以枣膏和汤服三丸，日三夜一服。

这就是痰盛，“咳逆上气”，偏于内里痰太盛了，“时时吐浊”，痰没完，浊痰，而且胶黏得厉害，特别多，以至于不得卧。内里头的饮特别多，你要坐着，水性是就下的，它在胃底，不往上压迫，还能出气，一躺一压迫就受不了，所以内里水邪重，都不得平卧。

那么这个情形，先祛痰也是个办法，皂荚丸就是（祛痰方）。不过这个药，一般用起来有点燥，同时下水的力量挺重，所以后世说它不逊，一般都不用。不是跟葶苈那样平和，葶苈泻肺也行，葶苈大枣泻肺汤与皂荚丸药意相同。

皂荚丸，皂荚用八两，“刮去皮，用酥炙”，“上一味，末之，蜜丸梧子大，以枣膏和汤服三丸”，这个用法相当好的，别看它量大，吃的是丸药，不是这八两都吃了。炼蜜为梧桐子那么大的丸，以枣膏和之。大枣这个药也祛水，十枣汤也拿大枣配嘛，同时大枣能制药的猛厉，能够缓其峻厉，所以古人配伍相当好。既炼蜜为丸，为什么用枣膏来和之呢？主要的原因就在这里。枣、甘草这类药物都能起这种作用。

但是我们要祛痰祛水，加甘草就不行了，甘草不利于祛水，所以甘草大量用，这人还能浮肿，小便少！想祛水，不要用甘草，用大枣，都是甜药，甜药都能够安中，所以（皂荚丸）这个配伍的法子是挺好的，也不至于有什么大毛病，祛痰是相当有力量。在咳逆上气，痰黏壅盛，以至于时时得吐而不得卧，可以先祛其痰，然后再讲善后之治。

咳而脉浮者，厚朴麻黄汤主之。

厚朴麻黄汤方

厚朴五两　**麻黄**四两　**石膏**如鸡子大　**杏仁**半升　**半夏**半升　**干姜**二两　**细辛**二两　**小麦**一升　**五味子**半升

上九味，以水一斗二升，先煮小麦熟，去滓，纳诸药，煮取三升，温服一升，日三服。

“咳而脉浮者，厚朴麻黄汤主之。脉沉者，泽漆汤主之。”这是一节。

“咳而脉浮”为在表，在表得解表，但是这个说法也是非常地简约，那就是一般咳嗽我们就用厚朴麻黄汤吗？也不是的。

这个方子与小青龙汤很类似，主治差不多。当然我们要参考小青龙汤的应用。（外邪内饮）这么一种咳逆上气可以用的，不是说是咳嗽就用的。“咳而脉浮”是在表，也是有内饮，没内饮这个方子也不行。

我们分析分析这个方子就知道了，它与小青龙汤的不同在于，它去了桂枝和芍药。去桂枝啊，麻黄要配伍桂枝发汗厉害，它去了桂枝，反而加上石膏了，发汗作用就很轻。那么小青龙汤也有加石膏的，烦躁的话加石膏，不烦躁没有加石膏。厚朴麻黄汤加石膏，也就是说这个方剂也治烦躁。但是，麻黄配合大量的石膏，反倒治汗出，咱们看麻杏石甘汤“汗出而喘，身无大热者”，有麻黄还治汗出呢。

（厚朴麻黄汤）它没有桂枝，有石膏。我们根据这一点，此方不是个大发汗药。另外它加上杏仁、厚朴，杏仁、厚朴咱们知道都治喘，所以这个方子偏于治喘。那如果近似小青龙汤证，不需要大发汗，而喘反倒重，可以用这个方子。所以我们临床上，对方剂你得弄清楚。这个方子相比较而言，不像小青龙汤那样“温而发汗”，一般而言，用起来比（小青龙汤）那个方子还平稳得多，其他是大同小异了。它搁小麦就是补虚了，小麦还是有些营养，别的作用也没有。

也就是说小青龙汤证无须大发汗，而偏于喘这方面多的话，可以用（厚朴麻黄汤）这个方子。我们用的时候根据小青龙汤证（对比鉴别），小青龙汤证就是咳逆倚息不得卧，表不解、心下有水气这类情况。

脉沉者，泽漆汤主之。

泽漆汤方

半夏半升　**紫参**五两（一作紫菀）　**泽漆**三斤（以东流水五斗，煮取一斗五升）　**生姜**五两　**白前**五两　**甘草**　**黄芩**　**人参**　**桂枝**各三两

上九味，㕮咀，纳泽漆汁中，煮取五升，温服五合，至夜尽。

“脉沉者，泽漆汤主之。”脉沉，脉沉不光是在里，我们讲到后头“水气篇”就有，“脉得诸沉，当责有水”。水饮也能致咳，水饮往上压迫横膈膜，比如胃虚停水多，压迫这横膈膜。人呼吸，肺一张一合，一合的时候肺往下，往下横膈膜也得随着它往下，可胃里有水，往上压迫，横膈膜不得往下，呼吸就困难，它也影响（致）咳，影响（致）喘。这个“脉沉”指有水说的，所以用泽漆汤，泽漆汤就是个下水的药。

这个方子也很有意思，以泽漆为主，泽漆用三斤，泽漆又叫猫儿眼，这个药非常好，利水不伤人的，所以它大量用，搁了三斤。“以东流水五斗，煮取一斗五升。”古人一斗就是咱们现在的十茶杯，一升就是一茶杯，你看我们现在喝药，古人说每一回饮一升，一升就一茶杯，不是现在那升斗，那还不把人撑坏啊。用“东流水五斗，煮取一斗五升”，泽漆汁单独搁的，另外他搁半夏、紫参，也有搁紫菀的，生姜、白前、甘草、黄芩、人参、桂枝这些药各三两。他把这几味药弄碎，纳泽漆汁中，煮取五升。泽漆不是先煎了嘛，那药汁里头加这些药，再“煮取五升，温服五合，至夜尽”。要频服，一回吃五合，到夜里把它吃完。

所以这个药很平稳，分析方药的组成，既用泽漆下水利小便，同时用人参、甘草、生姜健胃。凡是里有停水，都是胃虚，所以用健胃的药。其他的药，都是下气止咳，如半夏、紫参、白前。黄芩它不是（下气止咳），它是协同泽漆去热。内有停水，常常也烦热。《伤寒论》里有“心下有水气，表不解”，表热不除，所以也搁点黄芩，佐泽漆以去热。另外搁些健胃安中的药，恢复胃，胃不恢复还停饮，（即便）这个水去了，旁的水还生，胃恢复了就不再停水了。另外有下气止咳的这些药，半夏也下气，同时它也祛水。

所以这个药主要是安中健胃、利尿止咳、下气止咳这种主治，这个方子也挺好。我们在治一般的咳嗽喘的时候，如果它脉浮，你还得在表上求。这都是原则的问题。他举了个厚朴麻黄汤的例子，不一定厚朴麻黄汤啊，如果

像我们前面讲的，喉中水鸡声，你可以用射干麻黄汤，那么如果是小青龙汤证，用小青龙汤也一样。它这里是举个例子。

所以《金匮要略》这个书啊，不像《伤寒论》讲得那么具体，因为你有了一般的知识了，有了一般的对于辨证施治的认识了，所以这个书（《金匮要略》）就是提一个纲领而已。那如果里头有水呢，那就祛水嘛，它也举了个（泽漆汤）例子，你看我们祛水的方药有的是啊，像咱们在后头讲的“痰饮篇”里头就有了，苓甘五味姜辛夏等都是。

大逆上气，咽喉不利，止逆下气者，麦门冬汤主之。

麦门冬汤方

麦门冬七升　**半夏**一升　**人参**三两　**甘草**二两　**粳米**三合　**大枣**十二枚

上六味，以水一斗二升，煮取六升，温服一升，日三夜一服。

“大逆上气”这个“大”是个“火”字，这是对的。《医宗金鉴》它说“火”是对的，是合理的，应该改，不是“大”。

“火逆上气，咽喉不利，止逆下气者，麦门冬汤主之。”这个就是治肺痿类的病。火逆嘛，上焦有热，因咳为肺痿。“火逆上气，咽喉不利”，咽喉不利是火逆上气，就是我们前面讲的肺痿，口燥咽也干，同时还有痰。你嗓子越干，痰再黏点，痰缠绕着不去，是这么个不利。所以“火逆上气”，这个气往上，但是有热，所以咽喉是特别缺津少液的那种干，而且还有痰涎浊唾，在那儿缠绕着，咯不出咽不下，挺难受。“止逆下气”，这个方子主要是止逆下气，同时也是滋阴养液的，“麦门冬汤主之”。这个方子常用。

麦门冬这个药，它是个甘寒药，咱们说补胃阴，甘则入胃。津液亏损，这个药与生地、瓜蒌根（就是花粉），看着都差不多，但各有不同。这个（麦门冬）滋阴以治咳为主，人有咳嗽，也干得厉害，你用麦门冬；干得厉害，他渴，那是花粉；也干，有血证，拉、失血，或者是鼻衄啊，那是生地。全是滋阴的，个个也不一样，所以我们现在临床上，就是在原则上讲滋阴如何如何，这不行！得根据具体情况，各种药物不一样。

咳逆而咽中干，这是麦冬的一个主症，所以我们临床上常遇到，咳嗽就吃麦冬，是不对的。在湿润的时候，津液还没到（干燥）那个时候，吃麦冬哪行啊？越吃，咳嗽越厉害。

现在有很多的养肺润燥的办法，这不是治急病，慢性病可以。这儿指的是肺痿说的，所以主用麦冬，大量用。七升，一升就是一小茶碗，七升七茶碗，麦冬要是七小茶碗，也够分量。所以麦冬这个药，我在临床上有体会，小量用没用，反倒耽误事，一般我用都是起码六七钱、七八钱这样用，还可以多用。

半夏是下气，一升，一升就一小茶碗。人参三两，甘草二两，粳米三合，大枣十二枚。

麦门冬汤这个方子，一方面健胃安中，人要是津液亏损，健胃是必要的。津液的生成，非胃好不行，胃要坏就不行了。所以麦门冬汤它是标本一起来的，麦冬治其标了，搁人参、甘草、粳米、大枣这些甘药健胃，这是治其本，胃气不恢复是不行的。半夏下气。

所以这个方子，一般肺结核是有用的机会，但是肺结核要是用这个方子，效果是真有，可是病人救不活。你看肺结核到末期的时候真是骨瘦如柴啊，这个药真好使，还有炙甘草汤也都行，吃了真好，但吃来吃去就不行了，到末期不是药所能救治的。另外，像竹叶石膏汤也都挺好使。我都用过，这个方子不到那个末期阶段吃，还是好的，它的确能够下气治火逆，也祛痰。

肺痈，喘不得卧，葶苈大枣泻肺汤主之。

葶苈大枣泻肺汤方

葶苈（熬令黄色，捣丸如弹丸大） **大枣**十二枚

上先以水三升，煮枣取二升，去枣，纳葶苈，煮取一升，顿服。

葶苈大枣泻肺汤跟我们方才讲的皂荚丸一样，都是以祛痰为主，但是葶苈有些治咳嗽的作用，不但能够下痰，还能治咳嗽。

“肺痈，喘不得卧”，这不是在脓已成的时候了，脓已成，这个药不能用了，那就得排脓，如果吃下水的药（如本方）就不起作用。

这也就是痰黏壅盛。肺痈也好，不是肺痈也好，吐痰而不得卧，有用葶苈大枣泻肺汤的机会。葶苈下水也挺猛，它也搁大枣，这个用的是汤，不是丸，比皂荚丸那药更有力量。

葶苈还是好药，它没有多大的毒，不像甘遂、大戟、芫花那样毒都挺重

的。但它也是个峻下药，用的时候还是要注意，顶好配上大枣，以大枣配上丸药。祛痰还是好的。我们临床上用三钱二钱，问题不大，我治喘也常用，痰多的也常可加旁的药物。

它这个配制法也挺细腻的，把葶苈“熬令黄色”，熬了就是去它峻猛之性。“捣丸如弹丸大”，就像弹弓弹子大。“大枣十二枚”，“先以水三升，煮枣取二升，去枣”，把这个枣不要了，光留枣汤，然后把葶苈丸搁里头，如弹子大嘛，就是那一丸，“顿服”，这个做法跟皂荚丸差不多。大枣就制葶苈的猛峻。

不是说肺痈就要用这个方子，这是错的！就是痰黏壅盛而不得卧，有用葶苈大枣泻肺汤的机会，肺痈也好，其他的咳逆上气也好，都可以用这个方。但是吐脓的时候，这个方子不要用。

咳而胸满，振寒脉数，咽干不渴，时出浊唾腥臭，久久吐脓如米粥者，为肺痈，桔梗汤主之。

桔梗汤方 亦治血痹。

桔梗一两　**甘草**二两

上二味，以水三升，煮取一升，分温再服，则吐脓血也。

这个方子真正治肺痈，“咳而胸满”，咳得相当凶了。咳已经促生胸满，就是胸膜腔内压增高，咳嗽不厉害都达不到这个程度。

“振寒脉数”，前面讲过，这个振寒都是酿脓的时候，脉数就是里头热，有热了所以外面发这个（振寒），振寒就是战，人寒得厉害，这是酿脓时的一个证候。

“咽干”，这个热在肺，肺往上熏，故咽也干。但它不在胃，故“不渴”。

“时出浊唾腥臭”，这是“始萌”了，浊唾、腥臭，气味不好，就是脓啊，再久的话，吐脓就像米粥似的了。见着脓了，那肯定是肺痈了，只能排脓，桔梗汤主之。桔梗这个药咱们也常用，桔梗它就是排脓排痰。

所以已经见着脓了，只能排脓，没有第二个法子。桔梗汤是排脓诸多方子中的一个方子，在这个书“肠痈篇”里头，有排脓散、排脓汤，当然也都可以用。在附方里头，后头有个苇茎汤，我认为苇茎汤那个方子最好，那个方子祛瘀排脓。

我们研究《金匮要略》啊，首先要把经文搞清楚，说的是什么？通过经文，看古人怎么认识的，我们现在应该怎样认识。中医讲辨证，在辨证方面，有什么样确凿的症候，这是要紧的，不认识到这个地方不行啊。我们研究这个书啊，这几点是最重要的。

这个治疗，不是说某个方子是通用的，不对啊，像咱们讲的咳逆上气，就是一般的咳嗽、喘，一个方子治一样儿，不是说咳逆上气就要用这个方子，那不对啊，那治不了病。

所以，这两本书（《金匮要略》和《伤寒论》）本来是在一起的，不是分开的。某一个方子有某一个方子的适应证候，这个得掌握。所以，中医治病，无论什么病，现这个证，就用这个药，没错的，那绝对没有错误。比如，咱们讲的白虎汤，你遇到真是白虎汤证，用白虎汤必好。如果真是一个热病不现白虎汤证，用白虎汤也就不行，吃了药有害无益。中医的精神就在这儿啊，所以我们对方剂要清楚。不清楚是不行的，说明研究得不深不透。这要搞清楚了。

我有时候讲得也太慌（着急），对于临床上要多介绍一些更好。等咱们讲完再说吧。有些地方大家可以通过实践，这个方子用过，应用出现什么情况，可以谈一谈。

咳而上气，此为肺胀，其人喘，目如脱状，脉浮大者，越婢加半夏汤主之。

越婢加半夏汤方

麻黄六两　**石膏**半斤　**生姜**三两　**大枣**十五枚　**甘草**二两　**半夏**半升

上六味，以水六升，先煮麻黄，去上沫，纳诸药，煮取三升，分温三服。

“咳而上气，此为肺胀，其人喘”，这也是外邪内饮的一种病，热夹水气，壅逆于上，所以咳而上气，其人喘。此为肺胀，凡是上气而喘，胸膜腔内压要高，这个方子的应用在后面——“目如脱状，脉浮大者，越婢加半夏汤主之”。古人认为，半夏这味药治眉棱骨痛，古人谓之痰厥，它就下痰饮。水和邪热不得出表，都是往上壅逆，最厉害的可影响到两目，如脱状者，就是眼球像突出来一样，就像掉出来一样。这个病是真有啊，在喘得厉害的时候，会遇到这种情况，越婢加半夏相当好使。

越婢汤它本来治风湿、风水，它是汗出，“续自汗出，身无大热”，这么一种表证。“身无大热”，不像阳明病那个蒸蒸发热，不到那么个程度，但的确是热在里了。它这“续自汗出”，阳明病法多汗，所以麻黄配伍石膏。既有表证，里头也有热，但这个热没到胃家实那个程度，不到身大热，所以原文说的是“身无大热”，可不是说身没有热，不像阳明病那个身大热的样子，没到那种程度，但是里头有热。汗呢，也不像桂枝汤那个汗，它这个汗是由内往外蒸的，而且汗也多，跟麻杏石甘汤一样，汗也较黏，有臭味。

这段在越婢汤的基础上同时又有水气，就是半夏的关系，所以加半夏。半夏这个药下气，也逐水，也就是咱们所说的祛饮，饮也是水。那用这种（越婢加半夏汤）方子，假设遇到哮喘，脉浮大，目如脱状，这类证候，要用越婢加半夏。浮大者，浮是表，大是里热，里有热，脉大；目如脱状，这就是热夹水气，不得出表，往上壅的。所以越婢加半夏汤的应用指标就是目如脱状。越婢汤咱们讲过的，麻黄、石膏、生姜、大枣、甘草，这就是越婢汤的原方，越婢加半夏汤就是越婢汤加了半夏。咳而上气，再喘，目如脱状，脉浮大的可以用这个（越婢加半夏汤）方子。

这一篇讲的全是关于呼吸系统的病，肺痿、肺痈、咳逆、上气，它概括咳嗽、喘了。

肺胀，咳而上气，烦躁而喘，脉浮者，心下有水，小青龙加石膏汤主之。

小青龙加石膏汤方 《千金》证治同，外更加胁下痛引缺盆。

麻黄　芍药　桂枝　细辛　甘草　干姜各三两　**五味子　半夏**各半升　**石膏**二两

上九味，以水一斗，先煮麻黄，去上沫，纳诸药，煮取三升。强人服一升，羸者减之，日三服，小儿服四合。

这看上去与上面的（越婢加半夏汤）差不多，也是咳而上气，肺胀，它当然也喘，烦躁而喘，所以我们用方子的时候，光看病名是不行的。

这个（小青龙汤加石膏）是在小青龙汤的基础上而有热，所以有烦躁，就是不汗出而烦躁。小青龙汤它是表不解，心下有水气，所以用干姜、细辛、五味，祛水。水一去，麻黄、桂枝也发挥作用了，就能够汗出了。（小青龙汤加石膏）在这个基础上，也是咳逆上气而喘，从这几点上，跟越婢加半夏汤没什么分别。可那（越婢加半夏汤）是在越婢汤的基础上有夹饮，这（小青龙汤加石膏）是在小青龙汤的基础上而夹热，它有热。小青龙汤治一般的咳嗽喘，吐涎沫，不得平卧，有表证，也是外邪内饮。但是烦躁，就是热，所以就有石膏证，小青龙加石膏。

方剂的应用，必须要注意的，你看这个（小青龙汤加石膏）没有目如脱状，前头（越婢加半夏汤）那个咳嗽喘，大致都差不多，那个（越婢加半夏汤）脉浮大，这个（小青龙汤加石膏）脉也浮，有时候还真是分不清。主要的呢，那个（越婢加半夏汤）水气的热比这个（小青龙汤加石膏）厉害，冲逆得也凶，所以目如脱状。小青龙汤不是的，它只是咳逆倚息。后头还要讲的，所以小青龙汤列到“痰饮篇”，它单祛痰饮；越婢汤还是偏于治热，治风热，所以两个方子应用的方证是不相同的。

小青龙汤是咱们以前讲过的，麻黄、芍药、桂枝、细辛、甘草、干姜、五味、半夏、石膏。这个方子是常用的，它主要偏于辛温，所以在临床上遇到这种一般的咳而上气的这种喘，若是偏于有热的，你用小青龙汤要注点意。（小青龙汤）它是偏于饮盛，心下有水气，开始在《伤寒论》就提出这个问题，就是痰饮太盛，得治饮了。这样症状的人，口不那么干，这个时候有用它（小青龙汤）的机会；真正有热，用它（小青龙汤）机会不多，要注意！老年人气管炎用这个方子有时候很多，但也有夹热的时候，你看烦躁嘛，虽然一派痰饮这种征象，可以用小青龙汤。但又有烦躁，烦躁这是石膏证的反映。因为有干姜、细辛这些药，它也不渴的，别看搁石膏。

这个药主要是半夏、细辛、干姜、五味，这些药又镇咳，又祛水，温中、镇咳、祛水，另外以麻黄、桂枝、甘草、石膏解表去热。既有表证，内里头也有水，这在《伤寒论》里讲很多了，内里有水，你要不兼祛水，只是发汗，不行的，解决不了问题。常常由于发汗，激动里水，也发生很多变症，必须兼祛水。这里面看出来些问题了，只是胃有停水，那用干姜、半夏这类药就可以。如果小便不利，还是要搁利小便的药。这在《伤寒论》讲了很多。这方都常用，底下是附方。

附方：

《外台》炙甘草汤　治肺痿涎唾多，心中温温液液者。方见虚劳。

有些附方值得研究，很有用。“炙甘草汤治肺痿涎唾多，心中温温液液者”，见《外台》。“温温液液”就是恶心，就是泛泛恶心，心胸这个地方老要吐，就是恶心的意思。肺痿前头讲了，咳唾、涎唾多，炙甘草汤和我们前面讲的麦门冬汤差不多，都是滋阴清热的法子，搁现代话说就是育阴清肺。你像肺结核的末期用这个方的机会很多，都是晚期。但是，外感风寒同时里头有水饮，这个方子用不得。

所以不是哪一个药治什么病，张仲景的这个书主要辨方剂的适应证，具体的东西具体分析。炙甘草汤在前面讲的“虚劳篇”里头，在《伤寒论》中也有，这个方子用上就起作用。不过，假设是肺结核的末期吃这个药，救不了死，但是有效。这个我很有经验，我经常用，有效那是肯定的。这是在《外台》上，它单独地提出炙甘草汤了，就是复脉汤了，可以治肺痿涎沫多，人不愿吃东西，心中老觉着温温液液，恶心，这都指的肺结核说的，指的肺痿嘛。

《千金》甘草汤

甘草

上一味，以水三升，煮减半，分温三服。

“《千金》甘草汤”，就是一味甘草，甘草能缓急迫，假如人不能吃东西，就像上边说的温温液液，老恶心，甘草有的时候治恶心，也治吐。古人治噤口痢，有时候吃什么药都吐，那怎么办呢？就是用甘草一味，把急迫的病情缓和一下，但凡是他能咽下去，他就不那么吐了，再吃别的药就行了。这种吐有个基本的情形，食道上也有痉挛这种情况，所以甘草它治之。

《千金》生姜甘草汤　治肺痿，咳唾涎沫不止，咽燥而渴。

生姜五两　**人参**三两　**甘草**四两　**大枣**十五枚

上四味，以水七升，煮取三升，分温三服。

《千金》还有个生姜甘草汤，头一个甘草汤没有提它治什么，就是搁在炙甘草汤后了，当然这个人也是恶心不欲食了。那底下生姜甘草汤，“治肺痿，咳唾涎沫不止，咽燥而渴”。咳唾涎沫也伤人津液，而且肺痿这个病是上焦有热，前面开头我们就讲过。又由于津液有伤，本来就是热而津液虚这么种病，再丧失些津液，咳唾涎沫不止，咽干口燥就更明显。

这个咽干口燥，用石膏的机会很少，用白虎汤的机会也少，是虚证。所以古人都用健胃的法子，在后世医家对这个（治法）不很清楚。因为它有生姜、人参、甘草、大枣，能够健胃，还能够生津布液，津液从胃上来的。

到肺结核末期，人是不能吃东西的，这种病我遇到很多了。所以这个时候咽干口燥，你要用大量白虎剂不行，吃完了胃更坏了，坏了更不能生津液。所以就用健胃滋液的法子，辛甘的药合用。

《千金》桂枝去芍药加皂荚汤　治肺痿吐涎沫。

桂枝　生姜各三两　甘草二两　大枣十枚　皂荚二枚（去皮子，炙焦）

上五味，以水七升，微微火煮取三升，分温三服。

“桂枝去芍药加皂荚汤”，它也治“肺痿吐涎沫”，但这太空泛。桂枝去芍药治什么呢？治脉促胸满，《伤寒论》上有，脉促呢，偏于往上，上实下虚的那种病，胸满不适合用芍药，所以芍药去掉了。

如果肺痿，咳唾涎沫，胸满，气上冲得厉害，胸满而咳唾涎沫相当多，有用这个方子（桂枝去芍药加皂荚汤）的机会。只说肺痿咳唾涎沫不止，我们就用这个药（桂枝去芍药加皂荚汤），这是冒失。所以《千金》（成书时代）唐代的时候对方药的看法，就有些越来越远了，不像咱们研究的仲景这个书了。这是《千金》上提出来的，有用它的机会，不是没用，比如气冲得厉害，胸满得厉害，那么腑气又虚一点，这个时候涎沫多，人不得平卧，用桂枝去芍药汤加皂荚行的，祛痰嘛！否则不能随便地用，一看到肺痿吐涎沫，就用这个方子还是不行。因为皂荚这个药温燥，像肺结核这种病都是一个热、津液虚，你要用温性燥药，与它不怎么合适的。所以肺结核里头，像小青龙汤等方用的机会都没有，用麦门冬汤、炙甘草汤类方的机会多。

《外台》桔梗白散　治咳而胸满，振寒脉数，咽干不渴，时出浊唾腥臭，久久吐脓如米粥者，为肺痈。

桔梗　贝母各三分　**巴豆**一分（去皮，熬，研如脂）

上三味，为散，强人饮服半钱匕，羸者减之。病在膈上者吐脓血，膈下者泻出，若下多不止，饮冷水一杯则定。

《外台》桔梗白散在《伤寒论》中有的，巴豆剂。桔梗、贝母，另外搁小量的巴豆，“治咳而胸满，振寒脉数，咽干不渴，时时浊唾腥臭，久久吐脓如米粥者，为肺痈”。这个（桔梗白散）与前面的桔梗汤是一样，（所叙）文字一点没错。这是在《外台》上，不是在仲景这一篇里头同时存在的，这说明什么问题？这个（桔梗白散）是攻呀，是用巴豆，如果肺痈开始酿脓了，这个人不大虚的时候，这个方子（桔梗白散）可用，这也排痰排脓，但得是实证，起码得是大便干，人也不虚。真虚起来了，那还是用桔梗汤。这两个方子（桔梗白散、桔梗汤）有虚实之分。排脓呢，有大量的桔梗、贝母，都是排脓。看看这个方剂（桔梗白散）的注文就知道了。

“上三味，为散，强人饮服半钱匕”，巴豆这东西，相当有力量，但它不很伤人。它是一个温性的泻下药。“羸者减之”，太瘦弱的人，半钱匕也不要。半钱匕拿现在说，就是一半钱差不多。

“病在膈上者吐脓血”，如果脓在膈上，它（桔梗白散）也能使人吐，巴豆能使人吐，又能使人泻，吃了有时候上吐下泻。它说病在膈上，就能吐，这指的是排脓了。

“膈下者泻出”，如果肠痈，用这个法子也行的，膈下就不是上面的胃痈，而是下面的肠痈了，也可以从底下排除。

“若下多不止”，巴豆下得相当猛峻，要是下得厉害的时候，喝点冷水就好了。这我也有亲身体会，巴豆是个温下的法子，遇上寒就解了，你喝点冷水，吃点冷粥什么都行的，越吃热得越厉害。巴豆以前本来是医家常用的药，像以前小孩子用的“妙灵丹”什么都有，搁点巴豆霜，别看这个药挺猛峻，小量用它不伤人，尤其是把油提得干净，也不怎么吐，吐还是与巴豆油有关系。

这就是所谓肺痈的治疗，肺痈治疗，如果实证，也还是以桔梗、贝母排痰，搁巴豆通便。

《千金》苇茎汤　治咳有微热、烦满、胸中甲错，是为肺痈。

苇茎二升　**薏苡仁**半升　**桃仁**五十枚　**瓜瓣**半升

上四味，以水一斗，先煮苇茎，得五升，去滓，纳诸药，煮取二升，服一升，再服，当吐如脓。

这个方子挺好，“《千金》苇茎汤”，“治咳有微热、烦满、胸中甲错，是为肺痈”。这是偏于有热，偏于有热得用寒以解热。它说咳有微热，烦满，胸中甲错，当（对应于）肺的部位，外边身上甲错，里头不是有痈脓就是有瘀血。这是一种肺痈，你可以用苇茎汤，这个方子经过试验是挺好使。

在这个方子上，你也可以加上桔梗、贝母。瓜瓣现在就搁冬瓜子。薏苡仁是个排脓药，桃仁祛瘀药。薏苡仁还可以多搁，你再搁上桔梗、贝母也可以，苇茎、瓜瓣就是解热。

肺痈胸满胀，一身面目浮肿，鼻塞清涕出，不闻香臭酸辛，咳逆上气，喘鸣迫塞，葶苈大枣泻肺汤主之。方见上，三日一剂，可至三四剂，此先服小青龙汤一剂乃进。小青龙汤方见咳嗽门中。

这段（文字）恐怕也是后世出的，也不像这个书（《金匮要略》）的原文，它写在附方里头，当然也是附的。

一身面目浮肿，鼻子也堵塞，流清涕，由于鼻子流清涕、堵塞的关系，所以不闻香臭酸辛。

“咳逆上气，喘鸣迫塞”，它搁个“肺痈”，这也不一定就是肺痈，那么或者在肺痈初期没有酿脓以前，有胸中痛等情形，有可用葶苈大枣泻肺汤的机会。

葶苈大枣泻肺汤前头讲了，痰黏壅盛有可用的机会。底下这个注，看来都是后人搞的了。“三日一剂，可至三四剂，此先服小青龙汤一剂乃进。”小青龙汤无论对肺痿还是肺痈，都不怎么合适。小青龙汤见咳嗽门中也即“痰饮篇”。附方（所言“此先服小青龙汤一剂乃进”）是后世的一种说法，做个参考。但据我看，肺痿肺痈，小青龙汤用的机会是少得很，它（肺痿、肺痈）是虚热，开始就说热在上焦。

本章小结

这一篇讲完了，主要是讲肺痿、肺痈的治疗。书里头也提出来了，肺痿，像麦门冬汤，火逆上气，咽喉不利，它也咳唾涎沫，它很难咳。“咽喉不利”这几个字搁得非常好，这也是一个要略，它提出一个重要的问题，就是我们对肺痿的治疗，一方面，它津液虚，而有热，既要清热，又要滋润补虚，用其他的热药补虚不行啊，这就是咱们现在说的“清燥救阴”的法子了。有麦门冬汤，后面附方里头提出了炙甘草汤，这几个方子都常用。另有不在本章的竹叶石膏汤，都有用的机会，当然还有其他的了。

对肺结核的初期治疗，这书上就没提，大概用柴胡剂的机会多，你看有胸胁苦满。它这咳嗽，一般还是用瓜蒌这类药多，配合小陷胸汤用挺好。如果有热特别盛，我们在小柴胡汤内配合现在的黄连上清丸之类都行。所以，我们用治骨蒸劳热的法子，在肺结核初期的时候，这种办法就行。当然这个书没说。

至于肺痈，已经成脓了，就得排脓，排脓的治疗提出了一个桔梗汤。桔梗汤就是桔梗、甘草两味药，这是在本文提出的代表方剂。在附方里又提出了一个桔梗白散，桔梗白散偏于实证。当然这个书里头，还有别的排脓法子，像我们讲到“肠痈篇”就有排脓散、排脓汤，都可以用。他再提出苇茎汤，偏于有热，也行。关于肺痈的病理变化很少，就是一个脓已成、脓未成，就是前后的关系。脓未成以前，痰黏壅盛，我们可以用葶苈大枣泻肺这法子。

咳逆上气，这个书举的（方子）不少，有一个射干麻黄汤，如果咽喉不利，喉中有嘶鸣的痰声，喉中水鸡声，就用射干麻黄汤，这个方子在治哮喘的时候常用。

另外有一般的咳嗽，咳嗽在后世方书里头，遇到了咳嗽一定是治咳嗽。在我们临床上，要是由感冒而来的咳嗽，就先治感冒，感冒去了咳嗽自然就好，你不用盯上咳嗽，而把感冒也忘了，这就不对。所以这个书（《金匮要略》）也不这么提，只提一个，他说“咳而脉浮者，厚朴麻黄汤主之”。厚朴麻黄汤是解表的方药，主要是解表了，但里头又加点止咳药，这可以给我们临床上指出一条道路。

临床上要是感冒，《伤寒论》讲过感冒，总有两个类型，不是中风类型，就是伤寒类型。中风类型就是自汗出，没有汗的就是伤寒类型。有自汗的用桂枝汤这方法，没有汗的用麻黄汤这方法。我们治咳嗽也如此，但是（方药）要更适应疾病，有咳嗽，在这里头可以加止咳嗽的药，我们最常用的比如桂枝汤可以加桔梗。

可是后世对方药的认识，有时候出了问题，他们有人说桔梗是升提，那么明明有外感，同时有咽痛，也不敢在解表的方剂里加桔梗，怕它升提。我就遇着一个人，我给这人看病，开葛根汤加桔梗，他瞅瞅，当面没说，过后他问别人说："哎呀，我看他开这个方子，敢加桔梗，那不吐血啦？"他说桔梗升提啊。其实，不是那个事。不信，你们试验试验。临床有真正的外感，发烧怕冷，非解表不可，那么这时又有些嗓子疼，不在化脓的时候，你加桔梗是准行的，如果再有点热加上石膏就行了，一点问题都没有。

所以后世就把治上边（身体上面部位）的东西，都认为是升提，（我认为）它不是升提，桔梗升提什么呢！

我们在解表药里，比如像桑菊饮，一方面解表，一方面加点止咳药。所以我们在伤风感冒咳嗽中，用这个方子都挺好使。那我们在其他的解表药里，也可这么用的，所以厚朴麻黄汤也可以如此用。这是个例子，也不是说凡咳嗽都用这个药。所以我们读（仲景）他这个书呀，要（灵）活看。

咳逆上气带喘，这全是有外邪又有里饮。他举出来的例子，像射干麻黄汤跟小青龙汤全是。也得因证而施，我们说喉中有嘶鸣痰声，那得用射干麻黄汤。这些方剂都差不多，就是药物加减出入的不同，没有其他的大不同。那么除去这个方剂还有没有？还是有，所以这个书不是说整个都到家了。（编者按："到家了"指完美无缺）

《伤寒论》里的麻黄汤也治喘，不汗出而喘；麻杏石甘汤也喘，它是汗出而喘。所以我们对于治喘、咳逆上气的这类（病症的）办法，还是有用旁的方子的机会。我最经常用、我顶爱用的是葛根汤，葛根汤发汗而不燥，葛根是一个清凉性的解表药，和麻黄、桂枝搁在一起，它不那么燥，所以我更喜欢用它。

那么这是由表证而来看咳嗽喘，离不开用麻黄。针对咳逆上气，咱们在肺痿、肺痈那一节讲了，它说"风中于卫，呼而不入"，上气，气往上嘛。表不通而往上，就是能呼，吸气困难，事关这类的（症状）都和"表"有关系。如果里头没有水饮，它这个喘，不足以像嘶鸣这样厉害，所以这些都是外邪内饮造成的。那么它也举几个例子，在此以外的例子还是有的。

是不是喘、咳逆上气（论述得）就够了呢？这个书（《金匮要略》）我认为还是不够的，后头还要讲，还有"痰饮篇"。"痰饮篇"也是讲痰饮咳嗽，它也补（本章“咳嗽上气病”）这个不足。另外，那个（痰饮篇）里头，我们还得结合《伤寒论》来看。

尤其喘，是我们临床上常见的一种病了。有的是关乎里证，咱们在讲“阳明病篇”的时候，腹满而喘，阳明病，如果胃这个地方结实，实在的实，不是石头的石，它压迫胸膈就阻碍呼吸，这也是个喘，这个喘挺多。这在临床遇到很多很多的，燕儿（编者按：疑为胡老学生）给看的，有一个老头，他一喘简直就动不得，她上次给他开点泻药，那老头特别高兴（疗效好），这种情况就得吃泻药。所以在临床上，(《金匮要略》) 这个书在这地方没提，但在《伤寒论》上提了。所以这个 (《金匮要略》) 书，要略嘛，它不能把《伤寒论》整个拿过来补充这个，你要前后看，它源起一部书。它相对那本书 (《伤寒论》)，那个 (《伤寒论》详细论述的地方）在这个 (《金匮要略》) 就没有（细说）。我们现在研究呼吸器方面的疾病，我们应该 (《伤寒》《金匮》) 前后观察，你得通过临床实践（来思考、验证）。

很多慢性的哮喘，常常有瘀血证。不仅要通大便去实，而且还要想法加祛瘀药，我们最常用的就是大柴胡汤、桃核承气汤、桂枝茯苓丸的合方，这是我常用的方子。如果既有里边的病，同时又有外感，你可以合起来用，临床上也常有的。病人身上有个老病就是哮喘，着点风寒，为风寒所诱发，把这喘勾起来了。所以这个时候又有外感，里头又有大便干，该有瘀血还有瘀血，那么这该怎么办呢？你光解表也是不行，得把这几个合起来治疗，所以我在临床上常这么用。一方面你看我们方才讲的方子吧，如果有射干麻黄汤证，你用射干麻黄汤没错；它又兼大便也不利，大便几天不拉，舌苔有黄苔。我们则针对各方面（病症综合治疗）。比如，舌头发青了，咱们说是瘀斑，有瘀血，这时候再加上祛瘀药一块用，都行的。我记得我还有一个关于大柴胡汤应用的报告。（当然，综合起来）一起用也没有什么问题的，分着用也可以。治病就这样子，不能一起用，则抓重点，一样一样治，那样也行。临床上圆机活法，自己斟酌着用。

这一章，（治疗方法）大概都有了。专治痰的像皂荚丸、葶苈大枣泻肺汤；治外邪内饮的，也讲了几个，大致各方面都有了。但是我们对这个书 (《金匮要略》) 的研究，我希望大家这样做：我们既是研究 (《金匮要略》上的）咳逆上气、肺痿肺痈，在旁的书上也找一些，把这个（咳逆）做个题目，关于这类的都拿来搁到一起看一看，更好一些。所以自己找出很多资料来研究，对这类病的治疗有更充分的理解。

奔豚气病脉证治第八

师曰：病有奔豚，有吐脓，有惊怖，有火邪，此四部病，皆从惊发得之。

这一节恐怕有问题，怎么说呢？奔豚、惊怖、火邪这几种病，说它由惊发得之，可以理解。唯独“吐脓”不可理解。我们研究《伤寒论》，奔豚、惊怖、火邪这都是由于火攻。“惊怖”就是伤寒要是用火攻，必惊，惊发、惊怖就是指这说的；“火邪”是太阳病与火熏之不得汗，火邪也是往里头跑了，到经不解，必圊血，病为火邪。这也是《伤寒论》上头的。这个火邪既然用火攻，都要发惊狂的，这书后头有惊悸吐衄下血，它说火邪用桂枝去芍药加蜀漆牡蛎龙骨救逆汤主之。龙骨、牡蛎都是治惊狂的，它是一个镇静药，治惊狂。所以奔豚、惊怖、火邪这三种病，说是“从惊发得之”可以理解，奔豚指的是用烧针发汗这段说的。唯独“吐脓”不可理解。“吐脓”在这个书（《金匮要略》）里头，连《伤寒论》带这个书（《金匮要略》），只是里头有痈脓，不能说是“从惊发得之”。

“惊发”拿现代话说，就是一种精神上受到严重的刺激，不是外面的事物让你惊了，不是指外面的事物可惊可恐才得这个病，不是的。而是机体上有惊恐的反应，所以搁“惊发”二字。凡是能够促使生理上有一种惊发的反应，还是神经官能症啊，那么就容易发生这几种病。这几种病中“吐脓”是不好解释，我认为这里头它有错误，也许是传抄（而出现的错误），这四个没法一块儿来解释，三个可以解释（吐脓不好解释）。

那么惊怖、火邪和奔豚这三个病，由“从惊发得之”我们可以看到，这三种病拿现代话说都是神经官能症。我们看奔豚就知道了，那几个是作陪，主要是论奔豚，奔豚是从惊发得之。

师曰：奔豚病，从少腹起，上冲咽喉，发作欲死，复还止，皆从惊恐得之。

奔豚病是什么病呢？它一发作的时候，“从少腹起”，就是小腹往上冲，“上冲咽喉”，由胸一直到咽喉，发作的时候人简直就是活不了的样子，“发作欲死”，可是一会儿过去了，“复还止”。从这几句话，我们知道奔豚病是个发作性的神经的反应，那现在不就是神经官能症嘛。神经官能症在什么基础上发作呢？在惊恐的基础上发作。

你像我们拿烧针，这烧针是给人治病，受了这么一种刺激，人发惊悸。再严重了，在惊悸的基础上诱发奔豚。气从少腹，上冲胸咽，发作欲死，可过去了就跟好人一样，就像羊痫风似的，来了就是这么一阵儿。这就是神经之病，不是实质的病。所以后世对此解释说是肾气，这是不对的，与肾一点关系都没有，你看底下治疗就知道了。

他说皆从惊恐得之，不是说我们外边的事物，（令）我们可惊可恐，受了这么种刺激得了病，这是错解！惊恐是个病名，和惊发一样，在这种惊恐证候的基础上，更进一步发生奔豚，应该这么解释。

我们看看底下讲的具体治疗，有这么几节。

奔豚气上冲胸，腹痛，往来寒热，奔豚汤主之。

奔豚汤方

甘草　芎䓖　当归各二两　**半夏**四两　**黄芩**二两　**生葛**五两　**芍药**二两　**生姜**四两　**甘李根白皮**一升

上九味，以水二斗，煮取五升，温服一升，日三夜一服。

奔豚汤这个药不常用，因为奔豚病很少见少阳病。这一段说的是少阳病，“往来寒热”是柴胡证四个主要证候之一，腹痛也是属于柴胡证。奔豚没有不“气上冲胸”的，一直到咽喉，发作欲死。气上冲胸，胸胁也没有不满的，对吧？所以这个病证的反映，整个是柴胡证。

柴胡证本身不是奔豚，所以这个方子变了，用甘李根白皮，就是李根白皮，甘的，李子这东西，有甘的，有偏苦涩的，这里讲的是甘李根白皮，这个药解热作用跟柴胡差不多，但它有下气治奔豚的特能。那么这个方你一看就明白，半夏、黄芩、芍药、生姜、甘草，它也是柴胡剂的加减方子，但是以李根白皮来代替柴胡了，因为什么？它治奔豚。这个（奔豚汤）既能治奔豚，还是能治上面这个少阳证，胸胁满，往来寒热。

这段说明什么呢？还是要辨证，辨什么证？方证。它现哪个方剂的适应证，就用哪个方剂就行。这个（病症）现柴胡证，但柴胡汤不能治奔豚，你变化变化方药就行了，李根白皮治奔豚，这个书上也有的。

另外我们来看看这个方药的组成，我们还能看出些问题来。它用大量的生葛，生葛就是葛根，用五两，要用五两的话这个人非“项背强几几”不可，这是肯定的。它另外又用当归、川芎这些补血的药，那么也就是说这个人奔豚病，现的是柴胡证，往来寒热，腹痛。同时它有项背强，强得厉害。而且有血虚的一种证候。用这个（奔豚汤）就对了，是这么一个方剂，但他话说得不够明白，就说“奔豚气上冲胸，腹痛，往来寒热，奔豚汤主之”。我们从药物上分析还应有这些：项背强，项背拘急得厉害，另外有血虚的证候，用当归、川芎嘛。其他是柴胡证，他用的也是柴胡汤的方子，但是没用柴胡，用的李根白皮，为治奔豚。

这个方剂我们还没用过，因为奔豚病不多见，（即便）见着了（奔豚病，但）现这个证候的情况少。

发汗后，烧针令其汗，针处被寒，核起而赤者，必发奔豚，气从少腹上至心，灸其核上各一壮，与桂枝加桂汤主之。

桂枝加桂汤方

桂枝五两　**芍药**三两　**甘草**二两（炙）　**生姜**三两　**大枣**十二枚

上五味，以水七升，微火煮取三升，去滓，温服一升。

这个方子不但我用，我们一个同事赵绍琴遇到一个奔豚（病人），和这个（症状）一样，他就给吃这药，吃了就好了。

“发汗后，烧针令其汗”，太阳病开始用麻黄汤发汗，发汗表不解，我们应该用桂枝汤再发汗就对了。这发汗表不解，是经常碰到的情形，病比较重，吃麻黄汤，完了表还未解，这时不要再吃麻黄汤，要改桂枝汤，这是正当的治疗手续，但大夫没有这样做，而是“烧针令其汗”，烧针令其汗这可很凶，以火劫汗，在《伤寒论》上你们看看太阳中篇，后面那几段都说这些。烧针令其汗，必使大汗出，“以火劫发汗，亡阳必惊狂”，汗出得太多，古人谓之亡阳，人非惊狂不可，所以奔豚是在惊发的基础上得之的。开始就由于烧针令其汗，针处又被寒，被寒就是感染，所以“核起而赤”。一烧针开始大汗出，这个人的机体已经受到一种刺激，就容易得惊发。又见“针处被寒，核起而赤”，针刺的地方按现代的话说感染了，肿了，这又给人加重刺激。既烧针，烧针针处又被寒，核起而赤，重复给人身体刺激，一定要得奔豚。《伤寒论》上说的以针劫，以火劫发汗亡阳必惊狂，这是《伤寒论》上说的。在惊狂的基础上，针处又不谨慎被寒，就是感染了，再给机体以刺激，非发奔豚不可。

那怎么办呢？发奔豚就感觉气冲少腹，上冲胸咽，“气从少腹，上至心”这是句简单的话，上面已经都交代了奔豚的证候，这里只是说气从少腹上冲心。应该两方面来治疗，一方面治针处被寒，用灸法，灸其核上各一壮，来治针处被寒那个红肿的地方，（另一方面用方药）然后与桂枝加桂汤主之。桂枝主要治气上冲，这应该很清楚。为什么用桂枝汤的原方加减？虽然是大汗后，表还是不解，还是用桂枝汤的基础。但是奔豚发作得厉害，所以用桂枝降冲气，桂枝又加上量了。

古人说桂枝泻奔豚气、泻肾气，这是古人的说法而已，古人通过实践，总结出一个一个方证的这个规律。如果气冲厉害加桂枝，这是对的。桂枝治冲气，这是事实，可冲气是不是肾气，这是有问题的。但古人没办法，这只是他心里所想、所猜测的看法，（不一定对。我认为）恐怕与肾没关系。底下这个苓桂枣甘汤与肾有关系，还值得怀疑（编者按：此处的意思推断为或许还有可能），这个根本不是（桂枝加桂汤与肾根本没有关系）。

（桂枝加桂汤）表不解，“大汗流漓，表必不除”，开始发汗表没解，应该用桂枝汤，没用桂枝汤，用火劫迫使大汗出，大汗流漓，表还是不能解。那么在错误治疗的基础上，这个人由惊变成奔豚。这种证不是个实病（编者按：此处实病，似乎不是虚实之实，而是指与神经官能类型疾病相对立的实质性疾病），现在说就是神经官能症，发作起来，就这个样子，过去一会儿就没有了。但这个人的表证还存在，什么表证，桂枝汤证。所以在桂枝汤的基础上加桂，治气上冲，这个我们以前（《伤寒论》中）也讲过。桂枝，原来是三两，现在变成五两了。芍药、生姜、大枣、甘草，还是桂枝汤的原方，这个药，当然还是解表。同时，加重治疗气上冲，奔豚也可以治，奔豚证，这个方剂最常用。

发汗后，脐下悸者，欲作奔豚，茯苓桂枝甘草大枣汤主之。

茯苓桂枝甘草大枣汤方

茯苓半斤　**甘草**二两（炙）　**大枣**十五枚　**桂枝**四两

上四味，以甘澜水一斗，先煮茯苓，减二升，纳诸药，煮取三升，去滓，温服一升，日三服。甘澜水法：取水二斗，置大盆内，以杓扬之，水上有珠子五六千颗相逐，取用之。

前头说“从惊发得之”，这要（灵）活看，奔豚汤也没有从惊的基础上而得啊。苓桂枣甘汤说的是一种“脐下悸”，“悸”在古人就是惊悸的悸，悸就是跳。悸也就是人的神识不安宁，也算是在惊的基础上来看的。

发汗后怎么脐下悸呀，根本就是里头小便不利，里头有停水，你光发汗不行，应该利水。不利水而强发汗，发汗药激动里头的停水，水就冲动，它要发奔豚。脐下悸，就是少腹有水伴冲气往上来，这就是要发奔豚以前的预兆，所以它说“欲作奔豚”嘛。

这时候所用方中有桂枝、甘草，桂枝、甘草也是一个方剂了，桂枝甘草汤，治脐下悸，跳得厉害，就是汗发得太多，气往上冲，所以欲得按者，跳得也厉害。

另外，搁茯苓，茯苓这个药也治心悸，所以安眠药里老搁茯苓呢，茯苓、茯神是一样的，尤其配合桂枝一起，对很多神经官能症这方面进行治疗，像苓桂术甘汤也是。你看人眩晕等，我们用利尿药，经常用苓桂术甘汤、苓桂枣甘汤。心跳得厉害，桂枝茯苓加量就可以。苓桂枣甘汤也是。

苓桂枣甘汤也不一定是先有惊，但只是悸，悸也就是惊悸，也属于这个范畴。这就是要发奔豚以前的情形，“从惊发得之”，在这个基础上就容易发生奔豚，它说“欲作奔豚”。

治疗的方子呢，一方面，治气冲，用桂枝甘草；一方面引水下行，利小便。表也就解了，要不然这表还是不解。在《伤寒论》讲得最多，如果小便不利，里面有停水，就要解表兼利小便，五苓散也是这么个用法。若不利小便，强发其汗，变证百出。脐下悸，欲作奔豚，也是在这个基础上发生的变化。

苓桂枣甘汤这个方子，不只能治脐下悸，欲作奔豚，凡是脐下悸，有些肚子疼什么的，这个方子也治。治脐下的跳，可见这个茯苓是大量用，你看它用半斤呢，茯苓治悸动。利尿药里头，也各个不一样。茯苓起安定作用，酸枣仁汤也用茯苓，一般安眠药里头搁茯苓的多，起镇静作用。根据前面的解释，也就是"从惊发得之"。这是古人的看法。在临床上不一定是先有惊，这个悸也不是惊悸的那个悸，这就是停水，停水要是感觉烦悸，这是茯苓证。这个方子不仅治"欲作奔豚"，而且对"已是奔豚而脐下悸"，这个方子也起作用。

方后对煎服法说"上四味，以甘澜水一斗，先煮茯苓，减二升，纳诸药，煮取三升，去滓，温服一升，日三服"，甘澜水的做法底下有小注，就是取水二斗，置大盆内，拿杓扬之，水就起珠子了，就撇这珠子，就叫甘澜水。这个东西现在不必这样了，古人有一些所谓秘方、秘法，有些特殊的（用法），属于习惯。某家这个方子嘛，传就这么传法，用甘澜水。你像有人说我的方子也用甘澜水，其实这个东西不一定（非得按照习惯），现在就用一般的水就行。

奔豚非常简单，就是气从小腹往上冲，上冲性的一种神经症、神经反应，发作时相当厉害，过后像好人（正常人）一样。治气上冲最有力的就是桂枝，你看这后头两个方剂（桂枝加桂汤、苓桂枣甘汤）都是用桂枝。

假如有表证，还是用桂枝汤（加减），桂枝汤加桂就行。

没有表证，要看情形，你看前面这个（奔豚汤证），说的是少阳病，往来寒热、腹痛这种情况，那么，真正现柴胡证，用柴胡汤行不行？我认为行的，但里头要加治上冲的药。你像苓桂术甘汤也可以加里头，苓桂术甘汤这药就准行，它也治气上冲。

我们现在治高血压，如果这人心跳得厉害，气上冲得厉害，心脏病常有心跳（厉害），桂枝加量、茯苓加量就行。桂枝我用过七八钱，一点问题都没有。不是像咱们（很多人）说桂枝那样热啊，不是那样啊。茯苓更是个相对平和的药了，茯苓是不寒不热的平和药，它治心悸。所以我们对心血管病有时心悸得厉害，用旁的药的时候，可以用这两个药——桂枝和茯苓。那如果现柴胡证呢，我认为小柴胡合用桂枝、茯苓，有用的机会。

奔豚就这么一点（内容），没有什么深意。第一，他（仲景）解释说这个病都是由于惊发，这当然与临床治疗有关系，大夫用药给机体一个严重刺激而得惊发，在这个基础上发病。它有这个意思，但也不一定（必由惊发而奔豚），也只是值得参考。火攻那肯定是先发惊恐，得用桂枝加桂汤。如果不是用火针，这个人有外感的样子，脉浮、恶寒、有汗出，同时有奔豚这种症候，你也可以用桂枝加桂啊，一样好使。不必真的拿火针烧，烧完后才有那种奔豚的情况。我用桂枝加桂汤，就是针对这种情形（外感桂枝汤证而又发奔豚）。有一年老赵遇到这种病，这个病人就是感冒，可是他还闹奔豚，我说你就给他吃桂枝加桂就行，他吃了就好了。后来又来一奔豚的病人，他吃了（桂枝加桂汤）又不行了，他不是这个（桂枝加桂汤）证候就不行啊。

所以奔豚病很简单，可是这种病以什么情形出现，这个书（《金匮要略》）说得还是不够。这个书只是说夹水气的用苓桂枣甘汤；在外感表不解而有奔豚病的，就是桂枝加桂汤；另外他怕你离开桂枝就不能治奔豚了，还有个奔豚汤。这个（奔豚汤）现柴胡证，可是偏于有热，往来寒热嘛，得用解热去降冲气的甘李根白皮。

可见他是怕你误于某一个药就治奔豚，不是那样的，各个不一样。所以我们在临床上也是，它以什么样证候发作出现，我们就根据什么方剂来治疗就对了。但对于气上冲，我们经常用的除去桂枝外，如果伴水上冲的，大概用吴茱萸的也不少。像这个冲逆，半夏也都有用，要不然怎么止呕呢？所以治往上冲逆这种情况，桂枝以外，治往上冲逆的药也挺多的，在临床上都有用的机会。不要死于（本篇章提到的）这几个方剂之下。当然，对治疗奔豚的整体原则，通过这几个方剂的阐释，可以说是够了。

胸痹心痛短气病脉证治第九

胸痹就是胸疼，痹就是疼，痹痛，比如关节风寒湿痹，都说的是疼。胸疼拿现在的病名包括很多了，像胸膜炎、肋骨神经疼都属于这一类。

（胸痹也可能与心脏有关）。有时候心脏疼，古人也分不开，所以单独有个心疼，这指的心脏，但胸痹里头也有心脏的关系。

另外，短气，就是气不足以息。

这一章主要研究三种证，一个胸痹，一个心痛，一个短气。可这三种病常常是纠缠到一起的。底下就是书上的论说了，我们看一看。

师曰：夫脉当取太过不及，阳微阴弦，即胸痹而痛，所以然者，责其极虚也。今阳虚知在上焦，所以胸痹、心痛者，以其阴弦故也。

太过和不及，两种脉全是病脉，人有病了，脉就不平了。不平就要有一种形象，这种形象不是较正常为太过，就是较正常为不及。脉就这么两大类。平时说的大脉就是太过，小就是细脉，就是不及，全是对待（编者按：对待即对应之意）。数，就有迟，这是对应的。紧与缓，弦与弱，全是一个太过，一个不及。也不太过也非不及就谓之平脉，就是正常人的脉，叫平脉。太过说的就是比较平常人的脉为太过。不及就是比较常人的脉为不及。所以说太过和不及都是病脉，那么我们诊太过与不及，就说以候病，诊察病就在“太过”与“不及”上而来下手、而来体会。

“阳微阴弦”，这个阴阳指的寸尺说的。阴阳在张仲景论脉有两种说法，一个说的病位，寸关尺，上边为阳，下边为阴；有的时候说脉的内外，外为阳，内为阴。像我们说的太阳中风，说脉浮于外，但是按着弱，所以阳浮而阴弱，脉浮于外但是弱于内，（阳浮阴弱）这是指浮沉说的。这一段（阳微阴弦）脉的阴阳指的病位、部位说的，阳微者寸微，阴弦者尺弦，就是关以下弦。

微是不及的脉，弦是太过。微、不及，常主的是阳虚，在《伤寒论》中也有很多，“脉微者，此无阳也”，在《伤寒论》中有很多，亡阳的脉，脉也微，就是虚。什么虚呢，指的津液说的，不是指“阳热”里那个“阳”说的。阴弦，弦是个太过的脉，这个太过常常指的是寒邪。

根据脉法上看，“即胸痹而痛”，怎么讲呢？“阳微”，寸以候胸，我们知上焦阳虚；“阴弦”，关以下脉弦，知下面的寒盛。这个寒就乘虚往上攻，“邪之所凑，其气必虚”。若没有寒邪在底下，虽然上面虚，也搞不出胸痹。由于上面虚，下面寒湿，它乘着虚，寒就往上跑，所以就造成胸痹而痛。

“所以然者，责其极虚也”，道理也解释了，就因为寸脉太虚，邪就乘虚而逆迫于胸，所以胸痹而痛，“今阳虚知在上焦，所以胸痹、心痛者，以其阴弦故也”，这就是我刚才讲的这些。根据“阳微阴弦”这个脉，我们知道阳虚是在上焦，它是部位。

上以候上，下以候下，寸脉候胸至头这部分的病；寸以下，就是心下到少腹，属于关上到关下；关以下到尺这个部位，就是下焦，就是少腹到腿。

现在就脉象看，我们可以知道，阳虚在上焦，所以胸痹、心痛，也就由于阴弦的缘故，因为阴寒在下、阳虚在上，所以阴寒乘着阳虚往上攻，而造成胸痹心痛。对于胸痛这种病，古人有这么一种看法，总是阳气上虚，阴寒下盛，寒乘虚往上攻，所以胸痹而痛。

平人无寒热，短气不足以息者，实也。

“平人”就是平时无病的人，谓之平人。“无寒热”也没有新遭受外感，我们一得感冒就怕冷发热了。平时既没病，又未遭受新得外感，无故“短气不足以息者”，就是气短、呼气困难，这种情况不能责其虚了，应该责其实，总是里实的问题。

里实也是多方面的，你看我们说胃里头停水，也短气，它压迫胸膈；如果停食也短气，阳明病腹满而喘，它胃里头太实了。无论是食、水、痰、饮都能造成短气，总是里有所“实”的关系。这个人平时没病，又没新遭受外感，而无故短气不足以息，不要看它虚，要看实的方面。这一段，对后头辨证是很有用的，所以单独提出这么一段。

胸痹之病，喘息咳唾，胸背痛，短气，寸口脉沉而迟，关上小紧数，瓜蒌薤白白酒汤主之。

瓜蒌薤白白酒汤方

瓜蒌实一枚（捣） **薤白**半斤 **白酒**七升

上三味，同煮，取二升，分温再服。

这个脉是错的，脉跳动跟随着心脏，心一跳，脉一动，所以脉可以有部位上的形象之属，说寸浮、尺沉等，这可以。但是没有说是寸迟、关数，关以下快起来了，这是怪脉，没那个事情，这是错的。"寸口脉沉而迟"，沉，可是慢；"关上小紧数"，这个"数"错了，这肯定错了，根据上边，应该是弦，上虚下弦嘛。胸痹之病，根据上边所说，全是上虚、下有寒，寒乘虚以上迫。

胸痹而痛这类病，具体分析也多种多样，"喘息咳唾"，就是呼吸困难，喘息又咳，唾就是涎唾；"胸背痛"，不但胸痛，也掣到后背痛；"短气"，就是上面说的"短气不足以息"。这说的是胸痹之病有这一系列的证候，就是喘息咳唾、胸背痛、短气。

看看脉呢，寸口脉沉而迟，沉而迟这都是不足的脉，为虚寒。我们一般说迟主寒，迟也主虚，《伤寒论》上也有。它说"脉微不可发汗，亡阳故也"。如果尺中迟，"复不可下之"，这也是《伤寒论》上的，这个迟就指的血虚。总而言之，不足的脉都应不足。那么寸口脉沉而迟，就是虚在上焦。

"关上小紧弦"，这个小，不是大小的那个意思，（而是）我们现在的话就是微，紧又弦，但是不太厉害，稍稍紧弦。关上以候心下，就是胃的部分，胃部还有些实。那什么实呢？紧和弦都主寒，就是寒太盛，微盛。上面虚啊，所以往上攻还不已，因而就促生上面这些证候。

小紧弦是寒，这里头也含有饮、水饮，水饮寒气乘上边之虚往上攻，迫于胸，所以才短气。胃有停水啊，微者短气，少有停水，人就能短气。那么寒气攻到胸，所以胸背就疼，波及肺就喘息咳唾。这个应该用瓜蒌薤白白酒汤主之。胸痹病，并不是一种治疗方法，所以还得辨证。原则上是胸疼，或者胸满胸疼，再具体分析，该用什么药用什么药。

瓜蒌、薤白两个药组成的方剂，就叫瓜蒌薤白白酒汤。我们看看这个方剂，瓜蒌实一枚，古人的瓜蒌实就是果实的实，就是全瓜蒌。后世给弄成瓜蒌仁，就错了！不是仁，实怎么是仁呢？果实，就是整个果子，就是瓜蒌。一枚，这很重了，大瓜蒌一枚，有几两，把它捣了，就是砸碎它。

薤白半斤，薤白在北京叫“小蒜”，是野生的，不大，在东北叫“香根菜”，它是辛温的药。瓜蒌实起开胸、祛痰、下水作用，所以大量吃也能缓下。薤白是辛温的，散结气，长于治胸痛。这两药合起来，既能够散结气、止痛，又能够开胸、下痰、下水，所以与我们这一段的证候是正好合适的。搁白酒干什么呢？以白酒煎，容易助药力尽快发挥作用。我们经过试验，白酒煎这个药，不喝酒的人吃不了。用黄酒煎蛮好，我常给人搁黄酒。如果酒不能喝，水煎也行，不是不行，不过那个时候薤白就多搁点。

这两个药组成就是治胸满胸痛，同时有寒饮往上冲逆的关系，或者喘息、咳唾而有短气，都治。瓜蒌是治咳嗽的一个圣药，一般治咳嗽常用瓜蒌，它能够开胸下气祛饮，所以喘息咳唾用瓜蒌是很有道理的。

这是一段。说如果胸痹致病，有这一系列的证候，就是喘息、咳唾、胸背痛而短气者，这个脉与上面说得差不多了，寸脉沉迟，关上有些紧弦，也就是上虚下有寒。

胸痹不得卧，心痛彻背者，瓜蒌薤白半夏汤主之。

瓜蒌薤白半夏汤方

瓜蒌实一枚（捣） **薤白**三两 **半夏**半升 **白酒**一斗

上四味，同煮，取四升，温服一升，日三服。

这又是一节，胸痹，如果短气、喘息以至于不得卧，就说明寒往上攻得更厉害、更加重了，不只是喘息短气咳唾而已，以至于使他不得卧，这是简言，根据上面一节说的。而“心痛彻背”，不只是胸背痛，而是心痛彻背，彻就是通的意思，就是胸背通通地疼，这个疼就是心彻于背、背彻于心，是前后剧痛，比（前面）那个胸背痛加重了语气。

不但有寒，饮也重，所以才导致不得卧，而心痛彻背这样剧烈。还是在瓜蒌薤白的基础上，根据那一段来的嘛，（只不过）症状加重，（所以）另外加半夏。瓜蒌薤白半夏汤主之。半夏这个药，降逆、下气、祛饮，是祛痰饮的药，就是祛水。只是用瓜蒌薤白力量有点不够了，另外加半夏。这个方剂就是上面之方（瓜蒌薤白白酒汤）薤白减量，加上半升半夏，半夏用得很重，也是搁白酒来煎。也就是在瓜蒌薤白方剂的基础上而又加半夏，所以这个方剂更好理解了，就是我们上面所说的瓜蒌薤白白酒汤这个证候而饮重，逆迫也更甚，所以要加半夏。煎法和上面一样，如果人能喝白酒，用白酒煎是没问题的；如果不能喝白酒，搁水煎也行；同上面一样，搁点黄酒也好，不用整个搁黄酒，因为酒能助药力让它发作快。这是所出的两个方剂，一个是瓜蒌薤白白酒汤，另一个是瓜蒌薤白半夏汤，底下继续来说明这个具体证治。

胸痹心中痞，留气结在胸，胸满，胁下逆抢心，枳实薤白桂枝汤主之；人参汤亦主之。

枳实薤白桂枝汤方

枳实四枚　**厚朴**四两　**薤白**半斤　**桂枝**一两　**瓜蒌实**一枚（捣）

上五味，以水五升，先煮枳实、厚朴，取二升，去滓，纳诸药，煮数沸，分温三服。

人参汤方

人参　甘草　干姜　白术各三两

上四味，以水八升，煮取三升，温服一升，日三服。

“胸痹心中痞气，气结在胸，胸满，胁下逆抢心，枳实薤白桂枝汤主之；人参汤亦主之。”

胸痹这个病，如果“心中痞气”，什么叫“痞气”？心中感觉有痞结，痞就是不通，有所结的东西，咱们说痞块也是这个意思。感觉有痞结而同时感觉气憋得慌、气塞，很像现在所说的“狭心症”这类情况，近似于心脏性的气短。心脏感觉有所结滞，而气有所不通、堵塞，有痞结、气塞的感觉，所以叫“心中痞气”。

“气结在胸”，在心脏有这个感觉，而在整个胸也感觉有气结，就是胸闷、憋气，当然胸也胀。所以同时也“胸满”，“胁下逆抢心”。胁下逆抢心是用枳实薤白桂枝汤的一个主要证候，感觉有气从胁下往上冲。那么“心中痞气，气结在胸，胸满”也都是由这个“胁下逆抢心”来的，主要是从胁下往上冲气相当凶，所以才有上面的“心中痞气，气结在胸，胸满”的这些结果，主要从这个来的，从底下往上。这整个说的是枳实薤白桂枝汤的证候。

为什么人参汤也主之？人参汤就是理中汤，如果中虚多寒，中虚就是胃虚，胃虚有寒停饮，如果上焦虚也能造成这种情况，所以人参汤也主之。救治上面这种“心中痞气，气结在胸，胸满”的两个方子虚实不同，在临床上是不是一个证候呢？绝不是。

我们讲的这个证候是枳实薤白桂枝汤。人参汤当然也要有人参汤证，比如说呕逆，心下痞坚，就是心下痞硬，那是胃虚的关系，呕逆就是胃虚停饮，这是理中汤证，就是人参汤证。如果只是从胁下往上逆抢心，没有胃上的一切毛病，当然是枳实薤白桂枝汤。

所以还让你辨证，不是说这两个方剂治同一个证，在张仲景（书里）没有这种情形。人参汤证我们在前面研究很多了，尤其在《伤寒论》里，所以这里提出来：胸痹这类的情况，有由于中虚有寒停饮造成的，那就是人参汤证；也有胁下逆抢心的薤白桂枝汤证。这两个证是截然不同的。

大家看看这个方剂就明白了，枳实薤白桂枝汤方，枳实用四枚，厚朴用四两，薤白半斤，桂枝一两，瓜蒌实还是一个，也是在瓜蒌薤白汤的基础上发展起来的。胸痹也有胸满，胸痹甚者疼，轻者也只是满，这个就是满，满也该用瓜蒌薤白这个方剂。

满得厉害有气结在胸、心中又有痞气的感觉，这就该大量用行气的药，用枳实、厚朴，枳实、厚朴既行气消胀，也能去结气，就是枳实的功效。另外，气上冲，所以加上桂枝。也就在瓜蒌薤白基础上加行气消胀的枳实、厚朴，加桂枝治气上冲，所谓胁下逆抢心。

总而言之，枳实薤白桂枝汤方证，是在胸痹胸满，也就是瓜蒌薤白方证的基础上而心痞、胸有结气、胸满、气上冲。这是根据药物来分析，其实，仲景他这个文章也的确说的这个意思。

那么如果有一系列胃虚寒的证候，可以用人参汤，人参汤的方子在底下也列出来了，我们前面研究过的，人参、干姜、甘草、白术，人参是健胃的，治心下痞硬；干姜是温中的，干姜止呕。所以我们说人参汤就是理中汤常治呕证；白术是祛水、利尿，白术是温性的药，胃有停水，多用白术。现在我们用的术，前面讲过了一般用的是苍术，古人的苍术、白术是不分的，那么后世分开了，古人说的白术就是苍术，因为我觉得临床上用苍术比白术好，白术有些燥，不如苍术。胃虚有寒而呕或者有点小便不利，同时有胃虚、心下痞硬，这个时候用人参汤。这都是指治胸痹来谈的。

我们通过临床（发现），瓜蒌薤白治胸痛胸满相当好使。在这个基础上，根据证候出入不同，采取加味的办法：胀得厉害，满得厉害，有气上冲，用枳实薤白桂枝汤；一般的（情况）或用瓜蒌薤白白酒汤或用瓜蒌薤白白酒加半夏汤。

胸痹，胸中气塞，短气，茯苓杏仁甘草汤主之，橘枳姜汤亦主之。

茯苓杏仁甘草汤方

茯苓三两　**杏仁**五十个　**甘草**一两

上三味，以水一斗，煮取五升，温服一升，日三服。不瘥，更服。

橘枳姜汤方

橘皮一斤　**枳实**三两　**生姜**半斤

上三味，以水五升，煮取二升，分温再服。《肘后》《千金》云："治胸痹，愊愊如满，噎塞习习如痒，喉中涩，唾燥沫。"

这时，胸并不疼的，如胸疼吃这个药不好使。"胸痹，胸中气塞"，就是胸胀闷得厉害，为之气塞，胸中感觉气满胀，气塞于胸中，短气。"短气"就是我们早讲过的有水气，往上攻得厉害。

"茯苓杏仁甘草汤主之；橘枳姜汤亦主之"，这也是要看情形，茯苓杏仁甘草汤以祛水为主，所以偏于治短气；橘枳姜汤以行气为主，以治胸中气塞为主。这两种证候你要知道，胸中气塞，也没有不短气的，气塞于胸中怎么能不短气呢？但是如果以胸中气塞为主，用橘枳姜汤；如果要以短气为主，就觉得呼吸困难，胸也是闷的，但不是主要的，用茯苓杏仁甘草汤祛水就行。所以这两个方子虽然说"茯苓杏仁甘草汤主之；橘枳姜汤亦主之"，也不是同一个证候啊，所以在辨证的时候非得仔细斟酌不可，"大概其"的态度是很危险的。总是要把证候搞清楚，但是这两个方子即使用错了也不要紧，不害人，都有效，但是不够好，该祛饮而过于行气了，短气方面治疗上虽然病人觉得舒服一些，但是还短气得厉害，因为你没有大量祛水。如果胸中气塞为主，你尽祛水也不行，他气还憋着呢，所以我们在问病的时候要细心。

茯苓杏仁甘草汤方就三味药，茯苓、杏仁、甘草。茯苓三两，茯苓我们知道，利尿、逐饮、祛水，杏仁也祛水，我们后面讲痰饮篇就知道了，所以人身肿，应该用麻黄，由于这个人血太虚，所以不宜用麻黄而用杏仁。杏仁与表药配合在一起能解外边水气，与里药如利尿药配合在一起也能行水下气，杏仁也祛水，我们老说杏仁利肺，也不尽是利肺，主要也祛水。少搁点甘草，因短气急迫，所以用甘草缓其急，“急，食甘以缓之”。这三味药重用祛水药——茯苓、杏仁两味，甘草缓其急迫，这是以祛水为主的一个方剂，如果心下有停水，有些短气，胸中觉得憋得慌，这方子好使。

橘枳姜汤方就是橘皮、枳实、生姜三味药，你们看看这药用得相当重的，后世把这个橘皮也说错了，他们说橘皮也就是燥湿的，因为（含有橘皮的）二陈汤祛水嘛。再不然他们说橘皮破气，（所以橘皮）一般应用都不这么重。但我常用橘皮至一两八钱，你们看看这个方子橘皮用多少，我们得好好研究研究。一斤就十六两，古人一两合现在三钱，一斤十六两不就是四十八钱吗？就是四两八，四两八是两剂药，煮取二升，分温再服，两剂药是四两八，一剂药是二两四，够重的，现在开橘皮开到二两四已经很重的，可是不这样，不足以下气、祛气塞，不足以达到这个目的，所以我们对橘皮之用，看看古人书就明白了，不是说就用二三钱就不能多用了、再用就破气了，哪是那个事呢！枳实是佐橘皮以行气、消胀满，就是胸中气塞。生姜用的分量也够重，生姜既祛水，也治逆气往上，所以治呕，生姜用半斤，这半斤（的分量）也很可观了。一斤是分开两剂药合二两四，那么半斤就是一两二了，所以现在我们用生姜一两二，大家（就觉得量太重）看得稀奇，但是该用的时候你得多用。（“胸痹，胸中气塞，短气，茯苓杏仁甘草汤主之，橘枳姜汤亦主之。”）根据上面所说胸痹，主要是上面阳虚，寒气往上攻，是得搁点温中的药，只是用橘皮、枳实不行的，得搁些生姜。橘枳姜汤这个小方也常用，假设是胸满、心下憋，有些呕逆，这个方子好使。

茯苓杏仁甘草汤和橘枳姜汤两方都是治胸痹，但是不能治疼，里面没有镇痛的药。我们在临床上遇到胸痹的病人，有只是胸满、憋但不疼，我们要看情形，这些方剂都要辨证，不那么疼你用散结止痛的薤白也不对啊。古人用药细得很，该怎么用就怎么用。

橘枳姜汤在孙思邈书中底下有小注，注得挺有意思，“治胸痹愊愊如满”。

"愊愊如满"就是气塞，就是气塞满，愊愊然如满，形容得很好；"噎塞"，不但这块儿憋，咽喉也憋，噎塞就是气还是往上撞的；"习习如痒"老是像痒似的，我们治梅核气这类的咽喉不利，常常大量用橘皮也起作用。我们常用的是半夏厚朴汤，半夏厚朴汤合用橘枳姜汤也挺好，也治这个（咽喉不利）病。根据这句话可以看出来，"噎塞习习如痒"，咽喉老是不利落，"习习"，还老感觉发痒；"喉中涩，唾燥沫"，喉中感觉干。后世医家看到喉中干，可能就会说橘皮生姜不能用了。其实这个方子健胃，橘皮生姜都能健胃，促进食欲，如果胃不好也有用橘枳姜汤的机会，要是加上人参、茯苓、术不就是茯苓饮嘛，茯苓饮就治胃。那么，喉中涩燥，不能吃东西也燥也干啊，但是由于胃中有水，所以多唾涎沫，这是孙思邈在方后这样注，也作为我们的参考吧，橘枳姜汤药我们是常用的。

胸痹缓急者，薏苡附子散主之。

薏苡附子散方

薏苡仁十五两　**大附子**十枚（炮）

上二味，杵为散，服方寸匕，日三服。

胸痹痛指的痛说的。缓急者，就是时缓时急的意思。有的时候轻，有的时候重，可是久久不愈。"薏苡附子散主之"。薏苡仁与附子合用，就像术与附子合用一样，祛湿利痛，尤其薏苡仁这药是个解凝性的，能够祛湿排脓，如果再有些湿饮，薏苡仁配附子治疼更好，就是痹痛，偏于有湿、偏于有水，甚至偏于脓液型，但是在这儿（胸痹缓急）不是排脓，可是这个方子主要是排脓用的，我们后面要讲薏苡附子败酱散，讲到疮痈篇就有了。

薏苡附子散一般治我们所说的岔里疼、肋间神经痛，古人认为疼（是这样来的），遇寒则疼，遇温则解，所以无论是心疼还是肋骨痛大概都是偏寒的多，光用凉药是不行的。我们从上边讲到这里，只用凉药的方子没有，里头都是加上温药，附子更是温的。这是古人的一种看法，但是现代治疗呢，等这结束我们再介绍。

这都是指胸痹说的。胸痹疼痛时缓时急，有用薏苡附子散的机会。这个药很简单，薏苡仁十五两，大附子十枚。这是配成面儿的药，别看分量这么重，每次吃得并不多。"上二味，杵为散，服方寸匕，日三服。"方寸匕合现在的分量，也就是一钱上下，多也多不到哪去，所以量并不多。

我们常说（药物的功效，关键是看）这药做什么用。如果治疼，薏苡仁和附子也可以作汤剂，作汤剂附子量不要大，顶大量不要超过 6 克，现在我们都论克，附子可以搁半两到一两，就是 3 ～ 5 克，这也挺好使。我也治过旁的病，尤其治皮肤病时，用它的机会挺多的，加上败酱草更好了，等讲到附子败酱时候再详细谈这个方子。

薏苡附子散治痹痛，类似附子、术，但它偏于牢固，所以薏苡仁这个药不像苍术，苍术是温，薏苡仁是解凝性的一种祛湿祛水的药，就是有时凝结，所以，薏苡仁一般治关节疼，特别顽固的关节疼，可以用薏苡仁。

这一篇本来讲的是胸痹心痛，上面都是胸痹，底下就要讲心痛了。

心中痞，诸逆心悬痛，桂枝生姜枳实汤主之。

桂枝生姜枳实汤方

桂枝　生姜各三两　枳实五枚

上三味，以水六升，煮取三升，分温三服。

“心中痞”，这纯粹指心脏说的，心中觉得痞塞，有所痞结，就是不宽快，心脏病人常感觉胸憋得慌；“诸逆”，诸逆概括很多了，气逆、呕逆、冲逆等；“心悬痛”就是心痛如悬，心就像悬着那么疼，就是现在的心绞痛这类病。

“桂枝生姜枳实汤主之”，桂枝是个镇痛药，在表证身疼痛时也离不开桂枝，心痛也离不开桂枝，所以桂枝生姜枳实汤以桂枝为主，有“诸逆”，桂枝也治气上冲、也治逆，伍以生姜也治逆，呕逆也是逆。同时痞，痞非得行气不可，所以搁枳实。

桂枝生姜枳实汤这个方子我们也常用，可不是单独用，大柴胡汤里就概括它了。我们治心绞痛，常用大柴胡汤配合桂枝茯苓丸，很好使，你们可以试验，这里就有桂枝、枳实、生姜这三味药，所以治心绞痛相当好使。如果再有热，可以加石膏；血压高，心跳得厉害，可以加重桂枝、茯苓。大柴胡汤与桂枝茯苓丸的合方，你们可以试验，临床常遇到心绞痛，你们看看好使不。但是大黄不要多用，如果这个人大便偏干的话，大黄可以搁 6 克，如果大便根本就不干，那么大黄还可以少用。主要（大柴胡汤与桂枝茯苓丸）这个方剂概括了（桂枝生姜枳实汤）这个药物，就是桂枝、生姜、枳实，挺好使，我是常这么用。如果心血管病并发高血压，你再加石膏，石膏配大黄降血压挺好，你们可以试验。

不过这个书上只提出了桂枝生姜枳实汤证，就是心脏感觉有狭窄的自我感觉，就是心中痞，同时也疼，其痛如悬，也就是我们现在所谓的心绞痛的证候，这个说法可能指这（心绞痛）说的，但是单用这个方子的机会很少，用大柴胡汤配合桂枝茯苓丸的机会很多，在临床上你们可以试试。我的一个同道，是个大夫，他就用大柴胡汤合桂枝茯苓丸治（几乎）一切心血管病，他常用它，他说都好使。因为他研究心血管病，他常用这个合方，他说没有错误。如果心悸厉害，他大量用桂枝，桂枝可以大量用，没有关系的，他是用过一两桂枝，茯苓也可以用，茯苓也治心悸。要是搞心血管病的（大夫），我说可以试验试验，看看怎么样，我用它（大柴胡汤合桂枝茯苓丸）是挺好使的。

心痛得厉害，是底下这个方证说的。

心痛彻背，背痛彻心，乌头赤石脂丸主之。

乌头赤石脂丸方

蜀椒一两（一法二分） **乌头**一分（炮） **附子**半两（炮）（一法一分） **干姜**一两（一法一分） **赤石脂**一两（一法二分）

上五味，末之，蜜丸如桐子大，先食服一丸，日三服。不知，稍加服。

心痛牵扯到后背，后背痛牵扯到前心，这叫“心痛彻背，背痛彻心”，没有已时，老是这么疼，这是最疼了，乌头赤石脂丸主之。

我们方才说了，古人认为寒往上乘得厉害，就疼得厉害，所以集中蜀椒、乌头、附子、干姜等大温药，这是温性群药，但是，辛怕散，所以搁赤石脂，赤石脂是收敛药，制那几味药的辛温发散，所以古人的方子有些妙的地方，用赤石脂收敛养心，不让太散，赤石脂也有养心的作用。我记得有个女患者，她是有心脏病的，给她开的方子中的药物就有类似的东西，乌头、干姜都有。这个方子我们用于心绞痛的病人，真正虚寒，寒极入阴。但是，乌头用川乌头，不用草乌头，这个方子是治极寒而入于阴证的情况，可以这么用，尤其用丸药更没什么关系（附子等的毒性影响）了。

“上五味，末之，蜜丸如桐子大，先食服一丸，日三服。不知，稍加服。”一点一点增加药量，这个方于人无害。尤其治慢性病，不要急治不要急攻，缓缓治疗，可用丸药。你看心脏病不是急性病，配一点丸药没有问题的。我们治新得的心脏类疾病，用大柴胡汤合桂枝茯苓丸的多。但是，当大夫临床还是要辨证，也有极虚寒的这种情况，这药（乌头赤石脂丸）也可以用，不要偏于一点啊。不过，我们在临床经常见到的（心脏类疾病），还是大柴胡合桂枝茯苓丸的多。我们心中也要有数，知道有阴寒的这种情况，有用乌头赤石脂丸的法子，到这儿书就讲完了。

底下的九痛丸，是后人附的一个方子。

附方：

九痛丸　治九种心痛。

附子三两（炮）**生狼牙**一两（炙香）**巴豆**一两（去皮心，熬，研如脂）**人参　干姜　吴茱萸**各一两

上六味，末之，炼蜜丸如桐子大，酒下。强人初服三丸，日三服；弱者二丸。兼治卒中恶，腹胀痛，口不能言；又治连年积冷，流注心胸痛，并冷冲上气，落马坠车血疾等，皆主之。忌口如常法。

九痛丸治九种心痛，这都要不得。后世的医书都是治某某之病，没有那个方剂啊，哪有那个（专门治某病）的方剂啊！九种心痛用一个方药就能治疗，可见这个方药只是通治方子，不是辨证施治。真正的大病，还得讲辨证。该用什么药，才用什么药啊。你看我们从胸痹开始讲到现在，方子讲了很多了，个个都不一样。见到痛就用九痛丸，九痛很多了，虫痛啊，饥痛啊等，虫与饥就不一样，怎么可能用一样的方子呢？后世很多的方子都是这样的（辨病治疗）。

九痛丸这个方子我们看看，附子、生狼牙、巴豆、人参、吴茱萸、干姜，是个温下法，虽然它有些阴寒的证候，但是这个阴寒证属实，大便干，这需要用温下法。但也不是各种心痛都得用它（九痛丸），这是靠不住的。大家看看底下的注解做个参考吧，“上六味，末之，蜜丸如桐子大，酒下。强人初服三丸，日三服；弱者二丸”。弱者，是身体虚弱的人，少吃一丸吃

两丸就行。不但治九种心痛，还“兼治卒中恶”，卒中恶就是我们平时说的急性卒厥，当时不知人事，巴豆起这个功用，它是快药，我们后头要讲的走马汤等都起治卒中恶这个作用；“腹胀痛，口不能言”，这个是用巴豆的一个主要证候，腹胀痛，尤其心下的地方闭塞得很，非急通、急下不可的；“又治连年积冷，流注心胸痛”，底下注解的这类情况用这个方子是可以的，多年的积冷流注在心胸，感觉心胸痛；“并冷冲上气”，上冲没有热候，冷，感觉有冷气往上冲；或者是“落马坠车”，都有用巴豆剂的可能。

巴豆是一种快药，吃了让人上吐下泻，我们在《伤寒论》桔梗白散不就讲了，吐下得厉害，喝点凉水就好了，所以这个药内里有寒而实，寒实证，所以用温下法。巴豆这个药本身就温，是个热药，所以利于寒证、实证，不利于热证、虚证。寒实证而有心胸痛，尤其是腹胀痛，腹胀痛就是心下闭塞。

本章小结

短气都在胸痹篇里讲了，不单独成一个病。有时候胸痹也牵连到心痛。我们用瓜蒌、薤白治心绞痛，我也用过，不过，只是用这两味药或者用瓜蒌薤白半夏汤，效果都不理想，我常配合四逆散用，四逆散就是柴胡、白芍、枳实、甘草，四逆散加瓜蒌薤白配上桂枝茯苓丸，我常这样用，有的时候也搁生姜，这也就包括桂枝生姜枳实汤，四逆散中有枳实，桂枝茯苓丸中有桂枝，再加上生姜，桂、枳、姜都有了。另外，搁瓜蒌、薤白，对心绞痛有时候也起作用，也挺好的。

总而言之，在临床中，方剂的运用变化，在书里你有认识，到时候你就会用的，我这是随便举个例子了（上述多方合用）。但是瓜蒌、薤白或者瓜蒌薤白半夏这类的方剂，对胸痛，离开心脏，不是心脏，和心脏没关系的那种胸痛好使，只是胸痛、胸满，那是挺好使的，就是我们常说的那种肋膜炎（胸膜炎？）。当然，肋膜炎（胸膜炎？）有一种偏于痰饮的，就是水，你只用瓜蒌薤白的力量还是不到的，有的时候虚要用到十枣汤，十枣汤我们讲痰饮的时候就讲了。有的时候用那个（十枣汤），一般我们用瓜蒌薤白汤就行了，尤其半夏瓜蒌薤白汤，都挺好使。如果有胸胁满则配合柴胡剂。

古人说，在临床中，虽然对方剂要熟，但不要守着方子治病。有这种胸痛的病，但是现柴胡证，胸胁满、心烦喜呕，再配合柴胡剂合用这些方子都可以。所以我们对每一个方剂的应用要熟，则对合方的运用慢慢就会熟练了。我以前也是经历过这么个过程，常临床了，哎，一个方剂适应不了，你就多拿一个方剂啊。但是你对方剂不熟，哪个方剂都不知道可就不行了，随便加药，乱七八糟就不好使了。

腹满寒疝宿食病脉证治第十

趺阳脉微弦，法当腹满，不满者必便难，两胠疼痛，此虚寒从下上也，当以温药服之。

腹满、寒疝、宿食，这是三种病。

趺阳脉就是脾胃脉，候脾候胃，微者是虚，弦者是寒实。弦脉和紧脉一般差不多，主寒又主实，是寒实。那么，胃既虚，而寒又盛，法当腹满。我们讲《伤寒论》太阴篇，腹满而吐这是虚满，虚满有寒；假如要是不满，这句话的意思是，假设寒不在胃里，胃是虚，这寒不在胃里，也必从下往上攻，所以大便难，“两胠疼痛”，两胠就是两侧两胁，道理呢？虚寒从下上，因为胃虚，“邪之所凑，其气必虚”，寒在底下乘着胃虚就往上攻，所以两胠疼痛。气往上攻，不往下行，所以大便难，这是寒从下而上的一种现象。“当以温药服之”，这“温药服之”是双关语，“法当腹满”也要用温药，那么这个“腹不满”病也要用温药了。

这一段分为两节，一个是趺阳脉微弦，微者胃虚，弦者寒盛，胃虚又有寒，依法当腹满，这是虚满的样子。（另一个是）不满者必便难，如果不满，胃虽虚，寒当时不在胃里头，当时就是不满，光是虚而已。可是它虚，下面有寒啊，不然脉不会弦的，下面的寒也必乘虚而上攻，所以大便难、两胠疼痛，其中的道理，就是寒从下上，就是由于胃虚而寒从下上。

这两种情形无论是胃虚而满，或者是大便难、两胠疼痛、寒从下上这种情形，都应该用温药来治疗。那么该用什么温药呢？他这儿没有具体讲，只是原则上论述，当然应该因证而施。

这是第一段，说腹满啊，上面讲的都是虚寒，（实际上）有虚有实有热有寒，不是一样的，所以底下对腹满又做了发挥。

病者腹满，按之不痛为虚，痛者为实，可下之。舌黄未下者，下之黄自去。

这是一段，底下“腹满时减，复如故，此为寒，当与温药”是又一段。

腹满有实有虚，“实满”里头有东西，按着有抵抗，摁大劲儿，有拒按有疼痛，像“胃家实”那种满，一按就疼。所以胀满按之不痛，里面没有东西，所以也就不疼，不痛者为虚。假设痛，里头实得很，你碰不得，一按他就疼，这为实。

实者可下，虚者不可下。舌苔黄，这是里实的一个证候，我们临床上常看舌苔，腹胀满又拒按，舌苔再黄，肯定就是热实。那么没下的时候舌苔是黄的，下之后，病实解了，腹满也除了，那么舌苔黄也自然解了。

这是一节，这是说腹满有实有虚，怎么个辨证呢？这里提出了一个方面（的方法），腹胀满，按之疼，这是实，能按者这是虚。如果实，大概舌苔黄的多，那么你下之后，里实好了，苔黄也自去。

那么他没说虚怎么治。（其实）上面（已经）说了，既是虚胀虚满就要用温药服之，底下又有这么一段。

腹满时减，复如故，此为寒，当与温药。

上面说的是虚实，底下说的是寒热。“腹满时减，复如故”，这是属于寒。言外呢，要是不减，就是属热不属寒。这个寒，有时候这个寒一去，（腹）就不满了，可是病还是没好，仍然是有寒的，只不过是寒减一点，胀消一点，有时候寒加重，满也加重，所以时满时减，但是它又满了，跟以前没什么差别。那么这一类大概都属于寒，寒当然要用温药来治疗。

“实与热、虚与寒”这东西啊，有的时候在里边的病不可分，虚就（易）生寒，实就（易）生热，所以，实热与虚寒，有的时候不是只是寒而不虚，胃固它不会寒，总是胃气虚衰才会寒，寒才乘之嘛。

病者萎黄，躁而不渴，胸中寒实，而利不止者，死。

“躁而不渴”，这个“躁”应为“燥”，干燥的燥，口干舌燥的燥，不是烦躁的躁，就是口干而渴的意思；“胸中寒实”，“胸”应为“腹”，这个在《医宗金鉴》说得是对的，说这两个字大概是传抄有误，我认为他说得很有道理。

“病者萎黄”，萎者，枯萎瘦弱，人又黄，面无血色。指这个人很虚弱。“躁而不渴”，口干但是不渴。口干且渴是阳明病，热实。燥而不渴是寒实，咱们讲太阴病说是“下利不渴者，属太阴”，什么道理？“以其脏有寒故也”，里面有寒。为什么燥呢？它是津液不生，寒充斥于胃，谷不化，气不生，所以口也干得很，就是缺阴少液的这种干，但是有寒的关系，他不渴，所以说是寒实之象。那么燥而渴者呢，这是一个热实之象。燥而不渴是寒实之象，人这样瘦弱，他的中气虚得不得了，波及津液方面，口燥。如果“腹中寒实而利不止者”，那么由燥而不渴就知道里有寒实，它不是热实，寒实又保持不了，又使胃肠失去收涩的能力，而利下不止，这就是虚脱的征象，胃虚寒实，而不能收涩，这是胃气衰败虚脱之候，所以主死。

这也说的是腹满，有寒实同时又有热实，热实姑且不论，在《伤寒论》讲得很多了，用承气汤；寒实，如果不是下利不止，里头是寒实，也可以攻，后头有，拿温药攻之，这是温下的法子。（但如果寒实）下利不止，胃气已经衰败了，机能已经沉衰不能收涩了，这可禁不起“下法”了，所以非死不可。这已经成了虚脱的一种情况。

寸口脉弦者，即胁下拘急而痛，其人啬啬恶寒也。

上面讲的两胠下痛，与小柴胡汤，与少阳证很相似。“寸口脉弦者”，脉弦不一定尽主寒了，这个说的是少阳病，“寸口脉弦”，所以他“胁下拘急而痛”，即胸胁苦满而胁痛，这是小柴胡汤证，这就是说邪已传入少阳。

但是“其人啬啬恶寒也”，“啬啬恶寒”是表没解。这就是太阳少阳并病。这一段是什么意思呢？这是古人对疾病的认识，说里面的寒也是外来的，它说外来由表传半表半里，也能传里，是这个意思。后头就越来越清楚了，所以他搁这么一段。

夫中寒家，喜欠，其人清涕出，发热色和者，善嚏。

“中寒家”就是中于风寒的意思，“喜欠”就是打呵欠。各家注解是多种类型了，又是寒阴引阳了、阳引阴等，（其实）都不是（正确的解释）。初感寒的时候，皮肤能使九窍不通，不光喜欠，同时也善嚏，在《金匮要略》头一章就有，我那时候没讲，以后给你们补讲（编者按：因为胡希恕先生不认同“脏腑经络先后病脉证第一”为张仲景原文，故胡老讲《金匮要略》时，没有先讲“脏腑经络先后病脉证第一”，而是在“五脏风寒积聚病脉证并治第十一”之前，才补讲“脏腑经络先后病脉证第一”，因为“五脏风寒积聚病脉证并治第十一”涉及“五脏”），他说风寒客于皮毛的时候，没达到里面，只是能够使九窍壅塞而不通，所以喜欠善嚏，就是这么发生的，就是实而在表嘛。

中寒，其人下利，以里虚也，欲嚏不能，此人肚中寒（一云痛）。

（上节说中寒，实而在表）这一节是解释（中寒，里虚）：怎么跑到里头去了呢？中寒的人，由于其人里虚，那么寒乘里虚而直入于里，这个人下利是里虚造成的。那么这时候离开表了，他就不再打喷嚏了，言外就是不能打呵欠了，故“欲嚏不能”。那么这个寒已经在里，“此人肚中寒”，在肚子里头，就是表里的那个“里”，不在表，所以他想打喷嚏也打不出来。

这几节就是说寒之中人，也是由表及里，半表半里到里。所以到里是因为虚，其人里虚，所以寒邪马上直入于里，而为下利，这就是肚中有寒了，这个时候就不能打喷嚏。这都是原则上的东西，做个参考，是古人对疾病的看法。（古人）对寒疝的看法是成问题的，我们讲到后面再说，到那时候大家再讨论。但是中医辨证是这样子，中医认为这是寒，这是根据辨证，用药也是用大温性药来治疗，那么为什么能治疗、能有效呢？后头讲到那儿的时候我们再讲。

这一章很好，也很要紧，章节也大。

夫瘦人绕脐痛，必有风冷，谷气不行，而反下之，其气必冲，不冲者，心下则痞也。

他反复地讲，里头沉寒客冷的人，就容易得“绕脐痛”。寒与热都能使人痛，尤其是寒，尤其在肠里头，刺激肠胃，准疼！由于里头有风冷，不能消谷，“谷气不行”，所以人瘦，人的肥瘦就关系到这个（津液精气），现在西医也这么说，人身上的水分占的比例数相当大，水分哪来的，由胃供给的，这就是中医说的津液，也叫精气。那么胃不能够化谷生津，所以人要瘦的，“夫瘦人绕脐痛”是有道理的，这几句搁到一起理解就好了。

由于里面有沉寒客冷，不能消化水谷，谷气不行，所以瘦人绕脐痛，这个肯定是有寒，只能用温药。如果大夫无知“而反下之，其气必冲”啊，如果虚其胃，更使胃沉衰，那么寒更往上冲，所以“其气必冲”。

“不冲者”，胃虚了，没诱发到冲气这个阶段，心下也一定痞坚，就是痞硬了，也就是人参证。胃虚了，客邪之气，往这块儿聚，没造成冲气，也可能造成气冲，要是不造成气冲，必定心下痞硬。咱们讲的甘草泻心汤、半夏泻心汤，《伤寒论》里头讲心下痞硬讲得很好，那就是人参证，心下痞硬，就是胃虚，一（用）下（法），胃虚，里头更没东西了，那么这些客气、水气，全往胃里头来，所以胃这个地方反倒痞而硬，所以这是虚的样子。

底下所出是治疗，以上反反复复都是在原则上议论。

病腹满，发热十日，脉浮而数，饮食如故，厚朴七物汤主之。

厚朴七物汤方

厚朴半斤　**甘草**三两　**大黄**三两　**大枣**十枚　**枳实**五枚　**桂枝**二两　**生姜**五两

上七味，以水一斗，煮取四升，温服八合，日三服。呕者加半夏五合；下利去大黄；寒多者加生姜至半斤。

腹满而发热，肯定是热，实满了，阳明病的现象，腹满发热。但是虽然发热十来天，可是脉呢，浮而数，这是太阳病的脉，“脉浮而数”，病还在表。那么假设十来天要是真正尽是里热的关系，人是不能吃东西的，这个地方你们都得对照《伤寒论》阳明篇，《伤寒论》有这么一节，“阳明病，谵语有潮热，反不能食者，胃中必有燥屎五六枚也。若能食者，但硬尔，宜大承气汤下之”。

（215条）说如果能吃者，但硬尔，就是大便硬；不能吃呢，胃里头有东西了，“胃中必有燥屎五六枚也，大承气汤主之”。这个地方（《金匮要略》

上的）都给这（《伤寒论》上的）做解释，所以这个书为一个人的手笔，前后呼应的，咱们也看得出来。那么这一段就是。如果真正是阳明病的那种实而发热，不会饮食如故了，它不能吃了，胃里头也要有所结滞。

那么现在还能吃，然脉浮而数，有表候，就这个证候来说，说明腹满发热，这个热既有里，同时也有表没解，所以用厚朴七物汤。这个地方很好，这就是辨证，仲景的文章啊，就是精，细如牛毛。你得把《伤寒论》搞熟，不然的话，怎么能一读就懂呢？你看不懂啊！你怎么就知道又有表又有里呢？就一个脉浮数，《伤寒论》还有这么一节呢，他说："病人无表里证，发热七八日，虽脉浮数者，可下之。假令已下，脉数不解，合热则消谷喜饥，至六七日不大便者，有瘀血，宜抵当汤。"（257条）（《伤寒论》这条）说的是没有表的关系了，（《金匮要略》这条）这里是有表的关系，"饮食如故"很重要，发热已经十天了，腹胀满，要真是阳明内结啊，一定波及胃，阳明病是由下往上，先大便不通，所以它在下边逐渐往上，最后影响到心下——胃的部位，十来天，可能影响，如果没影响，就不是专是阳明内热了，而有表不解的关系，所以脉浮而数。

治疗呢，两方面一起治疗。厚朴七物汤，桂枝去芍药汤合三物厚朴汤，三物厚朴汤就是小承气汤加量厚朴、枳实，（主要用于）消胀，就是小承气汤证且胀得厉害。小承气汤证，大便当然是干了，阳明病嘛。突出表现在胀满，所以把厚朴、枳实这两个药增加分量。

另外有外邪，他用的是桂枝、生姜、甘草、大枣，就是桂枝去芍药汤，也治桂枝汤证，不过是气往上冲得厉害，把芍药去了。底下不那么实。所以用桂枝去芍药以解表，用三物厚朴汤以治里，表里同治，那么这个方名叫厚朴七物汤。

这段都挺好的，文章也够精致的。所以读的时候，《伤寒论》这个书非熟不可，大家还要好好看一看。我这么讲了，拿笔把这个地方记一记，回去找一找，看看《伤寒论》是不是这么说的。

至于这个方后的加减都要不得，我们开始讲的时候就说了，（方后加减）都不要。

他说"上七味，以水一斗，煮取四升，温服八合，日三服"。这都没问题的。底下的去加方：

"呕者加半夏五合"，厚朴七物汤方证就是胀满，外面有表证发热。当然若有呕，加半夏倒是可以的。这个加减不算错。

“下利去大黄”，怎么能下利呢？真正下利腹胀满，绝不是实满，要是实满也没有去大黄的道理，所以这就是瞎说。这是想象；如果下利呢，下利不要泻了，这都是后人这么想的。

“寒多者加生姜半斤”，寒多，也不能用三物厚朴汤，你用小承气汤，寒多你治谁啊？光加生姜就行了吗？那是瞎说。

所以加减呀，每个方子后面的加减都不合理，有的是对的，但是与这个病情也是不相符合的，像这个呕，呕可以加半夏的，但是根据这段的具体内容，也没有“或呕”，如有或呕，这么写上还凑合着。所以他这个加减的处理，都是后世注家的注文，那时候是抄本，互相传抄，以误传误，就有这些事情。

那么到这个地方，把腹满治疗讲完了，但是这个书你们看看，没有治虚满的，虚满只是在原则上说的，就是用温药。在《伤寒论》里有，下利腹满者，同时身疼痛，当救其里，用四逆汤。虚寒的腹满，非先救里不可，这是一；第二，咱们在《伤寒论》里还有厚朴生姜半夏甘草人参汤，这个方剂也是温补胃而消胀的。那么他这里不说（厚、姜、半、甘、参），因为这个方剂参考以前（《伤寒论》或《金匮要略》的讲述）有可能自行推导出来。所以他就提出一个特殊的方剂，既有表又有里，特别提出来了（厚朴七物汤）。那么又有一个，里胀满得厉害，承气汤也得变化用，所以把小承气加厚朴、枳实（厚朴三物汤）。

他举了这么两个例子，当然是不够全面。我说的虚寒，这个书上（《金匮要略》）没有（列举相应的方剂），我们也可以想象出来嘛，当然因证而施了，总而言之用温药，哪些温药呢？我们学得很多了，像四逆汤、吴茱萸汤等都是温药，现吴茱萸汤证，腹胀满你再加点消胀药也行嘛。比方说呕而头痛，腹胀满，你（用吴茱萸汤）加厚朴、枳实不行吗？我认为行的。与方才说的那个方子（吴茱萸汤）合用半夏厚朴汤，都行。他这里原则上讲了，这个书就是略，《金匮要略》嘛！

底下主要还讲腹满，咱们今天把腹满讲了，以后我给你们说说寒疝，寒疝这个病，我们得好好体会。

腹中寒气，雷鸣切痛，胸胁逆满，呕吐，附子粳米汤主之。

附子粳米汤方

附子一枚（炮） **半夏**半升 **粳米**半升 **甘草**一两 **大枣**十枚

上五味，以水八升，煮米熟，汤成，去滓，温服一升，日三服。

这也是温药，这不是腹满，是“胸胁逆满”。这是由于腹中有寒气，寒和水气，就是腹里头既有寒，同时也有水气，所以才有“雷鸣”，肠鸣得厉害；“切痛”者，痛得也相当凶。

所以这个方子，它治寒疝的，也治疝气痛，但是得有这种情况，主要的是胸胁逆满呕吐。这是从用药上看出来的。附子粳米汤这个方子挺好。对于寒疝，等我们讲完了我集中给你们讲一讲。寒疝，现在用这个方子的机会也有，如果这个人呕吐，胸胁逆满，雷鸣腹痛得厉害，寒疝也可以用此方；不是寒疝，一般的虚寒肚子痛得厉害也可以用。

咱们看看这个方子，大家就明白了。它主要是用附子，附子这个药一般都知道是祛寒。但是对寒疝来讲，祛寒就不够用了，怎么讲呢？寒疝现在包括多少病呀，很多呀，第一个就是小肠疝气，小肠疝气就发生在中腹以下。宰猪、收拾猪，大概都看到过吧，就是网油儿把肠子包裹着，摘这个东西挺费劲，咱们叫作水油，水油有点味道儿，它就是在肠子外头，有个网儿整个把肠子都包着。

那么身体弱，主要是弱，弱到什么地方呢？组织虚弛了，本来原先没有什么缝儿，结果裂缝了，肠子漏下一块去，坏了，疼得简直是不得了，这咱们叫它小肠疝；那么也有掉一块油的情况，卡在那儿，也是疼。

那么这不关乎寒，不是寒而是虚，主要是虚。附子、乌头呀，它就能够把组织振兴起来，它不是松弛吗？（附子、乌头能使它）紧张，恢复它，所以小肠就能回来。它不是寒的问题，古人只能看到寒的问题。（上面）这是我们根据现代医学上参考着研究了，也不一定对，这是我个人的看法。

还有一种疝痛，寒疝的疝，就是痛，剧痛。怎么叫寒疝呀？遇到冷它就发作，有这种病的人也不是天天发作，遇到受寒啦、天凉啦，它容易发作，事实也是这样的，所以古人把它叫作寒疝，就把病的原因归到“寒”上。

那么我方才说的那种（小肠疝）与寒没关系。

还有一种，就是现在说的肠梗阻，肠子折叠了，也都由于松弛，肠子本身松弛了，它拧劲儿。平时的健康人的组织都是相当的紧，不会松弛到那个份上，如果松弛到那个份上，这也是疝痛，也表现出四肢冰冷等，影响到了消化系统嘛。咱们说血不到手，手就凉了。血不到足，足也冷，它这时显出了一片虚寒的状态。那么，这个也是器质上的病变，也并不是关于寒的问题，这个也很多呀，所以我们后头要讲乌头汤。

还有一种起因是蛔虫，古人给起名叫虫疝，就是虫积，这东西特别多，尤其是蛔虫，咱们现在说是跑胆道里头去了，那个疼法，古人叫作虫疝，我们就要用大建中汤，里面有蜀椒，蜀椒杀虫，虫子遇到蜀椒、干姜啊，常常出来，这个我们后头要讲的。

寒疝，结合现在这些病，如肠梗阻、肠折叠，换言之是肠子有闭塞，现在得这个病，西医就要马上手术，不动手术，折叠、扭转的地方就坏死了，西医非动手术不可，中医不这样，这个后面我们要讲。

我们方才讲附子粳米汤，它有治寒疝的情况，但是得合乎它的条件。根据这个药，半夏治呕逆，祛水治呕逆；附子振兴机能的沉衰，使松弛（变得）紧张起来，不一定它就是起"温"的作用，搁旁的温性药就不行；甘草、大枣、粳米这都是甘缓止痛药，用这些药以止痛。所以，往上来，有寒有水气，胸胁逆满嘛，呕，肠鸣切痛，有用这个方子的机会，就是寒疝也有（用这个方子的机会），寒疝我们还没讲呢，在这我略略提一提。

痛而闭者，厚朴三物汤主之。

厚朴三物汤方

厚朴八两　**大黄**四两　**枳实**五枚

上三味，以水一斗二升，先煮二味，取五升，纳大黄，煮取三升，温服一升。以利为度。

怎么叫痛而闭者？他的话都简（单）得很。痛，腹满痛，腹胀满而痛，大便不通，就是这样啊，用厚朴三物汤。

你看看这不就是小承气汤嘛，厚朴、枳实、大黄这三个药就是小承气汤，但是厚朴与枳实的量，你对着《伤寒论》小承气汤就看出来了，都增量了。也就是这个方剂以厚朴为主，而小承气汤以大黄为主，厚朴三物汤把大黄搁到次要地位。

厚朴三物汤这个方子咱们在用的时候，大黄的量还是相对较大。不过它这个“以水一斗二升，先煮二味，取五升”，五升就五副了，五副要是四两，那也不算大。有几副，拿几除，（四两除以五副）不到一两，拿现在说不到三钱，我们用大黄一般若不是真正的大实大热，用6克蛮好啊，把厚朴、枳实增大量就行了。

这都是说实满。

按之心下满痛者，此为实也，当下之，宜大柴胡汤。

大柴胡汤方

柴胡半斤　**黄芩**三两　**芍药**三两　**半夏**半升（洗）　**枳实**四枚（炙）　**大黄**二两　**大枣**十二枚　**生姜**五两

上八味，以水一斗二升，煮取六升，去滓，再煎，温服一升，日三服。

这个地方也很好，当然是有柴胡证，肯定的，可是单提“心下”，这与承气汤不同。我方才也讲了，承气汤，比如大承气，它通便，对下边起作用厉害。大承气汤的形成，是由下往上，开始燥屎，大便干，逐渐往上影响到胃，影响到胃那就很重了，我们方才讲的那节就是了（病腹满，发热十日，脉浮而数，饮食如故，厚朴七物汤主之），他说潮热谵语者实也，不能吃者胃中必有燥屎五六枚也，不能吃，里头有东西了，不光在下边了。要是能食呢，但硬尔，大便硬了。总而言之，也得用大承气汤。

可是柴胡剂与大承气汤不一样，柴胡剂“由心下来”，两胁、心下（而承气剂由下往上影响到胃）。所以我们用药呀，该用下剂，若病在胸胁心下的部位，你要用承气汤一点用都没有，不信你就试试，总要配合柴胡，它治胸胁啊。所以大柴胡开始就告诉你“心下急”，心下急就是心下这块儿较憋，不但憋，你要按它还疼，这就是心下急的症候。

那么大柴胡汤证，它（《金匮要略》）在这里略去了，为什么略去了，在《伤寒论》里讲得很多了，读书的人在这里会想到它有大柴胡证，呕逆、胸胁满是准有的。但是大柴胡汤证它这个满“在心下、两胁，不是在底下”，这个症状你要是不用大柴胡汤而用承气汤，没用。用三物厚朴汤，也没用！

所以用药，你不按他这个书上说的去用，你就掌握不了。认为什么上焦的病，动辄用大柴胡汤加减，（这是不对的啊，是误治）它不在底下，你搁泻下药攻大便（是错误的），所以大承气汤一再强调，有燥屎，到这个份上，用大承气汤去治，才是用它（大承气汤）的火候啊。（此处《金匮》条文）它不说心下如何如何，当然要到心下了，大便再硬，那更了不得了，那非大承气汤不可。

那么柴胡证开始来，它就从上面（而承气剂是由下往上），胸胁满，心下急，郁郁微烦，都在这里（上面）呢，所以特别提出来了"按之心下满微痛"，按着肚子却没什么疼痛等异常，就是肚脐以下的部位，不怎么异常。那么这时候你要用泻药，要是用承气汤就不行了，得用大柴胡汤。

这都好呀，这好在文章简单，就是我讲这个，你们对照着（前后看），心里头就有数了，为什么也是腹满，这儿搁个大柴胡汤，那儿搁厚朴三物汤，其中的分别究竟在哪儿啊？就这两个方剂，你们好好地认识就行了，这都很重要。

所以《金匮要略》这本书，不好讲得很。要不然（不前后对比分辨的话）讲"心下满痛用大柴胡汤"，一点趣味也没有，他也白写这一条，呵呵，（尽管简略，其实）他有作用的。大柴胡汤咱们在《伤寒论》已经讲过了，就不再详细讲了。

腹满不减，减不足言，当须下之，宜大承气汤。

大承气汤方

见前痉病中。

上面还有一个，"腹满时减，复如故，此为寒"，与这节是对照的，那个是有虚寒，当然是不能下。如果腹满不减，就是有所减，也微不足道，胀得还是很明显的，"当须下之"，这没问题，它是实。要是虚寒呢？它是时减时胀，时满有所减，但是回来还是那个样子。

真正实它不减，它里头有结实的东西，你比如说宿食吧，吃了东西在胃里头，你不把实去掉，它怎么能够减呀？不会减的。

虚胀里头没东西，光是寒，寒气一下去就好了，可是寒又来了，它又胀了，它是那么一种情形啊，它是无形，虚寒是无形，没东西。

这个实，确实有东西，它燥结到那地方了，它不减，即使外边看着减了一点，那也微不足道，还是胀得难受，所以这要“当下之，宜大承气汤”。这个“宜大承气汤”，不是“主之”，在临床上口气都含蓄，就是让你自己看，该用大承气汤的，非猛攻，它这个胀满消不了、里实去不了，就搁大承气汤，有的时候用小承气汤，就用三物厚朴汤就行了，所以它不搁个大承气汤“主之”。有用大承气汤的机会，就可以用大承气汤，在临床上你还要细辨了，大承气汤方在痉病中已经有了。

咱们今天就讲到这里，到这儿，他把腹胀、腹满，不但在原则上讲了，在具体证治也略略讲了。

下回咱们就研究寒疝。寒疝这个病很重要，大家对它认识都不清楚。

心胸中大寒痛，呕不能饮食，腹中寒，上冲皮起，出见有头足，上下痛而不可触近，大建中汤主之。

大建中汤方

蜀椒二合（祛汗） **干姜**四两 **人参**二两

上三味，以水四升，煮取二升，去滓，内胶饴一升，微火煎取一升半，分温再服；如一炊顷，可饮粥二升，后更服，当一日食糜，温覆之。

“心胸中大寒痛”，寒冲逆于心胸，所以心胸中感觉大寒痛；“呕不能饮食”，胃中有寒、有饮，就不能吃东西，胃虚里头有寒，不能吃。腹中寒，主要寒在腹，就是在胃肠里面，往上攻啊，所以心胸中感觉大寒痛，主要是“腹中寒”，就是在胃肠里头。

“上冲皮起，出见有头足，上下痛而不可触近”，“上下”指头足上下，“痛而不可近触”，这是什么意思呢？就是胃肠里头沉寒客冷，寒得厉害，刺激胃肠，胃肠蠕动，腹皮由于胃肠的蠕动，腹皮也动，所以他说“上冲皮起”，尤其肠子动得厉害了，肠子也薄，有寒刺激肠黏膜，它就蠕动。“出见有头足，上下痛而不可触近”，这个上下，出没无常啊，一起一伏，就像有头足似的。这儿起个包，那儿起个包，上下乱动，这是一个比喻的话，它不是真有头足呀。“痛而不可触及”，腹中痛得更厉害，这个疼甚至于不可触及。

“大建中汤主之”，这说的是寒疝，大建中汤与小建中汤不一样，大建中汤大温，既用干姜，又用蜀椒，同时还大补，搁人参。

小建中汤是在桂枝汤的基础上，一方面解表，一方面治痛，它这疼与芍药有关系，所以加量芍药。另外，搁饴糖，饴糖甜，能止痛，又温，所以它是建中嘛。这个方剂（小建中汤）主要是温补胃，古人也把脾搁里面了，其实，脾不关乎消化系统的事儿。还要止痛，饴糖是止痛。芍药是苦寒药。治寒疝用芍药的机会很少，即便用也不能用那么大量，芍药微寒啊，大建中汤里面没有芍药。

大建中汤这个方剂与小建中汤截然不一样，所以叫大建中汤，大温大补，那么它这个证候，在临床上要注意，干姜治呕，干姜附子都是大温性药，干姜偏于治上，所以它必有呕。小建中汤没有呕，“呕不可与建中”是指小建中说的。大建中汤证它有呕，它用了大量干姜。

所以我们遇到这么一种病，是虚寒，有呕，心腹觉着寒气痛，尤其腹中痛得厉害，那么至于“上冲皮起”这不一定，要有这样的情况那就更明显了，没有（上冲皮起）也可以用大建中汤的。它有人参，就有心下痞硬。就是呕而心下痞硬，腹中痛剧烈，这个方药就可以用。总而言之，有热除外！这个热药不适于治热证呀，如果这个人有热，一般还是用不得这个药（大建中汤）的。胁下偏痛，发热，其脉紧弦，此寒也，以温药下之，宜大黄附子汤。

大黄附子汤方

大黄三两　**附子**三枚（炮）　**细辛**二两

上三味，以水五升，煮取二升，分温三服；若强人煮二升半，分温三服。服后如人行四五里，进一服。

这个方子也常用，“胁下偏痛”，偏于一侧痛。这个方剂不只治胁下，凡是偏侧痛，都起作用。古人认为这种病是寒实，热能实，寒也能实，前面《伤寒论》也有寒实结胸，这个寒实成聚，就是结聚了，它是偏于一侧、固定在那一边才有这个情形，所以古人都把这种病叫寒着于一侧，它要不是结实，它不会在一边待着的，古人是这么个看法。

脉紧弦，一方面主寒，一方面主实。如太阳病脉浮紧，它是实；脉沉紧、沉弦，沉为在里呀，就是里实而多寒，现这种脉。脉紧弦总而言之是寒，应该用温药下之，寒，虚寒不能够下呀，寒实也得攻，但是得用温药来攻，所以他用大黄附子汤。

在临床上常遇到关节疼痛，偏于一侧，我们一般用桂枝加术附。偏于一侧痛呢，你可以加大黄，但是大黄量不必用大，尤其骨质增生常有偏侧疼，好使得很，这在临床上我们经常用，不只见于胁下。

大黄附子汤就是大黄、附子、细辛三味药，附子、细辛都是热药，祛寒的。大黄是一个下药，下什么呢？下寒，因为（配伍的）附子细辛这两个药是温性药嘛。所以，我们看着是一种真正的寒实的状态。辨证怎么辨呢？古人通过实践，凡是偏一侧痛的，大概都是这种（寒实）情况，后头也讲了，阳中有阴——沉就是阴；紧弦就是脉有余，就是阳。阴中有阳，阳中有阴。就是这个病寒热错综，我们现在也可以这么体会。但是古人就是得出这么一种规律，凡是偏侧痛，古人认为都是寒实，应该用温药下之，这在辨证是很有用的。那么事实的真理我们怎么来体会它，那又另当别论了。但是这种规律是一点不错的，这个大家要注意，我们在临床上用温下的法子，大概都是这种情况。这说的是胁下偏痛。

（仲景）他这个书好就好在这里，他把辨证的主要证候说出来，比如我们用温下法，什么病用温下法呀？寒实。什么样算是寒实？你现在拿脑子想不行，有一定的证候，凡是有偏痛，而脉偏紧偏弦，这就是所谓寒实，可用温药下之，大黄附子细辛汤。

但是不要限制它这几味药，腹中痛偏于一侧，胁下也是腹。如果是关节一侧痛呢，你搁这个（大黄附子细辛汤），它就不很相当了，关节痛要想办法治关节啊，药也可以变化。这个方子呢，假设腿的一侧疼，搁芍药、甘草，芍药、甘草治拘挛痛，那么脚挛急、下肢一侧痛，芍药、甘草配合这个方子也行，大黄附子细辛加芍药甘草。

总而言之，对方剂的运用，你要在基础上认识，在临床上就可以自己变化运用。变化运用的前提，是对一般的方剂得有（深入的）认识，不然的话，你就弄不清楚（如何变化应用）。这个方剂大家要注意，在临床上我们除了它的常规作用，还常常可以用它的很多变化，治其他的一些偏侧痛。

寒气厥逆，赤丸主之。

赤丸方

茯苓四两　**半夏**四两（洗）（一方用桂）　**乌头**二两（炮）　**细辛**一两（《千金》

作人参）

上四味，末之，纳真朱为色，炼蜜丸如麻子大，先食酒饮下三丸，日再夜一服；不知，稍增之，以知为度。

这个太简略了，恐怕这里头有错简。但是我们要解释，看这个方药的配合，我们知道它是怎么个情形。

他这里所说的“寒气”就与以前附子粳米汤说的寒气是一样的，既有寒又有水气，腹中痛，就是腹中疝痛，而四肢厥逆，那可以用赤丸主之。根据下面药物，你看有茯苓、半夏祛水的，乌头、细辛是热药祛寒，所以又有水气又有寒，腹中痛，腹中疝痛，寒得厉害，所以四肢厥逆，大概是这种情况，可以用这个方药。

但是要用这个方药，大家现在要注意，这个药含有十八反，它有半夏、乌头，究其实是没关系的。但是我们开始学的时候，用这个方子要注意，肯定这个方子开出来是要被非议的，你这附子、乌头和半夏相反，药房也不给抓，甚至还有人说些闲话。其实古人这么用了，不会有毛病的。我们半夏与附子用，乌头与附子一样的，用川乌是没问题的，用草乌就另当别论了。

可这个方子我们要是用的话，大家总是要躲避一下子，尤其人家要问，你这跟谁学的啊？你们这个先生，连乌头反半夏都不知道？所以这个方子在《医宗金鉴》里头说不足为法，它说这个条文也太简，拿这方子教人也不怎么好，它是这样来的看法。其实没关系，肯定没关系，因为附子、半夏我们常用，用乌头也肯定没问题。

所以这个方子，假设里头有水气，又有寒盛，而这种寒疝痛、腹中痛、四肢厥冷，当然是可以用这个方子。它怎么叫作赤丸呢，它以真朱为色，真朱是红的，把它磨了，他拿真朱拌一下子，那色就成红的了，“炼蜜丸如麻子大，先食酒饮下三丸，日再夜一服；不知，稍增之，以知为度”。古人说这个“知”，就是指“效”，假设不效，还可以继续吃，量可以增，我们要给人开方子，反正要注意点儿。

腹痛，脉弦而紧，弦则卫气不行，即恶寒，紧则不欲食，邪正相搏，即为寒疝。寒疝绕脐痛，若发则白汗出，手足厥冷，其脉沉弦者，大乌头煎主之。

大乌头煎方

乌头大者五枚（熬，去皮，不㕮咀）

上以水三升，煮取一升，去滓，纳蜜二升，煎令水气尽，取二升，强人服七合，弱人服五合。不瘥，明日更服，不可一日再服。

"腹痛"，就是我们说的腹中痛，"脉弦而紧"；脉弦紧，我们前面讲了，它又主寒，又主实。那么里寒盛，营卫也不利于外，所以说弦紧者则卫气不行，这个地方，都有语病，紧与弦差不多，它就是（把弦和紧）分开来说，他说里头寒盛，这营卫肯定不利于外，所以人要恶寒，恶寒的道理，就因为里头太寒了，所以脉应之弦，而人恶寒，他的看法是这样的。

紧则不欲食，"紧"，古人说是有宿食，则脉紧，就是实的意思，又说紧是寒实，那么胃怎么能寒呢？胃得虚，所以胃虚寒盛，所以他不能吃东西。那么根据底下这句话"邪正相搏"，就说明上面的问题了。邪盛，寒邪盛；正虚，胃也虚。这两个结合起来，一定要发生寒疝痛，寒邪盛，胃又虚，寒邪都往上腹来，腹中会痛，这个痛特别的剧烈、厉害。"寒疝绕脐痛"，这就是咱们现在说的绞痛，疼得厉害，围绕着肚脐痛，其实是绞痛。

"若发则白津出（编者按：此处胡老读作白津，赵开美本作自汗，《医统正脉》本作白津）"，凡是寒疝，它不是一天老痛，是一阵一阵的，发作的时候痛，过了一阵子，就要好一些。如果一发作"白津出"，白津出就是出冷汗的意思。注家说很多东西，有说精出，那不对。白津出，津是津液，白津出就是出冷汗，汗要是热汗则带色、黏，冷汗就是像白水似的，所以他搁个白津出。

"手足厥冷，其脉沉紧者，大乌头煎主之"，沉者在里，紧者寒实，这个大乌头煎主之。大乌头煎方在治寒疝里是最重的一个方剂。你们看看这个方剂就知道了。

乌头大者五枚（熬，去皮，不㕮咀），不必把它弄碎了，（不必拿牙咬碎）古人拿嘴咬呀，现在拿刀切了，不用弄碎了，就是整个的乌头（就行）；"以水三升，煮取一升，去滓"，拿水三升，煮，就是现在三杯水了，剩一杯了，把这药就不要了，拿出来，因为是整个乌头，怕切碎了，溶解水的成分更多了；然后煎药再加蜜，"纳蜜二升，煎令水气尽"，加二升蜜，原来（还剩）一升药，令水气尽，还剩二升，还剩两杯，那水就没有了，光剩蜜了，所以叫乌头蜜煎嘛。

“取二升，强人服七合，弱人服五合”，身体强壮的人吃七分碗，一升就是一杯呀，就是七分杯；弱人身体不好，受不起这个折腾，服半杯，五合；“不瘥，明日更服，不可一日再服”，今天吃的药病没好，一天不要吃两次，明日更服。这什么道理？乌头这么大量用是要折腾人的，也可以说瞑眩吧，这个人头晕甚至呕吐。它搁蜜煎大有道理，蜜既能缓痛，甜药嘛，同时也解乌头之毒，你可知道，假如不用蜜煎就用水煎，病人受不了，折腾人更厉害。

这个乌头呀，也有问题的，我们现在用川乌，不至于这么大的毒，这个（乌头）指草乌说的。我们现在用川乌，川乌蛮行的。这个方子我用过，就用川乌就行。以前北京一个老大夫一用乌头就一斤、半斤那么多，有几个药铺的专给他用，后来这个人用乌头用得太厉害，连蜈蚣他也一用百八十条那么用，他也治好了不少病，要不也没人去找他，后来因为这个（大量用）药死过人。判他（刑）的时候，在报纸上说了，大概乌头在七两以上就能中毒死人，所以他用一斤呐，你想想，过于危险了。乌头碱大概七两以上就能死人。

咱们用时当然要注意的，搁蜜煎大概没这些问题，折腾人还是要折腾的。用这个药时对病家要告知清楚。这个乌头煎有的不搁水，就搁蜜煎，搁二杯蜜，把乌头放里面煎，不用煎太长时间，那么二杯蜜剩一杯半，把乌头拿出去就行。这样煎更稳当些，比先拿水煎，拿这个煎好的药再搁蜜更稳当些。因为蜂蜜有解毒作用，光用乌头的温性，却要再去乌头的毒件，古人配方很有道理的。这个方子很重。必须像上面所说的，痛得相当凶，一痛一身冷汗，四肢厥逆，而脉沉紧，这是用它的证候。这是说乌头蜜、乌头蜜煎，这个名字也叫大乌头蜜煎。五个乌头，要是川乌头的话，绝对药不死人的，这个大家放心用。

乌头、附子也是，我们开药，咱们治关节痛离不开附子，要吃个四五钱，这人开始要脑袋晕，你可以告诉他脑袋晕不要紧，那是药的关系，但是附子不折腾他，不像乌头用这么重。但是你逐渐往上增加（药量），人就没（特殊）感觉了，开始的用量不要过大。我们开始用乌头、附子都这样，我认为三四钱起码人不会怎么样，实践证明也确实是这样。如果开始就大量用，那不行。鸦片是有毒的，用鸦片喂耗子，一点点用，它能吃挺大一块也药不死，吃来吃去身上对药有抗药性了，人对毒药也是这样，开始不要吃大量的，但用蜜煎没问题的，这个我试验过。

寒疝腹中痛，及胁痛里急者，当归生姜羊肉汤主之。

当归生姜羊肉汤方

当归三两　**生姜**五两　**羊肉**一斤

上三味，以水八升，煮取三升，温服七合，日三服。若寒多者，加生姜成一斤；痛多而呕者，加橘皮二两、白术一两。加生姜者，亦加水五升，煮取三升二合，服之。

“寒疝腹中痛，及胁痛里急者”，这个里急说明是虚。我们还知道小建中汤治疗里急，芍药、饴糖的作用，主要是芍药的作用，拘急嘛。这都是血虚，肌肉发痉挛。腹中痛及胁痛，就是胁腹全都痛，而且感觉里急，里急指腹肌感觉拘急。这是不但有寒，血也虚，所以他用“当归生姜羊肉汤主之”。

这个方子不很常用，但是补血里头偶尔可以用它。它对寒疝腹中痛，在这么一种（证型）遭遇情况下很少，而它这个作用也不像书上说的吃上就能好，这个我也试验过。吃这个不好，而要搁点像乌头蜜煎，一吃反倒好了。冲着本文里说的，它是血虚而寒，既要补血又要温中，所以生姜大量用，搁五两。搁当归、羊肉那是补正的，就是补血的了。底下的加味是要不得的。

寒疝腹中痛，逆冷，手足不仁，若身疼痛，灸刺诸药不能治，抵当乌头桂枝汤主之。

乌头桂枝汤方

乌头

上一味，以蜜二斤，煎减半，去滓，以桂枝汤五合解之，得一升后，初服二合，不知，即服三合；又不知，复加至五合。其知者，如醉状，得吐者，为中病。

桂枝汤方

桂枝三两（去皮）　**芍药**三两　**甘草**二两（炙）　**生姜**三两　**大枣**十二枚

上五味，锉，以水七升，微火煮取三升，去滓。

“寒疝腹中痛”，就是咱们上面讲的了；“逆冷，手足不仁”，手足不仁者，手足不知痛痒，或者是发拘急，这都算不仁；“身体疼痛”，既有寒疝在里，腹中痛，又有外不解，身体也疼痛，身体疼痛还是在表了。这么一种痛，疼痛相当重了；“灸刺诸药不能治”，不是一般的套方能治的，一般针灸也治疗不了，非得用抵当乌头桂枝汤方。

“抵当”两字，在《伤寒论》不有抵当汤嘛，就是非此药不足以抵挡此证，在这儿也是。在这种情况之下，里虚寒而发生剧烈的疝痛，身体也疼痛相当厉害，身体疼痛虽然有表证，与血的凝滞也大有关系了，因为寒，这血不通则痛了，这也有关系。这不是一般套方所能治的，不是说治错了，用过针灸了，吃了旁的药了，不是这个意思，意思是，不是那些一般的治法所能治的，非乌头桂枝汤不足以抵挡之，是这个意思。这个方名叫乌头桂枝汤，这个方子就是桂枝汤与乌头蜜煎合方，你们看看就知道了。

先做乌头，“上一味，以蜜二斤，煎减半，去滓，以桂枝汤五合解之”，就指上面的乌头蜜，把乌头蜜做出来，然后加桂枝汤。一回就一升嘛，三升让你拿出六分之一，五合，与乌头蜜合解之；“得一升后，初服二合”，还要少吃，一回吃二合；“不知，即取三合；又不知，复加至五合。其知者，如醉状”，这个说的是瞑眩状态，如果病人有这种情形了，像喝醉酒，脑袋晕，乌头附子都有这个作用；“得吐者，为中病”，假设要吐，这个吐大概都吐水，吐完水，这人准好。搁到一起看，是个瞑眩状态，与乌头毒是分不开的，但于人身体没有妨碍，这个（情况）在临床上常遭遇，用完乌头、附子，常常人如醉状，脑袋比较晕，但过去就好了。那么这个方子就指乌头，所以乌头蜜上面说的那样子，到这儿总算解释明白了，闹腾得厉害要吐，但一吐非好不可。

桂枝汤方在《伤寒论》里有了，（乌头桂枝汤里的桂枝汤）就是桂枝汤的原方了，把它取出来，煎出三升来，拿出五合；把乌头蜜呀，也不能把五个乌头蜜都搁一起，他说得很好，（乌头蜜与桂枝汤）两个合一升；乌头蜜开始是二升，五个乌头开始是二升，把它拿出四分之一，这不五合嘛，把桂枝汤也拿五合，两个合解起来，合解一升。你别都吃了，一回吃二合，这个要注意，要是像平常煎药给人的药量，那可就量多喽，那非折腾不可。所以这个煎服法要注意，开始吃二合，就是一升的五分之一，就是一茶杯的五分之一，逐渐增加，如果二合不知，再加到三合，三合不行，喝半杯，如果感觉有醉状了甚至于吐，那就停止了。

乌头桂枝汤应用的范围很多，同时内有疝痛，在外有表不解，用桂枝汤解表，用乌头蜜治内里的寒疝。这个寒疝，古人要进行辨证，你像咱们前面说的小肠疝气，如果组织松弛了，小肠漏下去了，到肾囊里，那痛得不得了，那么这个方子也能治，它也陷在一种虚寒的状态。这个虚寒，未必（一定是）虚寒，虚是肯定的。人的肠子都是网油包摄住的，它不会往下漏的，漏就是组织松弛了，就漏下去了，到阴囊里，咱们说小肠疝，那痛得很，这个药也行的。像上回说的肠梗阻一类的，无论肠子套叠了、扭转了，它上下不通就得痛，用上面的方子照样好使。

就是得辨证，古人说的寒，它这个证候你看上面无一不是寒的样，症是寒，是不是本身就是寒，那就另当别论了。中医就讲究辨证，辨证不等于里面真正一汪水那样寒了，不是的，肠梗阻更不是了。前两天报纸报道，小孩吃瓜，瓜子一起吃了，吃多了，他就得肠梗阻了，这当然不是寒的问题了。可是肠梗阻这个痛法，就符合中医寒疝的证候，你不管里头寒不寒都可以用，都有效。

附子、乌头作用就能够使你松弛的组织重新恢复正常机能，一恢复紧张机能，肠子若是套叠了就会开了，它又恢复照常的状态，就不梗阻了，它就好了；肠子脱落出去，一紧张就又回来了，那也就好了。对附子、乌头，咱们以前认识不足，就是认为它热，究其实，它的作用的确是恢复生理机能的，尤其代谢机能。你看心脏衰弱，以至于无脉，附子也起作用，四逆汤、通脉四逆汤都是。它恢复这个（生理机能的，尤其代谢机能），不光是治寒，心脏衰竭到那个地步了都虚脱了，当然这时寒是有了，但是为什么能促进它的恢复呢？不就是强心作用嘛！所以附子、乌头的作用，性温是其一；另外，哪一方面的生理机能沉衰，它都能促进它恢复。这一点，我们通过临床、通过古人的书可以体会到，（乌头、附子的功效）不光是热啊（更重要的是，它能恢复生理机能沉衰）！

其脉数而紧乃弦，状如弓弦，按之不移。脉数弦者，当下其寒；脉紧大而迟者，必心下坚；脉大而紧者，阳中有阴，可下之。

这一段不应在这儿，或者根本就是错误的。这个应该应用大黄附子汤，搁到那个底下，它这个说的就是那个（大黄附子汤）。

他说“脉数而紧”，紧、弦两个脉分不清的，脉既数又紧，所以就变成弦了。这个紧，冲着脉的横度上说的，脉裹得紧，如果脉再数，就变成是直的了；弦就是上下绷直，数紧搁在一起，脉就直了，就是“乃弦”了。他的话，是这么一个话。“按之不移”，是弦的一种表现。“脉数弦者”，脉数弦和脉数而紧一样的嘛，“当下其寒”这就是寒实。

这两个脉：数，本来是热，弦是寒。这里面又有阳，又有阴。“脉紧而迟者”，也是（里面又有阳，又有阴），紧为太过，迟为不及，也是有两个矛盾的脉，“必心下坚”，心下坚这是里实的一种证候。水实于心下，心下也坚。“脉大而紧者，阳中有阴”，跟上面一样，大，是热实之象；紧，是寒实之象。通通就脉来说，全是阳中有阴。

“可下之”，拿什么下呢？就是温下法。指这个（大黄附子汤）说的，要不搁这儿一点意思都没有。上面都讲的寒疝嘛，讲具体的治疗，搁这么一段没意思透了。这可能是后人附上的，从以脉来定证，像后人的语气，尤其像王叔和，王叔和是专搞脉的，也许他附这个文也不一定，咱就不敢说了。假如是原书的，也不应该搁这，应该搁大黄附子细辛条后头或前头，参照着看还是有用的。

附方

《外台》乌头汤　治寒疝腹中绞痛，贼风入攻五脏，拘急不得转侧，发作有时，使人阴缩，手足厥逆。方见上。

附方，对这寒疝，林亿他们找旁的书，也是关于仲景（书中证治）的方子了，他又附在后头。

“《外台》乌头汤：治寒疝腹中绞痛”，他提出这个“绞痛”两字是对的，就是绕脐痛，就是绞痛，痛得厉害；“贼风入攻五脏，拘急不得转侧”，这是古人的认识了，这是《外台》上的原文，为什么腹中这么绞痛呢？就是由于贼风入攻五脏，这话都靠不住，这是古人一种解释了，咱不管它解释得对不对，但腹中绞痛是用乌头汤的一个标的。

“拘急不得转侧”就是手足不仁的样子，四肢拘急，以至于不得转侧。不光拘急，也有痛啊；“发作有时”，这个寒疝，我们刚才讲了，它不是老那么痛，一天十二小时得把人痛死了，它是发作的时候痛得要命，尤其小肠疝气是这样子，下来的时候就痛，一会儿自己也回去，回去就不那么痛了。“使人阴缩，手足厥逆”，甚至于使人前阴都抽，手足厥逆。

它这个“方见上”错了，这个乌头汤我们前面讲过了，你们看“中风历节”篇，就是历节里的啊。

乌头汤与乌头桂枝汤，全是既有里又有表，它搁个“贼风入攻五脏”，有表候，那个方子（乌头汤）是什么呢？麻黄、黄芪、芍药、甘草这四味药配合乌头蜜煎，参看前面“历节”章节中有，林亿他们注的“方见上”不对了，应该方见“历节”，在历节里头。

它这个“方见上”（若认为是）指乌头桂枝汤，那不对！也不是指乌头蜜，也不是指乌头蜜煎。“方见上”指的是乌头汤，方名就叫乌头汤，麻黄、黄芪、芍药、甘草先煎了，就像桂枝汤一样，也取五合，把乌头蜜煎也搁五合，两个合解了。服法也一样，先二合，再三合，五合。

在临床上，（乌头汤和乌头桂枝汤）一个是麻黄剂，一个是桂枝剂，这要分析清：又有黄芪，表虚得厉害，恶风得也厉害，假设那个情形，我们可以用乌头汤；那么只是身疼痛，再有寒疝腹中痛，可以用乌头桂枝汤。总而言之都是有表证，乌头汤是表特别虚，虽然搁麻黄，但发汗并不重，药量不大。

《外台》柴胡桂枝汤方　治心腹卒中痛者。

柴胡四两　**黄芩**　**人参**　**芍药**　**桂枝**　**生姜**各一两半　**甘草**一两　**半夏**二合半　**大枣**六枚

上九味，以水六升，煮取三升，温服一升，日三服。

《外台》还提一个柴胡桂枝汤。柴胡桂枝汤治心腹卒中痛，这不是寒疝，就是心腹间骤然疼痛。小柴胡汤也是“或腹痛”，“邪在上，其痛必下”，不有那么几句话吗？小柴胡汤本身就痛。桂枝汤也治腹痛，桂枝汤里头有芍药，小建中汤就是在桂枝汤基础上又加了芍药。

明明肚子痛，没有其他证候，有用这个方子（柴胡桂枝汤）的机会，但和寒疝还是不一样的，所以林亿他们附这个方子没有什么道理。这方子前面都讲过，不必详细说了。

《外台》走马汤　治中恶心痛腹胀，大便不通。

杏仁二枚　**巴豆**二枚（去皮心，熬）

上二味，以绵缠捶令碎，热汤二合，捻取白汁，饮之，当下。老小量之。通治飞尸鬼击病。

走马汤也在《外台》里面，和我们上面所说温下法差不多，巴豆是个温下药，它是热药的下药，所以里面寒实，有用巴豆的机会。“心痛腹胀，大便不通”，没有热候，用走马汤机会是有的。

走马汤的制法，“巴豆二枚”，就是两个巴豆，“去皮心，熬”了，巴豆的毒都在它的油，咱们制巴豆霜，把油都要弄掉。熬，就是把油弄出去。我们自己做的话，把巴豆炒了、压了，早先有很粗糙的草纸，用草纸黏油，一黏，草纸上净是油，很黏很黏的，慢慢就变成霜，霜就是粉子了，把油去了，少伤人。毒在油里面呢。另外搁杏仁两枚，这二味药，“以绵缠捶令碎”，缠到一起了，用锤子打碎；“热汤二合”，用点沸水，就是热水；“捻取白汁”，拿水沏一下，少搁水，二合嘛；“饮之，当下”，巴豆这个药是快药，喝了有时候也吐，病在上要吐，病在下要下；“老小量之”，巴豆别看这样（制药、服药）不害人，像小儿药里，（搁巴豆的药）多得很，小孩、老人不要让他们泻得厉害了，量可以小一点。“通治飞尸鬼击病”，这都是古人的病名，飞尸鬼击，这病来得突然，猝然间发作的病，古人那个时候想不出旁的，就说是鬼击了、死人冲着了，其实都不是。

这个药好使，如果心腹这个地方胀、憋闷得厉害，大便不通，这个药有用的机会，而且无害，泻得厉害喝二两冷水就行，马上就止住。它是热药嘛，让你泻，见着冷的就止。到这个地方把寒疝讲完了。

这一章讲三种病了，腹满、寒疝、宿食，宿食就是伤食，里头有停食。

问曰：人病有宿食，何以别之？师曰：寸口脉浮而大，按之反涩，尺中亦微而涩，故知有宿食，大承气汤主之。

这是一段，病人有宿食怎么辨别呀？底下答“师曰：寸口脉浮而大”，浮而大，浮也主热，大主实，实热之象；“按之反涩”，浮大这个脉应该滑，反涩，涩就是血不足了。里头热实，血不足，那就是谷气不布，里面有东西。胃有宿食，进不去东西了，当然也不能继续布谷气生津液，都不能了，所以脉涩，血少，津液虚，脉就涩。假设脉浮大而不滑反涩，“尺中亦微而涩”，微者，亡阳故也，此为无阳也，阳是什么？就是津液。尺中脉又微又涩，里面津液更少。“故知有宿食”，津液少，就是胃里有东西不能消化水谷了，所以发生这种脉，热是有，实也有，实在的实，但是津液虚。这是宿食应有的脉象，冲着脉也可知道有宿食，大承气汤主之，赶紧下宿食，这一切都解决了，脉也和了，津液虚衰也恢复了。

脉数而滑者，实也，此有宿食，下之愈，宜大承气汤。

“脉数而滑”，《伤寒论》里有痢疾“脉数而滑者，当有所去”，它里头有实。(《金匮要略》) 里也讲，脉数而滑者，实脉、实证，里头有所实，脉应之数而滑，这也是宿食常有的脉。

而上面（寸口脉浮而大，按之反涩，尺中亦微而涩）的宿食较为厉害，反倒不滑了，而涩了，由于宿食影响到津液虚衰了；而这个（脉数而滑者）没影响到津液虚竭，只是实，所以脉不涩，这个当然也是实，“下之愈，宜大承气汤”。上面那是“大承气汤主之”，这个说“宜大承气汤”，这是有分寸的。这两个病程度不一样。上面（寸口脉浮而大，按之反涩，尺中亦微而涩）已经影响到津液，津液虚衰，再不赶快下啊，用大承气汤，那就是养痈成患了，如果再虚下去，下不得了，人不任药了。所以阳明病不怕热实，就怕津液虚，邪实正虚，这个病人就有死亡的可能。你下之，人受不了，你不下它（邪实）还在那搁着呢，这就坏了。第二段（脉数而滑者）虽然是实，但是于人还没多大关系，所以这个时候“可以用”大承气汤。而那个（寸口脉浮而大，按之反涩，尺中亦微而涩）是离开它不行的，大承气汤主之。所以（仲景）这个书口气之间都有分寸。

下利不饮食者，有宿食也，当下之，宜大承气汤。大承气汤方 **见前痉病中。**

下利，则有所去。一般下利应该能吃啊，下利而不愿饮食，那里面还是有东西，这也是有宿食的一种证候。

但是这个我们要好好诊断，下利不愿吃，可能是有宿食，也可能是没有宿食而也有这样的（情况）。噤口痢就是不欲食，一吃就要吐。所以（仲景）这个书呀，不是说"凡不欲食的下利就是有宿食"，还是不对的，你还得就证候进行全面的观察。当然这个也"当下之"了，不一定得用大承气汤，但有用大承气汤的机会，所以他也搁个"宜大承气汤"。

宿食在上脘，当吐之，宜瓜蒂散。

上脘就是胃之上端，光搁这句话也是不够的，在上脘有什么证候反应呢？他总有温温欲吐而不能吐这种情况，老想着要吐，但是吐不出来，这样可以顺其势而吐之，宜瓜蒂散。不是说光"在上脘"这句话（就够了），太抽象了！有什么证候呢？（它这里没有具体交代）

仲景这个书呀它简，详、简它分着来的，因为瓜蒂散在《伤寒论》里讲得很多了，在这既然提到瓜蒂散，你就能意识到它是什么证候。所以在这儿只是说"宿食在上脘，当吐之"，这个（简略的说法，对于准确辨证有点）不成立。

在上脘，感觉气往上冲，而且老要吐，但吐不出来，"老要吐，但吐不出来"这是用吐法的要紧的症候，生理也就要达到吐的目的而解除这个病的痛苦，心里温温欲吐反不能吐，这个人感觉气呀，胸咽都感觉胀满。"上脘"含这些意思，因为在前头都讲过了，所以在这儿单独提一下，简约得很。

瓜蒂散方

瓜蒂一分（熬黄） **赤小豆**一分（煮）

上二味，杵为散，以香豉七合煮取汁，和散一钱匕，温服之，不吐者，少加之，以快吐为度而止。亡血及虚者不可与之。

瓜蒂散在前面讲过，瓜蒂这药是个苦味的涌吐药，最好，不伤人，它有涌吐作用，但是瓜蒂能祛水。可与赤小豆，赤小豆也是祛水的药，同时它也能养正，豆类都与人有好处。

那么这两药合起来，用香豉七合煮取汁，和散一钱匕，现在咱们说就是一钱吧，即 3 克，豆豉这个药能帮助呕吐。

瓜蒂散也是常用的方子，但是得有这个证候，人不但吃东西要吐，不吃东西老想吐，吐了才觉得舒服。吐不出去，这时候可以吃吐药，这是一点错误也没有的。

脉紧如转索无常者，有宿食也。

脉紧，头痛风寒，腹中有宿食不化也。一云寸口脉紧。

什么叫转索无常呢？比方一条绳或铁索它都是起伏不平的，尤其他一转的时候，你的手指下就像按着转索似的，就是起伏无常，就是滑脉，这个脉是非常紧，烟卷儿裹得挺紧就叫紧，从脉道的圆度上来看，按着挺禁按叫紧。按着挺松弛就叫缓，紧和缓是相对的。如果不是烟卷儿而是绳索，绳索它是鼓的，一转手底下无常，一时棱儿到手指上它就有突出的反应，棱儿过去就凹一下子，就像平常所说滑脉如滚珠，就像珠子一个挨一个，一个挨一个，与转索是一样的情形。按现代话说，血液充实，上下流利，感觉血在手指来回走似的，那就是滑。

"脉紧如转索无常者"，脉紧而又"如转索无常"，你可知道（那就）不是紧脉，"有宿食也"。这几句话呀，按脉学大家说法，也很不一样。紧脉就是有宿食？不是的！它指的是：紧又像转索无常，那才是滑，才有宿食。这一类的紧脉，指着上面（的这种情形）说的，（实际上是滑脉）。

"脉紧，头痛风寒"，一般的表证也有这种脉；"腹中有宿食不化也"，里面有宿食也有这种脉。不是说"头痛风寒"则"腹中有宿食不化"，这是两个问题啊（无非这两种情况，都有可能"脉紧"）。

这种紧脉，像我们说的脉浮滑、脉浮紧，脉再数，头痛风寒也有这种脉。如果不头痛风寒，这个人无故有这种脉，则肯定有宿食。这是从两面来说这个话。他说头痛风寒有这种脉，腹中有宿食不化也有这种脉。不化在哪呢？在胃里呢。这条是光解释这个脉（紧脉）。到这儿我们把这一章讲完了。我把头一章给你们讲一点（编者按：《金匮要略》第一章"脏腑经络先后病脉证第一"，胡老实际在此讲述，为照顾《金匮要略》的原始顺序，编者将此部分讲述，移至第一章）。

五脏风寒积聚病脉证并治第十一

古人认为疾病的原因就是风寒，这是有问题的！研究古人的东西，咱们（只是）做个参考。不过一开始所说的五脏风寒，我们根据张仲景的书全面看，不像是他的手笔，因为他的辨证是“六经八纲”的方式方法，与这个不大相符，一个人著书他不能这一下、那一下，给自己找难题，这是不能的。我想这可能是王叔和所撰次。咱们（姑且）研究一下吧。

肺中风者，口燥而喘，身运而重，冒而肿胀。

古人对肺的看法，肺合皮毛，肺与外边的表是相合的，所以咱们研究肺痿、肺痈，“风伤皮毛，内舍于肺”，外感表证影响肺，这是肯定的，当然，古人的认识、说法还是有问题的，是不是皮毛与肺就是这样一个关系呢？但这个规律是一定的，比如得了外感，气不得旁达，它就都要担负到肺上，那么这种毒素废物的刺激就要咳嗽喘，古人就这种现象说成肺合皮毛。那么认为肺中风，皮毛闭塞，就是表闭塞，那么这种邪热和气息往上冲，所以口燥而喘，这是必然的。咱们现在也说上呼吸道感染，感冒了，咳嗽、喘、口干舌燥，热不能外达，就往上逆，波及肺，口燥而喘，肺中风要灵活看，古人管这个现象叫肺中风，古人说是中风，现在就叫感冒了。外感风寒波及肺，古人称肺中风，因为喘属于肺嘛。

“身运而重，冒而肿胀”，这都说的是水气，“身运而重”，身上动，身上沉，有停湿停水的情况；“冒”，眩冒的冒，水要停在上面，肺在上嘛，那么脑袋要眩冒，冒就是沉，身上要浮肿、肿胀。这说明什么问题呢？肺一方面与皮毛相合，另一方面肺主气，那么气受伤，津液就不行，津液不行就变成湿，变成水，古人是这种看法，这种规律是对的，可是这种看法值得研究，古人是这种看法。古人说是肺合皮毛，肺主气，那么肺受了风邪，皮毛闭塞就要口燥而喘。肺主气，气不行，气受伤，津液不行，那就成为水气方面疾病的反应。

这是肺中风。

肺中寒，吐浊涕。

肺中寒，在肺痿肺痈篇讲过，“肺痿吐涎沫而不咳者，为肺中冷”，冷就是说有水，那么水不一定生在肺上，是由里往上，还是胃有停饮，冲逆波及肺，所以古人叫肺中冷，在这一段上也说中寒，所以肺中冷者吐浊沫，这是当然的，所以用甘草干姜汤，你们翻开肺痿那一章里就可以看到。

这是两段，一段说肺中风，一段说肺中寒，中风、中寒要灵活看，就是伤风感冒影响到肺，里有寒波及肺，就要吐浊唾，就是涎痰浊沫。

肺死脏，浮之虚，按之弱如葱叶，下无根者，死。

“肺死脏”，什么叫作肺死脏？这是论脉，肺的真脏脉见，人要死的。五脏的脉不能独到寸口的，都要借助胃气。即使这样，五脏的脉不显出来。比如肺脉，古人这么看法，肺旺于秋，秋天的脉如毛，就是浮，可这个浮有缓和之气，看不出是个肺脉，如真看出肺脉了，那就没有胃气了，那就坏了，那就是真脏脉露出来。我们平时也是，平时这个浮，前面讲肺合皮毛，它就是表证啊，表证脉就浮，古人说这与肺有关系，古人之现象和看法是一致的。可浮里面总得有缓和之气，如果没有缓和之气了，就像前面讲的死脏啊。

“浮之虚”，轻按脉无力，谓之虚。“浮之”不是脉是浮脉，而是拿手轻按的意思，浮取指这个脉很虚，但你稍一按，弱如葱叶，按着里面什么也没有，就像葱叶中空。“下无根者，死”，这是真脏脉，肺脉如毛，就是浮，真正浮到这个份上，非死不可。真脏脉，一点胃气不存在了。这个见于《内经》，文词不一样，说法差不多，我们可以看看《内经》里论脉，对照看看。

这是把肺说完了，说了中风、中寒，同时讲肺的死脏脉。

肝中风者，头目瞤，两胁痛，行常伛，令人嗜甘。

古人说肝主风，那如果吏中风邪，风太盛了，风太盛者动，头目瞤。“头目瞤”就是脑袋动，摇脑袋，古人说凡“掉眩”这个样子都属于肝，这也不一定，不过做个参考。

“两胁疼”，这在《灵枢》上有，邪在肝，两胁疼，我记得讲肝炎的时候讲过，胁在肝，两胁是肝的部位，它要痛。

古人说“风”是属热的，风为阳邪。肝主筋，热则筋缓，就是缓纵不收，所以直不起腰来，常常呈佝偻之状，筋松弛了。肝病，肝苦急嘛，古人说肝性情如木，肝属木，喜条达、疏泄，所以它一病就急，所以是疏泄的反面。因为这样子，所以欲食甘以缓之，这是生理上的一个良能。这是说肝中风。

肝中寒者，两臂不举，舌本燥，喜太息，胸中痛，不得转侧，食则吐而汗出也。《脉经》书无此二字。《千金》云：时盗汗，咳，食已吐其汁。

“肝中寒者，两臂不举”，这个与上面对照就明白了，两臂不举是筋急，寒主收引，令筋拘急，所以两臂不举。

肝性咱们刚才讲了，肝性喜疏泄、条达。肝为寒郁，这就成了血瘀气滞的情况了，所以“舌本燥，喜太息”就是肝郁之象了。那么血有瘀滞，则“舌本燥”，咱们在阳明篇也讲了“口燥，但欲漱水不欲咽”，那就是口燥，是热在于血分、血瘀滞的这种情况。

“胸中痛”是寒气往上攻的一种情形，咱们讲胸痹篇讲过了，寒向上攻冲，所以胸中痛，以至于不得转侧。

“食则吐而汗出也”，肝病常常病胃，胃不和，食则吐。这个胃不和，按古人的看法是由于肝虚不能制胃，这个胃气强。咱们（六经八纲的说法）就说阳明病这套东西，大黄甘草汤不是食后即吐嘛，那是阳明病，阳明病要出汗、胃热、胃中燥。肝病常常影响到胃，胃不和，它就不能吃，一吃就要吐，同时要汗出，这个与《伤寒论》阳明病结合起来看就容易明白。

上面肝中风、肝中寒，在仲景的书里没有这个病，所以我说不是他的手笔，这是脏腑辨证对脏腑为风为寒的反应的看法。

肝死脏，浮之弱，按之如索不来，或曲如蛇行者，死。

肝死脏与刚才讲的肺死脏是一样的，就是肝脏真脉现，见者死。我们平时看脉看不出真脉来，都有胃气在里面，如果没有胃气，五脏脉不能独见，见者就死，没有胃气了。

“浮之弱，按之如索不来”，浮之就是轻取，轻取脉比较软、弱，稍微一重按“如索不来”就像绳索来那似的不动，本来肝脉是弦脉，弦脉，上、下端直而已，该动还是动，“不来”就是不动，只见肝脉之弦而不见胃脉之缓，这就是真脏脉，这是一种。

“或曲如蛇行”，像蛇行，肝脉本来端直的现象没有了，也是真脏脉的一种。

所以，这两种脉，肝病见之都要死。肝的真脏脉见了嘛。

肝着，其人常欲蹈其胸上，先未苦时，但欲饮热，旋覆花汤主之。臣亿等校诸本旋覆花汤方，皆同。

底下提到一种病，叫“肝着”，“着”就是瘀滞，着者不动谓之着。

“其人常欲蹈其胸上”，咱们方才讲了，肝气喜条达，像春天的树的样子，很柔和条达。如果血瘀气滞，它就不条达了，那就郁闷得很。“常欲蹈其胸上”，“蹈”就是拿足去蹈，不一定拿脚去踩，拿手摁也可说是蹈，他（患者）愿意人拿脚踩踩才好，那么这就是气郁着之甚，是肝喜条达的反面，这就是气郁血结的情况。

“先未苦时，但欲饮热”，这个病（肝着）要是重起来，不光是欲人蹈其胸上，疼痛等症状也要发生的。在未苦的时候，只是有上头这样的情况，人但欲饮热，这说明什么问题呢？也是有寒的关系，寒能令气郁、血凝，这是寒造成的，所以人也愿意饮热。

旋覆花汤主之，旋覆花汤底下不有个小注吗？林亿他们说各本都是旋覆花汤，但是这个方剂不见，其实这个方剂在妇科里，后头的妇人杂病中，就是旋覆花、葱白、新绛这三味药。新绛拿红花代替就行，新绛现在很难得了。

也就是行气活血祛瘀的药，可见治肝着还是对的，放在妇科可是不对了，讲到妇科要说一说，妇科里是说的“妇人漏下血崩”这类的情况，那再用行气祛瘀的药（旋覆花汤）是错的，所以那个方子（旋覆花汤）应该放在这儿，不应该放在妇科，等讲到妇科再讲这个方子。

心中风者，翕翕发热，不能起，心中饥，食即呕吐。

“翕翕发热”，这是中风证了。咱们讲过“太阳中风翕翕发热”，心中风，就是这种中风影响到心脏了，不是一下子中到心里面去了。古人说风主火，它是火脏，风又是阳邪，风火正能助其炎势，热，所以要翕翕发热。古人是这么个看法。热伤气，所以人也“不能起”。其实，（我认为）“翕翕发热，不能起”就是个表证，身上疼痛。在这儿呢，（古人）就说是热能伤气。

那么波及心，心气一定虚。心虚者“心中饥”，心怎么饿呢？这不是说胃，《内经》中有这么一句“心悬，如病饥”，心里发空，心气虚嘛，就像心悬着，就像挨饿的滋味，如病饥。这是说的心，不是说的胃啊。心悬，就是悬饮、悬挂的“悬”，说的心气虚，心脏如悬的一种情况。说热影响到心脏了。心中风，怎么叫心中风呢？感觉心脏也由于热而至（致）虚，所以“心悬，如病饥”这么难受、这么空洞。

“食即呕吐”，胃也受热扰，也不能吃东西。

这是说心中风，心火再加上风热，就要翕翕发热，热能伤气，《内经》中一句话“壮火食气，气食少火”，这两句是什么意思呢？说胃这个脏器，喜温不喜寒，但大温不行，所以我们用药也是如此，一般的甘温之药，调理胃是最好的，大热反而食气。“气食少火”，就是稍稍的甘温能够养胃，胃生津液就有了气，古人说的“气”就指这个气。胃能化谷生津液，大热了，胃反倒不能吃了，而食气，这个火反而能把津液烤干了，“壮火食气”，所以，（大）热是不能吃东西的，食即呕吐。

心中寒者，其人苦病心如啖蒜状，剧者心痛彻背，背痛彻心，譬如蛊注。其脉浮者，自吐乃愈。

如果心要中寒，心是火脏，为寒所束缚，它这个热是内郁，不得放出，为寒所约束，热郁于内，所以才有下面的这种情况，感觉心如啖蒜状，热辣辣的，又热又辣，像吃大蒜的滋味，“心如啖蒜状”，热内郁而不得外出，如果再厉害，不光是吃大蒜的热辣感觉，而且还要痛，心痛彻背，背痛彻心，前后牵扯痛，就像虫子往来，蛊注，就是虫子往来，从前到后，从后到前往复不已而疼痛不止，是这么个比喻。

如果脉浮者，病有上越之机，“自吐乃愈”，自吐可以好病。

这个和前面讲的胸痹相仿，胸痹与现代心绞痛差不多，尤其有几个方子，如桂枝生姜枳实汤、（炙）甘草汤、（瓜蒌薤白白酒汤、瓜蒌薤白半夏汤、枳实薤白桂枝汤等），“心悬痛”就是现在说的心绞痛，这个心痛彻背、背痛彻心也是，所以这种药都用温性药，用的薤白、半夏、白酒、瓜蒌，瓜蒌虽不是温性药，但也不是大苦寒的药。主要是薤白治疼痛。

心伤者，其人劳倦，即头面赤而下重，心中痛而自烦，发热，当脐跳，其脉弦，此为心脏伤所致也。

“心伤”，就说明不是由于风寒，既不由于中风，也不由于中寒，是由内伤所得，内伤使之心伤，那问题就多了去了，这是个概要的说法。

“其人劳倦，即头面赤而下重，心中痛而自烦，发热，当脐跳，其脉弦，此为心脏伤所致也。”心伤则心气必虚，心主火，心虚而阳易动，所以不禁劳动，一劳动颜面红赤，“下重”是什么道理？心气虚不交于下，上盛而下虚。

“心中痛而自烦，发热”，由于心阳上虚，肾阴从下往上攻，乘心阳之虚，肾阴动于下，所以“心中痛而烦，发热”。这个热不得下交，本来也不下交，让寒一攻（热）更在上面了。“当脐跳”，脐跳者是水、水动之状。

“其脉弦”，弦是有水之应，有水则脉是弦的，脉弦、脉紧，尤其脉沉，都主水、主寒，这说明肾阴往上攻，肾主水，肾阴也就是水气往上攻。脐跳就是水上攻、水动的一种状态。咱们讲过苓桂枣甘汤治奔豚也是，“脐下悸者，欲作奔豚”，水动于这个地方。当脐跳，就是水动之状，和苓桂枣甘汤是一样的。脉呢，也应之弦，也是有水的脉。

这一系列的问题，全由于心脏伤所致之情况，稍有劳倦，即颜面发红赤，这是虚，一动就那样子；但下面不是，心气虚不能下交，古人是这么看：心、肾两个脏器，心火交于下，肾阴交于上，这在卦上叫作地天泰，古人的观察，也是取自然界的现象，《内经》有言“地气上为云，天气下为雨”，云彩虽然在天上，可是它是由地上上去的，就是地气往上，然后它得返回来啊，那就是天气下降。所以，天虽然在上，但作用是在下面，所以八卦地天泰，地在上、天在下，这样上下才通调，才对。我们讲的这段书正好是相反、满拧的，天地否，天气在上、地气在下，始终不沟通，这就坏了，就天地痞塞。这是根据八卦讲的。

那么水火呢，（古人）也这么看的，所以古人仰观天文，俯察地理，远取诸物，近取诸身，观察现象，所以水火也看得很清楚，说水火既济，水是“就下”的东西，火是炎上的东西，可是作用在哪呢？水得在上面，火得在下面才行的，比如烧茶，把壶放到火的底下那不行，火搁到水底下就行，水得在上，火得在下，这叫作水火既济。如果反过来，火在上面，水在下面，就是水火不交了，就不济，卦名叫不济。所以《易经》这个东西，有的时候也可看，他不是随便说的，是观察万物之象的一种体会。中医里头有些东西，古时候没有旁的科学嘛。

方才讲的心气虚，为什么肾阴往上跑呢？心气虚则不往下交，由于它（心）的虚，但肾不虚啊，肾趁着（心）虚它往上冲，可是心还不往下交，心火也往上跑，所以它们俩还是不济的现象。底下说，都是心脏伤所致了。

心死脏，浮之实如丸豆，按之益躁急者，死。

这和上面讲的真脏脉是一样的。心脉，心旺于夏，夏天脉应该洪，洪大的洪，可是也不要过洪了，光是洪而没有一点缓和之气那就坏了，那就是所谓的真脏脉了。

心的真脏脉，“浮之实”，浮，就是轻手按着就实，实到什么份上呢？如丸豆，弹丸的丸，古人这个丸，就是弹弓的弹丸，就像弹丸和豆子那样坚硬，这不是好现象，一点缓和之气都没有了。“按之益躁急者，死”，你要使劲一按，那就更乱了，“躁急”，那是在手底下翻滚（的感觉），这个“洪”就是过了，没有胃气，所以这是心死脏。

邪哭使魂魄不安者，血气少也；血气少者属于心，心气虚者，其人则畏，合目欲眠，梦远行而精神离散，魂魄妄行。阴气衰者为癫，阳气衰者为狂。

“邪哭”就是无故的悲伤，这还是继上面的心气伤来讲的。人无故的悲哭，而使“魂魄不安”的话，这种情况都是“血气少也”，血不足以养心，血少，也使心病嘛，就发生上面这种情况。

“血气少者属于心”，血气少发生上面的病，这种病属于心，因为血脉通于心嘛。咱们以前讲的百合病，大家还记得吧，人魂魄不安啊，也就是血少，也属于心嘛，回头看看百合病就知道了。

由于心气虚，“其人则畏”，古人认为心是人的主宰，心为君主之官嘛，如果心气虚了，没了主宰、没有了君主，所以其人则畏，就畏惧而多惊多恐了。

“合目欲眠，梦远行而精神离散”，这都是“魂魄妄行”所致啊，都是由于心脏伤，这个伤是由于血少。

“阴气衰者为癫，阳气衰者为狂”，这个在《医宗金鉴》给改了，我看改得不对。阴气衰者为癫，“阴气”指什么呢？阴气指血分，就是血少的那个血。如果由于血气衰，而致心脏病为癫病，就指上面说的血少而致的这种病就是癫，无故悲伤、行止无常、不打不闹的这种病，古人就叫作癫，这是由于血虚，即便有热也是虚热的形象，这是不能攻的。

阳气衰者为狂，“阳气”指的是津液，仲景这个书里阴阳老是这么说，一个指血分，一个指气分。津液属气分，这个气古人叫作阳。脉也是这样的，在血管内是属于血分，这个作用叫作营；那血管外属于气分，气分是什么呢？就是津液啊。像“饮食入胃”，在《内经》上就说是化生精气，精气就是精真之气，很可贵的一种养人之气，什么呢？就是津液，就是水谷化合物嘛！养人的这种东西。那么，脉里面的呢，古人就叫作血，它的作用就叫营。出血管到组织细胞，营养组织细胞了。也有组织细胞返回的液体，废物的东西，都在组织间隙的那种东西，这个古人叫作气。

所以气在《内经》里说“如雾露之溉，遂谓之气”，并不是呼吸气的气。那么津液就属于气分，所以古人叫阳气。

如果因为津液虚、大便硬而发生阳明病就是狂，你看我们讲过桃核承气汤、抵当汤之类的都是“里实”了，所以那个为狂。《医宗金鉴》却是这么看的，它说阴气虚、阳必盛，那怎么能癫呢？后世都这么解释，于是就把这两个都给改了，不对的，仲景的书不那么看，（仲景）对阴阳的看法和后世的看法截然不同。

咱们在《伤寒论》讲过不少了，亡阳就是亡津液，你看桂枝二越婢一汤，“脉微弱者，此无阳也”，不是没有热，没有热给吃石膏那哪对啊？就是没有津液呀，所以不可发汗，发汗最亡津液。应该怎么办呢？得用桂枝二越婢一汤，轻清的解表药还得加石膏，这才讲得通，那要没有热还行啊？后世医书对阳、阴看得过死（板），阴就是寒，阳就是热，这是不对的。

脾中风者，翕翕发热，形如醉人，腹中烦重，皮目瞤瞤而短气。

古人说脾主肌肉，脾中风者肌肉不和了，一定“翕翕发热”，这和太阳中风一样，桂枝本为解肌，“太阳中风，翕翕发热”，也是肌不和，这几段就从那里套出来的。

“形如醉人”，醉人什么样，就是呕吐、眩晕，都是停水之象。“腹中烦重”也是内有饮的情况，重就是有水了。那么这说明什么问题？脾的功能古人看法是行津液、运输，脾病了，运输失职了，所以饮聚为水，不运输可不就这样。形如醉人，胃里停水就要吐，胃里有水脑袋就要晕，形如醉人是这么一种情况。

同时这水在里面会“烦重”；皮目，皮就是身上的肉皮，目也是指眼皮说的，那么水来到外表，也就是说凡是水气在皮肤里面，它要瞤瞤而动。这个以后讲到“水气篇”里要讲到的，四肢聂聂动，那是皮水，即皮肤里面有水气，影响到皮目瞤瞤而动。

而水在胃里就使人短气，压迫着横膈膜，使得呼吸不利。

脾中风，脾主肌肉，它要发热，肌不和；脾主运输，脾病而运输失职，饮聚为水；水的部位不一样了，有的在里，有的在外，所以写的证候都是概括的说法。

脾只有中风，没有中寒，所以这一篇很不完全。

脾死脏，浮之大坚，按之如覆杯洁洁，状如摇者，死。臣亿等详五脏各有中风中寒，今脾只载中风，肾中风中寒不载者，以故简乱极多，去古既远，无文可补缀也。

“脾死脏”，脾脉应该缓，应该弱，如果“浮之大坚”，轻摁又大又硬，同时一（重）按，就是加力看脉内的情况，就像扣着个茶杯、酒杯似的，当然这是形容，并没有（茶杯、酒杯）这么大。“洁洁”，就是中空、洁洁状，空空无物，光像在外面扣着这么个挺硬的东西，而且“如摇”，光晃荡如摇摆，这样子一点胃气不存在了，这是脾之真脏脉见，主死。

趺阳脉浮而涩，浮则胃气强，涩则小便数，浮涩相搏，大便则坚，其脾为约，麻子仁丸主之。

麻子仁丸方

麻子仁二升　**芍药**半斤　**枳实**一斤　**大黄**一斤（去皮）　**厚朴**一尺（去皮）　**杏仁**一升（去皮尖，熬，别作脂）

上六味，末之，炼蜜和丸梧子大，饮服十丸，日三服，渐加，以知为度。

这是阳明篇抄下来的，抄到这块儿了。趺阳是候胃，咱们诊胃的病可以诊足趺阳穴。

“趺阳脉浮而涩”，浮主热，浮不一定主表，有时主热。胃热则强，所以浮则胃气强，就是胃里有热；涩，津液虚为之涩，津虚血少，脉为之涩，不流利。由于“小便数”，亡津液，脉应之涩，所以说涩则小便数，由于小便数、亡失津液脉才涩，当时没解释，它就接二连三地就来了。

“浮则胃气强，涩则小便数”，浮是有热，哪儿有热？胃有热，诊的趺阳脉嘛，所以，“浮则胃气强”；涩是津液不足，津液虚。津液为什么虚？因为小便数，所以说“涩则小便数”。中间是含蓄的，没有明白地解释。

胃气又强，小便又数，而使津液伤，这两种问题结合到一起叫作“浮涩相搏”，那里面津液没有了，胃肠中干，大便一定硬，“其脾为约”，古人管这种证候叫脾约证。

这个脾约就是古人对脾的看法，认为脾是行津液的，为胃行津液，古人在这个地方是看不清楚的，饮食入胃，经过消化之后，它怎么跑到肺上了呢？古人搞不清楚，必须到肺接触空气，气的成分才完成，就是养人的精气才完成，光有水谷也不行，也得有氧，这个输送全身才有用，搁在一起叫精气。古人说是脾给输送的，那么胃里头干了，没有津液可输送了，这个脾受制了叫脾约。约者，穷也，无津液可输送，所以这个病（我认为古人虽叫脾约）并不是脾的病。由于脾约两个字中有“脾”，古人就算脾病，这是错误的。尽管错误（大学教材之中）脾约证现在又给加上了，对古人的麻仁丸，现在叫“麻仁滋脾”，来滋脾？这哪儿对呀！脾并不是干啊，它是无津液可输了，滋什么脾呀？不是滋脾，是滋胃啊。

你看这个药，它是小承气汤加的麻子仁，麻子仁、芍药、杏仁都是滋润养液的药，同时也攻下，治阳明病嘛。不过这个阳明病是热轻，不是因为热结实于里，它不用大承气汤。而且（麻子仁丸证）虽然大便硬，人不感觉难受，现在的“习惯性便秘”都属于这种，没有热，老年人便秘也属于这种。所以麻仁丸这药是相当好的，好是因为不泻下，把它做成丸子，每回吃得少，主药用的麻子仁，麻子仁是个缓下药，滋润缓下，再做成丸子，不像光用承气汤那么猛峻，所以这个药长期服用对人无害，它没有下热的作用，因为里头没有芒硝。芒硝是寒性药，祛热。那么这个方子，咱们以前也讲过。

肾着之病，其人身体重，腰中冷，如坐水中，形如水状，反不渴，小便自利，饮食如故，病属下焦，身劳汗出，衣（一作表）里冷湿，久久得之，腰以下冷痛，腹重如带五千钱，甘姜苓术汤主之。

甘草干姜茯苓白术汤方

甘草　白术各二两　干姜　茯苓各四两

上四味，以水五升，煮取三升，分温三服，腰中即温。

脾，有个中风。肾，连中风都没有，中风、中寒都没有，所以这篇东西很不完全。

这儿提个“肾着”，肾着是照部位说的，腰是肾的部位，腰与肾没有关系。你们看经文就知道了，所谓“肾着之病，其人身体重”，身体重就是组织里有湿，组织里有水分，就身子沉。

“腰中冷”，地方在哪儿呢？在腰，所以在腰这个地方冷。水性寒，这是肯定的了，所以水在胃，当背部寒，背寒冷如掌大，就像巴掌那么大。背寒，都是胃中有停水。腰冷呢，这块儿有停水，所以说“腰中冷”，湿水之气都在这里。

“如坐水中”，冷的那个样子，就像坐在水里的那种情况，水指冷水说的。“形如水状”，有时也能肿点，就像水肿的样子，一般也有时不肿。

水气病，水哪儿来的？一般都是小便不利。小便不利影响水的代谢的关系，人都渴，这个（肾着汤证）正相反，“反不渴，小便自利”，它（肾着汤证）与一般的水气病不同，它的来头不是“由小便不利”而来的，小便反倒自利，“小便自利”就是小便频数，而且它也不渴，“饮食如故”，这个病胃里也没有水，病不在胃，所以饮食也如故。

“病属下焦”，这个病纯属在下焦。“身劳汗出，衣里冷湿，久久得之”，这个病怎么得的呢？由于身劳。看（仲景）这个书，古人说得这个病的人，是劳动人民多呀，因为劳动就易出汗，出汗就不能换衣服，汗浸湿衣服，衣裳就湿了，一凉它就冷呀，衣裳里面老是冷而湿，冷湿在这里面，如果你再出汗，那么汗就出不来了。咱们讲的“汗出当风”得关节炎，这是一个道理啊：汗排出去，一方面排出热，一方面排出废物。冷湿在外头，汗就不得排出，不得排出它就在组织里面，郁到那个地方了，当然（偶尔）一回是不要紧的，它搁个“身劳”，劳动人民天天这样，这就成问题了，久而久之这地方就“湿而为痹”嘛，汗老是出半截儿，要出，衣里冷湿了，汗就出不了，该出去的汗在皮肤里含下了，久而久之这地方就成了病了，这个病是这么来了。这有道理，咱们说的关节炎大概也都是这样来的。所以贪凉、饮冷，那么该出的汗不让它出来，一闭塞它就留在里头了，这不是一时而得，久久得之。

“腰以下冷痛”，腰以下又冷又痛，“腹重如带五千钱”，肚子前边啊，组织里面都有水气，不光是后腰，沉得就像带五千钱，古人花的是铜钱，五千钱也不少，也够沉的了，形容这个沉呢，就像带着五千钱。

“甘姜苓术汤主之”。可以用甘、姜、苓、术这四味药来主治，这个方剂治这个病，确实有效，在临床上常遇到，有人说腰痛，你好好问问，腰较凉吧？四肢沉吧？假设有这个情况，用这个药准好使，我在临床上就遇到好多次。

所以治腰痛，也不能靠一个方剂来治，就是必须要辨证，这是中医最核心的问题。它是这个方子的适应证，你用上那一个方子，一点效也没有，甚至有害处。

甘姜苓术汤这个方子很好使，它是甘草、干姜加上茯苓、白术，白术我用起来不如苍术好，我用的时候搁苍术。甘草、干姜是温中祛寒的，同时这个药也治小便数，咱们讲肺痿，肺中冷，那个病有遗尿，小便失禁。它这个小便数也是这个样子，由于身上有冷湿，小便也打算把它（冷湿）排出去，但排不出去，虽然小便挺多，但病还是祛不了，所以古人用这个方子（甘姜苓术汤）就行了，一方面苓、术排除水气，同时甘草、干姜温中祛寒，这几味药协力一起就能治疗肾着病。

这个方子平时用的机会不少。如果再有血虚，你用甘姜苓术汤再配合当归芍药散，这个机会也有，既有这个病（肾着），同时也有贫血，可以合着用，这我都用过。

肾死脏，浮之坚，按之乱如转丸，益下入尺中者，死。

跟上面一样，都是五脏脉各有真脏脉，见真脏脉必死。

肾脉应该沉，肾主冬，冬脉如石，就是沉的意思。“浮之坚”，轻按这个脉就坚硬。“按之乱如转丸”，一按之，手底下脉的至数不分，而如转丸，硬得很。“益下入尺中者，死”，越往底下越厉害，下入尺中，尺以候肾，到尺中而坚，比按之如转丸更厉害，这就是肾之真脏脉见，主死。

到这里把五脏风寒讲完了，里头搁几个病名，一个叫肝着，一个叫脾约，一个叫肾着，脾约是从《伤寒论》阳明病篇里弄出来的。这些东西我想是后人搞的，不像张仲景的口气，暂不管它，当然也有值得参考的地方，像肾着的治法都挺好的。

问曰：三焦竭部，上焦竭善噫，何谓也？师曰：上焦受中焦气未和，不能消谷，故能噫耳。下焦竭，即遗溺失便，其气不和，不能自禁制，不须治，久则愈。

什么叫“三焦竭部”呢？三焦虚竭各有部位，所以叫“三焦竭部”。

上焦竭者，善噫，噫，也可以读作嗳，嗳气的嗳。嗳气、噫气是一样的。

“上焦竭善噫”，这是什么意思，这句话大概古医书都有的。“师曰：上焦受中焦气未和，不能消谷，故能噫耳”，这个逗号点得错误了，应该是“上焦受中焦气，”到这里是个逗号，“未和，不能消谷，故能噫耳”。上焦受中焦之气，如果中焦之气不和，它就不能消谷，中焦是指胃说的，它不能消谷，就没有精气以奉上，就是供给上焦，所以上焦它虚。不能消谷，就能打嗝、嗳气，是胃虚的反映，就是胃不和造成的。

“下焦竭，即遗溺失便，其气不和，不能自禁制，不须治，久则愈。”不但上焦受中焦气，而下焦也禀气于中焦，中焦、胃是生命之本了，下焦虚竭，遗溺失便，二便失禁，这属于下焦了，但是它虽然如此虚衰，主要是由于胃不和，“其气不和”指的是中焦啊，也是中焦之气不和，有一句话叫“上虚不能制下”，胃不和，就不能制约下焦的失禁。这有点五行的味道了，古人说胃属土，土可以克水，土虚了就不能制下焦了，“不能自禁制”，就是上虚。

我们刚才说的甘草干姜汤或者甘姜苓术汤，这些方药与这个（病症）都有关系，甘草、干姜本来是健胃的药，能治小便失禁、遗尿嘛。甘姜苓术汤也能治遗尿，这个方是从甘草干姜而来的，甘草干姜都是治胃的药，这也是通过临床（而得出）的实在情况。

“其气不和，不能自禁制”，中焦不和，就是胃不和，就不能禁制，就失去了约束，所以二便失禁，（古人）是这么看的。“不须治”，不是这个病不要治了，你不要治下焦，一般注家都搞错了，二便失禁这个病还不治？非治不可！但是不让你光治二便失禁，补下焦越补越不好，得中焦气和，不久就会好的，你得治中焦，用甘草干姜汤这类的药。所以这个地方啊，有的（注家）说这个病不用治，（我认为）二便失禁这病还不治？不让你瞅着下焦治，虽然虚竭在下焦，但其气不和是在中焦，你治中焦就行了。

师曰：热在上焦者，因咳为肺痿；热在中焦者，则为坚；热在下焦者，则尿血，亦令淋秘不通。大肠有寒者，多鹜溏；有热者，便肠垢。小肠有寒者，其人下重便血，有热者，必痔。

“热在上焦者，因咳为肺痿；热在中焦者，则为坚；热在下焦者，则尿血，亦令淋秘不通”，我们在肺痿讲过了，热在上焦者，肺受之，肺在上焦嘛，所以，因咳为肺痿；热在中焦者，胃受之，中焦就指胃说的，“则为坚”，胃热到相当程度，大便硬，就是阳明病；“热在下焦”呢，就是膀胱受之，就尿血，“亦令淋秘不通”，或者也能得淋病之类，甚至小便癃闭不通。这都是由于下焦有热的关系。

“大肠有寒者，多鹜溏”，大肠有寒，常常溏泄，平时溏泄大概都是大肠有寒；“有热者，便肠垢”，有热则得肠垢，古人把痢疾叫“肠垢”。

“小肠有寒者，其人下重便血”，这个“下重”不是“里急后重”那个下重，也是后重，这是脱肛，有寒了使大肠松弛，小肠本属火的，有寒移寒于大肠，是寒多虚，脱肛带血，这个“便血”就是下血、下重，指脱肛说的，脱肛下血；“有热者，必痔”，小肠本属火呀，心之腑嘛，如果再有热，火上加热，一定要移热于大肠而为痔疮。

这是就三焦及三焦所属的腑脏略略地谈一谈。

问曰：病有积、有聚、有谷气，何谓也？师曰：积者，脏病也，终不移；聚者，腑病也，发作有时，辗转痛移，为可治；谷气者，胁下痛，按之则愈，复发为谷气。诸积大法，脉来细而附骨者，乃积也。

寸口，积在胸中；微出寸口，积在喉中；关上，积在脐旁；上关上，积在心下；微下关，积在少腹；尺中，积在气冲。脉出左，积在左；脉出右，积在右；脉两出，积在中央。各以其部处之。

病有积、有聚、有谷气，这是怎样一个关系呀？“师曰：积者，脏病也”，最深，“终不移”，永远在那个地方，不移动；“聚者，腑病也”，浅，发作有时。脏是藏而不泄，所以那个地方有病，不动；腑不是，腑是川流不息嘛，时有时无，聚散无常，“辗转痛移”，痛无定点，一会儿在这一会儿在那。“为可治”，这个痛无痛点，聚这个病容易治，言外之意，积病不好治。“谷气者，胁下痛，按之则愈”，谷气，胁下痛，一按就好，它是气，“复发”，你不按，它又来了，这就叫作谷气，这就更没有问题了（不是难治的病），所谓谷气，就是现在的消化不良的情况。

“诸积大法，脉来细而附骨者，乃积也”，诊积的大法，论脉，“脉来细而附骨”，是积，都阻碍血，所以脉非常细，而且沉得厉害，前面说这是在脏病，深，非常沉，沉到什么程度呢？入附骨，使劲按，脉又细又沉，那么就是积病的脉应。

（脉的寸关尺与人体的）部位很有关系，底下说得很好，咱们一般看病诊脉根据这个是对的。

“寸口，积在胸中”，脉分三部——寸、关、尺。寸口指的是“寸”的部位，胸中有积，现于寸口；“微出寸口，积在喉中”，在寸口稍稍往上一点，微出于寸口，积在喉中。（脉）再往上，（病位）还是往上，也就是上以候上。

“关上，积在脐旁”，正在关上，积在脐旁；“上关上，积在心下”，在“关上”稍稍偏上一点，积在心下，（关上）那在脐旁，（上关上）这在心下；“微下关，积在少腹”，稍稍的关往下一点，积在少腹。

“尺中，积在气冲”，气冲是个穴。尺中，最下面。

“脉出左，积在左”，如果左手见这个脉，那积在左边；“脉出右，积在右”，右手见这个脉，积在右边。这挺准的，你们可以观察；“脉两出，积在中央”，两手都有这个脉，积在中央。

“各以其部处之”，究竟这个积在哪儿呢？根据上下左右，各以其部处之，看看在寸、微出寸、关上、上关上、微下关、尺中，把部位搞清了，各以其部处之。寸以候胸中，如果左手见右手不见，就在左胸上，诸如此类，各以其部而来处理就对了。

这一章，后面部分挺好，后面讲诊积的脉法，不光是诊积，一切（疾病）都可以根据这个（来诊脉）。（我认为后世）配合脏腑之说根本是有问题的。（实际临床）就是上以候上，下以候下，左以候左，右以候右，这是对的。

至于三焦竭部也挺好。但五脏风寒与（仲景）他这个书（不吻合），我这么怀疑，不一定对，在张仲景的辨证没有这个（五脏风寒），就不像一个人（撰著）的东西，值得怀疑的，当然也有点用，有些部分我们还是应该知道的，也有用，也不是一点都没用。

下面的篇章就大了，痰饮、水气这些章节很重要而且篇幅也大。

痰饮咳嗽病脉证并治第十二

这是个大章，主要讲的是痰饮咳嗽病，咳嗽原因很多了，主要是讲由于痰饮而发生的咳嗽病，主要讲痰饮。

问曰：夫饮有四，何谓也？师曰：有痰饮，有悬饮，有溢饮，有支饮。

痰饮之病，痰饮是个概况的说法，那么细分可以分四类，这四类饮是什么意思？“何谓也”，问的是名称了，世人都说痰饮有四，指什么说的呢？答曰：“有痰饮，有悬饮，有溢饮，有支饮。”一种叫痰饮，一种叫悬饮，一种叫溢饮，一种叫支饮，有这么四种之分。

问曰：四饮何以为异？师曰：其人素盛今瘦，水走肠间，沥沥有声，谓之痰饮。饮后水流在胁下，咳唾引痛，谓之悬饮。饮水流行，归于四肢，当汗出而不汗出，身体疼重，谓之溢饮。咳逆倚息，短气不得卧，其形如肿，谓之支饮。

底下又深一层地问，四饮的名字虽然知道了，这四饮有什么不同呢？下面一个一个解释了。

先解释痰饮，“其人素盛今瘦”，本来从前很丰盛，人挺胖的，可现在瘦了，人身上的胖瘦主要在水分的多少，现在大家都清楚，人体中水分大约占百分之七十几。津液不行，水不化，停在身体里不化，津液不行就无以充形体。人身上的形体里头水分多得很，中医里都叫津液。水不化津液，在里面停着，所以人瘦，形体上在组织里水分很少，以前挺胖的人现在瘦下来了，喝下去的水都流到肠胃里去了，“水走肠间，沥沥有声”，水从胃到肠，有水声了，这就叫痰饮。人喝水不变成津液充实形体，所以人原来挺丰盛的，逐渐消瘦起来，水跑哪儿去了呢？都流到胃肠里了，走于肠间，沥沥有声，这就是痰饮的一种征候，这种饮叫痰饮。这个水变成痰或者饮，痰饮要分别开，稠黏者谓之痰，稀薄如水谓之饮，搁在一起概言之“痰饮”，首一条就把“痰饮”部位、状态都谈了。

“饮后水流在胁下，咳唾引痛，谓之悬饮”，说饮后水不往胃肠去了，流在胁下，怎么叫悬饮？它悬于胁，在胁下悬着，古人起名字很有意思，就像悬在胁下似的，一咳唾就引着胁下痛，甚至胸胁全痛。悬饮与痰饮不同，饮是水流在胁下，要是咳唾，这个地方就痛，这叫作悬饮。

底下是溢饮了，“饮水流行，归于四肢，当汗出而不汗出，身体疼重，谓之溢饮”，还有一种水流行，归到体表，它说的“四肢”就代表外界体表了，主要在四肢，四肢感觉沉重，本来应该汗出而不汗出，这句话（的意思）大概溢饮，都是表证多，像咱们讲大青龙汤，“伤寒脉浮缓，身不疼但重，乍有轻时”，那个（大青龙汤）就是溢饮，“无少阴证者，大青龙汤发之”，这都是表证，本来当汗出，水气都在体表呢，一汗出则水气不能停蓄在这儿（体表），就随汗排出了。如果它不汗出，那就流到四肢皮肤肌肉，所以身体疼重。这种水气流到四肢的疼，（即）我们讲的湿痹之证，尤其四肢常疼。也感觉沉，风湿、风水这一类大概都有外邪。这叫作溢饮。咱们喝水都喝到肠胃里，而溢饮者则溢到外，往体表上来，溢者溢于外叫溢饮。

最后讲支饮，“咳逆倚息，短气不得卧，其形如肿，谓之支饮”，从下往上谓之“支”，支东西的支，支饮者，饮往上，这波及肺，后面说有肺水，就指这个说的。饮冲逆于肺，所以“咳逆倚息”，咳，咳嗽；逆，上气谓之逆；倚，凭倚东西呼吸；息，一呼一吸谓之一息，那就喘了，靠着东西而不得平卧。气短，里有饮，支饮发生于胃，胃有水饮就气短，水饮压迫横膈膜嘛。要是平卧，往上压迫更厉害，坐着靠着某个地方，水就下呀，往上压迫得还轻点，所以他不得卧。“其形如肿”咳喘得厉害，脸大概也要肿的，这是咱们常见到的，痰饮、哮喘、咳嗽多有这样的，眼胞起码肿，这就叫作支饮。支，由下以支上，饮往上冲逆，高到肺部，所以有咳逆倚息不得卧的反应。

上边文字别看很少，这一段要是考试的话，常出题。《金匮要略》里面最整齐的莫过于痰饮和水气，有四种，四种是什么样子？出题容易出，我记得考试出了好多回了，拿这个出题。这是就水的处所、在人身的部位及它的形象而分四类，底下就是与脏腑的关系了。

水在心，心下坚筑，短气，恶水不欲饮。

这不是说水饮跑到心脏里去了，不要死于句下。这是水饮涉及心脏的证候，这段主要说是“心下坚筑”，心下坚还是胃，筑，就是悸、就是跳，筑筑然而动，跳得挺厉害，跳大都属于心脏，后世说水气凌心，心属火最怕水，涉及心脏则心脏就要跳，当然这个水也在胃，我们看这一段就是上面的痰饮。

“短气”，胃里有水就短气，有水就“恶水”。我们想喝水，都是胃里没水，胃中干、口中燥。有水就是恶水，而不愿意饮。（水）往心脏里去，水克火了，所以水涉及心脏，则恶水得很。

其实就是痰饮，痰饮往上，可以涉及肺，就是支饮；也有时水气涉及心脏，心跳动得厉害，古人就说关系到心脏了，“水在心”。

水在肺，吐涎沫，欲饮水。

“吐涎沫”，就是咳唾涎沫。水涉及肺了，一定要“咳逆倚息”，这里都是简单说的，光提个“吐涎沫”，痰，浓稠的痰叫涎，稀薄的痰叫沫，涎沫都来自肺，与肺有关系，所以说“水在肺”，咳吐涎沫太多，伤津液，所以咽干口燥，也愿意喝水。这是“水在肺”，就是说“支饮”与肺有关系的。

水在脾，少气身重。

“少气身重”，里面有水少气，就是胃有水。

刚才说的水饮“饮水流行，归于四肢，当汗出而不汗出，身体疼重”，一半说的是溢饮，一半是有痰饮的关系。脾主四肢，古人是这么看的，是就部位上说的，这个与脾有关系，碍及中气，中气归于脾，所以，水在里，碍及中气，所以“少气”，就是咱们讲的水停心下，有点水就短气，压迫着横膈膜；身重，就是组织里有水。由于脾主四肢，所以说“水在脾”，与脾有关系。

水在肝，胁下支满，嚏而痛。

这说的是悬饮，说的是部位。胁下嘛，胁下是肝的部位。

水在肝，胁下发支满，这是悬饮。

“嚏而痛”，上面说的是“咳唾引痛”，那么，打嚏喷也是引痛，意思是一样的，上面说那四种，这回波及脏腑、五脏了，字句稍稍变化，一个意思。咳唾当然也引痛，打嚏喷也是引痛。

这就是上面所说的悬饮，悬饮部位在胁下，肝所主的部位，所以说“水在肝”。这和刚才讲的一样，并不是水跑到肝里去了。

水在肾，心下悸。

“心下悸”，错了，这肯定是“脐下悸”，它是属于下焦嘛，所以搁个“水在肾”，水在哪儿动，哪儿就跳，所以心下悸。这还是胃。脐下，在下焦这块儿动，应该是脐下。这是属肾，也是在部位上属肾，所以叫“水在肾”。

上述总而言之，这是两项：上面说四类（痰饮、悬饮、溢饮、支饮），底下又说五脏之水（水在心、肺、脾、肝、肾），其实是一个问题的两方面看。就水的形象、部位来说，是四类；就它的部位关系到五脏所主上说，又说涉及五脏的关系。其实是一个问题啊，你们好好看就知道了。这就是观点不一样了：站在五脏这方面来观察，五脏各有所主证，胁下肝所主，胁下有水的证候说“邪在肝”；那么咳唾涎沫……（音频缺失，中日录音版本皆缺失）

夫心下有留饮，其人背寒冷，如手大。

“夫心下有留饮，其人背寒冷，如手大。”这句话的逗号点错了，“其人背寒冷如手大”，这是一句话，它改成“其人背寒冷，如掌大”，这不像话！

心下有留饮就是胃，“留饮者”就是饮留而不去。换言之，就是胃里有水，水性寒，当胃的部位在背后（编者按：此句胡老的意思为：胃所对应的部位，为其背），觉寒冷，这是个自觉症，如掌大那么一块，是如掌大，手掌的掌。

上面说的五脏有水，也是各有证候的。这里则是说，水留在哪儿，哪儿就有证候，如留在胃，其人背寒冷如掌大。

留饮者，胁下痛引缺盆，咳嗽则辄已。一作转甚。

小注“一作转甚”是对的，“咳嗽则辄已”不对，“辄已”抹掉，用后面的“转甚”是对的，“咳嗽则转甚”。

这说的是悬饮。如果留饮留在胁下这个地方，那就是悬饮了，叫作胁下痛引缺盆。我们前面说“痛引胁下”，缺盆就是心口窝这个地方，也是在胁下这个部位，一个意思，不过是语词变化了。

要是一咳嗽，就更厉害了，“咳嗽则转甚”。咳嗽牵引这个地方痛，一咳嗽更厉害了，不咳嗽也感觉痛，十枣汤证就这个样子。

那么这讲的是什么呢，留饮留到胁下出现这样的问题。“痛引缺盆”，你别咳嗽、别喘气，或打嚏喷，这样子（咳嗽、喘气，或打嚏喷）痛得更厉害。

（这些是）有时候留饮所在而发生的证候，他详细分析了一下。

胸中有留饮，其人短气而渴，四肢历节痛。脉沉者，有留饮。

“胸中有留饮，其人短气而渴”，这就是前面所讲的支饮了，肺饮，“吐涎沫、欲饮水”，这就是指肺饮，也就是支饮。

饮怎么跑到胸中去了？它由肺往上冲逆，水气波及胸中，不是水跑到胸中了，跑到胸里那就是胸水了。古人的意思不是那个（胸水）意思。

水气往上冲逆，胸中有些证候发作，主要发作什么呢？就是咳唾涎沫，其人短气而渴，短气还是里面的水，心下有水啊。

这说的是支饮。“胸中有留饮，其人短气而渴”，到这里应该是一句。“四肢历节痛。脉沉者，有留饮”是另一句。前后两句搁到一起就不像话了。

“四肢历节痛。脉沉者，有留饮”，这个文字是错综的。前面都是因有留饮，在什么部位而如何如何（夫心下有留饮，其人背寒冷如手大；留饮者，胁下痛引缺盆，咳嗽则转甚；胸中有留饮，其人短气而渴）。这块儿先提出“四肢历节痛”，就是四肢痛重，这光提个痛，没提重，当然也重了。这个指的是溢饮，如果脉沉者，脉沉是里面有水饮的脉象，“脉得诸沉，当责有水”，这就是有留饮，留饮留哪儿了？留到四肢了，留到四肢还不是溢饮吗？当汗出而不汗出。

膈上病痰，满喘咳吐，发则寒热，背痛腰疼，目泣自出，其人振振身瞤剧，必有伏饮。

这就是咱们说的“外邪内饮”的老年气管炎之类疾病。说“膈上病痰”不说膈上有饮，不像上面所说的“留饮在膈上”。这个地方呢，是病痰，但当时不显。那么，指的什么呢？就是指满喘咳吐，这个病发作起来，又满又喘又咳嗽又呕逆，咱讲的小青龙汤证就是这个东西：平时不显，反正这儿有痰，就是指咱们说的有痰喘。平时不显，但一得感冒、天气一变化，受了风寒就诱发，发作的时候就发冷、发烧，就是表证了。里面有潜伏的痰，或言之就是饮、就是水气，又遭受外邪了，就是外感了，那里面潜伏的痰饮在这时就起作用了。

外有风寒之邪、内有潜伏之饮，那么它一发作起来，不但发热恶寒，而且背痛腰疼，这一切都是表证呀，而使“目泣自出”淌眼泪、流鼻涕、打嚏喷、咳嗽都来了。

“其人振振身瞤剧”，身瞤剧可以有两个解释，一个是由于喘咳而身动得挺厉害，另一个是有水气也可以身振振欲擗地，里头有水饮也能够有这种证候的发生，筋惕肉瞤。这个（其人振振身瞤剧，）我也想它不是（水饮造成）。它说的是由于咳喘发作起来相当厉害，同时发烧、怕冷、身体疼痛，目泣自出。咳喘得厉害，身上是动的。咳喘这种病咱们在临床上经常见着，并不是由于水气而“动经，身为振振摇”。

这种病为什么叫伏饮呢？平时不显，可一发作它就显了，所有这种情况都像支饮似的，所以叫伏饮，伏饮者潜伏，它平时潜伏得像好人一样，只要别感冒、别到冷的季节。这在临床上很多啊，到时候能诱发它发作，一发作连同外感带痰饮的症候必中，就像他刚才（原文）所说的。

所以这个饮啊，如果很明显、平时也是能看得着的叫留饮；平时不显的叫伏饮。所以用的字眼（留、伏）也不一样。他说“膈上病痰”，换言之膈上有痰病，但平时不显，一发作起来满喘咳吐，发热恶寒，背痛腰疼，目泣自出，身瞤重也相当剧烈，那么这叫伏饮，伏饮的意思就是平时潜伏，这个病很多。

（上面从开头至此）这都是原则上，饮有四，然后说影响到五脏的证候，也可以说水在五脏，（用所在脏腑）这样来看。另外呢，不但这样，水在哪儿哪儿就有一定的证候。总而言之，离不开这四种饮。就这么四种饮嘛，他反反复复地（说明），你这么（角度）观察也行，那么观察也行。你说留饮在胁下，那也可以，那就是悬饮；然后他又把饮分留饮、伏饮。留饮是咱们当时一眼看得到的水饮；一种是平时没有而受风寒之邪发作，咱们就说“外邪内饮”这套东西，发作起来相当凶，所以伏饮古人也这么说：饮所在地方非常深，平常不显。这都是想象的说法了，我们知道就是饮在这儿潜伏着。

底下继续讲，饮的来头也是不一样的。

夫病人饮水多，必暴喘满。凡食少饮多，水停心下。甚者则悸，微者短气。

“夫病人饮水多，必暴喘满。”这个“病人”大概都指伤寒病，这个书是《伤寒杂病论》嘛，都是大病，大病胃都不好，胃没整个恢复。虽然欲饮水，可以稍稍与饮之，在《伤寒论》讲了很多，依法救之，你给他一点一点喝，你别大灌，以水灌之亦喘，多喝水也一定要喘的，饮水要多，“必暴喘满”。因为胃不消化，不像好人（编者按：正常人）的胃，（病人）饮多少都在胃里堵着、搁着，就满，心下就满；压迫横膈膜，阻碍呼吸就要喘。病人如果喝水，一次喝多了，必暴喘满，这种情况就是痰饮病。

“凡食少饮多，水停心下。甚者则悸，微者短气。”食少，还是食欲不振，胃里消化不良。假设少食而饮多的人，饮也会流到胃里。因为食少，胃还是弱了，弱了不但消化不了谷，水也不消化，所以水停在心下，停在胃里。如果厉害，“甚者则悸”，就是影响到心脏了，心要跳；“微者短气”顶轻了（编者按：即最轻了）也是要阻碍呼吸而短气。

这个在仲景的书里常引用这两个证候，短气、少气全是有水饮，我们以前也是这么讲的，在胃里有停水就短气，这是微者；厉害的就要心跳，所以心脏跳多有水饮的关系，所以水在心，筑筑然跳动，心跳得非常厉害。

食少饮多呀，可以发生两种情况，如果停水多那就是“甚”，甚者就要心悸；轻的话，即水停在心下了，要短气。

脉双弦者，寒也，皆大下后善虚。脉偏弦者，饮也。

弦脉，主寒、主饮、主水饮、主痛，少阳脉，都是弦，一个脉主多种。

一般来说，饮脉弦，可是这个弦，限于一只手，大概右手多。这什么道理？水属于气分。瘀血证，你们可以体会，凡是血证，脉不正常的现象都限于左边，不但脉限于左手，而且部位也在左边，咱们讲桃核承气汤证，少腹积结也偏左，你们遇到这个病可以按一按，小腹积结的部位偏于左边，这是古人的经验。据我观察，还是心脏在左边的关系。

血分大概都偏于左，气分偏于右。水属于气分，不是属于血分，所以在仲景的书中管它叫阳气。气属阳，血属阴。关于津液叫阳气，这与后世看法不一样。所以拿后世说法注《伤寒》《金匮》常会搞错。

现偏弦，如果两个手都是呢，大概都是寒，为什么寒呢？都由于下之冲虚生寒，在这地方说“下”，下的是水。水饮虽有下之证候，但可不能遇到有水饮就吃泻药，十枣汤当然是下水了，后头我们讲很多了，不应该下如果下的话，不仅一只手弦了，两手都弦了，就变成寒了，虚寒的状态。

所以它是个倒装句，原文是：“脉双弦者，寒也，皆大下后善虚。脉偏弦者，饮也。”

本来它应该这样的：“脉偏弦者，饮也。脉双弦者，寒也，皆大下后善虚。”脉偏弦，这是饮；脉双弦，搁后头就好了，这是寒。为什么变成这样了？就是由于大下后容易发生虚，虚极生寒嘛。

肺饮不弦，但苦喘短气。

一般的饮是多弦，但肺饮不弦。这个可以看出来，咱刚才讲的都属于肺饮，肺饮都有外邪的关系，它都是咳逆吐涎沫等，所以就是浮而不弦了，但苦喘、短气，他怕你不明白，（特意标注：肺饮不弦，但苦喘短气）苦喘短气都是有外邪的关系。

支饮亦喘而不能卧，加短气，其脉平也。

支饮与肺饮是一个，咱们前面也讲了，支饮也喘而不能卧，这不还是“内饮外邪”嘛，加上再短气，（支饮）它这个脉和肺饮一样，（支饮）它就是肺饮嘛，也有外邪，（支饮的脉）也不弦。

病痰饮者，当以温药和之。

这是另一节了，（和上面）不是一大块，他这个书都放在一起了。

病痰饮者，指“四饮”的第一个不就是个痰饮嘛，是痰饮都由于胃虚，胃虚才能停饮，胃要好就不停饮，所以痰饮大概都是胃不好，所以才停饮啊。

饮是性寒了，再虚，所以当以温药和之。痰饮不能随便吃泻药吧，应该以温药和之，这是原则上（的法则）。咱们平常治痰饮病，差不多都用温药，想法调理胃，胃不好痰饮病好不了。

心下有痰饮，胸胁支满，目眩，苓桂术甘汤主之。

苓桂术甘汤方

茯苓四两　**桂枝**三两　**白术**三两　**甘草**二两

上四味，以水六升，煮取三升，分温三服，小便则利。

这个方子咱们讲过了，“心下有痰饮”，就是胃中有水饮。“胸胁支满”，胃有饮都是胃虚，寒饮乘着胃虚往上来，人感觉胸胁支满，从下往上谓之支，就是咱们感觉逆满。水往上冲呢，人脑袋就晕，“目眩”，就是头晕，眼花缭乱，就是眩晕。

“苓桂术甘汤主之”，这是我们常用的，为什么搁苓桂术甘汤呢？主要是胃虚，气夹饮往上冲，所以桂枝甘草治气上冲，另外加上苓、术，使水从小便走就得了，这也是所谓温和之法了，这药你看哪儿有寒药，都是温。这就根据痰饮上来的，这个在心下部位属胃，也是痰饮的一种了。

苓桂术甘汤在《伤寒论》里讲过了，它主要治胃水，胃有水就容易目眩、头晕呀，所以用药大概都有茯苓、术，茯苓、术都治头晕头眩、治心悸，尤其茯苓治心悸，也治头晕，但没有术和泽泻治晕更好。

那么这个方剂呢，茯苓、桂枝、白术、甘草，重用茯苓四两，桂枝、白术各三两，甘草二两。这个方子就是降气冲、利小便，给水找出路了，大概痰饮都由小便利之，另外搁温中健胃的药，你得看情形了。

夫短气有微饮，当从小便去之，苓桂术甘汤主之；方见上。肾气丸亦主之。方见脚气中。

“短气有微饮”，你看这句话，就是根据前面讲的“水停心下，甚者则悸，微者短气”那句话来的。“短气有微饮”的这个短气不厉害，它不是“甚者则悸”，要是心悸那个水厉害。只是短气，不过有微饮而已。所以他这个书啊，你各个方面都得好好看，要不然不好解释，没有他那一句话（水停心下，甚者则悸，微者短气），你解释起来就费劲，是吧，这句话就根据那句话来的。

饮应当从小便解除，去之，苓桂术甘汤主之，就是咱们上面说的，利其小便而去其微饮就可以；肾气丸亦主之，肾气丸也利小便。

对于利小便，祛微饮的作用，这两个方子是相同的，但两个方子应用不相同。苓桂术甘汤治的是实证，肾气丸（治的）是虚证。我们用的时候还要详细分证的虚实，该用哪个方子就用哪个方子，各有不同的证候。

这个肾气丸也讲很多了，少腹不仁，小便频数呀，它也有治小便不利的时候，渴、饮多少而小便多少，这个情形大概都属肾气丸而不属苓桂术甘汤。苓桂术甘汤它是气冲。

根据药物来分析，肾气丸以地黄为主，大量用地黄，主有热烦之象，苓桂术甘汤没有。就利小便、祛微饮的作用，这两个方剂都有，但用的时候还是要选一个适应的方剂，该用哪个用哪个。所以我们对方剂必须弄清楚。

苓桂术甘汤证的目眩头晕，在肾气丸上很少见，（肾气丸）它没有术，术治胃停水的，那个（肾气丸）绝不治胃停水，为什么呢？大量生地，胃若停水吃那个（生地）不行。

这两个方剂要详细分，应用的范围并不一样，就“利小便祛微饮”的作用相同，该用哪个方子用哪个方子就有效，用错了，不但没效，反而有害。哪个方剂都如此啊！

病者脉伏，其人欲自利，利反快，虽利，心下续坚满，此为留饮欲去故也，甘遂半夏汤主之。

甘遂半夏汤方

甘遂（大者）三枚　**半夏**十二枚（以水一升，煮取半升，去滓）　**芍药**五枚　**甘草**（炙）如指大一枚（一本作无）

上四味，以水二升，煮取半升，去滓，以蜜半升，和药汁煎取八合，顿服之。

“病者脉伏”，咱们说脉沉为有水，“伏”是沉得更厉害，水更重。古人说的脉伏，你推动脉管才能够摸得到，足见沉得更厉害，“伏”这个脉沉而且也是微细。脉伏，饮最重了。

“其人欲自利”，这个人希望泻下才好呢；而“利反快”，虽然下利，反倒畅快，不苦于下利，也就是说这个人脉伏、下利，但下利他高兴，一下利他感觉舒服。“利反快”，一下利的时候感觉心中畅快。

“虽利，心下续坚满”，可虽然他老这么下利，心下续坚满，坚满，摁着像石头那么硬，一般其他的结了（比这种结要轻），水要真结了，更硬得很。它不是水的本身，是它那块组织表现的证候。这就是：水要出去，生理上反应也有这些，下利，利反快。但是虽然下利，心下续坚满，还是坚、还是满，一点也不减轻。

这就是留饮不去，在哪儿不去？就是在心下不去。“欲去故也”这块有留饮不去，所以在病的机转上看出这个问题，人的身体本能上打算把它驱逐出去，所以下利，但自然良能达不到，虽然下利了，还是那个满法，就是“欲去而不能自去”这么个道理，这个地方讲得挺好，辨证辨得挺好。所以怎么样子呢？干脆得下水，用甘遂半夏汤主之，甘遂下水的力量相当凶了，咱们讲陷胸汤、十枣汤的时候讲过了。

这个方子用起来要千万注意，它有相反的药，甘遂不能跟甘草搁一起，他给搁一起了，但是他用蜜煎，蜜解药毒。这个方子不是特意用甘草，因为这个病挺急迫，心下老这么坚满，跟着个急迫的情况，所以甘草应该用。

这个方子我倒用过，一点不药人（害人）。腹水用这个药真好使，我用它治过一个肝癌（患者），可这个人终究是死了，但活了挺长时间。半夏下气也利水，甘遂下水是没问题，两个搁一起呢，就治心下坚满。芍药、甘草是治腹挛痛的，脚挛急不是芍药甘草汤吗？上面这么坚满，肚子也要发挛急，起码要拘急，所以他用芍药，或者也痛。假若心下坚满，二便不利，腹较挛急，拿手按也有抵抗，这个方子可用。不必痛了，痛更是芍药证。

芍药这个药咱们说它有收敛作用，但古人说它利水，这（我）在临床上没有很多的体会。但是我们治下利都用芍药，一是治腹痛，二是说芍药于下利有好处，可能是祛水分。在一般利尿药里面搁它（芍药）很少。——由于这些矛盾的看法，我们不敢确定它是一个利尿药，它治腹痛、治胀满是肯定的，芍药在这儿用主要治腹胀感、发挛急、腹急。同时上面是心下坚满，它用半夏、甘遂。这个方子可用，我敢负责任（地说），不会有什么中毒现象，我用过挺好使，只要是二便不利。

可是甘遂在临床上应用，它是毒药，对于咱们一般的肝病有腹水最好不用它，我们迫不得已用的时候，要加扶正的药，十枣汤就是，大枣大量用，才可以叫十枣汤。当然但凡能不用还是不用好。因为治病若把胃气治坏了，再有腹水非死不可，活不了。甘遂是猛竣的泻下药，有毒，对肝更不好。虽然书上提到像肝硬化腹水（的症状），心下坚满嘛。肝硬化腹水，尤其上腹部它往外，特别硬而满，还老是那样子不见消。也就因为这个，遇到肝癌腹水我就给用上（甘遂半夏汤）了，效果还是相当好的，后来我治肝再没用它，因为开了这方子，药房不给你抓，甘遂反甘草，十八反大家都知道，你还得下注脚，不然的话药房不给抓的。

脉浮而细滑，伤饮。脉弦数，有寒饮，冬夏难治。

我认为这两句话有问题。

“脉浮而细滑”，“伤饮”，就是没到“水饮”那种程度，就是咱们说的伤食了，仅仅是“伤于饮”，这个人饮得多，有些伤，为饮所伤，没达到水饮的程度，所以脉浮而细滑。这个细滑，究其实是水分多了，血液不会多的，所以血少脉细。但这个滑呢，血液里水分多脉也滑。所以说是“脉浮而细滑，伤饮”，这句话还有情可原，但这也不一定，不是脉浮而细滑就得伤饮，也不能这么看。

底下这个更成问题了，“脉弦数，有寒饮”，脉弦数起码就不对，脉弦数是个热象。别看脉弦有时主寒，但主寒它是寒实。脉弦是个太过的脉象。与数配在一起大概都是热，“脉弦数者风发也”，咱们讲的疟病都有的，那怎么能有寒饮？所以这里头我认为有错误。而且“冬夏难治”让人不可解。拿脉定证也不是张仲景的说法，这恐怕是后人附进去的。底下是个正论，说十枣汤证。

脉沉而弦者，悬饮内痛。病悬饮者，十枣汤主之。

十枣汤方

芫花（熬）**甘遂　大戟**各等分

上三味，捣筛，以水一升五合，先煮肥大枣十枚，取九合，去滓，纳药末。强人服一钱匕，羸人服半钱，平旦温服之；不下者，明日更加半钱，得快下后，糜粥自养。

这是正论，上边那两句话可能从哪儿错放在这里，不好解释，咱们先搁在这儿留待以后再研究，我看它有问题。

“脉沉而弦”，脉沉，胃有水了；弦者主痛。弦脉啊，咱们讲过小建中汤证的脉弦，一方面主少阳，一方面主里急而痛。少腹急痛，腹急痛，脉也弦。“悬饮内痛”脉也弦。“脉沉而弦”不是说脉沉在里，脉弦主水，注家都这么注的，我看不是这样的，一个脉沉就够了，脉沉就是有水饮，“脉得诸沉，当责有水”嘛。弦就是主痛，所以后面跟个“悬饮内痛”，“病悬饮者，十枣汤主之”，就像我上面说的悬饮证候，就用十枣汤没错。

十枣汤虽然看着挺剧烈，甘遂、大戟、芫花这三个药都是下水的峻药，也都有毒，但配伍的方法非常好，“三味药，捣筛，以水一升五合，先煮肥大枣十枚”，肥大枣不是那个小枣，肥大枣十枚，分量也不轻了，“取八合”，先把枣煮了，用一升五合的水，就是现在的一碗半水，煮剩八合，剩一半了，把这个滓子去了，然后把药末搁里面，强人搁一钱匕药末，羸人可搁半钱。“平旦温服之”，平旦就是一早，“不下者，明日更加半钱”，不让你一天连着吃，所以这个药剧烈，今天早上吃，吃了它不下，药还是不及病，第二天再稍加点。吃毒药应该这样的，这个地方都好，古人慎重的地方值得我们学习，不要一下子给人弄多少，当时治坏了，你傻眼了。一点点增加嘛。

“得快下后，糜粥自养”，不要连着吃了，就要喝稀粥，胃因“下”也受伤了。这是原书所讲，我就因为这个（糜粥自养），把大枣加大量，大枣我用过一斤，起码也要用半斤，我也不是搁药末子，我把几味药也都搁二三钱重，三钱我也搁过、二钱我也搁过，都行。大枣多，拿大锅、砂锅。一斤大枣也这么吃，搁大砂锅，小砂锅搁不下啊。那个枣不要有虫子，好好挑一挑，要把枣煮到什么份上呢？煮得烂熟，枣核、枣皮都不要了，就留汤，这个汤很多了，连枣肉都搁里面，然后把药下到里头，煎一会儿，把药捞出来也不要了，拿枣汤子当饮，一会儿少吃点，一会儿少吃点，“下（利）”了就不要吃啦。

这个非常好，肝炎腹水我也这么用这个法子，太顽固的、用一般药不行的我就这么用。这于人没伤，吃来吃去，肚皮就发皱纹了，一发皱纹就要好了，很好，尤其（治）胸水最好使。它不是治悬饮吗？饮在上头，对胸水尤其有效，这我用过了多少次了。所以本来是个毒药，因为大量用枣没问题，像现在我们（甘遂、大戟、芫花）用6克，一个药搁6克，问题不大的，先把大枣弄好了，把它搁里头，煎一会儿把药捞出去扔了，我治几个都挺好。

病溢饮者，当发其汗，大青龙汤主之；小青龙汤亦主之。

大青龙汤方

麻黄六两（去节） **桂枝**二两（去皮） **甘草**二两（炙） **杏仁**四十个（去皮尖） **生姜**三两（切） **大枣**十二枚 **石膏**如鸡子大（碎）

上七味，以水九升，先煮麻黄，减二升，去上沫，纳诸药，煮取三升，去滓，温服一升，取微似汗，汗多者，温粉粉之。

小青龙汤方

麻黄三两（去节） **芍药**三两 **五味子**半升 **干姜**三两 **甘草**三两（炙） **细辛**三两 **桂枝**三两（去皮） **半夏**半升（洗）

上八味，以水一斗，先煮麻黄，减二升，去上沫，纳诸药，煮取三升，去滓，温服一升。

“病溢饮者”，就有表证，水饮流到四肢，当汗出而不汗出，就有表证了。他自己不出汗，当大夫的让他出汗。表证，所以当发其汗。

“大青龙汤主之”，大青龙汤起这个作用，发汗祛水气；“小青龙汤亦主之”，小青龙汤也有这个作用。但这两个方剂应用也不一样的。

大青龙汤这个药，不汗出而烦躁，它有石膏，起码他口舌要干，而且恶寒相当厉害，大青龙汤恶寒相当厉害，脉浮紧，口干甚至渴，它有大量石膏嘛。

小青龙汤则不然，他不渴，口舌也不干，口舌干就不敢那么用热药了，口舌也不干，他有些肺饮状态，咳嗽、喘息等，身上也浮肿，也有外感，就要用小青龙汤，不能用大青龙汤。

所以这两个方，在发汗、祛在表水气的作用相同，可是这两个方子适用的证候是截然不同的，所以在临床上要注意，该用大青龙你用小青龙汤就糟了，该用小青龙汤你用大青龙汤也不行。

大青龙汤，咱讲过的是麻黄汤和越婢汤合方。越婢汤就是麻黄、生姜、大枣、甘草、石膏，麻黄汤是麻黄、桂枝、甘草、杏仁。（大青龙汤）这个方子在《伤寒论》里论的比这儿（《金匮要略》）要好，它说“太阳中风，脉浮紧，发热恶寒，身疼痛，不汗出而烦躁者，大青龙汤主之”，本来这是伤寒，却写“太阳中风”，太阳中风应该汗出，但他不汗出，脉浮紧，烦躁，身疼痛”，它（大青龙汤）是根据越婢汤来的。

“风水，恶风，一身悉肿，脉浮不渴，续自汗出，无大热，越婢汤主之。”越婢汤这个方它是治汗出的，“续自汗出”。越婢汤治什么？后头有，它治水气，风水。那么本来应该是用越婢汤，尤其是冲着治水气，但是他没汗，越婢汤得有汗，没汗不能用（越婢汤）。他没有汗，所以和麻黄汤搁在一起。这也就是越婢汤应该出汗而不汗出，这个人发烦躁，这才能用大青龙汤。这地方我在讲（大青龙汤）方子的时候讲得很清楚，讲的时间也挺多，可以看看以前的讲稿。

一般的注家不是这么说，他们说：这又有中风证，又有伤寒证，营卫两伤，风伤卫，寒伤营，营卫两伤，我认为这是不对的。（大青龙汤）与麻黄汤不一样，虽然在证候上一样，脉浮紧，身疼痛，发烧怕冷。但是（大青龙汤）烦躁，麻黄汤是不汗出但不烦躁，这个（大青龙汤）本来应该汗出而不得汗，故烦躁。所以原文字句用得相当好，（大青龙汤）这个方子发汗非常重，因为麻黄的用量大，麻黄又配伍了桂枝，这是个大发汗药；可麻黄与石膏配伍一起它治汗出，方才说的越婢汤中它与石膏配在一起。（大青龙汤）

它无汗加上麻黄汤了，搁上桂枝了，这麻黄就要大发汗，虽然有石膏它还是要出汗的。用麻黄的量特别大，人身上感觉特别恶寒，（大青龙汤）这个恶寒比麻黄汤的恶寒厉害。我头些日子得回感冒，没有那么怕冷的（编者按：胡老此意为：怕冷、恶寒特别严重），我就吃一回大青龙汤。这个方子挺好使，发水气它也好。发水气也必须有大青龙汤证，没有大青龙汤证不行，起码无汗、口舌干、发烦躁，这都得有，甚至于身上疼。

那么小青龙汤呢？身上疼、发热恶寒这些症状都有的，但药非常温，绝不口舌干燥，更不能渴，所以（大青龙汤、小青龙汤）这两个方剂必须要分清。小青龙汤麻黄用量相当小，才三两，是大青龙汤的一半，芍药三两、五味子半升、干姜、甘草、细辛、桂枝、半夏，小青龙汤主要治水气，治咳喘，五味子、干姜、细辛、半夏，这都是祛痰、下气、定喘、治咳的药，有这一系列问题当然用小青龙汤。（小青龙汤）它发汗没有大青龙汤厉害，麻黄用得少了，但（小青龙汤）这个药偏温，真正有热吃上就坏，咱们治喘，假设真正是邪热特别重，你吃（小青龙汤）这个药就能吐血的，这个大家要注意。如果他烦躁，那千万不要吃它（小青龙汤），吃的话也得加石膏，小青龙汤而有烦躁症要加石膏的。

小青龙汤治溢饮，不如大青龙汤。所以他提出两个方剂都是以第一个为主的，虽然说“大青龙汤主之；小青龙汤亦主之”。溢饮以大青龙汤证为多，也有小青龙汤证，所以说小青龙汤也主之。上前那个苓桂术甘和肾气丸（夫短气有微饮，当从小便去之，苓桂术甘汤主之；肾气丸亦主之）也是如此，痰饮、头眩的方治，以苓桂术甘汤证为多，肾气丸证为少，所以把苓桂术甘汤搁前头，但是“祛微饮利小便”这两个方剂作用还是相同的，有肾气丸证的当然得用肾气丸。

今天咱们讲到这儿吧，这一章太大。湿、饮、水气都是一个东西，都是水，那么他分成三章：前面讲的“痉湿暍”篇的那个湿，本章的痰饮篇的痰饮，后面还有的水气篇的水气。“湿”是专门对湿痹、风湿相搏的关节痛，搁在“湿”篇里；关于浮肿的这类病，或者里头肿，大概都搁在水气篇里；那么这篇则限于痰饮、咳嗽，搁痰饮篇里。这些东西（湿、水气、痰饮）都是一个。

（病因病机）这一点，在咱们中医里还是一个发现。西医不管你痰饮不痰饮，他也不注意这个，可这个（病因病机）我认为是很重要的事。中医有这么几项：水气，水；食，宿食；瘀血。这三个问题是所谓有病的主要原因。西医是注重病原体的，有什么病有什么病菌，假设人身体根本没毛病，不容易传染的。这毛病哪儿来的？就是吃，再一个就是不注意卫生，受外伤形成的瘀血，遗传的（原因）就更不用说了。有这些的关系，像我们讲的伏饮，身上潜伏着水、食或者瘀血，外头有传染病就危险。这个很符合辩证法，外因通过内因（起作用）嘛。你看病菌还是外因，你身体真好，病菌在你身上繁殖不了的。你身体不好在哪儿呢？（古人认为是水、食、瘀血等病因病机）。所以咱们研究中医，这几个（水、食、瘀血）都是大分量，如水、食等，中医的泻下药也多，利尿药也多，这里头大家要研究都能研究出点东西；瘀血，就是阴虚吧，还是血分上的毛病啊。

（水、食、瘀血等）这都不是外来的，就是身体上有了这些东西潜伏，减弱身体的抵抗力，外界的东西才能在你身上，有了合适的土壤它才能生存，古人有句话“物必先腐，而后虫生”，挺好的木头它不会生虫子的。我认为这是中医的很独到的发现，现在西医不注重这些，尽管谈血栓塞，对血栓的形成不像中医的看法，对于瘀血证他更不听，但中医在这方面有些很宝贵的东西。像我说的水气，把湿、饮、水气这三章集中搞一下，看水在人身上会有哪些证候的发现，把它整理一下，要想投稿，不也是很好的文章吗？还是挺有用！瘀血也是，瘀血后头还有，尤其妇科更多讲瘀血。所以这几章我讲得较细致一些，因为还是挺重要。

膈间支饮，其人喘满，心下痞坚，面色黧黑，其脉沉紧，得之数十日，医吐下之不愈，木防己汤主之。虚者即愈，实者三日复发，复与不愈者，宜木防己汤去石膏加茯苓芒硝汤主之。

木防己汤方

木防己三两　**石膏**十二枚，鸡子大　**桂枝**二两　**人参**四两

上四味，以水六升，煮取二升，分温再服。

木防己去石膏加茯苓芒硝汤方

木防己二两　**桂枝**二两　**人参**四两　**芒硝**三合　**茯苓**四两

上五味，以水六升，煮取二升，去滓，纳芒硝，再微煎，分温再服，微利则愈。

以上我们讲过关于痰饮、溢饮、悬饮的治疗，都略略举一些例子。底下又开始说支饮，关于支饮的问题，这一段就是。

“膈间支饮”者，这个支饮本来是胃停水，它往上冲逆，膈间支饮是胃停水冲逆于膈，所以叫膈间支饮，这个饮并不在膈，这个膈就指胸膈膜的膈，由于胃里水饮往上冲逆而及于膈，所以说膈间支饮。“其人喘满”这个水从下往上压迫横膈膜，涉及肺，即感觉胸满也喘。

“心下痞坚”，它有两层意思，一方面说的是心下痞硬，是个人参证，是胃虚，凡是有水饮多，有胃虚，坚比硬还尤其甚；一方面心下痞硬，同时有水结在里头，我们后头就讲了水气病的时候就有了，“心下坚大如盘，水饮所作”，水饮结得厉害，更厉害则坚硬。“心下痞坚”就有两个问题，一个由于胃虚而心下痞硬，同时又有水结的关系，所以他搁个心下痞坚。

“面色黧黑”，黧就是黑褐色，再加上黄、黑，面色发黧黑这是水之色，内里有水饮，面色呈黧黑。

“其脉沉紧”，紧脉本来主实也主寒，和弦脉一样，也主饮。但这个主饮偏于实，就证候上说偏于实，所以紧和弦都是太过的脉。

“得之数十日，医吐下之不愈”就上面所说的，其人喘满，心下痞坚，面色黧黑，这全是支饮所作，这个病已经有几十天了，吐下都不好。“木防己汤主之”，应该用木防己汤主之，木防己汤在后头有，回头我们再解释。

“虚者即愈”，如果吃这个药，病偏虚，那么吃了就好；“实者三日复发”，如果实，当时也能好，但三日后一定复发，再吃这个药就不好了，应该木防己汤原方子去石膏加茯苓芒硝汤主之，加茯苓祛水，加芒硝祛实。

我们来看看木防己汤，你看这里面人参大量地用，人参搁四两，它就是心下痞硬，由于胃虚停水，水往上冲逆，所以膈间有支饮。另外桂枝治气冲，它往上冲逆，所以桂枝降气冲逆，不让它往上。另外，木防己这个药祛水相当有力量，大量用能通利二便。石膏这个药不只是解热，我们常用它以为石膏（只能）解热，它也能稀薄痰啊，心下痞坚，说明水结得相当深，石膏它能稀薄这个痰，这是第一；第二，石膏它也治喘满，看《神农本草经》就有，石膏也治喘满。木防己汤这个方子主要治水饮，心下痞坚和喘满是主要证候，没有喘满、心下痞坚，用这个方是没有作用的，中医治病就讲辨证。

这一章讲得相当细，同是水饮，单就支饮说吧，支饮的证候不同，拿西医观点说是水饮，水饮是病因，祛水饮不就治好病了吗？不行。有什么证候，就以针对证候的治疗来解决水饮的问题。“喘满，心下痞坚”，你非用这个药（木防己汤）不可，这个方药也祛水饮，得根据这种情况（喘满、心下痞坚）才能治，否则有害无益。（木防己汤）这个方子非常好使，所以我们只要有“其人喘满，心下痞坚”，像心脏性的水肿都可以治，不过得有这个证候，没有这个证候，不是遇到水饮就用这个药，那不行的！一般支饮影响到喘满、心下痞坚，有这种证候出现，就可以用这个方药，这个方药常用，最好使了，药也简单。

如果实，实就是大便秘结了，里头实，下不去，光用这个（木防己汤）祛水祛不掉，降冲气可以降，但水祛不了，还得加茯苓以利水，加强祛水的作用；同时用芒硝以泻之。

这两个方子（木防己汤，木防己汤去石膏加茯苓芒硝汤）本来是一个方子，我们用这个方子（木防己汤）的时候，如果这个人有心悸、心烦，可以加茯苓，茯苓后头有它的作用；大便再秘结可以加芒硝，这两个方子也可以合到一起用，这是所谓的“一方二法”了。

这讲的是支饮中的第一个。

心下有支饮，其人苦冒眩，泽泻汤主之。

泽泻汤方

泽泻五两　白术二两

上二味，以水二升，煮取一升，分温再服。

这也是支饮，“心下有支饮，其人苦冒眩”，用木防己治吧，不行！

“苦冒眩”，冒者就是脑袋沉，如戴个重东西似的；眩者，眩晕，头晕目眩。这也是支饮造成的。根据这种情形（其人苦冒眩）而来祛饮，他用的泽泻汤。泽泻是个甘寒的药、入胃，它祛胃水；术更是了，咱们现在常说术健脾，（我认为）就是健胃，胃里有停水，用术最好了。

治脑袋眩晕、水饮所作，大概利水的药有三种：以泽泻最有力量，但泽泻性偏寒，如病并不是那么有热，还得配伍术，术是个辛温的药，苦温，温性祛水药，术祛胃水，也治头晕，治头冒。所以这两个药配伍起来，治疗“苦冒眩”。“苦冒眩”者，以冒眩为苦，那是相当厉害，眩晕得很。茯苓也治眩晕，但茯苓治眩方面，不如这两个药（泽泻、术）有力量，但茯苓治心悸，这两个药（泽泻、术）都不能治，后头要有（讲到）的。

所以中医治病不是说有水饮，祛水饮就行，你们看这个就知道了，所以读这个（仲景）书，非得在这上面（编者按：精细辨证而非粗略辨证，精细到什么程度呢？至少主要的病性、病位都要顾及才算及格，治病才会有效。而如果能更精细，方证药证皆与所致治病符合，则治病有效率可达到巅峰）下手不可。同是治水饮，其人喘满、心下痞坚，可以用那个方子（木防己汤），而用这个方子（泽泻汤）绝不行。那个方子（木防己汤）治什么？治水饮，也祛水饮；这个方子（泽泻汤）也祛水饮，可是非有苦冒眩不可。

所以仲景这个书啊，咱们研究古人所谓经方，法律森严，严得很！我们唯独在这上面（编者按：精细辨证而非粗略辨证）才能学会治病。现在咱们（很多医生）辨证只是辨个水饮，（认为）祛饮就行了，那治不了病！你看到现什么情形（就用相应的方药），我还没讲完呢，底下你再看。

支饮胸满者，厚朴大黄汤主之。

厚朴大黄汤方

厚朴一尺　**大黄**六两　**枳实**四枚

上三味，以水五升，煮取二升，分温再服。

这个支饮，它是里实，饮不往下，气不下行往上去，支饮本来就往上，它明显胸满，你用上面的方子（泽泻汤、木防己汤）也不行。

厚朴、枳实这两个药，咱们都说它消胀，它也能消食，也治停食停水，治食、水这种胀满，证属实，大便又不通，你得加大黄。所以，这就是小承气汤，把厚朴、枳实加量。这里有个问题，原方大黄的量太重，我们要用可不要这样用。

你们看看这个方剂，一剂是两副药，匀两次，古人的一两合现在三钱，你们看六两，三六一两八，一两八除二得九钱，我的天！九钱大黄给人吃，那不得泻得稀拉糊涂？所以古人的这个方剂分量，有些地方恐怕有错误。所以我们用这个方子，厚朴、枳实量再大点没问题，但大黄顶多用 10 克，三钱，一般 6 克就蛮好，绝对坏不了事。你要照（原方）这个分量用可是成问题的，一次九钱，三九二十七克太重一些，所以读古人书你不要死于句下。

它就这么写的，这是错误的。

支饮不得息，葶苈大枣泻肺汤主之。方见肺痈中。

这就是逆满得太厉害了，痰饮充斥、压迫肺，这不能用小半夏汤来治疗。而是得祛痰，得用葶苈。古人用的葶苈下水，前面讲的十枣汤，芫花、大戟、甘遂都是下水的药，各个作用还是不一样。葶苈治上面，现在的说法是治肺水，水影响到肺，这时候下水用葶苈，甘遂、大戟、芫花全不行，虽然都是去胸这个部位的水。但是它（葶苈）特别在上，所以在肺痿里也提到了葶苈大枣泻肺汤。

“支饮不得息”，不得息者就是呼吸困难，这得赶紧用葶苈大枣泻其肺，泻肺就是泻肺里水、痰了，葶苈也是治水，也不是治旁的，但它是“不得息”了。这又是不同了。底下讲的小半夏汤是治呕，（这种病症）你若用葶苈大枣泻肺行不行呢？那是不行的。很清楚，准不行！

我们辨证，既要辨病是怎么来的，同时就它反映的证候而来适应这个病进行治疗，你看都是“水饮”，水饮反映的证候不同，那就需要根据证候（的不同），选择祛水饮的（精细而非粗略的）方法来用祛水饮的方药。中医就是这样的东西，所以中医又好学又不好学，这个地方（精细辨证）非常细，只有从这里下手，在临床上才能更好地治病。

（编者按：此条文在小半夏汤条文之前，胡希恕先生讲课时，偶有疏漏，等讲了小半夏汤之后，才想起漏讲了本条文，故胡老立刻补讲。编者按《金匮要略》原著顺序进行编辑）

呕家本渴，渴者为欲解；今反不渴，心下有支饮故也，小半夏汤主之。《千金》云，小半夏加茯苓汤。

小半夏汤方

半夏一升　**生姜**半斤

上二味，以水七升，煮取一升半，分温再服。

小半夏汤，就是半夏、生姜两味药。

“呕家”，胃停水人要吐，尤其支饮，它往上冲逆，人就要吐，吐出来胃就干了，干了就要渴。所以，呕家本渴。他吐出来水分，水出来了，胃就干了，他就应该渴。“渴者为欲解”，要是渴的话，呕就要好了，这是按一般的停饮呕吐的说法。

“今反不渴”，他呕吐之后，也渴，渴完了一会儿他就不渴了。那就是有支饮，饮随吐随聚，饮从下往上，直上。这种支饮，要赶紧吃药，用小半夏汤。

看看这个方子，半夏、生姜都祛饮，咱们说生姜散寒祛饮，半夏是降逆祛饮，也都祛水的。你看因其呕的水饮，用治咳满的法子就不行，（虽然）还都属于水饮（编者按：还需要更精细辨证才可以），可这药（虽治呕但也）还是祛水。

所以这一章讲得最细，我们必须得理解到这个地方（编者按：精细辨证而非粗略辨证），这个书才有用，那么我们才能会治病，痰饮是这样，其他病全是这样的，不是逮住一个因素就能把病治了。所以这说明中医与西医不一样，西医把病名掌握住，我就能这么治，好不好（另论），当大夫的责任是对的（没有错误）；中医不行，有水饮，治水饮不错吧，（光）不错可不行（不精细也治不好病啊）。如果病症是呕不是咳，那你治那个咳，不但治不好病反而有害，所以还得细辨。这得用小半夏汤。

所以中医的方药，不是凡祛水饮的药就能治好水饮之病，不是那个事儿。

（依次类推）旁的病都是这样啊。（本章节）这一回讲得特别细。

腹满，口舌干燥，此肠间有水气，己椒苈黄丸主之。

己椒苈黄丸方

防己　椒目　葶苈（熬）　大黄各一两

上四味，末之，蜜丸如梧子大，先食饮服一丸，日三服，稍增，口中有津液。渴者，加芒硝半两。

这就是我们前面讲的“素盛今瘦”那种痰饮，饮这个水，都走于肠间，它不生津液而充形体，所以人瘦；同时口舌也干燥，没有津液嘛。那么，水都在肠子里，当然这个人肚子非胀不可。

“此肠间有水气”，这指痰饮那一条，“其人素盛今瘦，水走肠间，沥沥有声谓之痰饮”。同是水饮，水饮的部位不同，也不能一样地治疗。它（腹满，口舌干燥）这个在肚子，所以这个方子（己椒苈黄丸）有治腹水的机会，如果大便干、腹胀满得厉害（的话），这个方子我都用了，挺好使的。

己椒苈黄丸方——防己、椒目、葶苈，全是利尿逐水的药物，伍大黄一起，使泻下力量从大便而去。大黄不仅利大便也利小便，所以吃大黄，小便特别黄，因它有利小便的作用。这个方子也蛮好，腹水要是实证，无论什么腹水，都有用（己椒苈黄丸）的机会，一点害处都没有。

我只用汤药（而不用丸药），这几个药它是等分的，我们各用 10 克就行，当然大黄可酌量，如果燥结厉害，大黄 10 克也可以，不然的话，减量用 6 克大黄就行。原书上是丸剂，如梧子大，很小了，先食饮服一丸，日三服，一天才吃三丸，可是稍增，逐渐增加。古人以知为度，也就是大便通利就不要再加了。丸药是治慢性病，所以它要缓治，我们在临床上要根据病情（而灵活处理），若慢性病用丸药也未尝不可。

底下“口中有津液，渴者加芒硝半两”，这是胡说了，所以方子后面的加味，都是错的多。口中有津液，怎么还能渴呢？（我理解）大概是这么个意思，这个药吃了，口中慢慢地有津液，那就是恢复了。“渴者”，指原方（腹满，口舌干燥，此肠间有水气，己椒苈黄丸主之），不只口舌干渴，再渴加芒硝，（我认为）也用不着，芒硝当然是祛热。我认为这还是后人搞的，“口中有津液，渴者加芒硝”，没法解释，不要它。

卒呕吐，心下痞，膈间有水，眩悸者，小半夏加茯苓汤主之。

小半夏加茯苓汤方

半夏一升　**生姜**半斤　**茯苓**三两，一法四两

上三味，以水七升，煮取一升五合，分温再服。

卒呕吐，心下痞，膈间有水，眩悸者，小半夏加茯苓汤主之。

这个辨证更细了。“卒呕吐”，卒然间呕吐。有水饮呕吐，前面讲过可用小半夏汤；“心下痞”，停水也心下痞；“膈间有水”，跟上面一样，胃里停水往上冲逆，冲逆于膈间；“眩悸者”，既眩又悸。茯苓、泽泻、术都是祛水的药，茯苓治心悸。方才讲的泽泻汤治“苦冒眩”，茯苓也治眩，不如那两味药（泽泻、术）治眩更为有力，但那两味药不治悸，既眩又悸用茯苓最合

适了。

你们看一看，小半夏加茯苓汤与小半夏汤就这么点出入（编者按：指细微的差异），所以，中医的方剂细微得很，经方是这样子细透了（编者按：精细辨证而非粗略辨证），后世的方子（相对而言）就没有这些（精细之处），你也看不出来这些（精细之处）。

是否心悸就得用茯苓？得（有）水饮（的病机才行啊）。炙甘草汤也治心悸，那是血虚，血少不足以养心而心悸，那得用补药。一个证候不一定说明能用一种方药，如果是水饮的心悸，那肯定是茯苓证。所以这在辨证用药是最要紧不过的，可是现在咱们不讲这个（编者按：精细辨证而非粗略辨证）也很久了！现在一般的治病啊，真想到这么细的人，我认为不会治不好病的。所以古人讲用药丝丝入扣，此之谓也，恰好啊。针对"卒呕吐，心下痞，膈间有水，眩悸者"，你要是（不用小半夏加茯苓汤，而是）用小半夏汤，这心悸绝对去不了，就是治一半丢一半，但坏不了，大致还是对的。

假令瘦人，脐下有悸，吐涎沫而癫眩，此水也，五苓散主之。

五苓散方

泽泻一两一分　**猪苓**三分（去皮）　**茯苓**三分　**白术**三分　**桂枝**二分（去皮）

上五味，为末，白饮服方寸匕，日三服，多饮暖水，汗出愈。

"假令瘦人"，这也是前面所说的痰饮了，昔盛今瘦，所以瘦则水都在肠胃里，它不旁布津液，组织里缺少水，所以他瘦。

"脐下有悸"，水之动，也是根据部位的，脐下，这说明水在底下。"吐涎沫而癫眩"，痰饮在肠，水走肠间嘛，所以这个悸限于脐下。"吐涎沫"，就是胃有水，水往上冲，"而癫眩"，癫就是癫痫的癫，眩就是眩冒。这是说什么呢？这就是说羊痫风，一方面吐沫了，一方面眩冒、昏冒，这是由水造成的，"此水也，五苓散主之"。

五苓散这个利水药相当重，它把群药集中到一起了：泽泻、猪苓、茯苓、白术。这里面的药治眩、治悸的都有，泽泻、白术治眩，茯苓治悸。猪苓利尿相当有力了，但是它治渴；泽泻也治渴，泽泻也是甘寒的药；桂枝治气冲，你像说"吐涎沫"、影响到头晕，都是水气往上冲逆，人的脑神经受到水气的刺激才眩晕。桂枝降气冲，还有诸药利水，所以这个水很容易就去了。我们对癫痫有五苓散证（的证型），这我也治过，有一个小孩还是我亲戚，我就用这个（五苓散）完全治好了，他从小隔些日子就犯抽（搐），抽时吐涎沫。

“吐涎沫而癫眩”，他们旁的书给改了，把“癫”改“巅”，说是上面晕，晕谁还不知道是上边晕？还能脚底晕呀？把“癫”改“巅”是《医宗金鉴》改的，改错了！他（《医宗金鉴》的作者可能）就没遇过这种病，我遇到这种病，拿这个药治真有效。癫痫不一定都是由于水，由于瘀血等其他问题都有的。如果（病机）是水，这水是从哪里看出来的呢？一个眩，一个悸、脐下悸，这都是水饮所作。所以这一痰饮篇，我们可以看出很多水饮所表现的特殊证候。所以古人有句话，“怪病当问水”，水在人身上产生的证候反应相当多，像最前面一直到这儿，有多少证候啊，这都是水饮的特殊（表现）。可是证候不同，祛水饮的药物不一样，整个方剂更不同。

所以这一章大家好好读读，自己也能看出来，方剂的应用细致得很。其中五苓散是常用的方子，《伤寒论》讲过了。这里不仅讲支饮，支饮为主，也讲了两条痰饮，像五苓散是痰饮。在这儿，关于水饮的概要都说了。

林亿在校对的时候又从外面征集了些方子，叫附方。这个附方挺好，《外台》茯苓饮，这个方子见于《外台》。在《外台》《千金》里面，有很多经方，据说都是张仲景的方子，但是在（仲景）他的书里没有，只是在旁的收集方药的书里看得到，这个茯苓饮就是其中之一。

附方：

《外台》茯苓饮　治心胸中有停痰宿水，自吐出水后，心胸间虚，气满，不能食，消痰气，令能食。

茯苓　人参　白术各三两　枳实二两　橘皮二两半　生姜四两

上六味，水六升，煮取一升八合，分温三服，如人行八九里进之。

这些话大概是《外台》作者写的，总而言之，心胸中有痰饮，有停痰宿水；“自吐出水后”，他恶心呕吐，吐的大概都是水；这时“心胸间虚，气满，不能食”这句话的标点有问题，应该是一句话“心胸间虚气满”，由于水吐出去了，所以他虚气满，总而言之，不应该在虚和气满中间有个句号，即不应该“心胸间虚，气满”。吐后，水还往上攻，还继续有水气发满的情况，因此不能吃东西。

这个方子的作用呢？能够祛痰饮令能食，胃喜燥不喜湿，胃虚容易停水停食，停水停食影响胃，不能吃东西。这个方子能健胃进食祛水。所以这个方子我们常用，一般的胃病常有这个情况，胃也比较虚，这里有人参，总而言之总有心下痞硬的情况；同时能祛“虚气满”，橘皮用量很少，橘皮只用二两半，还没生姜及其他大多数药物分量用得多。

这个方子我们在临床上可以自己随便加减来用，治一般的不能吃东西、有胃病，甚至于打嗝、嗳气，可以把橘皮加量。我们在后头篇章，到呕吐哕那一章里关于橘皮的应用说得非常清楚，橘皮的量有时候用得很重，有用到二两。所以本方橘皮用二两半，我们一般根据吐水，吐完不爱吃东西，感觉膨闷胀饱，吃这个方子（茯苓饮）、用这个分量（二两半）行的。如果真的胀满厉害，发闭塞，再打嗝、嗳气等，橘皮可以加量；同时要是恶心得厉害，还要搁小半夏汤，加上半夏。根据我们上面讲的，凡是呕吐水，祛水总是半夏、生姜好，而（茯苓饮）它这个方子里没有半夏。我们经常用啊，人要是呕，再有哕逆，或者嗳气，不但橘皮加量，还要加半夏会更好使一些。茯苓饮这个方子，我们一般治胃病，胃虚停食停饮而造成的胃不舒甚至疼痛都好使，这个方子虽然是林亿他们收集来的，但还是很有用的。

底下这一大段更精彩。

咳家，其脉弦，为有水，十枣汤主之。方见上。

底下继续讲悬饮。悬饮固然是疼，悬饮也有致咳的，“咳家其脉弦”，脉弦主少阳部位，悬饮也脉弦，这种情况属于悬饮。那么，这种咳，水在肺了，是支饮。

这一段，既有支饮同时也有悬饮，这时候赶紧祛水，十枣汤主之。

夫有支饮家，咳烦，胸中痛者，不卒死，至一百日或一岁，宜十枣汤。方见上。

有支饮家，根据上面来的。“咳烦”，就是频繁咳嗽发作了，这属于支饮；但是“胸中痛”还是悬饮，悬饮内痛，这是承之上面来的。

那么这个很重，所以我们治痰饮咳嗽，要有胸中痛，这种饮都比较重，不突然间死去的话，可能一百日甚至一年病都不好，还得吃十枣汤。假设支饮牵连到悬饮而咳逆的话，非得想法祛饮不可，用什么呢？用十枣汤。这是针对痰饮咳嗽嘛，这里专讲咳嗽。

久咳数岁，其脉弱者，可治；实大数者，死；其脉虚者，必苦冒，其人本有支饮在胸中故也，治属饮家。

“久咳数岁，其脉弱者，可治；实大数者，死”，这是指一般（情况的各类证治），不光讲痰饮的咳嗽。这人咳嗽几年了，“其脉弱者可治”，咳嗽几年的病人，人是虚了，脉应该弱，但脉弱病也没有突出反映，病久了则病气也比较衰，所以脉只是弱而已，这样没什么大问题，可以治。

“实大数者死”，我们治所谓的痨病，就怕遇到这个脉。实大数，新得的病不怕这个脉；久病人虚，脉反而而实大数，说明这个病太甚，人虚病甚，就是所说的正不胜病，那非死不可。

这是就一般说的，不但咳嗽病如此，其他病也这样。假如一个人患慢性病，多少年了，脉虚不怕，甚至脉似有似无都不怕，人应该虚，人虚，病没有其他的进展，自然就是那种脉，还可想法补救，有法措手。就怕脉实，实大数，太虚病人你攻不行，一攻就死了，身体机能胜不了这个病，病已经胜了人体生理的生气了，所以非死不可。

久咳数岁，其脉弱者，可治；实大数者，死；其脉虚者，必苦冒，其人本有支饮在胸中故也，治属饮家。

“其脉虚者”，就是指“其脉弱者，可治”这种病人来谈的。

（仲景）他这书不好读就在这一点，必苦冒这是个倒装句，（应为“其脉虚者，其人本有支饮在胸中故也，必苦冒”；或者，“其人本有支饮在胸中故也，其脉虚者，必苦冒”）如果其脉虚者，这个人要是有水饮的话，一定苦冒。前面我们讲过苦冒弦，指久咳数岁，如果是支饮的话，支饮而脉可是虚的，可治。要是支饮，这个人一定要苦冒的。“必”字，是个倒装句。不是水饮的话，不苦冒。

“其人本有支饮在胸中故也”解释为什么苦冒呢。就是有水饮在里面，他一定要苦冒的。“治属饮家”，那就在根据治水饮的方法就能治疗的。它是承上启下的一段，是给底下说的。底下讲的是小青龙汤了。

咳逆，倚息不得卧，小青龙汤主之。方见上。

这就是久有支饮的人，平时不显，那么风寒所诱发它就来了，来的是在《伤寒论》中讲的“心下有水气，或咳或喘”等这些病，甚至于“咳逆倚息不得卧”，那么人凭几而倚，靠着桌子还行，但一躺下不行，一躺下水饮更往上压迫。

这在临床上遇到太多。它平时不显，遭受外感了，则外邪内饮，这就是小青龙汤证。这是简文了，没写太详细，因为小青龙汤前面讲很多了。“小青龙汤主之”。

这是根据上面久咳数岁（来的），（当然）这也（只是）举个例子，下面全是，不一定得用这个方子了。

青龙汤下已，多唾口燥，寸脉沉，尺脉微，手足厥逆，气从小腹上冲胸咽，手足痹，其面翕热如醉状，因复下流阴股，小便难，时复冒者，与茯苓桂枝五味甘草汤，治其气冲。

桂苓五味甘草汤方

茯苓四两　**桂枝**四两（去皮）　**甘草**三两（炙）　**五味子**半升

上四味，以水八升，煮取三升，去滓，分温三服。

“青龙汤下已”，服青龙汤下后，上面说的“咳逆倚息不得卧”这类情况好转，“已”是下之后病就已的意思。可是，这个反应呢，“多唾口燥”。口燥就是吃小青龙汤的一种效验，在《伤寒论》里有，小青龙汤证里有痰饮本来不渴，吃完小青龙汤之后，渴者寒去欲解也。胃里的水没有了，痰饮病就是要好了。还有个相反的（证候）“多唾”，如果里面没饮了，不会多唾，仍然多唾说明这个饮没完全好，还有饮；但是已有效验了，有口燥了。所以青龙汤下已，咳逆倚息不得卧这种重的证候减轻了，但痰饮还有，也较轻，口燥了嘛。

看看脉吧，“寸脉沉，尺脉微”，寸脉沉者说明里有水，沉脉就是有水。不是说寸脉沉、尺脉不沉，尺脉也沉啊，比寸脉沉得更厉害了。一看脉沉，知里还有水；而尺脉特别微，是沉而微呀，微者，此无阳也，就是没有津液，在这块呢，就是没有血，血少、血不足。

“手足厥逆”与“手足痹”应该联系起来看，由于血虚达不到四末，所以四肢厥而手足痹，痹者麻痹不仁，也是血少的一种反映。吃完小青龙汤后，人的虚相毕露，主要由于血少、血不足，所以手足厥而麻痹。

同时有些反映，“气从小腹上冲胸咽”，为什么气上冲？支饮的病常不是一下子就好的，当然开始时胃里的水没有了，（但可能）底下的水还往上来，反而导致气上冲得挺急剧，气上冲与奔豚证差不多了，气从小腹上冲胸咽。这个气冲也就伴着水上冲。

“其面翕热如醉状”，由于服小青龙后，水是去了一部分，但胃里有热了，所以胃热则其面翕然如醉状，颜面就像喝醉酒那么红。

那么气上冲不是永冲不息，冲了，又回去了，水也就下去了，“因复下流阴股”，气不冲了，水也不往上而是往下走了。“小便难，时复冒者”，往下走了，又冲，气冲于上，水也往上不往下，小便就难，这个人又感觉脑袋眩冒。这都是水与气冲的问题了。吃完小青龙汤后，小青龙汤主要的证是解决了，但又出现这些现象，相当复杂，又虚、胃又有热，但主要还是气冲，气冲是最紧急不过的危症，时而气从小腹上冲胸咽，时而下流阴股，下来了，不那么冲了，然后又冲，水又上去了，水上而不下，小便难，时复冒。这些问题都说明气冲是当务之急呀，所以，治病从哪儿下手？从（患者）最不好的地方下手。这时候治气冲是要紧的，所以用茯苓桂枝五味甘草汤治其气冲。

这个方剂是在桂枝甘草汤基础上（发展的）。桂枝甘草汤在《伤寒论》讲过了，它治气冲心悸的是桂枝、甘草两味药。另外加上茯苓，茯苓治眩冒，当然这里面也有心悸。祛水，这里的冲气，是夹着水往上来，所以它搁茯苓。五味子治咳嗽，大家都知道了。那么（桂苓五味甘草汤）这个方子就是降气冲、利水而治咳。在这里呢（前面有“久咳数岁”的背景交待），虽然是治气冲，还得兼治咳，所以他用桂苓五味甘草汤。

那么这个方剂倒不常用，为什么呢？它比较简单一些，只是气冲、小便不利而有咳嗽，可以用，但这个方子用的机会不太多。

冲气即低，而反更咳，胸满者，用桂苓五味甘草汤去桂加干姜、细辛，以治其咳满。

苓甘五味姜辛汤方

茯苓四两　**甘草**三两　**干姜**三两　**细辛**三两　**五味子**半升

上五味，以水八升，煮取三升，去滓，温服半升，日三服。

这地方好得很，这几段最精彩不过了。（前面讲过，青龙汤下已）吃了小青龙汤之后的反应，以冲气为当前的关键，急其所急嘛，要治其冲。

吃了这个药（桂苓五味甘草汤）“冲气即低”，冲气低了，“而反更咳”，（再前面）吃了小青龙汤后，咳嗽、喘都很轻了，咳逆倚息都没有了。在这个时候又咳了，胸又满，这得变化（用方用药）了，用桂苓五味甘草汤去桂加干姜、细辛。根据（桂苓五味甘草汤）原方，没有气冲了，冲气即低嘛，把桂枝去了。加上干姜、细辛和五味，温中散饮以治咳满。

干姜、细辛之用，我们常不理解，说二者是大温性药，干姜、细辛是大温性药，痰饮非温不治，前面也讲了，病痰饮者，宜用温药和之，真正的痰饮咳嗽，用凉药的机会不太多。五味子这药太敛，干姜、细辛是辛温而散的药，所以五味配合这个药（干姜、细辛）最好不过了。

既能祛饮，饮去满即消，所以他治咳满才加上干姜、细辛，那么这就变成苓甘五味姜辛汤：茯苓、甘草、干姜、细辛、五味子。这方子很好，我们在临床上遇到痰饮咳嗽或喘，我们用其他的解表方剂，（但用药之后）痰饮还有，就别连续发汗了，可以用这个方剂都挺好。如果咳满挺甚，用这个方子也挺好。如果有气冲，还得搁桂枝。没有气冲了，可以搁这个（苓甘五味姜辛汤）。

咳满即止，而更复渴，冲气复发者，以细辛、干姜为热药也。服之当遂渴，而渴反止者，为支饮也。支饮者，法当冒，冒者必呕，呕者复内半夏，以去其水。

桂苓五味甘草去桂加姜辛夏汤方

茯苓四两　**甘草**二两　**细辛**二两　**干姜**二两　**五味子**　**半夏**各半升

上六味，以水八升，煮取三升，去滓，温服半升，日三服。

吃了上药，就是苓甘五味姜辛汤，“咳满即止”，咳嗽和胸满马上就好了。同时“而更复渴，冲气复发者”，变成这种情形啦，“冲气”又来了。这个冲气不是桂枝证所主的气上冲，这个气上冲指的是饮，水饮往上冲逆。

底下就解释这两句话（“咳满即止，而更复渴，冲气复发者”）。为什么“而更复渴”了？这是因为细辛、干姜为热药，“服之当遂渴”，吃这个药，他就要渴的。（因为）饮去了，它又是温性药。他要是渴了，就不能再继续用辛温的药了。

“而渴反止者，为支饮也”，吃这个药他当时渴，可不久就不渴了，跟前面讲的小半夏汤是一样的（呕家本渴，渴者为欲解；今反不渴，心下有支饮故也，小半夏汤主之）。呕，本来应该渴，可是他才吐完水时渴，过了（之后）他就不渴了，不渴了，所以他说是支饮。这一段跟小半夏汤那段一样，他吃的是辛温热药，是散寒逐饮的，饮去胃中干，热药发生作用了，他当时是要渴。可是这个渴不久就没有了，而“渴反止者”这是说明支饮没去。

“支饮者，法当冒，冒者必呕，呕者复内半夏，以去其水。”是不是真的呢？你要辨证啊。如果真是这样子，“法当冒”，支饮往上来，头一定要眩冒的。头眩冒，水往上来，人也必呕。那么要是呕，就加半夏就行了。半夏是降逆，止呕，它也是治水饮。（这些药）统统治水饮，没离开治水饮呐。

这就变成苓甘五味姜辛夏汤，不必搁桂苓五味甘草汤去桂加姜辛夏汤方，这太复杂了，就根据上面的苓甘五味姜辛汤加半夏，就是苓甘五味姜辛夏汤就行了，这（记忆起来）挺方便。我们由这个方子知道：冲气复发不是桂枝那个冲气复发，这（不是气冲而）是饮逆，所以呕。加半夏，不但治呕也祛水，所以恰好。

水去呕止，其人形肿者，加杏仁主之。其证应内麻黄，以其人遂痹，故不内之。若逆而内之者，必厥。所以然者，以其人血虚，麻黄发其阳故也。

苓甘五味加姜辛半夏杏仁汤方

茯苓四两 **甘草**三两 **五味**半升 **干姜**三两 **细辛**三两 **半夏**半升 **杏仁**半

升（去皮尖）

上七味，以水一斗，煮取三升，去滓，温服半升，日三服。

“水去呕止，其人形肿者，加杏仁主之”，吃了这个药（苓甘五味姜辛夏汤），水就去了，也不呕了，“其人形肿者”，形肿就是身体有浮肿了，“加杏仁主之”，上面那个方子（苓甘五味姜辛夏汤）再加杏仁就行了。

为什么呢？底下解释了，“其证应内麻黄”，麻黄是祛水肿最好的药。应该上面的方加麻黄才对，“以其人遂痹，故不内之”，要照顾前面啊，还没有忘记那个人“手足痹”，痹是血虚，所以不能再用麻黄夺取津液了。“若逆而内之者”，内，念 nà 也行，念 nèi 也可以的，“必厥”，他本来就血虚，你再夺其津液，更使得血液虚，所以不但手足痹，而且必厥。“所以然者，以其人血虚”，根据头一条（青龙汤下已，多唾口燥，寸脉沉，尺脉微，手足厥逆，气从小腹上冲胸咽，手足痹，其面翕热如醉状，因复下流阴股，小便难，时复冒者，与茯苓桂枝五味甘草汤，治其气冲），回头照顾这个（手足痹），所以才不用麻黄而拿杏仁来代替。

杏仁在这个地方也是祛水的药，但是它（此处治疗）不是大发汗。这个地方就很好，我们不但对于药物更能有一些应用方面的认识，而且我们也知道（更精细的辨证）：如果这个人属于前头所讲的溢饮，溢饮要发汗，“大青龙汤主之，小青龙汤亦主之”，都是用麻黄呀，可是也有不可用的情况，这个人有手足麻痹，这是血虚，血虚不能多汗。那怎么办呢？所以就得想法用一个不大发汗的药来代替，这个地方就好。所以在临床上，有时候也常闹错误，就是在这个地方（辨证的细微之处）。

到这里你们看看，前面哪一段讲的不是祛水饮呢？全是祛水饮而用药却各不一样。（随便举例）你看这个悸，用药是茯苓；眩冒，苦冒眩，用药是术和泽泻，这地方都让人深思啊，虽都是水饮所作，但是用药却是不一样啊！

若面热如醉，此为胃热上冲，熏其面，加大黄以利之。

苓甘五味加姜辛半杏大黄汤方

茯苓四两　**甘草**三两　**五味**半升　**干姜**三两　**细辛**三两　**半夏**半升　**杏仁**半

升　**大黄**三两

上八味，以水一斗，煮取三升，去滓，温服半升，日三服。

“若面热如醉”，本来胃热这点问题不大，在吃完小青龙之后的变化里以它最轻了（前面有“其面翕热如醉状”）。到后来这人仍然还有“面热如醉”，这是胃里面有点热，“热上冲熏其面”的一种关系，这时稍加大黄以利就可以了，但是治痰饮的原方还是一点不能变。咱们治痰饮咳嗽也是如此，他吃了药是有效的，那么根据一二证候的出入，就随原方加减就行了。你还给吃调胃承气汤啊？那是不行的，所以（治痰饮原方）加大黄就好了。

到这儿，就把这一大段讲完了，这段讲得非常精彩，你们要好好看看。当然不能说我们遇到这种病，一定是这个顺序。也不一定痰饮在一个人身上都要出现这些证候。但是这里的每一个方剂都特别好使，尤其是后边几个方子相当好使。

你可知道，加大黄的这个方子（苓甘五味加姜辛半杏大黄汤方），也不只是通大便，有点热是肯定的，这是用药（大黄）的一个标准。也治咳嗽，祛痰饮，也起这个作用（而不只是祛热）。所以我们治痰饮咳嗽，真有大便干燥，也常常温药里面加大黄，“若面热如醉，此为胃热上冲，熏其面”这是用这个药的标准，围绕的始终还是在痰饮这方面。

先渴后呕，为水停心下，此属饮家，小半夏加茯苓汤主之。方见上。

这是最后做个总结了。“先渴后呕”，前面讲小半夏汤（呕家本渴，渴者为欲解；今反不渴，心下有支饮故也，小半夏汤主之），小半夏汤是“呕家本渴”，小半夏加茯苓汤是“先渴后呕”，这说明什么问题呀？这就说明喝些水不化，在这儿停着呢，“为水停心下”所致。一般人喝水，喝了之后就消化了，哪能就呕呢，所以呕者，全是停这里不往下。“此属饮家”，这不是临时的问题，这个人平常就是属于饮家。“小半夏加茯苓汤主之”，据上边所说的症状呢，就用小半夏汤就行了，加茯苓总是有心悸，他不提了，就是略言了。当然要只是先渴而后呕，他呕完了，渴一会儿就不渴，那就用小半夏汤也行了，要有心悸，当然要加茯苓。

本章小结

这一章也大，也相当细致。读这个书，你要空口读过，是一点用都没有，必须详细分析。他这个书，从《伤寒论》到《金匮要略》都这样子。你看痰饮，拿现代话说就是一个病因，反映出来的（更精细的辨证）是各种各样。病因是一个，就是水嘛，祛水就好了吧？不行！中医辨证的精神就在这个地方：反映到一种什么情况（精细具体的症状），（就要寻找）适应这种情况的（更精细的）祛水办法。必须辨到什么地方呢？必须辨到方剂上，张仲景的这个书就是光看原则（大致辨证）不行，总得落实到具体上，就是方剂。你看上边说的全是水饮，可是治疗是不一样的，好好看一看。我今天讲得太多了，有些也讲得过粗一点。（仲景）他这个书不好读，话太简，文辞也相当古奥，文法特别曲折，不但要读，还要把它彻底搞清楚，这个书就有用了。

消渴小便利淋病脉证并治第十三

厥阴之为病，消渴，气上冲心，心中疼热，饥而不欲食，食即吐蛔，下之不肯止。

这是一个气血俱虚的病，由于虚，所以饮水自救嘛，也有个消渴证候。由于上边虚，所以下边的寒就往上冲，“气上冲心，心中疼热，饥而不欲食”。蛔就是蛔虫了，被寒所迫，也往上跑，一吃东西，连蛔虫都吐出来了，“食即吐蛔”。

半表半里的虚寒证候，不下利，但是若是误下，那可是利不止，误下虚其里了，本来人就有虚寒证候，误下可就下利不止了。这一段是《伤寒论》厥阴病的一个提纲，出在这个地方，也是说明消渴的各种不同（情况）。有一种（消渴）本虚，虚则引水自救，也有这么一种消渴。

由这一段可以看出来，古人说的消渴，当然是包括现在的糖尿病，可是不尽属于糖尿病。凡是渴得特别明显的，都列这里头了。厥阴病的渴，绝不是现在的“三多”这种糖尿病。他不能吃，所以“饥而不欲食”，与这个（现在所说的“三多”糖尿病）是不相同的。但是古人写（消渴）这东西的时候，这也是一种，能够虚，致人于渴。

寸口脉浮而迟，浮即为虚，迟即为劳，虚则卫气不足，劳则荣气竭。

这段与上面是差不多的，寸口脉，我们平时诊的脉叫寸口脉，桡骨动脉。“浮而迟”，这种脉应呀，浮一般也主表，也主虚，所以“浮即为虚”，在这地方浮脉主虚。脉迟，一般都是血不足了，所以说是劳，是虚劳的劳，所以“迟即为劳”。

“虚则卫气不足，劳则荣气竭”，“虚”指的是气，卫气不足；劳指血了，营气不足。营卫俱不足。营卫说明什么呢？就是身上的津液，在血管之内古人叫作营，血管之外叫作卫。这咱们以前解释过。

津液虚，营卫不利，也可以致消渴病的。这也是虚，津液虚。这一段在《医宗金鉴》说是应该搁虚劳篇，我认为搁这儿（消渴篇）还是有道理的，它就是说明渴各种各样，也有营卫气虚、津液不足（导致渴的类型）。

趺阳脉浮而数，浮即为气，数即消谷而大坚一作紧，气盛则溲数，溲数即坚，坚数相搏，即为消渴。

“而大坚”，这三个字要不得，这是衍文，把它划个括弧。“气盛则溲数，溲数即坚，坚数相搏，即为消渴”，这就说明是中消了，与我们现在说的糖尿病很相似。

趺阳脉以候胃，就是咱们说的脾胃脉，候脾、候胃，就是候消化系统，主要是胃。那么“趺阳脉浮而数”，《伤寒论》有“浮则胃气强”，脉浮是胃气挺盛，所以说“浮即为气”，这个气就指的胃气说的，就是胃气盛。

“数即消谷”，数主热，热能化食，就能消谷。“气盛则溲数”，胃气盛，小便频数。讲阳明病就有了，阳明病都是胃盛，排斥水分相当迅速，大便硬，汗也多，小便也数。这都由于胃气过盛，不是正常的，有病，太过了，也是说胃不和了。

“溲数即坚”，小便一数，肠胃里的水分被夺，大便一定要硬。“坚数相搏，即为消渴”，由于水分的大量丧失，人脱水是要消渴，渴是必然的，里头有热，水分被夺，就要发生消渴了。

这个消渴与现在的糖尿病的说法大不相同，糖尿病是个西医病名，古人不知叫糖尿，这个病就是咱们说的三多症了，能吃、能喝、小便也多，叫作“三多”。这种病西医说是内分泌的问题，属于新陈代谢里头的一种疾病，但是现在西医对于致病原因也是没有一定的说法。换句话说，也就是还没有搞清楚，说法也很多，（比如）有些说是遗传，遗传的总是占一方面的，那么续发的也有。古人当然更不知道糖尿病了。古人的消渴是广义的，凡是渴得厉害的病症都搁在消渴这一门了。所以说有几种不同，这又是一种。

男子消渴，小便反多，以饮一斗，小便一斗，肾气丸主之。方见脚气中。

“男子消渴”,（有人）总是说肾虚了,（我认为）就是下焦虚。下焦虚，应该小便不利，为什么“小便反多”？这就是（因为）下焦虚，小便失于收摄，是由于组织上尤其括约肌弛纵，没有收缩力了，所以“小便反多”。由于小便多，丧失水分，他一定渴，所以“饮一斗，小便也一斗”，他必然要消渴。“肾气丸主之”。

这些（症状）说得很像现在糖尿病的证治。但是我们临床要注意，古人讲辨证，真正由于下边小便失禁而有这种糖尿病,（肾气丸）这个方子好使，因为这个方子是恢复下焦的机能，它使“小便失禁”恢复正常，底下不那么去水了，他的渴当然会好。但是真正的糖尿病有这种证候的很少。不要以为这差不多，能喝、小便也多，这是糖尿病的一种证候，遇到这种就这么治，这是不对的。

我们总是要弄清楚，由于小便失禁（的肾气丸证）造成的消渴，它能用（肾气丸），不然的话不要随便用。消渴病大概都多热，那么这个（肾气丸证）是治阴虚证的（编者按：胡老所云“阴虚”，此处并非教材所言“阴津虚”，而是阴证且虚证之义）。

这又是（消渴的）一种，由于小便失禁，丧失水分，人要渴的，古人又立了这么一条。还有一种：

脉浮，小便不利，微热消渴者，宜利小便、发汗，五苓散主之。方见上。

也有一种，由于小便不利（而造成消渴），五苓散咱们讲过了，由于小便不利，废水不得排出，也造成消渴。我们身上老需要水分的营养，人身上的水分占的比重最大，可是废水没用，它需要新水，但是旧水不去，新水无法吸收，那么，它就渴。渴就大量喝水，喝到肠胃里头存储着，小便不利嘛。喝得太厉害了，就发生水逆，下一节就说明这个问题。这也造成一种消渴。

由于小便不利，里有停水，表热不除，他发烧，脉也浮。《伤寒论》里面很多条文讲这个问题。当然这也是一种。这种（情况）非利小便不可，利小便而同时解表，方中有桂枝，用五苓散。“利小便发汗，五苓散主之”，用旁的方法不行。

真正的糖尿病遇到这种证候的极少，我没遇到过，我的岁数也不算太小（编者按：胡希恕先生讲课时，已经年逾八旬），一般人遇到的更少。要是遇到（这种情况）可以这么用，要真遇到是小便不利、脉浮发热而消渴，可能用五苓散也对症的。但是，看西医内科也能看出来，糖尿病现这个类型可以说没有。

所以古人的消渴的范围相当大，包括了糖尿病，这个（脉浮，小便不利，微热消渴者）肯定不是糖尿病，要是验尿的话，可能没有尿糖，验血，血糖也不会高，这又是一种。

肾气丸与五苓散，就证的外观看，都可以叫消渴，古人没法确定糖尿病的范畴，所以凡是这个都叫消渴。那么底下捎带着说说水逆证。

渴欲饮水，水入则吐者，名曰水逆，五苓散主之。方见上。

这是接着上文说的，从这几句话（能看出）与消渴病没有关系，其实它就是接着上面，也是渴得不得了。“渴欲饮水”就是指着上边，他小便不利，不管怎么喝，还渴。他喝的水都留于胃，你再喝，喝到一个相当的程度，就是“水入则吐”，这也叫作水逆。古人给起了个病名，叫“水逆”，五苓散主之。

渴欲饮水不止者，文蛤散主之。

文蛤散方

文蛤五两

上一味，杵为散，以沸汤五合，和服方寸匕。

文蛤这个药有两种说法：一种说的就是带有纹的这种蛤，叫文蛤；还有一种，古人把五倍子这个药名也叫文蛤。《医宗金鉴》说文蛤应该是五倍子，这个（我）不敢说是对（还是）不对。考察文蛤就是花皮的那种蛤，也治消渴。五倍子是一个收敛止渴的药，在《医宗金鉴》书上说试验过用文蛤没什么效，用五倍子很有效。是否这样子，我没有试验过，有这么个说法。

“渴欲饮水不止者”，没有其他的症状，可以用文蛤来止渴。文蛤这个药，止渴还是相当有力量的。它就一味药，做成面儿，“以沸汤五合，和服方寸匕”，就是用咱们说的白饮和服了。

文蛤治渴欲饮水不止者，《伤寒论》里的五苓散条文中的文蛤散（《伤寒论》141条：病在阳，应以汗解之，反以冷水潠之，若灌之，其热被劫不得去，弥更益烦，肉上粟起，意欲饮水，反不渴者，服文蛤散；若不瘥者，与五苓散……）是不对的，搁文蛤散那是不行的，“意欲饮水，反不渴者”不能用文蛤散，而且那个他明明还有外感。

那么，“渴欲饮水不止者”，这也是一种，渴欲饮水，怎么喝也不止，这还不是消渴吗？我们在治糖尿病的时候，可以加入文蛤。（文蛤也是）我们用的一种滋阴解热解渴的药物。如果他渴得厉害，可以加文蛤。我们现在药房里用的文蛤，就是带花纹的蛤，跟牡蛎差不多，牡蛎就解渴啊。

这一章一方面讲消渴，一方面讲小便利、淋。这个（仲景书上的）淋病与现在说的淋病有些出入的，古人可以说没有多少像后来说的这种后世的淋病，后世的淋病叫作瘴淋，在现在我们国家没有多少了，资本主义国家多得多。古人说的淋，就是小便淋沥，艰涩不通，所以本章题目标的“消渴，小便利淋”两种，小便利、小便淋沥不通，不是咱们现在所说的瘴淋。瘴淋是一梅毒传染的一种淋病。

古人说的（病因病机）不过是风、火等的说法，以至于把结石淋都搁里头了。你看后头就是。

淋之为病，小便如粟状，小腹弦急，痛引脐中。

古人叫作石淋，石淋者就是膀胱结石。“小腹弦急，痛引脐中”，疼得相当厉害。“小便如粟状”，里头有小块，如粟状，这个就是我们现在讲的膀胱结石或者肾结石，都属于这一类的，古人把这个叫石淋。

趺阳脉数，胃中有热，即消谷引食，大便必坚，小便即数。

这个是个重复，跟上面第三节“趺阳脉浮而数，浮即为气，数即消谷

（而大坚）；气盛则溲数，溲数即坚，坚数相搏，即为消渴”几乎是一样的，就文字稍稍变化变化。

“趺阳脉数，胃中有热”，就是咱们说的胃气强，那么它就能消谷饮食，大便一定要硬的，胃中燥嘛，小便即数。胃热，它排斥水分，所以多汗，小便也数。那么，就变成消渴病了。

这还是说消渴。这一章很短，前后条文有紊乱之处，（可能）也有丢的（条文）。前面说的几种（消渴），像营卫不利的渴，里头就没有提出来什么特殊的治法。所以这里头有些简缺。那么这一段就是重复，就这么把方才的第三条又搁到这儿了。所以我们知道还是那个第三段。

仲景这个书啊，稿子不是一次（整理撰就），也有把这个稿子逮着一看，文字稍稍不同又搁这儿了。所以王叔和搜集的时候，他搜集过多个本子，当然意思还是一样的。

淋家不可发汗，发汗则必便血。

凡是丧失津液的病，都不能发汗，尤其有热，下焦有热，津液丧失的多，不能发汗。发汗一定伤于阴血而要便血的。

小便不利者，有水气，其人苦渴，瓜蒌瞿麦丸主之。

瓜蒌瞿麦丸方

瓜蒌根二两　**茯苓**三两　**薯蓣**三两　**附子**一枚（炮）　**瞿麦**一两

上五味，末之，炼蜜丸梧子大，饮服三丸，日三服。不知，增至七八丸，以小便利，腹中温为知。

“小便不利者，有水气”，这跟五苓散是一个道理，小便不利，影响水代谢而发生障碍，旧水不得排除，新水就不能吸收，也造成一种消渴，“其人苦渴”，“苦渴”就是渴得厉害了。“瓜蒌瞿麦丸主之”，五苓散证是阳性证，这个（瓜蒌瞿麦丸）偏于阴性了。

瓜蒌瞿麦丸里头有附子，这个方剂的主旨近乎肾气丸。瓜蒌根、薯蓣是滋补的药，瓜蒌根解渴，薯蓣健胃生津液，瞿麦、茯苓都是利尿的，加上附子，振奋沉衰的机能。（本方证的病机）它总是下焦虚而使小便不利了。小便不利是由于机能沉衰的关系，机能沉衰也能影响到小便（，导致小便）失禁，前面的肾气丸就是（这样的病机），所以这个方子近乎肾气丸。肾气丸也是搁些滋阴解热的药，另外搁利尿药加附子。（瓜蒌瞿麦丸）这个方子跟（肾气丸）那个方子配伍的法子大致相同。不过，瓜蒌瞿麦丸更偏于解渴，它搁了瓜蒌根，没有搁生地黄、麦冬这些药。

冲这个方子后头的说明，应该有腹中寒。为什么呢？看看底下说的方后"上五味，末之，炼蜜丸梧子大，饮服三丸，日三服。不知，增至七八丸，以小便利，腹中温为知"。"腹中温为知"也就是有效了，以前的腹当然绝不是温的。（瓜蒌瞿麦丸证）它也是下焦有寒，下焦有虚寒的这么一种类似肾气丸的方子。它在这里主要的还是治消渴。

所以这个次序前后是错综了，谈谈淋，又谈谈治消渴的法子。

小便不利，蒲灰散主之，滑石白鱼散、茯苓戎盐汤并主之。

蒲灰散方

蒲灰七分　**滑石**三分

上二味，杵为散，饮服方寸匕，日三服。

滑石白鱼散方

滑石二分　**乱发**二分（烧）　**白鱼**二分

上三味，杵为散，饮服方寸匕，日三服。

茯苓戎盐汤方

茯苓半斤　**白术**二两　**戎盐**弹丸大一枚

上三味，先将茯苓、白术煎成，入戎盐再煎，分温三服。

这不是一般的小便不利，大家要注意，它跟题目"小便利淋病"有关系，这属于淋的小便不利，就是小便艰涩，甚至于小便的时候疼，这就是指淋说的。我们看看这个方子就可以看出来。

蒲灰散的蒲灰这个药有止血作用，也有利尿作用。淋病总是炎症，不是瘴淋。炎症，小便相当痛苦，也有时候有血，所以他搁蒲灰散。所配伍的药搁滑石，滑石消炎利尿也止痛，滑石是黏滑药，挂了个黏滑面儿，减轻摩擦，也止痛。滑石也性寒，有消炎止血利尿的作用，（滑石）它配合蒲灰，蒲灰有止血的作用。

滑石白鱼散也是（这样的），里头不用温性药，滑石就是利尿解热，乱发这个药也止血也利尿，就是人发烧灰存性。看看利尿的药物，与我们一般的利尿药不一样，里头都有治血分的利尿药，这个方子乱发和上面方中的蒲灰都是的。白鱼就是咱们吃的这种白鱼，鲤鱼是能祛水利尿的。

茯苓戎盐汤，戎盐是矿物中的青盐了，不是食盐，弹丸大一枚，咱们吃的食盐没有那个大呀。这个盐（戎盐）是成块儿的。我们都知道茯苓、白术这两个是利尿药。盐，能够软坚，咸寒，性也寒，在这里头也起消炎软坚的作用。

这三个方子，也都是在淋病，小便困难艰涩（的情况下），可以择一而用之。这是一般在淋病里面所谓通用方了，这些方都简单。这不是咱们所说的一般利尿药了。

渴欲饮水，口干舌燥者，白虎加人参汤主之。方见中暍中。

这个也搁错了，这句话应该搁前头的。（本篇章）底下都是治小便淋沥不利的，他举出了几个方子，完了又搁一个治消渴的方子。

白虎加人参汤对糖尿病我们常用，这个方子相当好使，就是上面所讲的中消，这个方子就治这个（渴欲饮水，口干舌燥，即中消糖尿病）。但是在这儿一搁，就看不出来（治消渴）了，只说“它渴欲饮水”。我们一般治糖尿病，这个方子最常用不过了。

（白虎加人参汤）这里头可以加味，在《温病条辨》里头的增液白虎汤，不用加龙骨，龙骨没什么用，牡蛎可以加。生地也不必加。

在白虎加人参汤里，我常加瓜蒌根、牡蛎，这瓜蒌根、牡蛎解渴的力量相当强，有时候也加麦冬，大量加麦冬也可以。糖尿病里要是真正属于有热，有多饮、多食、多尿的情况，这个方子十有八九是要有效的，没有效的很少，这你们可以试一试。这个方子在治糖尿病里面是个主方，它搁在这里了，就看不出来它是个重要的方子了。所以我说这一篇内容又少，错误还是相当多的，次序前后就不对。

脉浮，发热，渴欲饮水，小便不利者，猪苓汤主之。

猪苓汤方

猪苓（去皮）**茯苓　阿胶　滑石　泽泻**各一两

上五味，以水四升，先煮四味，取二升，去滓，纳胶烊消，温服七合，日三服。

这个是治淋的，古人对于淋、泌尿系感染都搁在一起了。小便利是一类情况，像肾气丸是小便利，里面有消渴的这种情况；小便淋又是一类情况，淋沥不通，“淋”不是咱们现在说的淋病，古人说的淋的范围也是相当广的，把小便艰涩疼痛都搁里头了，像结石也搁里头了，把那（结石）也算淋病里面的一个主要证候了，当然里头的治疗不净是治结石的。

猪苓汤，在泌尿系方面是最常用的方子。首先，发热，一般泌尿系感染都发热。看看猪苓汤的药物，尽是消炎解热的药，这里头不搁术，猪苓、滑石、泽泻都是寒性利尿药，尤其是泽泻，还有止渴的功能，所以以它为主药，泽泻一般用得还是多一点。另外搁阿胶，阿胶既止血同时也养阴。在有个方子里，甘遂配合阿胶也祛瘀。也就是在泌尿系感染若有血，咱们现在说潜血了，甚至于血尿的情况，它都治。

这个方子对一般的淋病，或者是泌尿系感染，应用的范围最广、最好使。但是我们要加味，常用的加味的药就是生薏苡仁，大量用，要用30克。生薏苡仁这个药也是寒性的利尿药，不但有消炎作用，还有排脓的作用，炎性有化脓的机转也都好使，同时这个药有缓痛的作用，尤其泌尿系感染用这个法子，百试百验。这是临床常见的病，吃了药就好，比用其他的药都好使。如果热得比较重，撒尿也疼得比较剧烈，可以稍加大黄，大黄不要多加。

大黄这个药有几种用途：一是大黄通大便，通大便也能使其他脏腑的炎症也消除，远离脏腑的炎症也可以消除；二是要小量用大黄的话，它就走前阴，所以吃完大黄小便特别黄，说明走前阴。它通利二阴，你要小量用，大便不泻，可以说它就走前阴了。所以（如果大黄加在猪苓汤或其他方剂里而目的并非泻下）大黄不要超过3克，一般用1克、1.5克、2克，顶多3克，不要过一钱，这很好使，这是最常用的药。

本章小结

这一章到这儿讲完了。这一章虽然少，但是回头总结起来，消渴的各种病也是应有尽有的，挺全面的：由于小便不利的这种消渴，就是五苓散证；由于小便失禁，用肾气丸；由于一般的渴，光是渴，没有其他的证候，就用文蛤散；如果真正的渴甚，小便也多，口舌干燥，就用白虎加人参汤。至于其他的，像厥阴病那种消渴等，种类也挺繁多的，本篇基本都概括了。还有因为不利的这种渴，大概也都近于上面的这些治疗办法。瞿麦丸和五苓散是一致的，也就是阳性证用五苓散，如果用阴性证，尤其是少腹寒的这种小便不利，要用配伍附子的方剂，这也只是举个例子，所以说是“要略”。在一种证候里头再有变化，你自己再做加减化裁了。

至于淋，在这儿也可以看出来，挺简单。淋病不是现在咱们说的那种瘴淋，瘴病资本主义社会是很多的，（仲景书上讲淋的）这些药都不行，现在这种病用西医治疗很容易了，打注射针就行了，就是青霉素就行，那是一种梅毒传染。在中医治法呢，用猪苓汤也有作用，但是要搁驱毒药。咱们以前的方剂里面有大败毒、小败毒，不过那药也没有什么大用，太霸道，把人吃得虚得不得了，也用不着（大败毒、小败毒），其实就用猪苓汤加减也可以的。

（本书说的淋）这个不是那个（梅毒淋）病，这个就是小便艰涩疼痛，把泌尿系的感染都归纳里头了；以至于石淋，也就是结石，也归入淋病。对于结石的治疗也不外乎利小便，猪苓汤也治，五苓散也治。但是如果他疼得厉害，就大量加生薏苡仁就对了。加生薏苡仁、大黄治结石病，我有过一些例子，五苓散加生薏苡仁、大黄我也用过，猪苓汤加生薏苡仁、大黄我也用过，都好使。他如果渴，偏于热用猪苓汤；脉浮有些偏于表证的，就用五苓散。

这一章它是很小了。

水气病脉证并治第十四

水气病是一个大章，（包括）痰饮、水气，以及前面讲的痉湿暍中的那个湿。咱们说痰饮和水气都是一回事，全是水，就是轻重、形态不一样，所以古人把它分成这么几种。最轻的是湿，所以说风湿关节痛等，它里头是有湿，你看不出来，但确实有。那么痰饮，有痰饮、悬饮、溢饮、支饮四种，主要注重支饮。所以，把痰饮与咳嗽搁一起了，它影响到呼吸系统嘛。痰饮不是水了吗？也是水啊，痰饮也是水，湿也是水，不过湿比水轻而已。水气病也相当重要。

师曰：病有风水、有皮水、有正水、有石水、有黄汗。

风水，其脉自浮，外证骨节疼痛，恶风。

皮水，其脉亦浮，外证胕肿，按之没指，不恶风，其腹如鼓，不渴，当发其汗。

正水，其脉沉迟，外证自喘。

石水，其脉自沉，外证腹满不喘。

黄汗，其脉沉迟，身发热，胸满，四肢头面肿，久不愈，必致痈脓。

水气病有五种，有一种叫风水，有一种叫皮水，有一种叫正水，有一种叫石水，还有一种叫黄汗。底下要解释了。

“风水，其脉自浮，外证骨节疼痛，恶风”，什么叫作风水？又有水肿，又有外感，就是这么一个情形。“其脉自浮”，浮为在表，就是得外感。“外证骨节疼痛”，得外感，身体疼痛了，同时有表病，就是恶风、恶寒。所以既有水气，没说肿，其实是肿的，讲的是水气嘛。但是又有外感的症状，脉浮，骨节疼痛，恶风寒，就是《伤寒论》讲的太阳病了。

“皮水，其脉亦浮，外证胕肿，按之没指，不恶风，其腹如鼓，不渴”，皮水也在外，水在外所以脉也浮。“外证胕肿”，它的外证反应是脚肿，胕肿就是脚肿；“按之没指”，你一按，有坑儿；它没有表证，它不怕风（编者按：皮水是否为表证，这要看如何对表证定义。如果把单纯发汗而解的证定义为表证，则皮水是表证；如果把脉浮且恶风定义为表证，则皮水不属于表证）；“其腹如鼓”，里头也没有水，按之像摁鼓皮，一按，里头是空的，肚子里没有东西，其腹如鼓，不是说是肚子胀，如鼓就是中空；“不渴”。

“当发其汗”，它是综合上面两段，风水固然得发汗，它有表证。皮水呢，水在外，也应该由外解。所以这两种水，都应该发其汗。这就把风水、皮水的形状、治疗原则都说了。

“正水，其脉沉迟，外证自喘”，正水就是指上面的心下部位，就是当胃的部分。这地方有水，它往上压迫，呼吸困难，其证则“外证自喘”。凡是有水，脉都沉。那么脉迟者，水性寒。凡是里面有水，脉大概都沉迟。

“石水，其脉自沉，外证腹满不喘”，石水也在里，不过是在下面。“其脉自沉”，脉沉也是有水的一个脉应。“外证腹满不喘”，（石水）它与正水不同，石水是水在底下，石水的腹满，不是（类似皮水的）其腹如鼓，实在（编者按：的确之意）是满，但是它在下面，影响不了呼吸，所以不喘。

这就把正水、石水说明白了。正水、石水都是水在里头，所以脉都沉。正水要喘，可是它靠上，压迫横膈膜，所以影响呼吸，它要发喘；石水它靠下，就是肚脐以下，古人叫作石水。它在下边，但是它影响不到喘。这交待得很清楚啊。

“黄汗，其脉沉迟，身发热，胸满，四肢头面肿，久不愈，必致痈脓”，黄汗这个病，它也虚，也是水气病，所以脉也自沉。同时由于虚，脉也迟。“身发热”，水郁外，老不解除，它发热。“胸满”，黄汗在后面所讲，说到有气上冲，所以胸中也疼，胸满。“四肢头面肿”，四肢头面都肿。黄汗这个病呢，老出汗，而热不退，这病说明了正不胜邪。一般出汗都不应该发热，要是发热的话，尤其表虚、正虚，“邪”反倒留那块儿了，而“正”跑出去为汗了。这个热，它“久不愈”，一定要伤人的血分，而为痈疮之变。黄汗病很少见，不过也有，我在咱们这个医院我就遇到。这几个类型（的水气病）我都遇着过，后头要详细讲的。

这一段把水气病分五种，风水、皮水、正水、石水和黄汗，底下还是继续来说明。

脉浮而洪，浮则为风，洪则为气，风气相搏，风强则为隐疹，身体为痒，痒为泄风，久为痂癞。气强则为水，难以俯仰。

风气相击，身体洪肿，汗出乃愈，恶风则虚，此为风水。不恶风者，小便通利，上焦有寒，其口多涎，此为黄汗。

“脉浮而洪”，这要讲风水了。“浮则为风”，有外感、外邪，就是风邪了，浮就是外感风邪的一种脉应；“洪则为气”，这个洪是气，气是指津液、精气。

咱们讲过中风脉缓弱，缓弱是什么道理呢？它丧失体液了，津液少了，所以《伤寒论》有“太阳病，发热恶寒，热多寒少，脉微弱者，此无阳也”，脉微了，阳没有了，阳指的就是津液。“洪”是（与脉微弱）相反的，它是津液充斥。津液就是水分，古人一般叫精气。根据（的理论）哪儿来的呢？由于饮食，吃东西吸收来的，它不是光在肠胃里，血管要吸收啊，吸收之后往身体各部分输送。在血管里头的时候，古人管它叫作血，色红嘛，变赤则为血；它到组织细胞就渗出来，就是饮食的一种营养成分了。出了血管就不红了，古人叫作气。那么营与卫也是这样的。就是说在血管里血的作用古人叫作“营”，血管外的液体的作用古人叫作“卫”。合营卫气血而言，古人统称为精气，古人认为精气是养人的精真之气，最宝贵的。精气是哪儿来的，是胃生的。胃生了，血管吸收，吸收来了，就输送全身。

它（精气）在外表的时候，风邪使脉浮，气呢，想要对付风邪，人身体是要起来抵抗，所以麻黄汤脉浮紧，那也是“洪”之类了，它那一点津液没丧失，所以洪比紧还厉害，血管里头充斥的“气”更多，“气”不是呼吸之气那个气，就是体液，就是津液，根据《内经》所说，叫作精气。

“风气相搏”，在表证的时候，风邪与人的精气相搏斗，也就是：邪要往里头伤人，精气打算发汗，把风邪排出去，这在《内经》里讲得很清楚。

“风强则为隐疹”，如果风强气弱，风胜于气，就发生隐疹。隐疹就是现在说的荨麻疹之类的东西，你不挠它，它不出来，你一挠，一大块。“身体为痒，痒为泄风”，古人管它的名叫泄风，“久为痂癞”，你挠了，变成伤，留疮，变成痂癞。

“气强则为水”，如果气特别强，那它就变成水了，“难以俯仰”，它是指支饮之类的病。如果表邪未解，气相当强，气根本就是水，那么停于内就是支饮，难以俯仰，就是咳喘上气，俯仰是相当困难的。

前面这两段（“风强则为隐疹，身体为痒，痒为泄风，久为痂癞”，“气强则为水，难以俯仰”）就说有的时候风强，有的时候气强，有两种病，这都是前面讲过的。这是古人的看法，要拿现在的病理、生理来研究，都是成问题的。

前面这个隐疹，它说“风强”，那里头也有湿，也有水，但是水轻，它不肿，只是邪风而已，咱们就说是隐疹。外边有风气，但是其间也有水气，水比较轻，才发生隐疹。水气要是重呢，它就得“外邪内饮”这种支饮病。你看咱们讲的小青龙汤的支饮，它也有表证，但饮是存在的，那么在这一段就属于“气强”，气强则为水，难以俯仰，就指这个（小青龙汤证之类）说的。

“风气相击，身体洪肿，汗出乃愈，恶风则虚，此为风水。”“风气相击”，这两个实力相当；“身体洪肿”，就是外边要发生水肿，这就所谓风水了；“汗出乃愈”，发生风水了当然得出汗才能好；“恶风则虚”，人特别恶风了，那是表虚，这就叫作风水；“此为风水”，风水大概都表虚。

“不恶风者，小便通利，上焦有寒，其口多涎，此为黄汗。”不恶风，小便也不少，那么这种水肿是由于“上焦有寒”。上焦有寒也指着有水说的，水在上焦，所以“其口多涎”。上焦指胃的上方而言了，上边也有停水，所以其口多涎，这一类就叫黄汗。

这个解释不清楚啊，后边有（解释），到后边回头看就清楚了。以“恶风不恶风”来辨别黄汗与风水的一个主要的不同点。可黄汗并不是这么简单，不是说口吐涎就是黄汗啊，后边还有详细的解释。

这一段它主要是说明风水，同时也说说黄汗：黄汗不关乎外边风气，它纯粹是由内发的病，所以搁个上焦有寒，它不恶风，它也不是由于小便不利造成的水肿，与下边讲的里水也不同的。他把特殊的情形说一说，但是他没详细解释黄汗。

寸口脉沉滑者，中有水气，面目肿大，有热，名曰风水。

视人之目窠上微拥，如蚕新卧起状，其颈脉动，时时咳，按其手足上，陷而不起者，风水。

风水也是证候有些出入不同，风水在人身的反应并不都是一致的，所以风水（的症状）前后有些矛盾，有的时候说渴，有的时候说不渴，有的时候说身疼，有的时候说不疼。身疼也好、不疼也好，都是风水，这个我们到（涉及）水湿（的章节）再来解释。

“寸口脉沉滑者”，前面说风水是脉浮，这个说脉沉滑是“中有水气”，里面有水气。“面目肿大，有热，名曰风水”，这个“有热”哪儿来的，是有外邪了。意思是，里头先有水气，那么遭受外邪，也容易发生风水这种病。它与上面所说（风气相击，身体洪肿，汗出乃愈，恶风则虚，此为风水）就像不同似的，其实没有关系，那个是讲风气相击而形成的风水，这个讲的是这人本身里头有水气，又得了外感，那么也能够发生风水。这是一小节。

“视人之目窠上微拥，如蚕新卧起状，其颈脉动，时时咳，按其手足上，陷而不起者，风水。”这是就风水的外证来观察的，视人的眼胞有些肿，发臃肿，就像蚕新卧起的那么一个形状。颈脉动，就是脖子两侧的动脉也动。这是什么呢？这还不就是外感的一种情况嘛。“时时咳”，时时咳嗽，也就是咱们说的上呼吸道感染了。“按其手足上，陷而不起者”，这也是风水。

所以风水这个证候啊，你不能把它固定起来。总而言之，既有水气又有外邪，就叫作风水，身上肿的这种病就是风水。这种病的反应呢，也是千奇百怪的，不是个个都一致的。

太阳病，脉浮而紧，法当骨节疼痛，反不疼，身体反重而酸，其人不渴，汗出即愈，此为风水。恶寒者，此为极虚，发汗得之。

渴而不恶寒者，此为皮水。身肿而冷，状如周痹。

胸中窒，不能食，反聚痛，暮躁不得眠，此为黄汗。

痛在骨节，咳而喘，不渴者，此为脾胀。

其状如肿，发汗即愈。然诸病此者，渴而下利，小便数者，皆不可发汗。

“太阳病，脉浮而紧，法当骨节疼痛，反不疼，身体反重而酸，其人不渴，汗出即愈，此为风水。”这个咱们讲过了，《伤寒论》大青龙汤证就是。那么“太阳病，脉浮而紧，法当骨节疼痛”，在一般的外感上说，要是脉浮紧那应该是太阳伤寒了，骨节应该疼痛。那么，有水气的时候它“反不疼，身体反重而酸”，只觉得酸、重、沉。咱们讲《伤寒论》的时候有“伤寒，脉浮缓，身不疼，但重，乍有轻时”，那也是风水啊，所以用大青龙汤发之。这节讲的类似那个（大青龙汤证），但是脉稍稍不同。本节所讲搁个脉浮紧（大青龙汤搁个脉浮缓），那么这个里头停水了，它的关节常常不那么疼，不像一般的外感（那样法当骨节疼痛），这也是风水的一种。所以风水有疼的，有不疼的。也是“汗出即愈，此为风水”。“恶寒者，此为极虚，发汗得之”。风水一般不太恶寒，如果恶寒特别厉害，这是极虚之候，这都由于发汗使之然，就是发汗发得太厉害了。

“渴而不恶寒者，此为皮水。身肿而冷，状如周痹。”前面说皮水不渴（皮水，其脉亦浮，外证胕肿，按之没指，不恶风，其腹如鼓，不渴，当发其汗），这儿又说皮水“渴”，（和刚才所讲证同而症状有异）也是一样。凡是没有外邪而身肿者就叫皮水。皮水有的时候渴，有的时候不渴。那么如果渴，发汗就要注意了，渴就是不能发汗啊，不渴就可以发汗，（皮水有可发汗、不可发汗原则）风水也是如此。“身肿而冷，状如周痹”，此为皮水还没讲完呢，应该到这儿（才算完整的一小节）。“身肿而冷”，皮水如果它不肿，就不叫皮水了，身上全肿，可是冷，水性寒嘛。“状如周痹”，周痹就是全身之阳为寒湿所痹，与这种病是差不多的，就是寒湿痹于外。咱们讲寒湿的时候说阳为寒湿所痹，周痹了，全身都这样子，它指身肿而冷说的。到这儿是一段，讲的是皮水。皮水于风水（的区别），就是没有外邪。底下讲的是黄汗。

“胸中窒，不能食，反聚痛，暮躁不得眠，此为黄汗。”这对黄汗的解释就比较清楚一些了。聚痛指的是胸中窒、满、痛，窒是觉得里头憋得慌，而且也满，也疼。聚痛，聚就是满的意思。“暮躁不得眠”，一到晚上反倒厉害，不能够睡，这种情况，“此为黄汗”。黄汗这个病总是在胸胁这方面反映比较多。

“痛在骨节，咳而喘，不渴者，此为脾胀。”这个“脾胀”是错的，应该是“肺胀”，没有“脾胀”这个病名。“肺胀”前面讲过了（上气，喘而躁者，属肺胀，欲作风水，发汗则愈；咳而上气，此为肺胀，其人喘，目如脱状，脉浮大者，越婢加半夏汤主之；肺胀，咳而上气，烦躁而喘，脉浮者，心下有水，小青龙加石膏汤主之），它说如果“痛在骨节，咳而喘，不渴者，此为肺胀”。这在痰饮里头也有，就是“外邪内饮”造成的咳而喘。“痛在骨节”，身上也疼，“不渴者，此为肺胀”。废水它不渴。所以水影响肺，胃里头不是那么热，所以它不渴。这就是所谓的肺胀，小青龙汤、小青龙加石膏都属于这一类。

“其状如肿，发汗即愈。然诸病此者，渴而下利，小便数者，皆不可发汗。”肺胀的肿，也是要发汗即愈的。“其状如肿”，如肿者不是真正肿，尤其外邪内饮的小青龙汤证，总是眼睛像要肿似的，这个多有，但是身上还不是（肿）。“然诸病此者，渴而下利，小便数者，皆不可发汗”，这是很要紧的。

里水者，一身面目黄肿，其脉沉，小便不利，故令病水。假如小便自利，此亡津液，故令渴也。越婢加术汤主之。方见下。

除那五种水（风水、皮水、正水、石水、黄汗）之外，另有一种叫“里水”，在这儿说水的原因不一了：这个水（里水）是由于小便不利、发之于里而来的。“一身面目黄肿，其脉沉”，脉沉就是里有水，主要是“小便不利，故令病水。”这是针对“风水”说的话，风水不是风气相击嘛（风气相击，身体洪肿，汗出乃愈，恶风则虚，此为风水），那么这个（里水）呢，由于小便不利而发生的水，所以起名叫作“里水”。这个里水面目不但肿，还比较黄，蒸发日久，这种水大多指的是我们现在的慢性肾炎这种水肿。

“假如小便自利，此亡津液，故令渴也。”假如小便自利，外边没有其他的外证，则不会得水肿的。那么小便自利呢，这是亡津液，只能病渴而不能病水。要是病水呢，也可以用越婢加术汤主之。所谓里水，是冲着病的原因说的。由于小便不利而发生的水肿，这叫里水。

这一节很重要！在《医宗金鉴》给改了，改的我认为没有道理。他把这“里水”改成“皮水”，不对！大家要注意，里水，不只是身肿，里头有腹水也一样治。肾脏炎很多这种情况，外边也肿，里边也肿，主要的是小便不通，这我在临床上也治过，越婢加术汤非常好使，它不单能治外边的水肿，也能治里边的水肿。可是这东西（编者按：疑似指后面所说，越婢加术汤能治肾脏炎腹水而不能治肝硬化腹水）现在我也闹不清楚。肾脏炎的腹水，用这个方子百发百中，你们要是遇上的话尽管试验。肝硬化的腹水就不行，我倒没这么试验过。那时候在红楼呢，一个住院的病人，来咱们这里住院，他就是挺厉害的肾脏炎的腹水，后来他们找我会诊，我就开了越婢加术汤，吃了就好了。后来又有肝硬化的腹水，他们试验就不行，他们说这方子（越婢加术汤）也不好使啊。这东西奇怪，肾脏炎的腹水，吃越婢加术汤非常好使，但是肝硬化的腹水就不行。他们（编者按：指在病房的医生）试验的（患者）有很多人了，我还没试验，但他们告诉我，我知道了。

这一段很重要，它特别提出里水。里水我认为是一个最大的眼目，给改个皮水是没有道理的。当然越婢加术汤也可以治皮水，但是要有渴，这个方（越婢加术汤）不行，那就得用防己黄芪这一类的，这个它用来发汗。越婢加术汤，麻黄六两，现在我们用起码也是六钱，以公制来计算就是 18 克了。这个方子很好。里水不光在这儿提，后头还提。里水很有道理，《医宗金鉴》他们都给改成了皮水，我认为是有问题的。

里水这一段挺重要，里水是由于小便不利而发生的水肿。所以“里水者，一身面目黄肿，其脉沉，小便不利，故令病水。假如小便自利，此亡津液，故令渴也。越婢加术汤主之”。这个说明它（里水发生的原因是）由于小便不利，就原因上说里水（里水病因在里不在外），不是说在那五种水之外还另有里水，不是的。这一段，有些大家都给改了，里水说是皮水，（他们说）里水哪有用麻黄发汗的道理啊？说得挺合乎道理，（我认为）其实不对！这个（里水或越婢加术汤证）正是说明肾脏炎的这种浮肿。

一会儿呢，底下就有五脏的水了，水在五脏，你看唯独“肾”，肾水是小便一点不通，它这个（病因）纯粹由里边来的。那么外边呢，络脉空虚，所以里头（编者按：似指外边络脉之里头）有停水。哪儿虚往哪儿去，皮肤络脉就是潜在的毛细血管，那个地方空虚，水就往那儿来，就变成外边的浮肿。里边也是腹水。

对越婢加术汤我很有经验，我不断地用这个方药。我们在临床上，尤其肾炎并发腹水，外边浮肿得相当厉害，用这个方药非常好使，你们可以用用试试，我在临床上不断用的，可是麻黄量小不行，（原方中麻黄六两）六两就相当于现在说的 18 克，我们不用搁那么重，但起码要搁 12 克，所以原文中的“里水”还是对的，这是冲着原因说的，冲着风水说的（拿里水的“原因在里”和风水的“原因在表”进行对比）。风水咱们前面讲了，风气相击，外边既有表邪，同时有水气，这两方面结合起来，叫风水。里水是冲着那个风水（的对比）来说的。

水气篇卜边有些地方讲得不好，讲得不好的地方大概不是原书的（原文）。后来就论脉，这大概是王叔和搞的。不过这一篇相当重要。

趺阳脉当伏，今反紧，本自有寒、疝、瘕，腹中痛，医反下之，下之即胸满短气。

趺阳脉当伏，今反数，本自有热，消谷，小便数，今反不利，此欲作水。

里有水，胃气都是虚衰的，所以趺阳脉当伏，就是沉伏了。趺阳脉候胃、候脾，脾胃气虚，趺阳脉应该伏才对。里有水，全由于脾胃之气虚。那么也有不然的，这两段它就说不然（例外的，也就是脉当伏而不伏，一是脉反紧，二是脉反数）。

“今反紧”，它底下解释是这么个道理，这个人“本自有寒、疝、瘕、腹中痛”，有积寒、疝气、癥瘕。疝咱们讲过了，疝气那个疝；瘕就是一个痞块，癥是永远固定的，瘕就是时有时无的这种痞块。这就说明既有寒又有水气这种关系。疝气前面也讲过了，寒疝，疝气里头也有有水的。你看咱们前面讲附子粳米汤都是（这样），“腹鸣切痛”，腹鸣是什么呢？就是既有寒气又有水。所以这个人根本有这个病，凡是寒疝这类的病，里面的水是不能下的。那么大夫呢，“医反下之”，一下，寒和水气反倒往上攻，所以“胸满短气”，这就真的变成水了，要作水证了。这都指里边的水，这是一小节。

“趺阳脉当伏，今反数，本自有热，消谷，小便数，今反不利，此欲作水。”底下它又说了，跟上边一样也是说里水，那么也有一些不是（脉当伏）的。“今反数”，脉反倒数，数是主热了，“本自有热”，这个热应该“消谷，小便数”，这是一般的有热。“今反不利”，（热则应该小便频数，而实际上）小便不利，这种热是什么热？咱们前面讲过，这就是小便不利影响外边的热不除，从而造成的脉数，这就是五苓散证啊。由于小便不利，表不解，表热不除，那么脉也数。它不是像一般有热，（一般）有热就能消谷，大便硬，小便数。（而本条所讲的热）它是这么一种热：由于小便不利而热不除，这是“此欲作水”，你赶紧得利小便，不然的话，时间长了水越积越多，也欲作水。

这两种情形造成的里水，在开始阶段，脉不是那么（如一般的里水那样）沉伏的，一个紧一个数。所以水的成因也不一样，反映（在脉象、舌象上）也是不同的，不止于脉了。

寸口脉浮而迟，浮脉则热，迟脉则潜，热潜相搏，名曰沉。

趺阳脉浮而数，浮脉即热，数脉即止，热止相搏，名曰伏。

沉伏相搏，名曰水。沉则脉络虚，伏则小便难，虚难相搏，水走皮肤，即为水矣。

这段是有问题的，本来很好懂的事情，它用这个脉，就把你说糊涂了。

这恐怕不是张仲景的口气，怎么讲呢？脉说得也不对啊。尤其“寸口脉浮而迟”，“趺阳脉浮而数”，没有这个脉！人身上的脉，心一动，全身的脉亦动，没有寸口脉迟，趺阳脉倒是数的，哪有那个事情啊？所以这根本就是错误的。

尤其他的说法也是别扭的，“浮脉则热”，浮脉主热咱们当然都知道；“迟脉则潜”，潜者就是潜伏不足了，脉迟在仲景论脉常说血不足。那么，浮是有热，血又不足，血热与不足相搏，血是越来越不足，所以热伤筋脉。（而原文说“热潜相搏，名曰沉”）这两个结合起来，它名之为沉。名之为沉不是说的脉了（名曰沉，不是说“沉脉”）。本来说的是脉浮而迟，那么它不能变成沉脉了，这个沉脉也是指不足，什么不足？血不足，你看后头就有了，它底下这条到后头说“沉则脉络虚”，脉沉就是络脉虚，不是指的脉（“沉”不是指“沉脉”而是指“虚 / 不足”）。所以它拿脉这么一说，说玄了，反倒让人不懂了。

“趺阳脉浮而数”，趺阳是胃脉，“浮即为热”咱们都知道；“数脉即止”又不好讲了，数脉即止就是小便不利的这种数脉，这个“止”指小便不利说的。可是这样（来表达），你哪能懂啊，没法懂！“热止相搏，名曰伏”，伏指小便难。

“沉伏相搏，名曰水”，沉伏相搏一定要有水的，什么道理呢？底下解释了，“沉则脉络虚，伏则小便难，虚难相搏，水走皮肤，即为水矣”。它说

“沉”就指络脉虚，就是血虚了，血虚，外边毛细血管更虚。“伏则小便难”，伏就指小便难，也就是说“数脉即止”。它这个东西你没法理解，你到后头（才能看出）很清楚的事情，就是络脉虚，小便不利，里头停水。

里头停水，外边虚，“邪之所凑，其气必虚”，这是中医很要紧的理论。这块儿虚，水就往虚的地方来，外边就浮肿了，这是说的“皮水”的道理。可是用前面的脉那么一说，你就糊涂了：本来是说“寸口脉浮而迟”，底下说“名曰沉”，沉不是指的脉啊，这么一讲，意思没法理解呀！“趺阳脉浮而数”，底下说“数脉即止”，你怎么讲啊？他也没提到小便不利，到最后才提。主要是由于小便不利，它讲的皮水，络脉空虚，那么水停在里头不得排出，由于体表络脉虚，它尽量往体表上来，水走皮肤，它就变成水了。这就是说的“皮水”一般的成因，都是这个道理：表虚，里头又有水，水的来源总是由于小便不利、小便难。

这是一段。他这几段讲的都是有问题的。

寸口脉弦而紧，弦则卫气不行，即恶寒，水不沾流，走于肠间。

少阴脉紧而沉，紧则为痛，沉则为水，小便即难。

“寸口脉弦而紧，弦则卫气不行，即恶寒，水不沾流，走于肠间。”这是说营卫不利于外。营卫是什么呢？咱们前面讲过，就是所谓的精气，也就是我们饮食入胃吸收的液体，液体在血管里头其色赤，古人叫作血；出来血管，古人叫作卫、叫作气。血在血管里的作用就叫作营，血管外边气的作用叫作卫。这是古人对营卫气血的看法。那么假设精气不走于外边，不变成津液，而走于肠，就变为水。所以“里水”有由于营卫不利造成的（一种类型）。这一段主要说明这个（类型）。

可是未必“脉弦而紧”，弦而紧是伤寒脉浮紧，浮弦浮紧这种脉，营卫不利，卫气不行，不一定得脉弦而紧，它这个指的是伤寒，所以“即恶寒”。不得汗出，在营卫这方面它不得去陈的，来新的，里边不继续生了，不能够为津液而再往外来了，那就要走到里头为水，就是由于营卫不利而造成的里水。这段（原文）讲得不怎么好，不一定得脉弦而紧。后边（的文章）有一个“气分”，那个解释比这个好一些。

“水不沾流”，我们平时中医不是讲气化嘛，水通过三焦，三焦是“决渎之官，水道出焉，下输膀胱”。沾流的这个沾，以水“浸”之谓之沾，泡也叫沾，再不然“濡”之，润浸的意思。营卫这个气，你看不到，它说是水，所以叫作“沾流”。“水不沾流”则是失去平时的常规，走于肠间，就变成腹水，是这么来说（解释）的。这是由于营卫不利而造成“水不沾流，走于肠间”，这是一种（类型）。

还有一种是少阴，“少阴脉紧而沉，紧则为痛，沉则为水，小便即难”。少阴是肾脉，说的是肾病了。“紧则为痛”，这个痛指的是腰痛，所以肾有病，腰要痛的。“沉则为水”，肾病总是由于小便不利，肾病腰疼，它要停水的。下焦水不行了，就是咱们说的地道不通了，“小便即难”，而为水。所以肾脏有病，可以直接影响到里边的水。

“里边的水”（里水的形成）据这两段来解释，一个由于营卫不利于外，水不沾流，走于肠间造成的；一个由于肾病，腰痛、小便难而为水。这两个都是指里边的水，上边那个（水走皮肤，即为水矣）指的是皮水。脉得诸沉，当责有水，身体肿重。水病脉出者，死。

“脉得诸沉”，也指里边的水。风水，脉自浮了，那又另当别论了。皮水，脉也浮，水壅在外嘛。水在里头，所以脉是沉的。脉得诸沉，当责里边有水。凡是里有水，脉都沉，身体既肿也沉，组织里头有水分，它就沉（身体沉）。那么水积多了就肿，肿就是水肿、浮肿。

“水病，脉出者死”，水病要是真正的“里水”病，脉要是浮（的话），那坏了！是正不胜邪了，正气往外暴露，水还在里头，正不胜邪，那非死不可。

“脉得诸沉”都是说的里水，这在临床上是很有用的。我们要是真的遇上脉浮再快的这种腹水那是危险了。（里水）一般说都是沉，不怕脉沉得几乎没有脉，脉没有也没关系，所以伏沉而绝这也都应该的。

夫水病人，目下有卧蚕，面目鲜泽，脉伏，其人消渴。病水腹大，小便不利，其脉沉绝者，有水，可下之。

这是说可下的里边的水，它是概括正水、石水而言的，指上边的胸水、下边的腹水。

病水的人，“目下有卧蚕，面目鲜泽”，这全是有水的一个要证。

“脉伏”，是有水的脉应。脉沉、脉伏，脉伏比沉还厉害，沉伏嘛，伏脉就是沉脉的甚脉，比沉脉还沉，叫作伏。

“其人消渴”，水一点都不能够变成津液了，水整个在里头，所以人要消渴。这都是指实证，这人消渴，所饮的、所有的水都伏在里头，而不生津化液，所以人反倒感觉水的营养没有，生理上的反应就是消渴，老想喝，渴得厉害，所以不赶紧下水是不行的。

“病水腹大”，就是现在说的腹水，腹要大得很。这都是说水的实证有这种情况。

“小便不利，其脉沉绝”，脉沉绝就是说伏象了，沉，脉非使劲推着按才能有一点儿，就叫伏。沉，几近乎绝，就是沉之甚也，这是有水，可以下之。

不是说凡是腹水都要下，但是这样的腹水是可下的。不下的话，人不行，水一点都不化气，所以人的消渴不止，肚子受不了，所以这是可下的腹水证。

问曰：病下利后，渴饮水，小便不利，腹满因肿者，何也？答曰：此法当病水，若小便自利及汗出者，自当愈。

这段很好，这说明什么问题呢？“病下利后”，下利是胃肠的一个病，病下利后，胃气未复的时候，由于下利丧失津液，这个人想喝水，想喝水要少少给，你要大量给水，如果小便再不利，胃消化水的能力还是不行的，所以这里头非有留饮不可。我们讲痰饮的时候也讲了（这点）。

“腹满因肿者，何也？”肚子也有水了，满。外边也肿了。胃气未复，所以外边络脉还是不够实的时候，血液从哪儿来的呢？从胃来的。胃是水谷气血之源。胃气未复，要是喝水，如果小便不利，有了腹满，或者外边有浮肿，这是怎么回事呢？是故作问答的方式。

“答曰：此法当病水，若小便自利及汗出者，自当愈。”像这种情况，依法非病水不可。如果小便自利或者汗出，不至于病水，这没什么大问题。

那么，这一段说明什么问题呢？就是说明，尤其里面的水，与胃的关系最密切。大概都是胃虚，胃气虚衰才有腹水。所以，我们可下，非实证不可下。假设不应下而伤其胃，这个水不会去的。尤其胃气一坏，非死不可。

这一段的意思非常广泛。第一，水病，尤其里水，胃气就是虚。那么治疗呢，当然有可下的机会又另当别论了，一般说不要破坏胃气，（否则的话）越使胃气虚衰，水也不会好的，所以这是示人以警戒之意。他写这么一段，看着没什么大意思，其实很重要。所以咱们治水总是要顾虑胃气。

底下讲了半天，在五脏各方面也影响有水，既分五种的水，下面就拿脏腑来解释。这个（心水、肝水、肺水、脾水、肾水）解释的还是比痰饮那个（水在心、肺、脾、肝、肾）好。

心水者，其身重而少气，不得卧，烦而躁，其人阴肿。

“身重”者，就是组织里头有水气，身子沉。“而少气”者，里头水自下以迫上，压迫横膈膜，这人少气，水在里。由于少气，所以“不得卧”，一卧，水更往上迫，他要是站着、坐着，水就下，不往上压迫，还轻一些。所以要是里水往上压迫得甚，都是不得卧，咱们讲小青龙汤时讲过了，咳逆倚息不得卧，就是有支饮，饮也是水。

“烦而躁”，心是阳脏、火脏，心阳之火为寒水所困，所以烦而躁。

“其人阴肿”，心火不能下交，那么它阴肿。

这段说明什么问题呢？它是辨证的问题。古人认为心、肾两个脏器是有关系的。心火不能下交，要病水的；肾水不能上济，要病火的。所以总得水火既济，人的身体才会安和，这是古人的看法。这就是心火气衰，发生水气病，突出的表现，下边肿，“其人阴肿”，这也有点儿道理，心脏病的水肿大概都在底下先发生。

肝水者，其腹大，不能自转侧，胁下腹痛，时时津液微生，小便续通。

这说得最好，这就是肝硬化腹水。“其腹大，不能自转侧”，就是腹水。

“胁下腹痛”，胁下是肝的部位，当然是胁下痛，牵连到当间的地方也痛，都是指上腹说的，很明显指的是肝硬化腹水。

“时时津液微生”，由于肝水不在胃里头，所以胃还能生津化液，但是肝病也会影响胃，时时还能津液微生，不像脾胃病一点都不生，它还微生啊，尤其小便也续通，因为它也不是肾。肝硬化腹水是这样，不是小便一点也没有，但你要是吃剧烈的药，小便可就一点也没有了，影响到肾脏了。不然的话（不吃剧烈的药），小便老有，但是少而已，“续通”嘛。

这正是说明肝硬化腹水。这一段说得很好。

肺水者，其身肿，小便难，时时鸭溏。

这是一个辨证的问题，古人认为肺合皮毛，所以“风伤皮毛，内射于肺”。那么假设因肺而发生的水肿，身非肿不可，因为皮毛是在外边。肺是水之上源，肺主气，通调水道，下输膀胱，古人是这么看的，它有这个作用。

那么因肺病而造成的水病，所以小便不通，“小便难”，水道发生障碍。“时时鸭溏”，古人说肺与大肠为表里，肺病容易影响到大便溏。其实呢，我们辨证上说，小便难，大便溏。拿现在西医的看法为代偿作用，就是水谷不和。但是古人看这个现象还是一点不错的，说的肺和大肠为表里，它们互相有关系。

那么整个还是辨证啊，遇到这种水（肺水），无论它怎么发生、哪儿发生的，是怎么一种水肿，肯定与肺有关系，这是古人的看法。

脾水者，其腹大，四肢苦重，津液不生，但苦少气，小便难。

这也是辨证。因为腹乃脾所主。脾水，腹要大的，就是要有腹水。脾主四肢，所以四肢要苦重，特别沉。

因为脾胃是一家，脾胃气虚，津液不生。咱们前面讲的肝水也是腹水，肝水还津液时时微生，虽然也影响脾胃，但脾胃不是根本的本病啊。真正要是由脾胃而来的水肿，则“津液不生”。

“但苦少气”，水在里面，所以水盛了一定要少气的。“小便难”，上边都说小便难。脾水者，小便难；肺水者，小便难；肝水者，小便续通，尤其肝病说小便续通，不说小便一点儿没有。你看，肾水它就不是（小便续通）了（而是小便一点儿也没有，“不得溺”）。

肾水者，其腹大，脐肿腰痛，不得溺，阴下湿如牛鼻上汗，其足逆冷，面反瘦。

这个是“不得溺”，所以古人说肾是地道，地道不通，水是一点也没有，尿是一点也没有，它不得溺。

“其腹大，脐肿”，古人看脐以下是少腹，这是肾所主，所以肚脐是要肿的，也就是说腹水在肚脐以下严重。肚脐肿，在腹水的情况下我们常看到，也就是下边腹水厉害，肚脐往外，要是太突出了，这个腹水就不好治。

“腰痛”，肾病嘛，腰要痛的。“不得溺”，肾是主水的，它要是病了，是没有尿的。

“阴下湿如牛鼻上汗”，寒水越下越重（编者按：越往下越重，而不是越用下法越重），所以在阴下这个地方湿，水都渗于外，就像牛鼻子上的汗似的。

“其足逆冷”，是说阴寒下渗，手不那么逆冷，足是逆冷的，是寒饮在下焦的一种情况。

“面反瘦”，水气一点不能上济，所以面反倒瘦。

这是说的肾水。凡是这类情况，无论这水是怎么发生的，它都是肾水，腰痛、脐肿、没有汗，尤其下边阴寒得厉害，说这是一种肾水。至于治疗在这里也没提。那么这种情况，叫我看它只是里水，小便不利，就指“不得溺”，这个还是挺有关系的。

底下，在治疗上有个总则。

师曰：诸有水者，腰以下肿，当利小便；腰以上肿，当发汗乃愈。

“师曰：诸有水者”，就是指上边五脏所病之水说的。

“腰以下肿，当利小便”，腰以下肿，水有下趋之势，应该顺势利导，当利其小便。

“腰以上肿”，水有外出的这种机制（机转），“当发汗乃愈”。

也不光治水是这样子，治一切疾病也都应该这样。总而言之，要因势利导。这个病，上边身肿了，水要上越，但不是要吐，人的出汗都在上体部，所以太阳病也是，它要由广大的上体部出汗，所以头项特别强痛，因为水气都在上边。（诸有水）这个病的趋势，也反映这个（规律），假若上边肿，水有外越的情况，应该因势利导给予发汗。这是个原则，挺重要的。

师曰：寸口脉沉而迟，沉则为水，迟则为寒，寒水相搏，趺阳脉伏，水谷不化，脾气衰则鹜溏，胃气衰则身肿。少阳脉卑，少阴脉细，男子则小便不利，妇人则经水不通。经为血，血不利则为水，名曰血分。

“寸口脉沉而迟”，沉是有水，迟是有寒，我们就寸口脉的诊查，得知寒水相搏于里。寒水相搏于里，胃气准虚衰，就是脾胃虚衰，所以趺阳脉当伏。

趺阳脉气衰，水谷不化。“脾气衰则鹜溏”，古人认为脾输送津液，脾气衰则不能输送津液了，所以人要鹜溏，大便要拉稀的。

“胃气衰则身肿”，这是前面我们讲过的，胃气一衰，不能化谷，血液、津液就枯竭，那么外边，尤其络脉非虚不可。既有寒水相搏在里，而胃气再虚，络脉不足，水非往外走不可，所以说胃气衰一定要身肿的。这个（胃气虚）影响络脉，不是说经脉太实，它是虚啊。咱们说胃气虚，谷气不行，影响血少，四肢厥冷，都是离心脏远的地方（厥冷，因为血少）。络脉也是一样，经血也是虚，但是络脉更虚，所以水就往虚的地方来，哪个地方虚就往哪个地方去。不是说络脉虚则经脉就不虚，经脉也虚啊，但是不到（络脉虚）那个程度。络脉是空虚啊。

所以里头有寒水相搏于里，如果是脾气衰，那么大便要稀，就是下利了；如果是胃气衰，那么水谷不化，津液不生，影响（而形成）津虚血少了。血少，尤其突出地表现在毛细血管上，那要（血）特别少，水就趁着表之络脉虚而聚于皮表而不去，它往那块去，“邪之所凑，其气必虚”，那么这就是影响到了身肿。

“少阳脉卑，少阴脉细”，这是什么道理呢？十二经脉都是受气于胃，所以胃是水谷之海。十二经脉也就是血管了，也都得来源于胃。胃气一衰，少阳的脉也不足。“卑”，就是不足；少阴的脉也细，细也是不足，细是血不足。这个少阳指的是什么，不是指足少阳了，指的是手少阳三焦。“三焦者，决渎之官”，这是《内经》上的话，“水道出焉”，水道顺着三焦而下输膀胱。

三焦虚，水道不利。少阴脉也虚，那就影响肾了，地道不通了，所以男子一定是小便不利，妇人则经水不通。

“经为血”，经水还是血了。“血不利则为水”，这个地方大家要注意了，血不利变成为水，这是错的！血不利影响发生水（血不利，则影响水不通），这不光是女人（有这种现象，男人也可以“血不利则为水”），咱们前面讲的属于肝硬化的腹水，也是与血分有关系的。古人把水肿，尤其是里边的水，分为血分和气分。气分纯粹由于营卫不利；血分，由于先病血而后病水。先病血，这个“血”指什么，就是瘀血。血不利，也影响水不通，尤其门静脉这个地方最重要了。肝硬化（的治疗应该血与水并治）要是只利水，是能把这个腹水消去，但是病可完全好不了，总而言之还要祛瘀，古人有用鳖甲煎丸药的经验，大黄䗪虫丸这个药也很好使，但是要坚持用，才有效的。要是血分的水肿，你光利尿解决不了问题。它是先病血而后病水，那么这种水，叫作“血分”。这个（血分之水）不光妇人有，男人也有的。要看是怎么一种水肿，像我们说的肾脏炎的那种水肿，纯粹是气分，所以那个（肾脏炎水肿，即是气分之水）发汗利水就可以好，肝硬化的腹水（血分之水）就不行（必须祛瘀利水并治）。

问曰：病有血分水分，何也？师曰：经水前断，后病水，名曰血分，此病难治；先病水，后经水断，名曰水分，此病易治。何以故？去水，其经自下。

（编者按：中日录音中，胡老似把此段讲解合并到前段讲解之中，而并没有单独讲解此段）

底下这段没什么大意思，我可以讲一讲，这一段肯定是后人附进来的。

问曰：病者苦水，面目身体四肢皆肿，小便不利，脉之，不言水，反言胸中痛，气上冲咽，状如炙肉，当微咳喘，审如师言，其脉何类？

师曰：寸口脉沉而紧，沉为水，紧为寒，沉紧相搏，结在关元，始时当微，年盛不觉，阳衰之后，营卫相干，阳损阴盛，结寒微动，肾气上冲，喉咽塞噎，胁下急痛。医认为留饮而大下之，气击不去，其病不除。后重吐之，胃家虚烦，咽燥欲饮水，小便不利，水谷不化，面目手

足浮肿。又与葶苈丸下水，当时如小瘥，食饮过度，肿复如前，胸胁苦痛，象若奔豚，其水扬溢，则浮咳喘逆。当先攻击冲气，令止，乃治咳；咳止，其喘自瘥。先治新病，病当在后。

这是问先生，病人“苦水”，病人的水病很清楚。样子呢？面目身体四肢皆肿，小便又不利。你给他诊脉，不说是水的病，反说“胸中痛，气上冲咽，状如炙肉，当微咳喘”，（患者的真实情况）如师所言，那么患者的脉是怎样的呢？

底下师曰，说他这个病，“寸口脉沉而紧”，沉是有水，紧为寒。由于“沉紧相搏，结在关元”，有寒、水相结在关元那个部位。这个病不是一朝一夕了。

“始时当微”，开始的时候，他不察觉，尤其年盛、年富力强的时候更不在乎，“阳衰之后”，年事稍长了，古人是这么个看法，年事稍长则阳衰阴进，都是这样子啊。“营卫相干”，营卫不相协调了，阳越来越损，阴越来越盛。“结寒微动”，就是结在关元的寒水之气，这个时候略微动了，肾气也上冲了。“肾气上冲”不是仲景的话，是后世注家的。“喉咽塞噎，胁下急痛”，这是气冲，气上冲咽喉，这是根据奔豚气的看法，说咽喉发堵塞，胁下发急痛。

那么这个医生要是不错治呢，也到不了现在这个情况。“医以为留饮而大下之”，其实它是气上冲，气往上冲，你要吃泻药的话，“气击不去”，气与下药相冲击，那个（气上冲的）病除不了的。后来一看“下”不好，就“重吐之，胃家虚烦”，咱们前面在《伤寒论》里讲过，用吐法，胃丧失体液、津液，要发烦热的，所以“虚烦”，虚者指吐伤津液，胃中燥要发烦，所以“咽燥欲饮水”，“吐”伤胃液最厉害。

“小便不利，水谷不化”，胃气虚了。“面目手足浮肿”，胃虚了，它总是要发生水证，以前就有寒水结于关元，胃一虚，外边就要肿了，就是前面讲的那个道理了，不重复讲了。那么大夫看了有浮肿了、有水了，这才看明白，又用“葶苈丸下水”。葶苈丸前面讲过了，就是葶苈大枣泻肺汤弄成丸药。“当时如小瘥”，吃这个药的时候就像好一点，可是“食饮过度，肿复如前”，当时好只是一时的。水肿是有这种情况的：要是用攻击药，当时是好一些，但是胃气已经虚了，那也是错的（治法），过后还是要复来的。

“胸胁苦痛，象若奔豚”，气（上冲）总是没治呀，主要的矛盾在这里，“胸胁苦痛”，气老往上攻嘛，形象就像奔豚病似的，上冲胸咽。“其水扬溢”，由于气冲，水气更厉害了，则“浮咳喘逆”。浮指浮肿说的，尤其面目总要浮肿的。逆指的是上气而逆。就是因为气上冲，夹水气上冲，所以要浮肿，也要咳喘而逆。

那么这个时候应该要抓主要矛盾，“当先攻击冲气令止”。冲气一止，一切都好了。“乃治咳；咳止，其喘自瘥。先治新病，病当在后。”新病指什么呢？是指大夫误治出来的情况，就是气上冲得厉害，这是新病。老病就是结在关元，这是老病了，然后再慢慢治。

这一段，没有丝毫意思，拉杂不休，这个句子的文章也不像张仲景的话，它这四六句都是南北朝晋以后的文字，所以你们念古文就知道了，韩愈起八代之衰嘛，到这个时候，都是四六句，你看他这文字排列得全是，没有什么意思。

这个（病症）像什么呢？就像前面讲的痰饮篇服小青龙汤后的那一系列辨证差不多。先治气冲，这个也是这样子。是从那里（服小青龙汤后系列辨证）套出来的，所以，这篇肯定是后人所附的。当然，还不是王叔和（所附），王叔和还不这么笨。这篇文章的这一段，一点意思也没有。你们回头想一想，这个病就是学生这么问：这个人（患者）本来当时就是个水病，很清楚，面目、四肢、身体皆肿，小便又不利。（学生问老师）你给他看病，你怎么说那些（胸中痛，气上冲咽，状如炙肉，当微咳喘）呢？（老师）就解释这一段。没有什么大意义的，不应该搁这个地方。我想，这一段都是后人所附。冲着文章，冲着意义，在水气篇里都没有什么必要。

底下讲具体治疗了，很重要。

风水，脉浮，身重，汗出恶风者，防己黄芪汤主之。腹痛加芍药。防己黄芪汤方。方见湿病中。

“腹痛加芍药”，不要！这是后人添的。“风水”，虽然提个风水，这（防己黄芪汤）真不是风水，你看看后头这个方剂就知道了，主要就是表虚，“身重，汗出恶风”。表虚就恶风，尤其黄芪剂（的表虚），黄芪是实表的。表虚到极点了，恶风非常敏感，在临床上要注意。特别恶风的大概是黄芪证，表不固，所以“汗出”。

“身重”，没说身肿，发展到后来也会肿的，但是以重为主，重者多湿，就是皮肤肌肉多湿，身上觉得沉。

为什么“脉浮”？水在表，湿在表，本来在风湿里头提到这个方子。病在外，脉就浮。并不认为是表证，这个纯粹有表虚，表虚则水气都来外表，聚于皮肤而不去了。实表就能治，这个方子纯粹是实表。（编者按：笔者理解，防己黄芪汤为里证而非表证，所谓“表虚”，乃是“里气虚证”而产生“表虚之症状”，并非“表证之虚证”。胡希恕先生认为防己黄芪汤治疗皮水）

防己黄芪汤，见前面“痉湿暍”篇章里头的“风湿”，就是桂枝汤去桂枝、芍药，加木防己、白术、黄芪，就是利尿，实表。因为没有表证所以去桂枝。主要是用黄芪，黄芪加上姜、枣，健中补胃而外以实表，是补中益气的一个办法。另外，用白术、防己祛水，是这么一种治疗，这没有表证啊。

到后头附方《外台》“防己黄芪汤”说得非常好，我们再详细解释。虽然说是风水，因为它的证候像风水一样，也恶风，也脉浮，也汗出，实际上它不是风水。风水要发汗的，所以这个要注意（防己黄芪汤不发汗，所以说其非表证）。

风水，恶风，一身悉肿，脉浮不渴，续自汗出，无大热，越婢汤主之。

越婢汤方

麻黄六两　**石膏**半斤　**生姜**二两　**大枣**十五枚　**甘草**二两

上五味，以水六升，先煮麻黄，去上沫，纳诸药，煮取三升，分温三服。恶风者，加附子一枚，炮；风水加术四两。《古今录验》

这是真正的风水。“一身悉肿”，这个不是光重了（防己黄芪汤以身重为主），身上都肿了，脉也浮。

“不渴”，这个“不渴”不是多余的话。要是渴就不能发汗，不渴则应该发汗。这个渴，前面也讲了“病诸此者”，凡是渴而小便数者或者下利，绝不可发汗（然诸病此者，渴而下利，小便数者，皆不可发汗）。发汗丧失人的津液。

“一身悉肿，脉浮，恶风，续自汗出。”继续老出汗，汗多，是有内热的关系。底下它紧接一句话，“无大热”。无大热，不等于没热。大热指的什么呢？指身大热，阳明病，法多汗，身大热，蒸蒸发热。（越婢汤）它不是那种（阳明病的身大热）发热，那种发热是阳明病了。

（越婢汤）它既有表，内里也有热，所以说无大热，但是续自汗出。汗出是由里往外蒸的，里头有热，所以用越婢汤。越婢汤外解表内清热，有大量石膏啊！

风水，脉浮，恶风（甚），汗出，（无热）身重，防己黄芪汤主之。

风水，脉浮，恶风，续自汗出，无大热，一身悉肿，不渴，越婢汤主之。

你看这两段，所以我们得在临床上辨证。看着样子都像风水。防己黄芪汤的恶风是非常厉害的，纯粹是表虚，由于表虚，没提外边肿，但是（提到身重）肌肉里头停湿，身上特别重。所以这两段不能等同看，这很重要。都搁个风水，头一个（防己黄芪汤）风水是形像风水啊，其实是皮水；第二个（越婢汤）是真正的风水。

越婢汤这个方子也是常用的方药。“恶风者加附子一枚”，这要不得，这都是后人加的。“风水加术四两”，也不对，这是《古今录验》那个书上说的。

（越婢加术汤）那是里水，前面咱们讲过了（里水者，一身面目黄肿，其脉沉，小便不利，故令病水。假如小便自利，此亡津液，故令渴也。越婢加术汤主之）。由于小便不利而造成的身肿、里头腹水，用越婢加术汤。越婢加术汤不一定得是风水，越婢加术汤外边没有表证。这一条（风水，恶风，一身悉肿，脉浮不渴，续自汗出，无大热，越婢汤主之）一定得是风水。

前两段都是说风水，但是风水也不限于越婢汤一个方子，后头还要有。这两段很相似，在临床上千万要注意。如果没有热，而且恶风相当甚，就是特别敏感。我遇到过（防己黄芪汤）这个病，就是在夏天，比较热的天，屋子关得非常严实，有一点风，患者都受不了，这个情况我有亲身体会。那纯粹是表虚，你千万不要用麻黄剂，那是黄芪剂。所以这两段看证候在书上写的都差不多，实际是不然的。皮水为病，四肢肿，水气在皮肤中，四肢聂聂动者，防己茯苓汤主之。

防己茯苓汤方

防己三两　**黄芪**三两　**桂枝**三两　**茯苓**六两　**甘草**二两

上五味，以水六升，煮取二升，分温三服。

这个说皮水，皮水不是（只有）一种治法，而是各种不同。如果“皮水为病，四肢肿”，水气就在皮肤里，皮水嘛，是这样子。如果“四肢聂聂动者”，要用防己茯苓汤。

“四肢聂聂动”是什么意思？是有水气在皮肤里，如果再有气上冲，水气相击，要微微动，“聂聂动”就是微动的一个状态。如果只有水，没有气上冲，它不会动的。所以桂枝配合茯苓，就治筋惕肉瞤、肉跳，那是桂枝、茯苓结合在一起就有这个情形，桂枝治气上冲，茯苓祛水。那么这个方子（防己茯苓汤）也是这个道理，它是桂枝甘草做基础的方子。防己、黄芪、桂枝、茯苓、甘草，它是桂枝、甘草治气上冲。大量用茯苓六两，它也祛水，但是治肉动，尤其与桂枝配伍。

这个方子以防己、茯苓祛水，黄芪实表。因为皮水都是络脉虚，黄芪这个药既能补中，又能实表，所以补中益气要用黄芪的。表不实，水气不去。假设这个方子不用黄芪，我们用桂枝、甘草、防己、茯苓，当时也能消肿，不是不能消肿，但是马上就回来了。（因为）它还虚着呢，水去还来，你非得（从）根本上解决，不虚了，水在（络脉）里头站不住了，把水祛掉病就马上好了。

所以治皮水，（防己茯苓汤）这个方子还是一个主要的方子。那么在临床应用如果没有四肢聂聂动，也没有气上冲的情形，或者说没有桂枝甘草证，我们用上边的方子——防己黄芪汤，也不是不可以的，也治这个病（无四肢聂聂动的四肢肿之皮水），你要看情形啊。如果有桂枝甘草汤证，又有表虚，有皮水的情况，就得用本方防己茯苓汤了。所以得辨证，防己茯苓汤主要得有四肢聂聂动的症状，用这个方子特别好使。

里水，越婢加术汤主之；甘草麻黄汤亦主之。

越婢加术汤方　见上。于内加白术四两，又见脚气中。

甘草麻黄汤方

甘草二两　**麻黄**四两

上二味，以水五升，先煮麻黄，去上沫，纳甘草，煮取三升，温服一升，重复汗出，不汗，再服。慎风寒。

越婢加术汤前边讲过了。甘草麻黄汤搁在这个地方有些问题，咱们不得不讨论。用甘草麻黄汤可以治风水的，不能治里水。小便不利造成的水肿，不利小便，只是用甘草麻黄汤是危险的事，我恐怕这一段都是错误的。大家的注解都这么注了。这个（甘草麻黄汤）主要还是治风水。

风水有自汗出的，续自汗出，里头有热，它要汗出，用越婢汤就是这个道理。

假设（风水）不是汗出，喘而急迫，无汗，这类的风水用甘草麻黄汤是对的。

所以这一段很成问题，一般注家都是敷衍了事就过去了。据我的研究，甘草麻黄汤在里水的时候，也就是有小便不利为主的这种水气病，叫我看是用不得的。如果小便不利，水停在里，不先利小便，攻表是没用的，有时还激动水气，造成很多的问题。

所以据我看，这段有问题，留在这个地方大家谈论。据我看（甘草麻黄汤）它是治风水的，是治风水无汗这种类型。这个书错误是有的，所以到这个地方应该拿出来大家讨论讨论。甘草麻黄汤，是无汗而急迫可用的方子，用甘草缓急。喘、无汗的这种水肿，有用甘草麻黄汤的机会。

前面我们讲的里水的情况，“一身面目黄肿，其脉沉，小便不利，故令病水”，这叫里水。用越婢加术汤是没有问题的，要用麻黄汤是成问题的。（里水）用越婢加术汤，不用越婢汤，要越婢汤加术，兼利尿嘛。这书的条文里有很多这样的情况。单独这一节它用甘草麻黄汤，我越寻思越觉得不对头，各家可没像我这么解释。但我觉得这是成问题的，搁这块儿大家讨论讨论。甘草麻黄汤纯粹是发汗的，“温服一升，重复汗出”。一升不出汗，你再服就要出汗了。“不汗，再服”，他要让患者发汗嘛，所以（甘草麻黄汤）治小便不利的里水是成问题的。

水之为病，其脉沉小，属少阴；浮者为风，无水虚胀者，为气。水，发其汗即已，脉沉者，宜麻黄附子汤；浮者，宜杏子汤。

麻黄附子汤方

麻黄三两　**甘草**二两　**附子**一枚，炮

上三味，以水七升，先煮麻黄，去上沫，纳诸药，煮取二升半，温服八分，日三服。

杏子汤方　未见，恐是麻黄杏仁甘草石膏汤。

这一段都挺好的。

“水之为病，其脉沉小，属少阴”，少阴之为病，脉微细，细就是小，这个脉比较而言就是沉，不那么浮，这是少阴病。那么少阴病也在表嘛，所以风水也可以发生少阴病，不是不可以发生少阴病。“属少阴”就是这种水气病属少阴。

“浮者为风”，只是浮，就是前面讲的风水。“无水虚胀者，为气”，也有虚胀的，这在临床上我们也常见，看到它发肿，但是摁着没有水，不像有水时一摁没指、有坑，它没有（坑儿），这是虚胀，是气，气当然不能发汗了。

“水，发其汗即已”，凡是水肿，发汗就可以好病了，无论是少阴，还是太阳病的这种风水。“脉沉者，宜麻黄附子汤”，脉沉，就是沉小了（水之为病，其脉沉小，属少阴），那个属于少阴病，得用少阴的发汗法子，少阴的发汗法子就得在发汗药里加附子，麻黄甘草加附子，这是麻黄附子甘草汤，咱们在《伤寒论》少阴篇就有了。

“浮者宜杏子汤”，杏子汤在本书上没有，那么各家的说法就不一样了。这个书（《金匮要略》）上说恐是麻黄杏仁甘草石膏汤，那么在《医宗金鉴》他们说就是麻黄甘草汤加杏仁。我认为这些说法都不对的。《伤寒论》上有，这说明是大青龙汤，回头你们翻《伤寒论》，“太阳伤寒，脉浮缓，身不疼，但重，乍有轻时，无少阴证者，用大青龙汤发之”。“无少阴证”，少阴证它脉沉小，那得用麻黄附子甘草汤。这一段就针对那个来的，所以如果脉沉小，这是少阴病，大青龙汤用不得。大青龙汤是越婢汤与麻黄汤合方，里头也有杏仁，古人或者管它叫杏仁汤也不一定啊，这是无从考据的。但是，我们就风湿这种病，根据《伤寒论》又有“太阳伤寒，脉浮缓”这么个条文，“脉浮”它是属于风湿、属于风水，所以我们说大青龙汤比较合理。甘草麻

黄汤加杏仁，那不叫方，加杏仁就能治的话，那么甘草麻黄也能治风水啊，如果是身疼痛，那更应该用大青龙汤。

这种风水，有两个讲法，一个是身不疼痛，另一个是身疼痛的。那么如果身疼痛，这种风水用大青龙汤更好，它本来就是要身疼痛的；就是不疼但重也可以用，根据《伤寒论》条文所讲。

我想大青龙汤更合理。麻杏石甘汤治不了，麻杏石甘汤不能够治水气的，还不如用越婢汤治水气呢。

这一节原则上讲得很好，所以风水不只是阳性病，少阴病也有的，这里提出来"属少阴"，与这个（阳性的）风水区分，所以说（阴性的风水）属少阴，其实就是风水而陷于少阴病，也得发汗。水都得发汗，在表嘛，不过它（阴性的风水）发汗得用麻黄附子甘草汤，与阳性病的发汗方法不一样。阳性病得用杏子汤，杏子汤是个疑问，大家的说法不一，我认为是大青龙汤比较好。

厥而皮水者，蒲灰散主之。方见消渴中。

这一段大家的解释也是千奇百怪的。

"厥"，厥者无汗，四肢厥就是血少。"皮水"也是应该发汗的，"厥而皮水者"不可发汗，只能利尿。但厥无汗嘛，这个（厥而皮水）应该用利尿的法子。

这里用蒲灰散，大概总是有热的，蒲灰、滑石两种药前面讲过，都是利尿药，都是偏于治热，那么这种"厥"不是寒厥。

注家有这么解释的：说厥就是逆，皮水逆了。说是水出来了，拿蒲灰散外敷，我认为（这种解释）是成大问题的。陈修园、《医宗金鉴》都是这么解释的，我认为不是这样的，它没说外敷，"蒲灰散主之"还是指内服药，就是利小便。

凡是水气病，无论风水、皮水，当然不是一个治法了。像我们前面讲的防己茯苓汤是桂枝甘草为基础，也是解表的办法。当然也有用麻黄的机会，也不是没有。

但是要是厥，这是血虚，不但麻黄不能用，桂枝也不能用，所以必须利小便、只能利小便。蒲灰散也是举其一例而已，当然在临床上还有其他利小便的法子来治水肿。

底下讲黄汗了。

问曰：黄汗之为病，身体肿（一作重）**，发热汗出而渴，状如风水，汗沾衣，色正黄如柏汁，脉自沉，何从得之？师曰：以汗出入水中浴，水从汗孔入得之，宜芪芍桂酒汤主之。**

黄芪芍桂苦酒汤方

黄芪五两　**芍药**三两　**桂枝**三两

上三味，以苦酒一升，水七升，相和，煮取三升，温服一升，当心烦，服至六七日乃解；若心烦不止者，以苦酒阻故也。一方用美酒醯代苦酒。

"以汗出入水中浴，水从汗孔入得之"这一句话恐怕有一个错误，我们在讲历节的时候有，"汗出入水中，如水伤心"，讲的历节痛又搁这儿了，这恐怕是注家搞的。

黄汗这个病，"身体肿，发热汗出而渴"，有热嘛，形状像风水，但是表现是不一样的。

"汗沾衣，色正黄如柏汁"，这与风水大不相同，它出黄汗。"脉自沉"，虚，黄汗病也是虚病，尤其是表虚。

从何得之？那么底下是"汗出入水中浴，水从汗孔入得之"，因为我在临床上遇到过这个病，知道这句话（汗出入水中浴，水从汗孔入得之）不一定是对的。我遇到两个，都是女的。尤其黄芪芍桂苦酒汤说治疗黄汗病，它更不是这么（汗出入水中浴，水从汗孔入得之）得的，恐怕这句话是有问题的，咱们可以搁到这儿。就算是张仲景的话，这也是略举一般，也不是说这种（黄汗）病都得汗出入水中得的，这也是概括不了的。

这个（黄汗）病宜黄芪芍桂苦酒汤主之。为什么呢？主要是黄汗病丧失体液太厉害了，丧失体液以致"渴"，津液亏损得厉害，这个时候不能再让它出汗了，虽然还是要用桂枝这类的药，它老气上冲嘛，但是要加苦酒。苦酒就是醋，酸收啊。黄芪是补虚，桂枝、芍药调节营卫，桂枝治气冲，芍药育阴。桂枝、芍药这两个搁在一起，对调节营卫还是起作用的。但是其他的热药都不敢搁了，姜、枣都不要用了，不能让患者再出汗了。桂枝汤方剂中的一般甘温药都不能要了，另外加上醋，醋就是使它不出汗。你们看看方后的说明就知道了。（当心烦，服至六七日乃解；若心烦不止者，以苦酒阻故也）吃这个药，开始要烦，烦的道理呢，就是不得出汗，（服药前）他老出汗，（服药后）一不出汗他就烦的。服至六七日，烦才解。“若心烦不止者，以苦酒阻故也”，烦就是因为苦酒阻止汗出（才造成的）。

这个方子主要是外调营卫、补虚实表，同时止汗。这个方子很好使，我遇到过一个病人。但是，若是不渴，还是要用桂枝汤加黄芪。这一段，应该搁第二段，正证、正治在下边这段。这段是黄汗久不治，丧失体液太多，人已经渴，所以，赶紧治标。急则治其标，就是不让他出汗了。但基本上呢，还得实表，调其阴阳，调其营卫，还是用黄芪、桂枝、芍药。

看看底下这个大段，讲得非常细。

黄汗之病，两胫自冷；假令发热，此属历节。食已汗出，又身常暮卧盗汗出者，此劳气也。若汗出已反发热者，久久其身必甲错；发热不止者，必生恶疮。

若身重，汗出已辄轻者，久久必身瞤，瞤即胸中痛，又从腰以上必汗出，下无汗，腰髋弛痛，如有物在皮中状，剧者不能食，身疼重，烦躁，小便不利，此为黄汗，桂枝加黄芪汤主之。

桂枝加黄芪汤方

桂枝　芍药各三两　**甘草**二两　**生姜**三两　**大枣**十二枚　**黄芪**二两

上六味，以水八升，煮取三升，温服一升，须臾饮热稀粥一升余，以助药力，温服取微汗；若不汗，更服。

“黄汗之病，两胫自冷；假令发热，此属历节”，黄汗与历节病有个不同之处，主要是在两胫发热和自冷。黄汗病两胫自冷，它是水气病，水气就下，下边特别厉害，两胫要冷的；历节不是的，历节它发热，“假令发热，此属历节”，历节也出黄汗。所以开始这一节，就是历节、黄汗一个主要鉴别点。

第二节，“食已汗出，又身常暮卧盗汗出者，此劳气也”。不是荣气，是“劳气”，劳气就是虚，虚劳之气，它这个病（黄汗病）是虚的。“食已汗出”，吃完饭就出汗，“又身常暮卧盗汗出”，就是夜间一躺下也老出汗，黄汗是这样子的。那么这种汗，不是有热，不是纯粹有热的关系，这是劳气，就是虚。

“若汗出已反发热者，久久其身必甲错。”汗出已，反倒发热，这是个不好现象。一般要是出完汗都不发热，一方面出汗一方面还发热，说明人的精气外泄，邪气在里头老留着，咱们在讲表证的时候讲过这些问题，就是正不胜邪，就是虚。“发热不止者，必生恶疮。”我们出的汗都是精气，人的热反倒留于内，这久而久之一定伤及血脉的，开始是瘀血证，其身甲错；再久而久之，热不止还要生恶疮。这都是说明黄汗的，黄汗是这个样子。搁个“若”，（说明除黄汗之外的）一般的病也是这样子，也不例外，它像个泛论似的，但它主要是针对黄汗。

“若身重，汗出已辄轻者，久久必身瞤，瞤即胸中痛。”它说如果身子沉，身子沉说明什么呢？停湿停水嘛。“汗出已”，出完汗之后，水（所停之水）能去一部分，感觉轻快，这说明他有水气。黄汗是老出汗嘛，出完汗觉得像好一些似的，其实正说明他身上有水气。“久久必身瞤”，黄汗虚，虚则它常气上冲，气上冲有水气，身上一定要动的，肉一定要瞤的，就像我们前面“四肢聂聂动”是一个道理，没有气冲它不会动。“瞤即胸中痛”，一瞤就是有气上冲了。气上冲，胸中一定要痛的，气冲于上嘛。黄汗病有几个重点，一是出汗，一是发热，一是身肿痛，这是三大证候，所以他是一条条地分析，这非常好。

“又从腰以上必汗出，下无汗。”由于气上冲，水气也携着气上冲，所以上边出汗，下边没汗。“腰髋弛痛”，水气往下边厉害，冲腰，髋就是胯，就是外边这个胯。这个地方又没力气又疼，“弛疼”，“弛”是松弛的弛。“如有物在皮中状”，老觉得从腰髋以下这个部位，里头像是有虫子爬似的，什么呢？水气。就是虚而水气占据不去，就是这么一种病。要是更厉害的话，“剧者不能食，身疼重”，剧者，由于气往上冲，里头有寒水、湿气，那么他就不能吃东西。身既疼也重，它有表证，重就是有水，疼就是营卫不利。“烦躁，小便不利，此为黄汗”，做个总结，上边这种情况就是黄汗的证症。

“桂枝加黄芪汤主之”，这是证治。桂枝汤治营卫不利，解外，也治身疼，但是它（桂枝汤）去不了黄汗，非加黄芪不可，表虚嘛。桂枝汤不但治身疼，也解热了，他（患者）老有虚热。

这两种病人我都遇到过，黄汗病值得我们研究，到底是什么病？我查不少西医书，也查不出来。我治头一个黄汗病就用桂枝加黄芪汤，用这方子相当好使。她是哈尔滨的女患者，爱人在哈尔滨的一个医院，也是一个挺有名的大夫，她在西医院被诊断说是肝硬化，这个人面目属于黧黑，有点褐黄色，但是给她查，没有黄疸。她来这儿我给她看，开始我也没注意这个黄汗，她说是肝硬化，拿了不少已检查的东西，因为她爱人是个大夫，（都已诊断肝硬化了）我就给她当肝病治，越治她越疼，腰疼得厉害。她住在西郊，来一趟挺困难，一步不能走，得人架着。那天看她腰那么疼，我就奇怪了：肝硬化哪有那么疼的？我看她的领子，一翻，是黄色的，我说你出黄汗吧，她说对了，她说我得这个病就出黄汗。后来不治肝了，我给她吃桂枝加黄芪，很快就好了，颜色都变了，黄汗解决了，后来这人好了。

那么黄汗究竟是什么玩意儿？这值得研究。你说这黄哪儿来的，是这个汗？中医看这个汗，为热证，色变了。那么阳明病那么样的大热，汗也不黄啊，所以这值得研究。黄汗病我是遇到了，遇到这么个（桂枝汤加黄芪证的黄汗）病，同时前面讲的桂枝苦酒汤（类型的黄汗病）我也遇到过，这个患者就是渴，我就给他桂枝芍药黄芪苦酒汤，他吃就好了。

所以这两个（类型的黄汗）病我都遇到了，但是这个黄汗病，黄是从哪儿来的呢？这个人我还真给他（做了）检验了，他也是黄疸，但指数都不高，那么这黄哪儿来的，西医也搞不清，确实值得研究。我问过西医，西医说这个病少见。是少见，我的确幸运，遇到这么两个病，一般人恐怕都还没遇到。可（黄汗）确实是这样子，与这个书上说的大致都差不多，尤其腰、腿疼得很突出，出汗，是有些发热。所以（黄汗）这个病是有的，我遇到两个（黄汗）病人后就再也没遇上，（那两人的）病历都没有了，但是我有些记录。因为“文革”以后，病历全没了。所以，黄汗这个病值得研究。你说黄汗的这个黄怎么来的，奇怪！我治的头一个患者，就是桂枝加黄芪汤，确实肝硬化，她的脾也大，但是她吃了药，黄汗基本解决了，而且她腰不疼了，后来她自己来了，也不用人搀，的确是好了。

师曰：寸口脉迟而涩，迟则为寒，涩为血不足。

趺阳脉微而迟，微则为气，迟则为寒，寒气不足，则手足逆冷。

手足逆冷，则荣卫不利；荣卫不利，则腹满胁鸣相逐，气转膀胱，荣卫俱劳。

阳气不通，即身冷，阴气不通，即骨疼。

阳前通，则恶寒，阴前通，则痹不仁。

阴阳相得，其气乃行，大气一转，其气乃散。实则失气，虚则遗尿，名曰气分。

底下讲气分，这一节很不好理解。

“寸口脉迟而涩，迟则为寒，涩为血不足。”他说诊查寸口脉，就是桡动脉了，迟而涩，迟是为寒，涩是血不足。诊寸口，知道这个人有寒而血不足。

“趺阳脉微而迟”，诊趺阳脉，看他的胃，微而迟，“微则为气”，就是胃气虚，所以脉微，“迟则为寒”。“寒气不足”，就是概括上边寸口脉和趺阳脉。寒气不足，“寒”为有寒，“气”就是胃气不足，还有一个血不足，就是概括寸口脉和趺阳脉而言的寒气不足。（寒气不足一共）包含三个意思，即寒、胃气不足、血不足。“手足逆冷”，他又有寒、胃又虚、血又不足，当然要四肢厥冷，血达不到四末，所以手足逆冷。

那么手足逆冷说明什么呢？就是“荣卫不利”。荣卫不利于外，津液整个在里头，而为水，所以“腹满胁鸣相逐”。肚子胀满，胁鸣，它是往上冲了，腹满胁鸣。相逐就是寒和水气相逐。要不搁个“相逐”是什么道理？荣卫不利于外，手足逆冷；寒水之气相搏于里，腹满胁鸣相逐而气转膀胱。“气转膀胱”，就说明它不是下输膀胱，气转膀胱就是气在小腹与上腹这个地方时上时下的意思。主要的是荣卫虚竭了，“荣卫俱劳”就是营卫俱虚竭的意思，这个劳就是虚劳的劳。

“阳气不通，即身冷”，阳气指着胃说的，胃气不行所以身冷。“阴气不通，即骨疼”，血凝滞，也不通，所以骨疼，这是古人的一种看法。身冷、骨疼是个表证，它说身子所以冷，骨节所以疼，这是由于荣卫之气不利，不利就是外边还是有外邪了。

“阳前通，则恶寒”，阳前通这句话很不好解释。阳通照理说不应该恶寒了。这个，尤在泾解释得相当好，他说阳前通，阴失去阳了，阴失去阳必然要恶寒的。他这个解释不是冲着阳字下手，阳前通，阴没通啊，阴没通，阴失去阳了，不是要恶寒吗？这是尤在泾的解释，旁人还没有那么解释的，我认为他的解释还是很有道理的。“阴前通，则痹不仁”，阴前通了，可是阳呢？郁而不行，阳就是指胃气，所以咱们讲的胸痹那条就是了，阳微寒痹，它要是麻痹不仁，没有阴，阳可是光在那儿待着，滞而不行，它要麻痹不仁。

必须得怎样呢？阴阳二气，是相辅而行的，总得“阴阳相得，其气乃行”，这个说明什么？说明治疗呢。那么也就是说，我们通阳怎么办呢？就得治津液以通外，它就指着麻黄附子细辛这个方药说的。那么桂枝汤我们讲了很多了，甘温养液的方药。你要只是用桂枝去芍药汤，能够通荣气，不能通卫气。“阴前通”“阳前通”都是指着用药，你只是用麻黄附子细辛汤可以通其阳气治津液，但是更恶寒，阴不通嘛，阴失去阳，它不更恶寒？你要只是用桂枝去芍药汤调营卫，那么养营气，营通而卫不通，它要麻痹不仁的，所以这（两个方单独用）都不行。讲治疗的这两句话，就指下边的方子（桂枝去芍药加麻黄附子细辛汤），总的来讲，既要通阳也要通阴，两个方子就得一起用，这“阴阳相得，其气乃行”。“其气乃行”是指寒水之气乃散的意思。“大气一转，其气乃散”，就指寒水之气。

“实则短气，虚则遗尿”，如果这个病要是实，吃这个药，则矢气，出虚恭；如果这个病虚，要遗溺。

“名曰气分。”这个病主要的问题，是由于荣卫不利造成内有寒水。营卫不利（编者按：即荣卫不利。荣卫与营卫同义，下同）还是有外感的问题。所以诊寸口和趺阳，我们知道它是外边营卫不利，血虚有寒在里面，诊趺阳又知道胃气也虚，也是有寒。寒气不足这么一种问题，所以在内有寒水之气相逐，腹满胁鸣相逐气转膀胱；在外又有表证，荣卫不利，身冷骨痛。那么里面造成的水气病，主要源于营卫不利，所以它说气分。

这一段冲着血分说的。那么治疗，既要通阳解表，也要用桂枝调营卫、解肌那种办法。没用整个桂枝汤，还是阳气不足了，把芍药去了。“虚则遗溺，名曰气分”，就应该（马上接上）底下桂枝去芍药加麻黄附子细辛汤主之，就应该接这个啊。《医宗金鉴》说的是对的。

气分，心下坚大如盘，边如旋杯，水饮所作。桂枝去芍药加麻辛附子汤主之。

桂枝去芍药加麻黄细辛附子汤方

桂枝三两　**生姜**三两　**甘草**二两　**大枣**十二枚　**麻黄**　**细辛**各二两　**附子**一枚（炮）

上七味，以水七升，煮麻黄，去上沫，纳诸药，煮取二升，分温三

服，当汗出，如虫行皮中，即愈。

“气分，心下坚大如盘，边如旋杯，水饮所作”这是衍文，不要。“桂枝去芍药加麻辛附子汤主之”就接着上边的气分，这是对的，因为什么呢？

“心下坚大如盘”是另一段的，是枳术汤，是底下那段。所以这个书错的地方也很多。

这段文章倒好解释。这种治疗的办法，你搁他那文章一起看不很清楚，那么我们怎么理解呢？根据药物咱们来分析一下，这个方药是两个方子合起来，一个是桂枝去芍药汤，一个是麻黄附子细辛汤。

桂枝去芍药汤是治气上冲，上实下虚，胸满脉促嘛，“腹满胁鸣”说明有冲气。营卫不利，用桂枝去芍药汤是很对的。麻黄附子细辛汤是少阴病发汗的药，麻黄附子细辛治水气，所以在少阴篇里头，“少阴病始得之，反发热，脉沉者”。少阴病一般不发热，反发热而脉沉，脉沉就有水，所以用麻黄附子细辛汤，认为它是少阴病，非配合附子这类药不可。搁细辛干什么呢？为了祛水。那么这个（麻黄附子细辛汤）就是发表祛水。我们从（桂枝去芍药加麻黄附子细辛汤）这个方剂上可以看得出来，这个方剂一方面祛里头的寒水之气而解表，同时也调营卫治气冲。那么既有桂枝去芍药方证，又有麻黄附子细辛汤证，所以把两个方合起来治这个病。

那么我们对这个病怎么理解呢？这个病就是：第一胃虚，胃虚要有水气；二是有寒，虚寒在里，外边遭受外邪，所以它陷在内里头，有腹满胁鸣相逐气转膀胱这种水气病，外表又有身冷骨痛表证，它是陷于阴证，陷于少阴病。那么怎么治啊？

根据方剂的组合，恰好适应这两个方面，一方面调节营卫养阴，养阴就是养血了，用桂枝汤为基础；一方面也得祛水气，解表让它出汗啊，用麻黄附子细辛汤。这样来解释我认为还是充分的，这个叫气分。总而言之，由于荣卫不利于外，那么荣卫之气不行，里头也为水气，所以叫作气分。这种气分，根据上面这种病的情况，可以用这个方子（桂枝去芍药加麻黄附子细辛汤）来治，这个方子也是表证的方子，既是表不解没有汗，但是又有桂枝去芍药证、气冲胸满这种情况，可以用这两个方子合起来。

你们看看底下，这个解释也可以，说“上七味，以水七升，煮麻黄，去上沫，纳诸药，煮取二升，分温三服，当汗出，如虫行皮中，即愈”。虫行皮中，营卫不利得厉害，发汗很不容易，非用大力的附子也出不来汗，如虫行皮中，咱们在《伤寒论》讲了，一是说它是久虚，老像虫子爬似的，它出不了汗。那么它这个（桂枝去芍药加麻黄附子细辛汤证）也是这样子，它是虚，所以只是用麻黄是不行的，得用大力的附子才能使它发汗。要从辨证上说，四肢厥冷、身冷骨痛，这纯粹是少阴病的情况，所以要用加附子这种法子。

这一节在文章里头不很好理解，各家对“阳前通，则恶寒，阴前通，则痹不仁”的解释有问题，甚至于都不解释，唯独尤在泾的解释我认为还是挺合适的。

心下坚大如盘，边如旋盘，水饮所作，枳术汤主之。

枳术汤方

枳实七枚　白术二两

上二味，以水五升，煮取三升，分温三服，腹中软，即当散也。

“心下坚大如盘”，就是胃停水。“边如旋盘”，旋盘这东西咱们不知道（具体指什么），上边说如旋杯（心下坚大如盘，边如旋杯，水饮所作），也有（注家）后来改的覆杯，杯子扣着这么一大块。旋盘，早先的粉磨坊里有叫旋盘的，就是旋凉粉的那种东西，总而言之有边棱的，所以这一段的“心下坚大如盘，边如旋盘”，“边”很明显，很像肝硬化的那种腹水，摸的话有边，有边缘可以触摸到，一般水不会结成这样，很像肝硬化的那种情况。所以枳术汤，它是祛水病相当好！枳实这个药，起攻坚破结作用，也消胀。大量加上术，当然是起作用的。我们治肝硬化腹水，不可攻的。这个方子单用的机会是少的，我们把它搁到旁的方子里（一起用），还是常用的。“心下坚大如盘，边如旋盘”，旋盘我们不知道（具体指什么），但“边”如旋盘，这个“边”，总是拿手能够触摁到的，触摁到的这种水肿，指的是里面说的，一般的光是水肿，不会摸到的。（这里）恐怕是指的肝硬化说的。

附方：

《外台》防己黄芪汤　治风水，脉浮为在表，其人或头汗出，表无他病，病者但下重，从腰以上为和，腰以下当肿及阴，难以屈伸。方见风湿中。

《外台秘要》说得很好。“防己黄芪汤：治风水，脉浮为在表。”我刚才说的（防己黄芪汤证）不是风水，它这个（《外台秘要》）说（防己黄芪汤证）也叫风水，由于脉浮是在表嘛。可是有这样一种情况，“其人或头汗出”，所以我们头一段（风水，脉浮，身重，汗出恶风者，防己黄芪汤主之）说是汗出，这个汗出不是像越婢汤那个汗（风水，恶风，一身悉肿，脉浮不渴，续自汗出，无大热，越婢汤主之），而是“其人或头汗出，表无他病”，它（防己黄芪汤）不是真正的表证，表无他病就是没有身疼等这种情况。可见这个所谓风水（防己黄芪汤：治风水），不是很明确的表证的那种风水，这样解释挺好。

主要的呢，“病者但下重”，水气就下嘛，下边重。“从腰以上为和”，腰以上都蛮好的，像没病一样，为和就是如平。“腰以下当肿及阴”，腰以下尤其腿，往上肿及阴，就是前阴了，那么腿是“难以屈伸”。冲着这个说法，（防己黄芪汤）纯粹是皮水，它没有表证，可是古人就（因为）形象像表（而说风水），所以对防己黄芪汤（的理解），这一节可以给我们做参考。假设我们遇到水肿，从腰以下肿，以致不能屈伸，那么我们用防己黄芪汤。看着像风水，可不是风水啊，它没有外感的证候，所以（防己黄芪汤）与越婢汤是绝对不一样的。所以这一段我认为它虽是附的，但可以给我们做个参考。

黄疸病脉证并治第十五

黄疸也是个证了，肝胆疾患等一切发黄都概括在内了，古人专就这个“黄”而讨论，这一篇就讨论这个问题。

寸口脉浮而缓，浮则为风，缓则为痹。痹非中风，四肢苦烦，脾色必黄，瘀热以行。

“寸口脉浮而缓，浮则为风，缓则为痹，痹非中风；四肢苦烦，脾色必黄，瘀热以行。”（有的版本是这样的标点符号，我认为）这个分号不要的，它是接着下来的。

“脉浮而缓”本来是中风脉了，太阳中风脉浮缓，那么浮是在表，就是“浮则为风”了。中风的缓是由于中风汗出丧失津液，所以脉按之才缓弱，那么这个呢，它说不是（由于丧失津液），“缓则为痹”，虽然脉是浮缓，但是这个缓不是由于汗出而脉缓弱，这是由于湿痹的关系啊，痹指的湿痹说的。你们回头想一想，在《伤寒论》（187条）上，“伤寒脉浮而缓，手足自温者，系在太阴。太阴当发身黄，若小便自利者，不能发黄”，在《伤寒论》阳明篇、太阴篇都有这一段。它这（寸口脉浮而缓，浮则为风，缓则为痹）是指那个（系在太阴）说的，本条的“脉浮而缓”，不是太阳中风自汗出脉浮而缓。（本条的“脉浮而缓”）它是伤寒，没有汗，这个缓就由于里头停湿，津液反不充于外了，所以脉也缓。这在《伤寒论》里反复说了，大青龙汤“伤寒脉浮缓，身不疼，但重，乍有轻时，无少阴证者，大青龙汤发之”，跟这是一样的，就是湿。它这个（本条的“脉浮而缓”）就说明缓不是太阳中风自汗出（而造成）表丧失体液（从而）脉按之缓弱，这个缓（本条的“脉浮而缓”）是由于里头停湿，停湿在里，津液就不充于外，所以本条的脉是这样的原因造成的缓，所以说“缓则为痹”，痹不是中风了，它特意绕个弯说这话。

“四肢苦烦，脾色必黄”，这是简单地说，本来系在太阴，太阴就是里头有湿，那么如果再有热呢，湿热相郁它一定要身发黄的。但是，（必须还得）小便不利，它（才能）身发黄；如果小便自利，它就不能发黄。这都略去了，因为这是在《伤寒论》里讲过的东西。所以就“四肢苦烦”，就是“手足自温”的一个互词，在《伤寒论》里，说“手足自温者，是为系在太阴”。四肢苦烦就是四肢苦烦热，与“手足自温”是一个意思。这说明里有热，既有湿又有热，如果小便不利一定发黄的。古人说这个发黄与脾有关系，所以说“脾色必黄”。认为脾属土，土色是黄的，古人是这么个看法，这也是个辨证的意思了。那么（我认为）其实这个黄不关乎脾的事，也不关乎脾色的事，这是古人这么说，是那个时候（当时人的认识）了。那么我们现在研究它，心里头要明白，它就是郁热在里，它要发黄的。（*编者按：此条原文中有“瘀热”之说，此瘀热恐非后世所云“血瘀有热”之简称的“瘀热”，可能是“郁积为热”的简称，故文中径以“郁热”，而把血瘀之热界定为“瘀热”*）

这一节就是说太阳伤寒，手足自温脉浮缓，它是系在太阴，是里有湿，所以它才说缓（本条的“脉浮而缓”），不是太阳中风那个浮缓，本条的“缓”不是由于汗出、津液被夺而缓，是里头停湿，津液自然不充于体表了，所以它缓。这一节看看《伤寒论》好懂，不然的话很不好懂。

趺阳脉紧而数，数则为热，热则消谷，紧则为寒，食即为满。尺脉浮为伤肾，趺阳脉紧为伤脾。风寒相搏，食谷即眩，谷气不消，胃中苦浊，浊气下流，小便不通，阴被其寒，热流膀胱，身体尽黄，名曰谷疸。

额上黑，微汗出，手足中热，薄暮即发，膀胱急，小便自利，名曰女劳疸。腹如水状不治。

心中懊憹而热，不能食，时欲吐，名曰酒疸。

“趺阳脉紧而数，数则为热，热则消谷，紧则为寒，食即为满。”它是一大段，到这儿没止住，这是一大段中的一小节，先讲到这儿也可以的。诊趺阳脉，趺阳脉是脾胃脉，以候胃、候脾，都诊趺阳。“紧而数”，脉紧而且还快。数是胃有热，“数则为热”，那么胃热它就能消谷了。但是“紧则为寒”，紧则为寒你看下边就知道了，“趺阳脉紧”，紧则为寒，胃有热怎么又有寒啊？这是指脾说的，脾虚有寒，就是停湿不行。脾虚停湿就不能化谷，所以“食即为满”，这是一个冒语，这个没说完的。这一段主要说谷疸，谷疸首先胃有热能吃，但是脾虚反而食者不消。

底下又接着说，如果“尺脉浮为伤肾，趺阳脉紧为伤脾”，你看“趺阳脉紧”就是指的上面说的。食而不消，是停食了，蕴热，有发生黄疸的可能，但是小便自利，就不能发生黄疸了。所以（前面诊完趺阳脉紧而数）再诊尺脉。诊尺脉浮，这个书前面讲了，“浮者在前，其病在表”，我们诊脉，浮在寸位，在关以上，寸至关这个部位上是在表，如果浮在关以下，关以后，在尺中，那么此为在里。所以说“尺脉浮为伤肾”，尺脉浮，这个热、这个邪热伤及肾脏，所以尺脉浮而寸脉不浮。“趺阳脉紧为伤脾”，根据上边（所说）趺阳脉紧是寒，就是脾伤不运而寒停湿在里了，所以说“趺阳脉紧为伤脾”。

“风寒相搏”，就是脾肾俱伤之意，风伤肾，寒伤脾，这两个结合起来就叫“风寒相搏”，就是脾肾俱伤。

脾伤，就不能消谷气，所以说“谷气不消”，谷气不消里头蕴湿，再一吃东西，再一有热，湿热往上蒸腾，脑袋就晕，咱们讲水饮的病，头晕多是水饮。湿热更容易晕眩，所以“食谷即眩”，它由于什么呢？由于“谷气不消”，这是个倒装句，“谷气不消”应该在“食谷即眩”前。

“胃中苦浊”的“苦浊”这两个字用得相当妙，这个浊，既有湿也有热，所以以湿热为苦，当然心中烦也都概括了。这种浊气，就是湿热、浊热之气，就是“谷气不消”，配合它有湿，它往下走（“浊气下流”），下走如果小便通，那就是由小便把浊气泄出，也不至于发黄的。那么小便不通，它是热伤肾。“小便不通，阴被其寒”，这个“阴”指里，就是寒湿之气都在里头，伏里了而不得泄出，那么热也只到膀胱，“热流膀胱”，也不得越，小便不利嘛，这跟我们前面讲的发黄是一样的。“身体尽黄”，热与湿郁在里，一身全黄了。这种黄哪来的呢？就由于谷气不消，所以叫作“谷疸”。古人认为发黄疸，有一种是谷疸，谷疸就由于脾胃的关系，能食而不消，那么谷气不消就蕴热，如果再有湿，湿热郁于里而发黄。这种黄由谷气所致，所以叫作谷疸。

“额上黑，微汗出，手足中热，薄暮即发，膀胱急，小便自利，名曰女劳疸。腹如水状不治。”这又一节了。上边的谷疸由趺阳脉至以下那么一大段，头一个讲趺阳脉，说胃热脾寒，那是个冒语，那不是一段，那全说的是谷疸。这一节说的是女劳疸。

“额上黑”，古人认为水色黑，肾主水，肾伤者额上黑，这是肾气伤的一个症状；“微汗出”，有表和，无病，不是由外来的；“手足中热，薄暮即发”，凡是血证这种热都是在夜间，咱们讲“热入血室”，它是白天非常安静，但到夜间谵语，如见鬼状。那么这个也是，薄暮以后手足中热，这是咱们说的血分热，血蓄热了；“膀胱急，小便自利”，这不有瘀血？膀胱急就是膀胱急结，膀胱那地方觉得憋得慌，也叫急。那么小便不利就是蓄水，小便自利这是有血，这就是瘀血。“名曰女劳疸”，这一切都由于不节制房事，女劳而致，所以叫作女劳疸。这是先由于肾气伤了，所以首先额上黑就是肾气伤的一个反映，肾气伤总是伤在肾的血脉，它是这个意思了，其实后头还要详细解释的。古人说的黑疸就是一个血性的黄疸。咱们讲的《伤寒论》有那么一段，“太阳病身黄，脉沉结，少腹硬，小便不利者，为无血也。小便自利，其人如狂者，血证谛也，抵当汤主之”。跟这个参考（来看）的是一样的。那么这个没有到狂（其人如狂）那个地步，所以后边治疗也不用抵当汤。如果这个病甚至于“其人如狂”，那是瘀血很明显的纯瘀血证。瘀血证也有发黄的，所以咱们讲《伤寒论》的抵当汤证，是发黄证，“身黄，脉沉结”。古人说的女劳疸就是血性黄疸，它不是由于胆道受阻碍而发生的。咱们说的溶血性的黄疸，中医说都属于瘀血这一类。这种黄疸是有的，我就遇到很多，这种黄疸的确要是“腹如水状不治”。腹如水状的，水状指的水气，前面讲的石水那类的，就是有腹水了。那么这种有腹水（的血瘀发黄）是女劳疸，它是肾气衰，一点也不能够行水了，所以非死不可。古人是这么个看法。那么根据临床，黄疸并发腹水的确是预后多不良。这个我有经验，遇到很多，大概都没有好的，尤其这种黑疸，面目黧黑的黄疸，大概好的是没有。西医也知道这种黄疸。这是说的女劳疸，女劳疸实质就是血性黄疸。“腹如水状不治”，到这块是一节。

“心中懊侬而热，不能食，时欲吐，名曰酒疸。”嗜酒人的湿热内蕴，就是湿热在里头，他老喝酒嘛。里头有湿热，所以心中懊侬，懊侬，烦而且发热。湿热在里，他不能吃。里有湿，他老要吐，里有水，咱们讲的小半夏汤都是这个（症状）。“名曰酒疸”，这种黄疸大多由于嗜酒所致，所以叫作酒黄疸。

那么上边说的，黄疸有三大类，一个是谷疸，一个是女劳疸，一个是酒疸。

阳明病，脉迟者，食难用饱，饱则发烦头眩，小便必难，此欲作谷疸。虽下之，腹满如故，所以然者，脉迟故也。

“阳明病，脉迟者”，这个脉迟是个不及的脉，主寒，主虚，那么这个说的还是寒。“阳明病”这就指阳明病的外证了，发热不恶寒、多汗出。但是脉迟，虽然阳明病热候是有了，但是里有寒，里有寒指的停水说的，水性寒所以脉也应之迟。

“食难用饱”，阳明病本来有热，热能吃，但吃饱不行，一吃饱，它就要“发烦”，胃里头有湿，有湿它就不能够化谷，所以湿停在那儿就发烦，跟上边的谷疸一样的。“头眩”，脑袋晕，为什么？停湿、停水，所以“小便必难”。小便通利（的话），就不停湿停水，头也不眩晕。所以小便必难，就冲着头眩说的。可见这个“脉迟”是里头有寒湿这类的东西了。

“此欲作谷疸”，现在这个人虽然不发黄，这是要作谷疸，跟上面（所说）是一样的。那么遇到这种病人，虽然没发黄，你要多加小心——他要发黄，这是欲作谷疸的一种情形。

但是这种病只能利小便。“虽下之，腹满如故”，这个人当然腹满，腹满是由于脉迟，里头停湿停水，里头不实嘛！咱们讲阳明篇“脉迟”那个讲得很清楚了，可以回头看一看。那时候不能用泻药的，“虽下之，腹满如故”，所以然者，就由于脉迟，还是有寒。那么这时候只能利尿，“当于寒湿中求之”就是这个意思。

这一段其实很有意思，我们在临床也常遇到这个事。这个人没发黄呢，但是一系列的证候，是要发生谷疸的，这个时候你发汗、泻下都是错的，如果脉迟，利小便就好了。

夫病酒黄疸，必小便不利，其候心中热，足下热，是其证也。

底下就是酒黄疸的治疗原则的问题了。它说酒黄疸是湿热在里，如果小便自利，湿热有去路，随小便就去了，就不能够发黄。所以嗜酒发黄都由于小便不利，一定要小便不利才能发黄啊。喝酒的人很多，怎么不都发黄啊？小便畅利，它不会发黄的。要是小便不利的湿热在里，一定要郁而为黄。

那么酒疸的症状是什么样子呢？主要的就是有热，“其候心中热，足下热”，尤其热在下边、心中，这就是酒疸之为候也，就是酒疸的一个重要特征。心中发烦热，足下也热，就是小便不利。

酒黄疸者，或无热，靖言了了，腹满欲吐，鼻燥，其脉浮者，先吐之；沉弦者，先下之。

酒黄疸一般说都是心中热、足下热，也有不那么热的，就是热不显了。说话也“了了”，“靖言”应该是“了了”，靖言了了就是了了的意思。这个“靖”字，本来治理谓之“靖”，治国安天下，治安搞好了，治理好了就是“靖”。它搁个“靖言”就是言语治，就是言语没病而了了：明白，不说胡话，就是说心中没有热的一种意思。

“腹满欲吐，鼻燥”，腹满者，里实的证候；欲吐者，湿热壅逆往上，所以它欲吐；“鼻燥者”，里有热也。

“其脉浮者，先吐之”，其脉浮，病有上越之机，所以寸脉特别浮，那么应该先吐。

“沉弦者，先下之”，沉为在里，沉弦就是里实，弦跟紧是一样的，沉紧、沉弦就是偏于里实，那么这个要下。

总而言之，酒黄疸是以热为显著证候，所以心中热、足下热，那么这个热，当然当攻。看这个病机，它要脉浮，病有上越之机，所以要先吐；脉沉弦就是偏于里实，那么要下之。

酒疸，心中热，欲呕者，吐之愈。

这就更清楚了，酒疸，心中热，心中烦热得很，它温温欲吐，要打算吐，那就应该顺其势而吐，吐之就好。治病最要紧的总是要顺势利导嘛。生理机能上就有这种反应，我们就根据这种反应来用药就没错的。所以，病得其所和者愈，你看，咱们发汗的表证也是，病就要从表解，解不了，所以发生太阳病的一系列证候。那你就顺其势而发汗就对了。要是“下之”就为逆。黄疸也是一样，酒黄疸是热，热在人的机体、机能上也找出路。要吐，就是吐之准好。不要吐而你强吐，是不行的。那就得下之。当然，也要观察脉了。脉浮者，先吐之；沉弦者，先下之。这都在原则上讲的。

酒疸下之，久久为黑疸，目青面黑，心中如啖蒜齑状，大便正黑，皮肤爪之不仁，其脉浮弱，虽黑微黄，故知之。

酒疸本来脉浮，应该吐之是对的，下之为逆，所以病不解。（酒疸下之）这是误下了，“久久为黑疸”，那么酒疸下之后，一定不好，要是日子长久了，就变为黑疸，这在《千金》《病源》里头都谈了，黄疸久了都要变黑疸的。事实上也确是这样子，咱们在临床上黄疸若是久不了，就慢慢变成黧黑的状态。这是错治、误治，更使之变黑疸，所以“目青面黑”，这是黑疸的一种外观了。

“心中如啖蒜齑状”，就是说烦热盛，咱们吃葱蒜感觉辣、灼热的情况，当然心中也懊侬。酒疸就是心中热，应该吐之，你反下之，那么热不去。心中如啖蒜齑状者，说明热更深了。

“大便正黑，皮肤爪之不仁”，这都是瘀血证了。“大便正黑”，应该很清楚，明明白白就是潜血了。“皮肤爪之不仁”，皮肤不知痛痒，瘀血证常造成这个问题的。这都是有瘀血。

“其脉浮弱”，怎么知道它是误下该吐的酒疸呢？从这儿就看出来了，“其脉浮弱”，下之后其脉还浮但是已经弱了，（脉）弱了，下伤中气了。

“虽黑”但“微黄”，黑中还透点黄，所以知道是下酒疸而为黑疸，不是女劳疸，女劳疸是一来就黑，额上黑，这（下酒疸而为黑疸）与那个（女劳疸）不同。

所以“故知之”，这是由于有此脉和证，还有黄底了，它是由于误下酒疸而变成的。

其实黑疸、女劳疸都是瘀血的问题，你看它就得很明白“大便正黑，皮肤爪之不仁”，这纯粹是瘀血证，所以说女劳疸、黑疸同属于血性的一种黄疸。

师曰：病黄疸，发热烦喘，胸满口燥者，以病发时，火劫其汗，两热所得。然黄家所得，从湿得之。一身尽发热而黄，肚热，热在里，当下之。

“病黄疸，发热烦喘”，这是表热，热在表。发热，烦而喘，热往上壅逆了发喘，这是表证之为候了，热在表。“胸满口燥”，就热在里。这是表里俱热了。

那么一般的黄疸为什么有这些证候？“以病发时，火劫其汗”，这源于病发的时候，黄疸一般的初发也都是有表证的多，火劫发汗，大夫发汗，他用非法的法子，以火劫而大发其汗，这在《伤寒论》里讲了很多。“两热所得”，本来有表邪，它是个热，又以火济之，这是两种热。有两种热的结果，所以表里俱热，就是上边的情形，（他这是）答复这个问题。

“然黄家所得，从湿得之。”既发黄，就得有湿，没湿是不足以发黄的。一般黄疸全是从湿所得，这条的“病黄疸”也是有湿。那么现在这个病呢？（接着）他是讲治疗辨证了。“一身尽发热而黄，肚热，热在里，当下之”，“一身尽热”是阳明病的一个证候了，“面黄”（编者按：胡老对此条文读作“面黄”，其他《金匮要略》版本多为“而黄”）就是黄疸也外显露了，“肚热”就是腹热了，腹里头也热。那么这是热在里了，那没问题，“当下之”。这个当下，不是用承气汤，后边有，茵陈蒿汤等，这个主要应该用大黄硝石汤，后头有的。

那么这个由于误治，黄疸初起的时候误治，所以（由）表里俱热变成里实的这种证候，当然既有黄，也有湿，不是没有湿的，它底下搁个插句，“然黄家所得，从湿得之”。那么这个发黄也不例外，它也有湿，没湿它不足以发黄的，但是它热太盛，热盛的意思是纯粹变成阳黄了。

脉沉，渴欲饮水，小便不利者，皆发黄。

从（前段）“师曰”以下，都是说发黄的原因，各种发黄的不同。

“脉沉”为在里，“渴欲饮水”为有热，就是里边热而饮水，小便再不利，就是热不得越，水不得泄，必发黄，“皆发黄”。这是说脉沉，如果里有热，渴欲饮水，小便再不利，要有这种（情况）的病人，虽然现在不发黄，将来也必发黄。

腹满，舌痿黄，躁不得睡，属黄家。舌痿疑作身痿。

“腹满，身痿黄，躁不得睡，属黄家”，“舌痿黄”是身痿黄，后头有个小注，“舌痿疑作身痿”，这是错字，是“身痿黄”不是“舌痿黄”。

“腹满”就是实，腹满，躁不得睡，这是里实之为候了。“身痿黄”就是黄，浅、不艳，不是身黄如橘子似的，这就是黄之初作的时候、初染的时候，这黄不清楚，就叫作“身痿黄”。这也是属黄家。当然冲着这个说法也可下之，这在言外了。腹满，躁不得睡，身已经见有痿黄。

黄疸之病，当以十八日为期，治之十日以上瘥，反剧为难治。

“黄疸之病，当以十八日为期”，这是古人的经验之谈，没有什么深远意义，黄疸大概在十八日前后可以愈了，治之十日以上，要是治之得当就可以有效；“反剧为难治”，依法治疗反倒加剧，这个黄是不好治的。

那么后世注家不这么讲。（他们注解说）十八日，土旺于四季，前面我曾经略略讲过。四季最后十八天都是土旺之时，土旺以十八日为期，所以说当以十八日为可愈之期，这太牵强附会，我想不是这种意思。这只是古人的经验之谈，里头没什么深意。我们在临床上实践也确实是这样，黄疸治疗要开始用药就有效，那么黄疸很快就会好的；（如果）吃了多天也没有效，反倒加剧，那么这个黄疸是难治的。这是经验之谈，这不是以土旺十八日为期，说不通啊。

怎么叫土旺十八日呢？它是一季里头，根据天干地支来的，尤其地支。

从亥时起，亥、子、丑，亥子丑就是水盛的时候了，寒水的时辰。这个丑是第三个，就是土，丑土；寅、卯、辰，寅卯就是木，木之后是辰，辰就是辰土；巳、午、未，未土；申、酉、戌，戌土。十二地支，三个算一季，最后那个地支都是土。

所以古人有四季，春属木，夏属火，秋属金，冬属水，没有土，土呢？土旺于四季。有几种说法，这是一种。四季多的天数，十八天，十八天乘四季不就是七十二天吗？一季里头三个月，三个月去十八天不也七十二吗？所以金、木、水、火、土各占七十二天，搁在一块儿就三百六十天，它是这么算的。

这东西合理不合理呢？这肯定是个玄学了，这没什么可考虑的东西。既或就是这样子，土旺于四季十八日，那么得黄疸是脾就得以十八日为期吗？也不是的，它估计也是七十二天嘛。所以这个讲不通的，古人有那么个说法，一般注家都这么讲，其实这个没有什么深远意义。

现在西医讲什么病，有个周期性，没有什么深远意义啊！那么在中医呢，喜好解释。为什么以十八日为期呢？他要解释了，你看咱们讲的伤寒，七八日是要紧的关头，（疾病假若要）好的就在这时候好了。为什么呢？他要解释，阳数七阴数六，这是他导出的这个东西，这种解释对不对呢？当然值得怀疑，这个（十八日为期）也是一样的。古人倒不解释，这是后人解释的。

这是很有经验的一个说法。我们现在黄疸型肝炎也是如此，要是治疗十几天黄反加剧，你又没治错，这个黄是不好治的，这肯定。我在临床上所见的很多。

疸而渴者，其疸难治；疸而不渴者，其疸可治。发于阴部，其人必呕；阳部，其人振寒而发热也。

“疸而渴者，其疸难治；疸而不渴者，其疸可治。”这都是就黄疸的轻重、治之难易来分析的。“疸而渴者”，渴就是有热了，津液也伤了，热深，正已经虚，这种黄疸是不好治的。“为难治”，可不是绝对不能治。

“疸而不渴者”，虽热而不深，而且正也无伤，这没有什么问题的。

在临床也是这样的，遇到黄疸不管怎么厉害，他不渴，那么这种黄疸比较好治。黄疸而渴，它本来是湿热的病，按理说不应该渴的，他要是渴，热也盛、津液也伤得厉害，所以他是不好治的。

“发于阴部，其人必呕”，这个阴阳是指表里说的，发于阴部就是湿盛于里，那么其人必呕，里头停湿、停水嘛，人也就呕。

“阳部，其人振寒而发热也”，热盛于表，热盛于外，阳部是指的表说的。发于阴部是湿盛于里，湿盛于里其人必呕。发于阳部，就是热盛于表，其人一定是恶寒发热，振寒就是恶寒的意思。

那么到这儿，在原则上大致都讲得差不多了，底下要讲具体治疗了。

谷疸之为病，寒热不食，食即头眩，心胸不安，久久发黄，为谷疸，茵陈蒿汤主之。

茵陈蒿汤方

茵陈蒿六两　**栀子**十四枚　**大黄**二两

上三味，以水一斗，先煮茵陈，减六升，纳二味，煮取三升，去滓，分温三服。小便当利，尿如皂角汁状，色正赤，一宿腹减，黄从小便去也。

这个在临床上是最常见的了，“谷疸之为病”，它也发寒热，但是不能吃东西，之所以不能吃东西，咱们前面讲了，虽然能吃但是食而不化，一吃，不但蕴热，而且里头本来有湿，脑袋就要发晕。

“心胸不安”就是我们曾讲的“胃中苦浊”了，在这儿搁个“心胸不安”，与胃中苦浊可以合着来理解，“心胸不安”就是烦、恶心，也是苦浊的意思。

“久久发黄”，这个说得很好。谷疸不是当时就发黄。黄疸型肝炎有的是这种情况。开始时，发寒热，都当感冒治。所以我就遇到很多的病人（对我诉苦）说“给误诊了，感冒治来治去发黄了”。其实也不是误诊，那个时候（谷疸之初未发黄时，状似外感）的确也是看不出来，再发汗。（那时候）中医发汗是错吗？也不错，那没什么问题的（因为那时的确有外感的可能，所以，也不能说是完全的误治）。但是那时候它是不发黄，久久才发黄，很长的时间一点点地黄来了。

这个谷疸，“茵陈蒿汤主之”，茵陈蒿汤是最常用的方药，它祛湿热的，解热利湿，也利小便。栀子解烦热，也祛黄；大黄是下湿热的，也祛黄。药物挺奇怪，黄色的药都祛黄，怪有意思的，你看黄芩、黄连、黄柏、栀子、大黄、茵陈蒿、黄芪，是黄色的药都治黄。（茵陈蒿、栀子、大黄）这几个药都治黄，但各有不同。如果里不实，不能用大黄。茵陈蒿是最常用的药，既能利小便祛湿，同时也治黄，所以它这个药最平稳。烦得厉害必须加栀子，所以栀子不是个吐剂，你看这里就不说吐了，所以《伤寒论》里头凡有栀子都是吐的时候服，那是错的！回头在这儿看，一个也不说吐了，栀子不能使人吐，我们也常用，没吐过一回。那么这三个药在治黄里头是最常用的，不是说大便一点不通，稍稍的腹微满，大便不稀就可以用。

但是我们治黄，中医讲辨证。如果这个人有恶心，尤其肝炎、黄疸型肝炎胸胁满或疼，有柴胡证，要配柴胡汤是比较好的，我们经常用大柴胡汤配这个（茵陈蒿汤），很好使。没有那些证（柴胡证），它只是发黄，有茵陈蒿证用茵陈蒿汤是对的。但是有其他症候呢？配伍着用更好。

那么这三个药"以水一斗，先煮茵陈，减六升，纳二味，煮取三升，去滓，分温三服。小便当利，尿如皂角汁状，色正赤，一宿腹减，黄从小便去也"。这个"腹减"指的腹微满，有大黄嘛，腹微满而不是大满。腹微满，心中懊侬而发黄疸，小便不利，用这个方子（茵陈蒿汤），肯定是没有错的。

黄家日晡所发热，而反恶寒，此为女劳得之。

膀胱急，少腹满，身尽黄，额上黑，足下热，因作黑疸。其腹胀如水状，大便必黑，时溏，此女劳之病，非水也。腹满者难治。硝石矾石散主之。

硝石矾石散方

硝石　矾石（烧）等分

上二味，为散，以大麦粥汁，和服方寸匕，日三服。病随大小便去，小便正黄，大便正黑，是候也。

这说的是女劳疸的治疗了。"黄家"就指黄疸这个病家。"日晡所发热"是里有热了，这是阳明热，属阳明。那么阳明病是但热不恶寒，"而反恶寒"，女劳疸它反恶寒，它虚啊。"此为女劳得之"，不是阳明病里热的关系了。

"膀胱急，少腹满"，膀胱急就是膀胱感觉胀满的意思，急就是少腹急结。底下有个"少腹满"，少腹也硬满，这说明是有瘀血的问题，你看这儿它没提小便不利，女劳疸常常小便自利。膀胱急，少腹满，不是蓄水，它是由于蓄血，就是瘀血证。

"身尽黄"，一身尽黄，而"额上黑，足下热"，它热在下焦，所以足下特别热。"因作黑疸"，所以黑疸与女劳疸还是一种了，"额上黑"它叫作黑疸。

“其腹胀如水状”，腹胀就像里头有水似的，如水状就像同水气病腹水的样子。那么“大便必黑”，大便黑说明是潜血了。“时溏”，但是大便不干。“此女劳之病，非水也”，这个腹胀虽如水状，但是，不是一般的水气病，这是女劳之病，不是水。“腹满者难治”，假设是女劳疸而腹满，这是肾气已败的一个症状，是难治疗的，“硝石矾石散主之”。只能用硝石矾石散。

为什么搁硝石矾石散呢？在这儿你就看出来，女劳疸、黑疸，全是说血性的黄疸，就是瘀血证的黄疸。那么为什么不用抵当汤呢？虽然膀胱急，少腹满，小便自利，大便也色黑，瘀血是肯定的，但是其人不如狂，所以（硝石矾石散）它不用水蛭、虻虫等峻烈的祛瘀药，它用硝石、矾石这两味药。矾石这个药，妇科常用为坐药，虽然也祛湿祛热，同时也有祛瘀的作用，你们看《本经》上有的，不过祛瘀的力量不强。硝石就是咱们说的芒硝、朴硝，是下热的。（硝石、矾石）这两个药是偏于下热，祛瘀力量轻，而下热的力量重。这种黄疸要是其人如狂的话，那这个方子（硝石矾石散）当然不行，可以考虑用抵当汤或抵当丸。

“上二味，为散，以大麦粥汁，和服方寸匕，日三服。病随大小便去。”你看看底下解释，绝对是瘀血病了。“小便正黄，大便正黑，是候也”，吃这个药（硝石矾石散）之后，大便正黑就是瘀血下去了，这就是药有效的一种征兆。（硝石矾石散）它也祛瘀，但它的力量没有抵当汤那么厉害，瘀血不那么顽固。（硝石矾石散证）寻常（通常的症状）就是大便黑、便溏，就是有潜血，人也不发狂，当然用方子呢，不能用桃核承气汤、抵当汤那么重的祛瘀药，只能用硝石矾石散。

酒黄疸，心中懊侬，或热痛，栀子大黄汤主之。

栀子大黄汤方

栀子十四枚　**大黄**一两　**枳实**五枚　**豉**一升

上四味，以水六升，煮取二升，分温三服。

“酒黄疸，心中懊侬”，前面讲过了，或者灼热而且还痛，“栀子大黄汤主之”。栀子大黄汤，就是栀子豉汤，加枳实、大黄，这个方子比茵陈蒿汤攻的作用稍稍重一点，祛热的作用也重一点。用栀子豉，栀子豉是解烦、解热，这在前面也讲过，另外它不但用大黄，还用枳实，枳实是消胀祛满的。

所以它（栀子大黄汤）以栀子为主了，这里头没有搁茵陈蒿，所以这个方药偏于下热。酒疸就是以热为主。"心中懊侬"，心中热，足下热，这个它（栀子大黄汤证）说的"热痛"，热痛冲着肝区灼热痛，或者胆（热痛），那么有用这个方子的机会。

（栀子大黄汤）这个方子也常用。这个方子解烦的作用比茵陈蒿汤强，它有豆豉。茵陈蒿汤偏于小便不利、腹微满，而热烦没有栀子大黄汤明显。栀子大黄汤以热烦重，甚至于痛，但是不像茵陈蒿汤那么小便不利、腹微满。如果黄、烦躁得厉害，我常把这两个方子合起来用，也挺好使，也就是栀子大黄汤再加茵陈蒿，这常用。临床上得自己斟酌。

诸病黄家，但利其小便。假令脉浮，当以汗解之，宜桂枝加黄芪汤主之。方见水气病中。

"诸病黄家"，黄家之得，从湿得之，大致都小便不利，依法"但当利其小便"。但是"假令脉浮"，它有表证，那就"当以汗解之"，用桂枝加黄芪汤。

假设这种发黄，是脉浮、发热、恶风、自汗出这一类的发黄证，这种表证就是中风型的，在桂枝汤的基础上，这种在表的发黄，我们可以用这个方子（桂枝加黄芪汤）。

假若没有汗，那么还用麻黄连翘赤小豆汤，这个书（《金匮要略》）没提，《伤寒论》提了，可以联系起来。

我们在临床上讲，假若遇到表证的黄疸，就是发热、怕冷、头痛等情况，那么有的是桂枝汤证的类型，就是太阳中风的病型，可以用桂枝加黄芪汤，可见黄芪这个药它是祛黄。假设要是无汗的那个病型，用麻黄连翘赤小豆汤，那也得用麻黄剂。麻黄连翘赤小豆汤在《伤寒论》有，回去可以看一看。

在表证时候的黄疸咱们很少见，但是这种治疗你得知道啊。因为到咱们手里（接诊）的时候，大概那个表证都过去了，这些年我还没遇到一个表证的黄疸。一般黄疸大概都是我们前面所说的茵陈蒿汤、栀子大黄汤这些证型，实际它们是泻下剂，也利小便，栀子这个药就是利小便。古人研究栀子说它一方面下小肠之火，一方面也利小便，它下火解烦。

诸黄，猪膏发煎主之。

猪膏发煎方

猪膏半斤　**乱发**如鸡子大三枚

上二味，和膏中煎之，发消药成，分再服，病从小便出。

这有语病，这里头大概有简文，不能说“诸黄”都用这个方子。

假设这种黄疸里头有热不可下，用这个方子是可以的，不能说诸黄都要用它。

猪膏就是猪油，就是所谓的大油，这个药是润燥解热，猪膏的确解热，早先银匠炉那真是火盛啊，尤其到夏天这些工人受不了，到这伏天的时候都喝猪肉汤，有解热作用，同时它润燥。大便干但是不可下，那么这时候有用这个方（猪膏发煎）的机会。

乱发，是通利水道的，同时也多少有点祛瘀作用。前面咱们讲过。所以这两个方子合起来，润燥通二便。假设这种发黄二便不利而又不可下，就是偏虚了，那么可以用这个方，有用这个方的机会。在古人医案上有，多日不大便，小便也不利，这种发黄是人极虚弱了，有用这个方子治好的。一般我们在临床用的机会不多，这么虚的人很少见，也不能说没有。

黄疸病，茵陈五苓散主之。一本云茵陈汤及五苓散并主之。

茵陈五苓散方

茵陈蒿末十分　**五苓散**五分　方见痰饮中。

上二物和，先食饮方寸匕，日三服。

这就是根据上边“诸病黄家，但利其小便”，这也是常用的方子。五苓散，咱们前面讲过了，无论是有水逆、小便不利、发热，都是五苓散证。如果有五苓散证，脉浮而有黄，发生黄疸，那么用五苓散加茵陈蒿就行了，也就是茵陈五苓散。

茵陈蒿用的量在茵陈五苓散里最重了，它是茵陈十分、五苓散五分。我们要用呢，用汤剂是可以的。（茵陈五苓散）茵陈的量为什么大呢？你看茵陈蒿汤里的茵陈量并不太大，袪黄的药多。茵陈五苓散里袪黄的只是茵陈一味，所以茵陈的量要多用，茵陈蒿末十分，五苓散五分，茵陈蒿为五苓散的二倍。我们用茵陈五苓散可用汤剂，不用散剂，就是那几个药都搁个 10 克，桂枝搁 6 克，茵陈蒿可以搁一二两都可以。这个方药也常用，只是（此种黄疸）必须包含五苓散证，这是要紧的。五苓散证是什么证呢？脉浮、发热、小便不利、消渴，或者水逆等，很多了。要合乎五苓散证而发黄，那么可以用茵陈五苓散。黄疸腹满，小便不利而赤，自汗出，此为表和里实，当下之，宜大黄硝石汤。

大黄硝石汤方

大黄　黄柏　硝石各四两　栀子十五枚

上四味，以水六升，煮取二升，去滓，纳硝，更煮取一升，顿服。

“腹满，小便不利而赤”，小便赤都是里热，咱们辨证（有这样的依据）所以“小便清者，知不在里，仍在表也”，里热，小便一定赤。腹又满，小便又赤，腹满是里实，小便赤是里热，里实热啊。

“自汗出”，就是“阳明病法多汗”的自汗出、里热蒸的自汗出。表没病，就是里实，那得下之。（大黄硝石汤）它比栀子大黄汤、茵陈蒿汤重。你们看看这个药，既有大黄又用硝石，比较而言是有点大实大满的样子，腹满得厉害，热也厉害，可以用这个方子。它不只用栀子，还用黄柏，热也明显。那么茵陈蒿汤、栀子大黄汤都是泻下剂。茵陈蒿汤是最平稳不过；栀子大黄汤是泻下力量稍重一点，它下宿食的；大黄硝石汤是最重的。我们在临床遇到这种（大黄硝石汤）的黄疸还比较少，但这个也的确有，这个方我都用过。如果真正又实又热而发黄疸，这个方子可以用，此方也可以加茵陈蒿，如果小便再不利，加点茵陈蒿还好。

这个药很重了，你们看看，“上四味，以水六升，煮取二升，去滓，纳硝，更煮取一升，顿服”。顿服，这个药量了不得啊，大黄、黄柏、硝石各四两，一顿吃，你想想这量多重啊！古人一两合现在三钱，四两就是一两二了，这太重了，我们要用的话，不要用这么重。我们用就是三煎，大黄、硝石各 10 克就可以了，黄柏、栀子都可以各 10 克就可以了，大实大满都可以治。这个人特别烦、小便赤、大便秘结，这种黄疸不是没有，但是少，我们平时遇到的还是茵陈蒿汤、栀子大黄汤这类比较多。

黄疸病，小便色不变，欲自利，腹满而喘，不可除热，热除必哕。哕者，小半夏汤主之。方见痰饮中。

虽然发黄，“小便色不变”，里头没热啊。“欲自利”，自己老要自利，湿盛啊，失去收涩它就要自利。

“腹满而喘”，这个腹满，是没有热的满，是虚满。这个喘，不外乎湿冲逆于心下而作的喘。“不可除热”，它没有热，用泻药是不行的。言外的意思，可以用茵陈五苓散之类方药。

“热除必哕”，你若一用苦寒下药，胃中寒一定要哕。“哕者，小半夏汤主之”，哕者，治的是误治了，误治的救治方法是用小半夏汤。小半夏汤并不治黄啊，它没提治黄。用小半夏汤治哕逆，小半夏汤也祛湿祛水。

上边的“小便赤”（小便不利而赤）说明是积热，这个“小便色不变”说其是有寒。在辨证过程，小便有时候也很重要，这个时候虽然“欲自利，腹满而喘”，像是实证，这也容易照实证而吃下药的，所以它才特别提出。如果“小便色不变，欲自利，腹满而喘”，这说明湿盛，湿盛逆满于心下，它也要发喘的。这种（情况）祛湿，于寒湿中求就对了。应该利小便，不应该吃泻药。要是吃泻药发生哕逆之证了，那你赶紧吃小半夏汤救其胃，救其哕逆。

诸黄，腹痛而呕者，宜柴胡汤。必小柴胡汤，方见呕吐中。

“腹痛而呕”是柴胡证了，诸黄要现柴胡证，吃柴胡汤是没错的。但是只用小柴胡汤，那还不如小柴胡汤合用（祛黄之方），看看怎么用。

腹痛而呕，要是呕不止那种心下急，用大柴胡汤治；要是只是腹痛而呕，没有心下急，呕也不那么甚，那么完全是小柴胡汤证，可以用小柴胡汤。但是这里头你要观察，解黄的药没有，大概这个都偏于茵陈五苓散。我们寻常用的，都是小柴胡汤合用茵陈五苓。你看虚实，就是（如果）不可下，发黄都是小便不利的多，我们用茵陈五苓配合小柴胡汤，这也是常用的方剂。如果它是大便不通，而有腹痛而呕，就是大柴胡汤证，那么大柴胡汤证里有实热，你要配合茵陈蒿汤或者栀子大黄汤是对的。我们在临床上常那么用。这里也特别提出柴胡剂。

男子黄，小便自利，当与虚劳小建中汤。方见虚劳中。

“男子黄”，它的意思啊，暗含治女劳疸。如果“小便自利”，这是说明虚，“当与虚劳小建中汤”。虚劳小建中汤，各家的说法不一，那么都说是小建中汤，因为在虚劳篇里有小建中汤。

我以为应该用黄芪建中汤，这个黄芪祛黄，小建中汤拿什么祛黄，是吧？这个虚劳小建中汤，我想它指的是黄芪建中汤。它搁个小建中汤，所以大家都说是小建中汤。我看小建中汤不如用黄芪建中汤。

如果发黄、小便自利，这就不能再利小便了，是不是？这大概都是中虚，中虚不能制水，小便频，小便自利，那么应该用补中益气的法子，就是用黄芪建中汤，我认为是好的。这个做参考吧。这个书说是虚劳小建中汤，注家也都说的是小建中汤，但我以为应该用黄芪建中汤。在临床上用黄芪建中汤治黄疸的机会并不少，真正中虚、发黄，黄芪它治黄嘛。

底下有附方。

附方：

瓜蒂汤　治诸黄。方见暍病中。

《千金》麻黄醇酒汤　治黄疸。

麻黄三两

上一味，以美清酒五升，煮取二升半，顿服尽。冬月用酒，春月用水煮之。

“瓜蒂汤，治诸黄。”它提出来了，酒黄疸脉浮，或者酒黄疸欲吐，都要用吐法，大概都是指用瓜蒂汤。但也不是“诸黄”都用，这有问题的。这还是林亿他们抄来的，从外边抄来的了，它附这么个方子。当然它是有可吐（的机转），才可以用吐法。

《千金》又有个方子，“麻黄醇酒汤，治黄疸”，这都可以做个参考。它就是麻黄一味药，“以美清酒五升，煮取二升半，顿服尽。冬月用酒，春月用水煮之”。这个见于《千金》，麻黄也的确祛黄。但是没有表证，用麻黄一味这个东西，值得考虑，不要随便用。我刚才说凡是黄色的药都有祛黄作用，麻黄连翘赤小豆汤它那个表证用麻黄也就是这个意思。至于《千金》说麻黄醇酒汤，我没用过，用这个方子值得考虑，不像那瓜蒂汤。瓜蒂汤，它是真正欲吐者吐之，书上也有。麻黄一味药治黄我没试验过，但是与其用麻黄一味药，莫如用麻黄连翘赤小豆汤，这都是在表证的时候。

本章小结

好了，我们今天就把这一章讲完了。这章还不错，前面分析得很清楚，它主要把黄疸按古人的看法分成三种，有谷疸、女劳疸、酒疸。黄疸的原因，古人认为是郁热在里。什么叫郁热在里呢？就是热郁于里不得出来。郁什么郁啊，总于湿郁，所以必小便不利，或者是不出汗，才有这种（黄疸）情况。

那么治疗还是要辨证了。可下之，它有几个方子，一个茵陈蒿汤，一个栀子大黄汤，一个大黄硝石汤。大黄硝石汤这个药重一些，非大实大满不要这么用；还有一个硝石矾石散，硝石矾石散这个药我也用过，没有效，大家的说法也不同。我遇到黄疸，就是女劳疸，就是所说“额上黑，腹如水状”，有好几个，我开始用这个药（硝石矾石散），没有效，所以这个药也值得考虑。我遇到几个是这种黄疸病并发腹水，据西医说都是肝胆管的病，这种病西医说也是预后不良，没有一个好的。也都黑，好多都是日久黄不去都变成黑了。

惊悸吐衄下血胸满瘀血病脉证并治第十六

惊就是惊慌的惊；悸，心悸；吐血衄血下血，这就三种了；胸满瘀血，四种病。这章讲得不够细致，它主要是在讲吐衄下血病，惊、悸、瘀血讲的都不完全。

寸口脉动而弱，动即为惊，弱则为悸。

这是讲惊悸的脉。惊则气乱，气乱则脉动，所以它说“动即为惊”。这个“动”啊，不但脉动，胸腹也动。人要发惊，气就乱了，所以脉也就是跳突不稳，就动。“动”就脉上说主惊。

如果脉弱，我们以前讲很多了，它是个不足了，血虚脉弱，不足以养心，心气虚则悸，所以弱脉主悸，“悸”就是心跳了，就是心悸这个“悸”。

头一段就是说惊、悸的脉应，这是就一般情况而言的，也有特殊的情形。所以，脉动主惊，脉弱主心悸。

师曰：尺脉浮，目睛晕黄，衄未止。晕黄去，目睛慧了，知衄今止。

这个说衄之为病，病之进退的一种证候的反映。

尺脉浮者是里有热。脉的浮沉，浮主表，沉主里。在三部上来说，寸、关、尺三部，关以前就是寸至关部位，主表，“脉浮者在前，其病在表”，这也都是这个书的前面（脏腑经络先后病篇）里的。“浮者在后，其病在里。”这个浮主热，尺脉浮者是里有热。

“目睛晕黄”，咱们说的月亮风圈，月晕而风嘛，这就是目睛，眼睛的晕，就是沿着黑眼珠那块发黄，叫晕黄，就像月亮晕那个样子，它是形容，说目睛要有晕黄，这是瘀血之为候。里气有热又复有瘀，所以衄是未止的，就是瘀热还在嘛。

“晕黄去，目睛慧了”，这是瘀热没有了，衄当然也就止了。无论是（何种）亡血，这是拿衄来举个例子，衄、吐、下血，都是有瘀血的问题，瘀热要是没有了，血就可以止住了，这都是说的一般情况，不是说是病都这样的。

又曰：从春至夏衄者，太阳；从秋至冬衄者，阳明。

衄、出血啊，都是阳络受伤，在古人（是这么个）看法。不是表阳，就是里阳，即不是太阳就是阳明。

春夏的时候，主外嘛，升发啊，这时候的衄，大概都属于太阳，属于外，属于表，就是阳络有伤。

那么，从秋至冬要是衄呢，这是一个阳明之络有伤。这也是一个约略之词，也不是一定的，而且这个话也不像仲景的，只做个参考吧，在临床上是不可靠的。

衄，有在阳明、在太阳为候的不同。那么春夏的时候常是太阳经之络伤；秋冬常是阳明经之络伤，络就是细血管，这段话，在张仲景书里不像他说的话。

衄家不可汗，汗出必额上陷，脉紧急，直视不能眴，不得眠。

这条在《伤寒论》的禁汗的条文里头已经有过，亡血者无汗，“衄家”是久失血的人，那是不可发汗的，如果强发其汗，再夺其津液，血液更伤。衄血是上边虚，从头部老出血，如果这时候再夺其汗，那么这块儿“额上陷”，就是肌肉要塌陷。肌肉的丰满靠津液充斥，咱们前面讲过。人的津液、血液虚，不充形体，人整个要羸瘦的。这在前头讲了很多了，要是局部也是一样的，颜面老出血，老衄血的人，衄家不是偶尔出血，是常出血，他面部的液体本来就少，如果再发汗，夺其血，肌肉非塌陷不可。

脉也紧急，脉失去柔润就紧急，一点柔润的样子没有了，它就紧急。目系呢，也由于失去血液的营养，也不滋润了，所以“直视不能眴”。“眴”，是指眼睛活动，它不能眴啊。那么心血亏，而“不得眠”。

衄家不可发汗，那么其他的亡血，当然也不可发汗。凡亡血均不可发汗，这也是举一个例子。

病人面无色，无寒热。脉沉弦者，衄；浮弱，手按之绝者，下血；烦咳者，必吐血。

衄、吐、下血的脉应也是不同的，这条是分别说这个脉应。

“面无色”，这是亡血的一个外证，前面虚劳篇讲很多了，面无血色、面色白、面色薄，这都是“面无色”的同义语，又是亡血的一个证候了。“无寒热”就是没有外邪。病人无故的面无血色，又无外邪，肯定是亡血家了。

“脉沉弦者，衄”，沉弦者，虚劳的样子。弦本来是有余的脉，就是“弦者为减”那个弦，像按着鼓皮似的，外边脉道硬，里边是中空的，沉弦者是虚劳的现象。“衄”，都指的是久衄，虚劳病的一种反映，所以久衄虚劳，所以脉才沉弦。

如果有上面亡血的反映，就是面无血色，又没有外感的情形，肯定是亡血了。亡血，或者衄，或者吐，或者下。如果脉沉弦，是久亡血的人，大概是衄，这是一个虚劳的现象。你们看看虚劳篇，脉沉弦者是虚劳的脉常有的（脉证之一）。他们有给改的，他们把“沉弦”改为“浮弦”，“浮弱”改作“沉弱”，不对，你们看看就知道了。

“浮弱，手按之绝者”，这是骤然间失血太多，浮弱者就是芤脉，脉是浮的，一摁里头没有，弱。“按之”，你再使劲按没有了。这是亡血、大失血的样子，这是大下血造成的。“下血”，下血的量多了啊。

“烦咳者，必吐血”，烦咳，这是肺病了。吐血，大概都是肺疾患为多，所以这是必吐血。

这全是从“病人面无血色，无寒热”而谈的，面无血色是亡血的一个外证，再没有寒热，没有外邪，肯定这是亡血了。亡血有各种不同：有久衄亡血的，有一种大下血的，也有一种肺病而咳血的，叫作“吐血”，烦咳者，指咳血，就是肺病的那种吐血。

夫吐血，咳逆上气，其脉数而有热，不得卧者，死。

吐血这个病，就是上面所说“咳逆上气”，咳嗽不止，而且气有上无下，谓之上气。“其脉数而有热”，这是邪气盛，就是肺热盛。“不得卧”呢，这是正不胜邪，正虚而邪盛，所以他活不了的，要死，这是死症。

这很值得我们注意，在临床上吐血，吐血的脉都应该是不及的脉，上面所说“浮弱”“手按之绝者”或者“沉弦”，这类脉要是吐血（的话）无论怎么失血都是不要紧的，这是应该的：人吐血虚，脉也虚。那么这个（条文所说的）则不然了，“脉数而有热”。我们在临床上遇到这么一个咳血的病（人吐血虚，但脉不虚），那是相当危险，而且尤其到“躁不得卧”（的时候，更危险）。不得卧就是躁，躁扰不安，就是邪已胜正、正不胜邪的一个征候了，所以非死不可。我们对于失血的人，脉急数都不好，尤其久病，像肺病的失血，到这个情形不死的太少了，这很准确，在临床上大家都可以体会。

夫酒客咳者，必致吐血，此因极饮过度所致也。

嗜酒最伤肺不过了，嗜酒而咳者是肺受伤了，那一定要吐血的。道理就是饮酒太过所致的，所以酒对肺是最坏了，不能够过饮，不能过量饮，否则一咳嗽就容易导致吐血。

寸口脉弦而大，弦则为减，大则为芤，减则为寒，芤则为虚，寒虚相击，此名曰革，妇人则半产漏下，男子则亡血。

这一段在虚劳篇里讲过了（对比：虚劳篇文字“脉弦而大，弦则为减，大则为芤，减则为寒，芤则为虚，寒虚相击，此名曰革，妇人则半产漏下，男子则亡血失精”），那个（原文）“男子则亡血失精”还有“失精”两个字。

“寸口脉弦而大”，弦脉本是有余的脉，在这说“弦则为减”，减者，没内容谓之减，就是我们按脉虽然弦，但是里头没东西，没东西就像按鼓皮里头是空的，可是外面硬，它与芤脉浮大中空还是不同的，它是弦，以弦脉为基础的，所以说弦者为减。

“大则为芤”，脉又弦又大，但是脉虽大也没内容啊，有外无内，像葱叶子似的，也是中空的。

这两个脉都说的是中空之脉，不过是既硬又大，所以说“弦则为减，大则为芤”。那么“弦”怎么又变成“减”了呢？所以弦者为寒，弦脉主寒，这个寒指虚，虚而生寒；那么“芤”是血虚了，那么这两个脉（弦芤）同时出现，所以叫“寒虚相击”，就是“寒虚相搏”的意思，那么这种脉叫作“革”。

妇人要现这种（革）脉叫“半产漏下”，男人现这种（革）脉叫“亡血”。这里讲的是亡血证，所以它搁个亡血，没搁失精，不是讲的虚劳了，这前头讲过。

亡血不可发其表，汗出则寒栗而振。

衄家不可发汗，是泛言亡血，是亡血都不可发汗，一样的。如果发其汗，本来就亡血，那么汗再夺其体液，人虚极了，虚极就转变为阴证，所以叫“寒栗而振”。咱们讲的虚寒证，寒哪儿来的，虚极就寒，人生化的机能没有了，一片寒。

病人胸满，唇痿舌青，口燥，但欲漱水不欲咽，无寒热，脉微大来迟，腹不满，其人言我满，为有瘀血。

这一段讲瘀血了，瘀血的征候是“病人胸满”，唇舌全是血华显现之处，我们看人，西医（和中医一样）也看眼睛啊，靠外边的这种黏膜，全是血液显现的地方，血液要是没有毛病，则光华显然，好看。

“唇痿”，就是血不荣于唇；“舌青”，你们看肝病常是舌青，起码舌头边是咱们说的瘀斑，这是瘀血的一个征候，唇痿舌青都是瘀血的反映。由于血液又虚，所以我们遇到血虚不一定都得补，你也可以祛瘀，祛瘀则推陈致新，瘀血去了，自然血液就恢复了，你越补越坏，瘀血不去，你白补。唇痿说明血虚的样子，但是有瘀血证也常唇痿，尤其舌青是判断瘀血很准确的一个征候。

“口燥”，口干舌燥是有热象，有热，要是里热他要喝水，所以阳明病口燥欲饮，则稍稍与饮之，和其胃。可是（本条为）血分有热，就不是（口燥欲饮）了，有瘀血的时候常有热，“但欲漱水不欲咽”，他愿意漱水，这个热不在阳明胃，而在血分里头，所以这也是瘀血的一个征候，这在阳明篇里讲过。

“无寒热”，不是有外邪。

“脉微大来迟”，“脉微”者，咱们说气不足者脉微，这在《伤寒论》里头讲了，阳气不足，脉微就是液微，体液微。阳气就是津液，津液就是包括血液和体液，就是津液、血液都属于阳气；“大”，有外无内那个大，它是指芤脉；而“来迟”，头两个脉“微、大”是瘀血造成的，有瘀血所以血液也虚，“来迟”，血不足，气也发滞塞。这在临床上常说，血瘀气滞就发生这种脉。

“腹不满，其人言我满”，这说明少腹急结这个证候。他本来不满，（但）他是感觉“满”，里头有瘀血。所以咱们讲“少腹急结”，古人用字（“急结”这两个字）用得相当好。他那块儿（少腹）确实也不是像咱们说的腹胀满，也不是有疾患，即也不是有咱们说的那个癥瘕积聚（的疾患）。他就自己觉得那块儿“急”。急者，他们日本（医家）有个形容，就像大人穿小人儿衣裳似的，就觉着这块儿难受，憋得慌。“急结”这两个字，觉得有所结滞。搁个“急”字，“急结”这两个字的意义，日本（医家）拿小孩衣裳打比方挺好，挺有意思。（对普通医家来说，的确）没法解释，李东垣他们解释就是不宽快，不宽畅，这也解释不出来啊，就觉得里头又憋得慌又自觉胀，但在外边呢，没有（胀），不是真胀，所以这两句话（腹不满，其人言我满）就解释这个（少腹急结）。

病人本来肚子不满，在外面瞅着看都没有（胀满的症状），但他就说满，就说“急结”。这个地方，古人对证候起的名称都有深意，咱们讲这个“急结”就顺口讲过了，其实这个（腹不满，其人言我满）就解释这个东西（少腹急结）。“腹不满，其人言我满”，主诉的病人他不能说出“急结”来呀，他不懂得“急结”（这个专业术语），他本来“不满”就说“满”，（因为）他觉得膀胱部分，就是血室这个地方，他觉得“满”，那么这也是有瘀血的一个要征，“为有瘀血”。

病者如热状，烦满，口干燥而渴，其脉反无热，此为阴伏，是瘀血也，当下之。

还有一种（瘀血），我们前面说（有种瘀血是口不渴）“口燥但欲漱水不欲饮”，也有渴的（类型的）瘀血证。这一段讲这个（渴的类型的瘀血）。病人像一般发热一样，“如热状”，人就发热嘛，烦而满，口也干燥，也真渴，那么这似乎有里热的样子。但是“其脉反不热”，脉没有滑数（等热证之脉），“此为阴伏”，这也是一个瘀血证。在《伤寒论》上有，（257条：病人无表里证，发热七八日，虽脉浮数者，可下之。假令已下，脉数不解，合热则消谷喜饥，至六七日不大便者，有瘀血，宜抵当汤）发热七八日，虽脉浮数者，可下之。要是真正里热，脉也不浮，所以“脉浮数”，像在表似的，但是说明多日之热不去，主要是在瘀血，这可以下。但是先没拿祛瘀血的药物来下，而是先用承气汤了，但是下之不解，他说“合热则消谷善饥”，这是实证也有瘀血证，那是（《伤寒论》中的）又一段。

那么这一段呢，他说“烦满，口干燥而渴”，也烦，也觉满，这个“满”和上面说的“腹不满而自己觉得满”是一个意思。那么这类的情形，像有里热，像是阳明内热的样子，但是没有那个（热）脉，脉不大、不滑、不数，这是热伏于阴中。阴就是指阴血说的。“是瘀血也”，这也是瘀血的证候，瘀血的证候反映的并不是一样的、千篇一律的。“当下之”，下其瘀血，热也没有了，瘀血也除了。

那么以上讲的都是原则的东西，由惊、悸、衄血、下血、吐血，以至于瘀血，或者讲其脉，或者讲其证。那么底下呢，就应该具体治疗了。头一段就（让人）不好明白。

火邪者，桂枝去芍药加蜀漆牡蛎龙骨救逆汤主之。

桂枝救逆汤方

桂枝三两（去皮） **甘草**二两（炙） **生姜**三两 **牡蛎**五两（熬） **龙骨**四两 **大枣**十二枚 **蜀漆**三两（洗去腥）

上为末，以水一斗二升，先煮蜀漆，减二升，纳诸药，煮取三升，去滓，温服一升。

火邪，在《伤寒论》上有的，114条：“太阳病，以火熏之，不得汗，其人必躁。到经不解，必清血，名为火邪。”其实《伤寒》《金匮》这两书是一个整体，没分开啊。所以这里又提“火邪者”。

那么“火邪者”是什么样的证候呢？他说太阳病本来是应该发汗，那么“以火熏之”，以火熏之要是不得汗的话，“其人必躁”，这个躁就是精神不安，就是“惊”。这讲的是治惊。“到经不解，必清血”，这种血是由火所造成的，所以管这种病叫“火邪”病，他没得汗呀，表证还在，所以还用桂枝汤，但是加些龙骨、牡蛎和蜀漆祛饮治惊。

那么这一段看不出来有“惊狂”，还有一段也是《伤寒论》上的，专就方剂来说了，你们看看《伤寒论》火邪那里头，112 条：“伤寒脉浮，医以火迫劫之，亡阳必惊狂，卧起不安者，桂枝去芍药加蜀漆牡蛎龙骨救逆汤主之。”根据这个治惊狂的方子，（判断出本方证是）怎么个情形呢？

“伤寒脉浮”，病在表，应该发汗才对。那么大夫“以火迫劫之”，迫劫之就是逼使大汗出，由于汗出太多，病必不解。“亡阳”，就是大汗，亡津液。“必惊狂”，这时候里头勾动里饮，伴着气上冲，往上，影响胸腹动，而其人如狂。所以伤寒“加温针必惊也”，这都是一个意思。“卧起不安”，应该用桂枝去芍药加蜀漆龙骨牡蛎救逆汤。（火邪者，桂枝去芍药加蜀漆牡蛎龙骨救逆汤主之）那么（《金匮要略》）这一段搁个火邪，是概括（《伤寒论》上的）两段的意思。这个火邪是什么呢？就是因为火来劫这个病，而病没好，那么到后来可要便血的，这叫火邪。

同时用这个方子的意义，一定有惊狂，它治惊，这个书（《金匮要略》的本章：惊悸吐衄下血胸满瘀血病脉证并治第十六）头一个就是惊。惊狂在《伤寒论》也有这么一个，“伤寒脉浮，医以火迫劫之，亡阳必惊狂，卧起不安者，桂枝去芍药加蜀漆龙骨牡蛎救逆汤主之”。所以“火邪”这两字，它概括面挺广，不但说一个火邪证，（另一个惊狂病，也能治啊）火邪证也得用本方，因为它表没解，用桂枝去芍药来解表。为什么去芍药呢？这咱们前面也讲过，就是腹虚上实，气冲得厉害，芍药多少有些敛的（作用），所以把它去了。脉促胸满嘛，胸满得厉害，往上冲得厉害，用桂枝去芍药汤，就是桂枝汤证，如果气冲胸满为候者，要把芍药去了，用桂枝去芍药汤。

他又有惊狂，惊狂有两种原因，一种就是神识，咱们说就是精神方面的证候了，龙骨牡蛎就是安神定志的药，治惊。可就原因说呢，恐怕这里头有痰饮，所以搁蜀漆，蜀漆祛痰饮。也就是说因为非法治疗，勾动痰饮。所以古人说“怪病应当归痰饮”，疯狂、癫、惊、狂里头常伴有水饮、痰饮的问题，所以既加龙骨、牡蛎，又加蜀漆。如果没有痰饮，蜀漆可以不用，这个方子就是桂枝去芍药加蜀漆牡蛎龙骨救逆汤治惊狂。

治惊狂还有一个方子，就是桂枝甘草加龙骨牡蛎汤，是心悸，气上冲得也厉害。方子是桂枝甘草汤的基础，即桂枝、甘草两味药，同时加龙骨、牡蛎。你们看看《伤寒论》都有的。这里随便举了一个例子，搁“火邪者”三个字，惊狂的发作大概都由于火攻的多，这段主要说的治惊。

心下悸者，半夏麻黄丸主之。

半夏麻黄丸

半夏　麻黄等分

上二味，末之，炼蜜和丸，小豆大，饮服三丸，日三服。

心下悸，也多种多样，这也是举一个（例子）。心下悸，有水饮所致者。我们讲水气篇里头、痰饮篇里头也有，心下有水气，“甚者则悸，微者短气”，水饮轻的话，这个人短气，水饮厉害了，一定要心悸的。那么“心下悸者，半夏麻黄丸主之”。心下悸，就说明水饮多，厉害。

如果心下悸是由于水饮而来，心下悸不一定是水饮，炙甘草汤就是血虚心气不足，也心悸啊，我们用复脉汤，就是炙甘草汤。（本条半夏麻黄丸证）这个呢，专指水饮所作。半夏、麻黄这两个药都祛水。麻黄在这儿不是为发汗，用的是丸药——半夏麻黄丸。半夏下水，但是它不泻，下气祛水。麻黄呢，散寒祛水，要做成丸药服，它不会发汗的。

可是（半夏麻黄丸）这个方子，在临床上应用的机会不多。这个（方子的使用指征）一方面（是）心下悸，另一方面是人有些浮肿，那这个方子大概可以好使。

麻黄祛水气，不但能祛里边的水，也能祛外面的水。如果心下悸而有些浮肿，用半夏、麻黄做丸剂用，也可以的。我们一般用苓桂术甘汤、苓姜术甘汤、苓桂枣甘汤，都治心下悸，所以治心下悸的药很多了。这也是随便举个例子。

这个地方也说明这个书过于简略了，恐怕不是全有（全面）的。你看上面治那个“惊”也只是一节，“桂枝去芍药加蜀漆牡蛎龙骨救逆汤”。治“心下悸”呢？也就是这一节，是有水气、有痰饮的一种心下悸，再就没有（其他更全面的证型）了。可见这个书（《金匮要略》），原来未必就这么简单，这个书是有些损失的。我们要是根据前后各篇，把“心下悸”集中起来研究一下也好。“惊狂”这个病，是不多，但是也不限于火攻。像我们讲的百合证也是精神不正常，但它不是惊狂。惊狂，我们在《伤寒论》里讲过，像桃核承气汤、抵当汤，瘀血证也能致惊狂，其人如狂、其人发狂嘛，瘀血证也有致惊狂的。

所以他这个书啊，都没说全。原先我有个心思啊，我打算把《金匮要略》各章里头不够全面的地方补充一些，写个东西。现在这个事儿我办不了了，岁数不行了，应该做的事儿还有的是，我这精力也是不行，你们都可以做一做。比方这一章吧，惊狂不限于火邪了，也把它提出来，这很有用！就说咱们不想给人家看，自己学习（也挺好的）呀。（你们）自己应该翻翻书，找一找、写一写，也挺好的。那么心下悸，更多（可以补充的）了，也可以把这个补充一下。我（精力）不行了，我原先打算过了，唉呀，这阵儿晚了，事情太多了，我这精力不行了。

这是两段，惊、悸的治疗，具体的治疗举了这么两个例子，当然是不够概括了。

吐血不止者，柏叶汤主之。

柏叶汤方

柏叶　干姜各三两　艾叶三把

上三味，以水五升，取马通汁一升，合煮，取一升，分温再服。

吐血不止，这话挺含蓄，就是用其他的（治疗仍）吐血而不止者，再不然就是“大吐血不止”。吐血不止，如果吐血的量大，很容易虚脱，马上就可以死人的。所以这时候必须讲止血之道，这个方子也就是止血相当有力量的方子。

他所用的是柏叶汤，柏叶汤柏叶、干姜、艾叶这三味药都是止血药，而且尤其用“马通汁”，马通汁是什么呢？就是马粪。马粪要是有湿的更好了，那少搁点水就行。就是干马粪也行，拿开水把它泡一泡，然后拧这个汁子，叫马通汁。这个书上没详细写，不要不信这个事情，我原先不信的，有一个老大夫，治吐血专用它，非常好使。这我亲眼见到的。他就用柏叶汤，不过，这个方给患者吃，除非是危急的证候，一般的（轻症）不用，马粪一煎，味儿难闻得很。可是病人到那个（危急吐血）样子，他也希望吃。我亲身目睹一个老大夫用这个药。尤其加上阿胶，这是《千金方》里头的，把这个方子更加阿胶，治“内崩吐血不止”，就是血吐得厉害。内崩者，就是经络、血管崩了，吐血不止，加上阿胶更好。

所以，这个方字不要轻看，如果大吐血，或者救急，可以用。马通汁必须用，这个方子就这样子（配伍）。以水五升，马通汁一升，合煮，就煮上边那三味药，取一升，分温再服。为什么分温再服？也是马粪的味儿不好，喝多了怕人家吐，分成两回吃。本来顿服也可以的。

我还见着（吐血重症）病号，这个病号有吐血的毛病，我给他治，他就提他吐血最厉害的时候，哪个大夫给他治的，他说那个大夫搁马粪，不搁马粪血就止不住，一搁马粪就止住。我问他大夫在哪儿，他说那大夫住得很近，就在前门外。我特意拜访那个老大夫。这个病号就领我到那老大夫那儿去了，我就瞅着老大夫给他用，那真好使，吃了就止。那个大夫不出名，就是用几个秘方。这个东西（柏叶汤）他也叫秘方，其实不是，这是《金匮要略》里头有的。可是这个病号后来不大吐血了，我就不让他吃了，他吃这个东西（柏叶汤），胃老过不来这个劲儿。

下血，先便后血，此远血也，黄土汤主之。

黄土汤方 亦主吐血、衄血。

甘草　干地黄　白术　附子（炮）**阿胶　黄芩**各三两　**灶中黄土**半斤

上七味，以水八升，煮取三升，分温二服。

黄土汤，也是止血相当有力量的一个方药。“先便后血”，先下来大便，大便之后才见着血，这个血不是痔疮之类的，离肛门都远，所以说“此远血也”，这都是内脏出血，大概都是比较严重的出血，不像近血。近血是痔疮出血了，下边要讲到。

这个方子主要用黄土，黄土就是灶心黄土了，现在我们用这个东西（灶心黄土）比较困难，我平常用煤球儿（烧制黄土）就行，就是烧过的煤球儿（编者按：胡老所云煤球，为黄土混合煤末而成。笔者理解，烧过的煤球儿，亦即“煤球烧过的黄土”）。因为柴灶现在很难找了，药房里头他们还有灶心黄土。

这是个收敛性的止血、止呕药，尤其吐血用它更好。如果没有灶心黄土，用煤球儿这种黄土也行，不过得多用，反正主要还是黄土嘛。古人用这个灶心（黄土），不是说它温了、热了（用其温性），它是坏东西没有了（有消毒之效）。经久的灶膛里头的黄土，它是消毒的，所以更好一些。黄土就它的性质来说，是个收敛药，对于哪一方面呢？对于吐或者是出血，所以它有止呕、止血的作用。我们用黄土，多是大量用，他这个（黄土汤）也是大量用，用的是半斤了。我们平时用，就用几两，那么现在1两是30克，起码要用2两，也就是60克。不要（把黄土和其他药）搁一块儿煮，先煮黄土，把它煮开，然后把它澄清了，上面的水非常清亮，渣滓就不要了。拿这个水煎药就行，我净这么用。

黄土配伍地黄和阿胶，止血力量相当强。另伍以甘草、白术，就有理中的意思。甘草、白术，调中和胃。黄芩呢，凡是出血的人，都有些烦热，这是所谓治标了，所以搁点儿黄芩。主要的还是附子，附子这个药能够亢进机能。哪个机能？像远血大概都是血管渗血或者脏器、组织渗血。渗血就是失去收摄了，这是机能沉衰了，附子就能够恢复这些（沉衰）机能。所以附子这个药是个好药，但是它性温，如果没有阴证的反应，你不要用。

（黄土汤）这个方子我们可以看出，它是个附子剂，有一种阴寒证候的反应。搁甘草、白术，恐怕是偏于溏泄。另外，人羸瘦得不得了，久出血，脉也微，甚至于恶寒。用这个方子，很好。

（黄土汤）这个方子与芎归胶艾汤是对待（可做对比）的，都是止血有力的药。芎归胶艾汤没有附子，它不治阴证。这两个方子，只有阴、阳之殊，止血的力量都相当好的。我们上面讲的柏叶汤，是大出血，以马上止血为主（偏重治标而不重治本）。（黄土汤）它与（柏叶汤）那个方子还是不同的。用这个方子（黄土汤）能止住血了，就不必用柏叶汤了。

在我们经常用的止血药里头，芎归胶艾汤偏于治热，所以大量用生地，里头有四物汤嘛，白芍、当归、川芎的量都不重；黄土汤偏于治寒，虽然也有生地，但生地的分量并不大，同附子的分量一样，所以它是有阴寒证候的反应。两方的不同点在这里。所以我们在临床上要注意区别来用。如果是一种阳证、热证而出血，要用芎归胶艾汤，那个方子也很好使；假设要是虚得厉害、阴寒证候的反应，要用黄土汤，这个方剂止血也相当有力。这些方子我都常用，所以我也能够理解它们。

远血、近血之分别，远血就说明内脏出血了，这是个慢性证的样子，所以有点阴虚（编者按：胡老此处所云阴虚，当特指阴性、虚证，而非后世所云“阴液虚”）的样子。

下血，先血后便，此近血也，赤小豆当归散主之。方见狐惑中。

这（段话）没什么大问题，就是一般的痔疮出血。先血后便，也下血，到大便的时候，先下来的是血，血之后才是大便。血就在肛门那块，就是痔疮，所谓痔漏之血。

所以，叫近血。近血者，近于外，近于肛门。这个病不要紧，一般用赤小豆当归散主之，这也可以做汤（服用），我也常用。

上次我一个侄子来，他有痔疮，血出得厉害。他动手术之后，还老下血，这就是所谓的近血。我就让他吃赤小豆当归散、当归芍药散这两个方药。这药很好，吃上就起作用。因为赤小豆这个药，是祛湿热的，痔疮总是湿热为患，所以用这两味药好使。

心气不足，吐血，衄血，泻心汤主之。

泻心汤方 亦治霍乱。

大黄二两 **黄连** **黄芩**各一两

上三味，以水三升，煮取一升，顿服之。

心气不足，不要当成是虚，不是虚，这个不足是指心悸、心烦之类讲的，“不安定”，有人把“心气不足”改为“心气不定”，也是可以的。孙思邈就给改了，在《千金》上就是“心气不定”。“心气不定”什么意思？也讲不出来，就是心烦、悸。

这个方药都是寒性药，有炎症，上边充血，使之心跳，或者另有其他的炎症。人是颜面潮红。无论是吐血、衄血，以至下血，泻心汤都治的，这个方子很好。在临床上，血症现（泻心汤）这个方证的很多很多，但是如果没有心烦、心悸，上面的热不重，这个方子不行。

一般用（泻心汤）这个方子，有两种用法：一种是泻下大热，一种则不是泻下大热。

不让泻心汤泻下大热，则大黄不要搁里头煮。这我常用，分量可以根据这个（原方分量）用，就拿水冲冲，冲一会儿，用这个水来煎药，这就不大泻。就是高血压，这个法子也都常用。只要是上焦有热，上焦有热表现的症状是什么呢？颜面潮红即脸红、唇红，心烦、心悸，这是黄芩、黄连的症状，用这个方子就好使。

为让泻心汤下热，热真盛，大黄可以搁里头一起煮，就是大黄、黄连、黄芩（一起煮）。大黄的量很重了，你们看看，说顿服啊，古人一两，就是现在三钱。大黄二两，这就多了，就是现在的六钱了，也就是 18 克啊。我们不要用这么重。要是为这治血证，大黄我们一般用顶多也不能超过 10 克，一般用 6 克就行了。黄连、黄芩各 3 克就行了，黄芩我们多搁点也没关系，黄芩跟大黄一样的分量，用黄连这个药现在（分量要）少，可以搁 3 克。全好使啊。尤其是小儿没有虚寒证，小儿的鼻衄、吐血，（泻心汤）这个方子最好使了，我常用，这方子最常用不过了。

所以他提出个“心气不足”，这不是虚证，这很重要啊。心烦、心悸，是上焦有热，这种的（上焦有热的）吐血、衄血，用泻心汤都好使。“亦治霍乱”，那就不一定行了，霍乱篇讲没有它（泻心汤），这是后人添的。

本章小结

那么到这儿啊，把这一篇讲完了，讲完了你们看一看缺什么？

瘀血证一个没有，头前辨证他讲一点，可治疗呢，没有。虽然没有，你们就按我方才所说的，你们自己可以补充一下。

瘀血证，像桃仁承气汤、抵当汤，疟疾篇里头的鳖甲煎丸，在虚劳篇里头讲的大黄䗪虫丸，都是祛瘀的药，它们各有不同的证候。我们后边还要讲大黄牡丹皮汤，肠痈也是瘀血啊，有脓当下脓，无脓当下血，下血下什么血，瘀血啊。此外在妇科里头通经活血全是祛瘀血。

我以前本打算讲这个东西（瘀血专论），后来也没讲，这个你们可以准备准备。祛瘀的这种方剂，不只桃仁、丹皮、水蛭、虻虫是祛瘀药，当归、川芎、生地等咱们说补血的药也全是祛瘀药。你看咱们讲的当归芍药散，“妇人腹中诸疾痛，当归芍药散主之”，为什么提个妇人呢？妇人容易有瘀血啊。

我们说的这种补血药，主要是祛瘀，不过也是起强壮作用。你们看那

《本草》就有，生地《本草》说也解血痹，血痹是什么，瘀血嘛，不过生地它也起强壮作用。而且要有寒热之辨，生地是强壮祛瘀、性寒解热，咱们说“祛血分热”也算对的，主要它也祛瘀啊，不过它起强壮作用。

我们在临床上遇到患者，不虚、有瘀血，你就不要用强壮药，咱们自然就用水蛭、虻虫、䗪虫、桃仁、丹皮都可以，你也得看具体证候。要是虚，有瘀血证，你用攻破不行，就得用强壮的祛瘀药。有热，用生地这一类的；有寒，用当归、川芎这一类的，都是祛瘀啊。所以你们要好好研究这一章。

那么张仲景这个书（或者）是真正遗失了，或者他是故意（省略）的，这两者都有可能。他故意（省略）什么？瘀血证讲在各处了，他就不在这儿讲了，像我说的全是啊。对于瘀血证，你们根据他这个书集中写一下。桃仁承气汤证、抵当汤丸证、大黄䗪虫丸、桂枝茯苓丸、牡丹皮汤、当归芍药散、小温经汤等全是。把这些血证系列方剂分出来，哪个是补血的温性祛瘀强壮方，以生地为主的（方药就是）强壮解热祛瘀啊，把它们分成门类。研究东西是得这样子，（要多）自己下手。像我这么讲当然也不能说没有意义，但没有自己下手有利。像我说的这个（血证系列）你们自己下下手，凡是祛瘀药把它集中了（分类分专题研究），那我保证比王清任搞的血证还要好（当然各有特色了），也是很有用的。我原先打算写，现在我老觉得时间不够，不是不够，一天干不了多少，不耐劳了，这个事（撰写各证专题）怕做不完了，你们可以搞，写一写。我们讲这个书的时候，也这样子：看哪个里头过简，根据这个题目，咱们根据旁的，再集中写一写，时间长了是有用的。

我自己现在就恨自己，在年轻的时候，不爱发表东西，这也是个毛病。光心里头有，手都没赶上去。一方面研究一方面用这点儿功（撰写专题文章），是最好了，不难的！都在这儿，《伤寒论》《金匮要略》书里头，再找些后世医家的东西也可以啊。你看咱们上面讲的柏叶汤，孙思邈加阿胶，很有道理。但他不加生地，为什么？因为（柏叶汤）这是温性药，柏叶、干姜、艾叶都是温性药。患者他是虚寒的，虽然不到阴证，但是虚寒。可以搁阿胶，不能搁生地。所以后世方子也有好的，不是没有好的。把它们都集中起来，写点东西，我认为是很有意义的，作为笔记，就算不给人家看，对你自己亦大有裨益啊。

呕、吐、哕、下利病脉证治第十七

夫呕家有痈脓，不可治呕，脓尽自愈。

在《伤寒论》厥阴篇里头，有个厥利呕哕，跟这差不多，呕吐哕下利在这儿列到杂病里，在《伤寒论》里那不也是治杂病嘛，怎么能是厥阴病呢？而且文字也很相似，不过这一章论得比较详细。

"呕家有痈脓"，就是呕吐带脓的话，那里头就有痈。"不可治呕"，能吐脓就是里头有痈，在生理方面愿意把脓排出，排出当然得从关口，在上边总是要由吐而出。那么这时要是治呕，脓就搁里头了。依法应该排脓。"脓尽自愈"，脓要是没有了，都排出来了，呕自然就好了。

咱们常用的排脓方药，在肠痈那篇里头有排脓散、排脓汤，大黄牡丹皮汤也排脓，冬瓜子排脓。咱们平时用的桔梗、贝母、生薏苡仁，都是排痰、排脓的，咱们讲到痈疮的时候再详细谈。

凡是呕家，要见着有痈脓，你就不可治呕，呕正打算要排脓，那你就（用方药）帮着机体排脓就好了，用药也应该这样子（顺应机体良能）。脓排尽了，呕自愈。这跟《伤寒论》一样，也有这么一条。

先呕却渴者，此为欲解；先渴却呕者，为水停心下，此属饮家。呕家本渴，今反不渴者，以心下有支饮故也，此属支饮。

呕吐，伤人胃液。"先呕却渴"，呕完了他渴，这是胃液已伤，胃中干，他就渴。那么胃中渴，可见水吐完了，那么呕也是要欲解。这是说饮家这种呕，是先胃有饮，他就呕。呕之后，饮去了，胃中干，他就渴。渴的时候，呕就要止，所以“此为欲解”。

“先渴却呕者，为水停心下”，那么开始他渴，渴就想喝水了，水喝到相当程度，胃里头积水了，那么他就要呕，这是先渴而后呕者。道理就是胃消化水的力量差，水停在胃里头，所以就要呕，这是水停心下。我们一般治呕，常用降逆祛水的办法，也就是祛胃中停水，这也是一种呕的原因，呕的原因很多了，后头都有啊。所以他说“此属饮家”，这一类的呕都由于胃停水，就是都属于饮家，饮家就是指的痰饮了，咱们前面讲过的。

“呕家本渴”，凡是有水饮的这种呕，要是把水吐完了，胃中干，他就要渴，本来是应该渴的。“今反不渴者”，呕完了，他不渴，这就是“以心下有支饮故也，此属支饮”。支饮是从下往上，随吐随聚。咱们前面讲过支饮，那么支饮要是厉害了，水饮冲逆于肺，就要咳嗽、喘。支饮在痰饮之中是最重的，当然也是饮家，支饮也是饮，不过支饮的重症，它还不像一般的有水饮那样吐完了就渴，（支饮重症）它开始也渴一点，渴完了他就不渴了。咱们讲的苓甘五味姜辛夏仁汤，你看前头咱们讲痰饮篇里头有，就是有支饮的关系。他先吃苓甘五味姜辛汤，这是个热药，吃了应该渴，那么今渴反止者，为支饮也（咳满即止，而更复渴，冲气复发者，以细辛、干姜为热药也。服之当遂渴，而渴反止者，为支饮也。支饮者，法当冒，冒者必呕，呕者复纳半夏，以去其水。桂苓五味甘草去桂加姜辛夏汤方）跟本条这一段是一样的，所以这个书总要前后看一看。一般的水饮不至于这样子，唯独支饮（特殊），支饮这个饮是重的，也说明胃特别虚。

问曰：病人脉数，数为热，当消谷引食，而反吐者，何也？师曰：以发其汗，令阳微膈气虚，脉乃数，数为客热，不能消谷，胃中虚冷故也。脉弦者虚也，胃气无余，朝食暮吐，变为胃反。寒在于上，医反下之，今脉反弦，故名曰虚。

这是故作问答，说明胃虚寒而呕吐的这种情况。

“病人脉数”，数是热，热是杀谷消食。胃喜温不喜寒，胃要有热呢，咱们讲阳明病，在《伤寒论》里有，“中风者，能食”，风就是热，说明胃热。

那么数即是热，依法应该“消谷引食”，应该嗜食才对。“而反吐者，何也”，那么现在这个人也脉数，而反吐是什么道理？那么底下就是师曰，答复这个问题。

“以发其汗，令阳微，膈气虚”，这由于在表证阶段发汗太过，发汗太过表并不解。咱们讲桂枝汤里头就有了，发汗应该微似汗出才好，要是大汗淋漓，病必不除。这条（以发其汗，令阳微，膈气虚）就是发汗太过。“令阳微”，阳微咱们讲过很多了，“脉微，此无阳也”，阳微的阳就是阳气，就是津液。由于发汗丧失津液太多，所以阳已微。

“阳微，膈气虚”，怎么搁个“膈气虚”呢？因为汗的来源，发生于胃，谷气嘛！咱们前面也讲过，汗者谷气也，它是由胃消化之后，变成精气再出而为汗。汗出太多，丧失津液，津液丧失的主源还在心下，就是胃这个地方，所以说“膈气虚”，膈气虚就是胃气也虚了。

“脉乃数”，不是因为虚而数，原先就有热，这个热是邪热，所以才发汗，发汗大汗出而热不除。指的就是上边这个数（病人脉数，数为热，当消谷引食），这个数是客热，不是胃有热。由于发汗太过，这个热没退，脉还是数。这个“数”是一个客热，不是胃热，因为它不能消谷。胃反倒由于汗出得太多而虚，虚极生冷，怎么叫生冷啊？不光胃虚，胃虚则客气就乘之入胃，这指的是饮、水饮，水饮性寒嘛！胃中虚，冷凑之，所以他说“胃中虚冷”。那么胃虚有饮他就吐，是这么个道理。

底下还有一段详细的解释，挺好。

脉弦者虚也，胃气无余，朝食暮吐，变为胃反。寒在于上，医反下之，今脉反弦，故名曰虚。

“脉弦者虚也”，弦跟紧一样，本来主寒，那么说是“虚”是怎么个道理呢？底下有解释：胃气无余，朝食暮吐。由于胃虚，就没有余气而来消食，宿食不化，所以“朝食暮吐，变为胃反”。那么，脉为什么弦呢？虚应该脉弱啊，“寒在于上，医反下之，今脉反弦，故名曰虚”。以前根本就是上有寒，医生以为是实而下之，下之，本来就寒，更使其寒，由于下而虚其胃，所以，寒盛虚也盛，虚更使其寒。所以，脉还是更弦，这个弦是虚，“虚”是这么来的，本来寒盛，医以为是实热而下之，使之脉更弦，可是胃虚了，所以说“弦者为虚”，意思是这样的。“今脉反弦”，所以管它叫虚，其实是寒。

这里提到“胃反”，具体的说明，后边还是有的，现在咱们先接着往下讲。胃反，纯粹是胃虚有寒。

寸口脉微而数，微则无气，无气则荣虚；荣虚则血不足，血不足则胸中冷。

这就解释上面“发其汗，令阳微膈气虚”，就解释这个。

“寸口脉微而数”，微则无气，气就属于津液，指的精气说的。精气，附和着营卫而说的。我们吃了东西，血管吸收进来营养，拿现在话说就是食物的营养成分。吸收的营养，古人管它叫作什么呢？叫精气，最养人的至真之品，所以叫作精气。

那么，精气在血管里头，古人叫作血，其色赤者为血。血的这种精气的作用，叫作营。出了血管外，就叫作气，气的作用叫作卫。这就是营卫气血的道理。

这段就说的这个。由于发汗太过，阳气虚，所以，脉应之微。微者无气，无气则精气虚，血液也虚。所以，先是营气虚，营气虚血液不足。血不足，胸中血少，所以胸中冷。血的作用是血不到四肢则手脚就凉，胸中血少，当然胸中也冷。这就是解释“阳微膈气虚”的道理。随便有这么一节。当然，胸中冷、胃寒，也要吐啊。

趺阳脉浮而涩，浮则为虚，涩则伤脾，脾伤则不磨，朝食暮吐，暮食朝吐，宿谷不化，名曰胃反。脉紧而涩，其病难治。

“胃反”在呕吐里面是比较而言最重了。在这是单独一段来解释。

趺阳脉是脾胃脉，以候脾胃，浮而涩，这个“浮”指浮而无力，所以说“浮则为虚”。咱们常说趺阳脉浮还是胃气强呢，那个浮是浮而有力。本条这个浮而涩的“浮”，是浮而无力。

“浮则为虚”，什么虚？胃气虚。“涩则伤脾”，涩是津虚血少，由于脾有所伤，不能够行津液，所以脉涩。脾胃俱伤，胃虚脾伤，不能消化水谷，他这里只提“脾”，其实胃也含到里面了。“脾伤则不磨”，古人说消化，脾是起主要作用的，所以说“脾伤则不磨”，是古人的错误看法。这个脾不是属于消化系统的。古人一看都有一个脏、一个腑，胃是个腑，也得有个脏，古人就看脾挨着胃，所以说胃是脾之腑。关于消化（系统）上的脾是关系重要的一个内脏，所以“脾伤”了就不能消化水、不能消化饮食，这叫“不磨”。

“朝食暮吐，暮食朝吐”，不能够消化饮食，所以早晨吃的晚上要吐，宿食不化嘛，停食，它不消化，到时候得把它吐出来才行。那么晚上吃的早晨吐，这就是“宿谷不化”，吃的东西停到胃里头不消化。这是脾胃俱虚的问题了，关于这种（的病症）叫“胃反”。

“脉紧而涩，其病难治”，胃反这种病，如果脉紧，紧是邪实、邪盛，像太阳伤寒脉紧，这个紧都是实证。脉涩是虚了，津血不足嘛。邪盛正虚，这种“胃反”是不好治了，“其病难治”。事实上什么病都这样（邪盛正虚则难治），不光是胃反。

“胃反”搁到现在是什么病呢？咱们在临床上也常遭遇这种病，像胃下垂就是这种病，胃下垂要是厉害的，他几天要吐一回，吃了东西在胃里头消化不良，它是胃筋弛纵所以下垂，胃的胃筋弛纵往下，它运转的功能都不够。所以吃的东西都停着，停到一个相当程度，就要吐了。那么这种古人叫作胃反，厉害的早上吃晚上吐，晚上吃早上，治疗应该顺势利导，用吐法就好了，千万不要下。

对于“吐”，到这个地方是在原则上讲了很多，发作的原因也略略说说，有水饮的、有胃虚寒的、也有胃反这类重一点的呕吐，这个也是脾胃俱虚了。

然后，在临床治疗上，它提出几个要点。第一个有痈脓不可治呕，那就要排脓，脓尽自愈。那么最后呢，讲吐是要治呕的，假设病人欲吐者，那你不可治呕，你可以顺其势而吐之。

中医治病这个（顺势利导）很重要啊，要顺势利导，就是适应生理的机能，古人根据辨证留下的规律，这很好。我们在临床上不光是一个病，万病都是这样的，像咱们说表证，表证病人就要出汗，你不可下。

底下他讲到哕了。

哕而腹满，视其前后，知何部不利，利之即愈。

“哕”这个证就是干呕，不过它是其声连连。干呕就是有声无物。那么哕与干呕怎么分别啊？哕就是干呕连连不断，不是一声，是连连不断的，古人叫作哕，干哕嘛。

哕，大概都是虚证多，但是也有实证，头一节就是说这个（实证）。哕而腹满，这个腹满指的是实满，他拒按。“视其前后，知何部不利，利之即愈”，那你看看他，前后就是指大小便，是大便不利，或者小便不利，都影响到哕，不往下通，就往上逆。

（哕而腹满）这个腹满不是虚满。腹满当然在少腹了。如果是大便不利，这个腹满是要拒按的；要是小便不利，这个他没详细说，因为这些问题在《伤寒》都讲了，《金匮》是讲在《伤寒》之后啊，以前《伤寒杂病论》都是在一个书里头，也是先伤寒后杂病。这在伤寒里都讲了，在这里头就是略提，不那么详细说了。所以注家对于这些，都认为这不是错，就是简略（而已）；也有这么说的，其实他（仲景）是故意的，因为那部分在《伤寒论》里头都讲了。

其他虚证的哕，他没提，后头具体治疗上有。底下就讲呕、吐的具体治疗。

呕而胸满者，吴茱萸汤主之。

茱萸汤方

吴茱萸一升　**人参**三两　**生姜**六两　**大枣**十二枚

上四味，以水五升，煮取三升，温服七合，日三服。

咱们前面讲桂枝治气上冲，而吴茱萸是治水上冲。水往上冲逆，所以他呕嘛。水本来停在胃里，“呕而腹满”，这就指上腹，水往上冲逆，所以上腹比较满，甚至于胸满。这个就是胸满了，“呕而胸满”。水由心下向上冲逆，所以，要是呕、胸满，说明水气上冲，那用吴茱萸汤主之。吴茱萸汤这个方药最常用不过了。由于水上冲有很多症状，胸满是其有所反映的一个症状。底下也有了，一会儿再讲。这个方剂，是以吴茱萸为主的，吴茱萸一升，一升就是一茶杯，人参三两，生姜六两，大枣十二枚，吴茱萸它治水气上冲，有治呕镇痛的作用，那么加上大量生姜，它更能治呕了。凡是胃停水，胃虚的多，所以他搁人参、大枣，就是补胃之虚了。

那么（吴茱萸汤）这个方剂一方面治标，治其水气上冲这个呕，他用吴茱萸、生姜；一方面胃老虚，还是停水，所以从根本上恢复胃，他用人参、大枣。这个方应用很多，等底下讲完咱们再多讲讲。

干呕，吐涎沫，头痛者，吴茱萸汤主之。方见上。

水气往上冲，吐涎沫是一个症状，头痛、头晕全是，尤其头晕最多见了，不过这个书上没有。我在临床上通过实践经验，很多的头晕是吴茱萸汤证，可是得恶心，起码得恶心啊，吐不吐也得恶心，一动就要吐。

我们讲过很多了，胃停水，头晕、头眩、头冒，都是水气冲击大脑的问题。吴茱萸汤啊，治水往上冲得最厉害（这种证型）。所以现在临床上的美尼埃病，很多是吴茱萸汤证，这在临床上你们可以试验。这人头晕厉害，不敢动，一动就要吐。呕是个要紧的症状，呕是吴茱萸汤的一个主症，如果（再有）头晕或者痛，都可以用吴茱萸汤，吐涎沫这是它的症状。

所以（吴茱萸汤）这个方剂，不但治胃，胃痛它也治啊，吴茱萸汤治胃疼也挺好。但是吴茱萸是个大温性药，利于虚寒，不利于实热。我们在临床上考虑这个人有热，尤其是实热，吴茱萸可要小心慎用。虚寒的，无论是头痛、头晕、吐涎沫，以至于胃疼但是有呕，都可以用，都好使。在临床上这个方子最经常用了。

呕而肠鸣，心下痞者，半夏泻心汤主之。

半夏泻心汤方

半夏半升（洗） **黄芩**三两 **干姜**三两 **人参**三两 **黄连**一两 **大枣**十二枚 **甘草**三两（炙）

上七味，以水一斗，煮取六升，去滓，再煮，取三升，温服一升，日三服。

呕而肠鸣，水气不是只在胃，在肠也有，所以（下面）腹鸣、肠鸣，上面呕吐，这也是有水饮了，同时心下痞。在半夏泻心汤里头，心下痞有两层关系，一方面是胃气虚，心下痞硬，是人参证，方中有人参嘛；另一方面，是黄芩、黄连的心下痞，是泻心汤证。（两种痞）半夏泻心汤兼而有之。在《伤寒论》里头常说心下痞硬，痞硬也不只是人参证，但凡是人参证一定心下痞硬；同时也存在黄芩、黄连证的心下痞。

（半夏泻心汤）这个方子不但治呕，也治下利，因为黄芩、黄连是治下利的药。苦药之中，唯独黄芩、黄连、黄柏都是燥药，它们苦燥，所以能够祛水，能够止利。（半夏泻心汤）这个方剂寒热并用，一方面胃虚有饮，用半夏、干姜祛饮；搁人参、甘草、大枣，补胃之虚；另外搁黄芩、黄连，解烦解痞，当然这个病有时候有烦躁。临床上心下痞、烦躁、呕吐、肠鸣和下利，（半夏泻心汤）这个方药都治。但是"痞"不只是泻心汤的痞，有时候是痞硬，痞硬就是人参证了。痞硬，也包括心下痞。

（半夏泻心汤）这个方子也常用，甘草是三两，我们再多搁，就是甘草泻心汤，搁四两，也可多搁到五六两，五六两现在说就是五六钱了。去干姜加生姜就是生姜泻心汤。这三个方子在治疗上差不多，全治呕而心下痞和下利。你们看看《伤寒论》对照一下就知道了。甘草泻心汤前面讲过，狐惑病中它治"蚀于喉者，甘草泻心汤主之"，甘草加量，就能够治口疮，挺有意思。你要不加量（甘草）就不行。（甘草泻心汤）也是咱们临床上常用的办法，但是治"呕而肠鸣"这是一致的。

寒热错综之证，用药可以寒热错综来用，一点无误。所以现在的（有些学识浅的人）看到开的方子，又有黄芩、黄连苦寒药，又有干姜、半夏辛温燥药，他不明白。其实古人之所以这样配伍，是因为病就是寒热错综的。即上边有热，下边的确有寒，水气在肠鸣里流走，就是虚寒嘛。

干呕而利者，黄芩加半夏生姜汤主之。

黄芩加半夏生姜汤方

黄芩三两　**甘草**二两（炙）　**芍药**二两　**半夏**半升　**生姜**三两　**大枣**二十枚

上六味，以水一斗，煮取三升，去滓，温服一升，日再，夜一服。

干呕而利者，本来黄芩汤治太阳少阳合并的下利，既有太阳病的发热、头疼，也有少阳病的口苦、咽干，它是治热利的。黄芩汤，就是黄芩、甘草、芍药、大枣四味药，叫黄芩汤。

黄芩汤治下利，如果黄芩汤再同时干呕，加上半夏、生姜，（黄芩加半夏生姜汤）它是这么一个方剂。"干呕而利者，黄芩加半夏生姜汤主之。"这个方子也是常用的，黄芩汤是个祛热的解热剂，在下利也常用这个方子（黄芩汤、黄芩加半夏生姜汤）。

芍药对下利是起作用的，所以古人说它是收敛药，也是从这儿看出来的，其实芍药它不是个收敛药，它是解热、解热治腹痛的。

腹痛下利有热，可以用黄芩汤。同时又有呕，可以加半夏、生姜。

诸呕吐，谷不得下者，小半夏汤主之。

小半夏汤方

半夏一升　**生姜**半斤

上二味，以水七升，煮取一升半，分温再服。

“诸呕吐”，就是凡是呕吐，里头有水饮，所以“谷不得下”。胃里头有水，吃不下东西去，吃下去也是吐出来。所以这一类的大概都是胃有停水的关系，用小半夏汤主之。

小半夏汤就是半夏、生姜两味药了。这两个药都是祛水的，止呕。半夏下气祛水，生姜呢？也是降逆治呕，也祛水，同时有些散寒作用，水性寒嘛。

小半夏汤单独用的时候少，我们一般临床上都搁到旁的方剂里头用，你看上边的黄芩加半夏生姜汤里头也有小半夏汤，我们平时用的小柴胡汤里头也有小半夏汤，所以它（小柴胡汤）也治呕。小半夏汤常常是与旁的方剂合着用的机会多，单独用的机会少。这个书单提出来，说治呕有半夏、生姜这一类的方药，专治水饮类的呕，不是水饮的呕没效。

呕吐而病在膈上，后思水者，解，急与之；思水者，猪苓散主之。

猪苓散方

猪苓　茯苓　白术各等分

上三味，杵为散，饮服方寸匕，日三服。

这段是治饮家的一种呕，挺有意思。“呕吐而病在膈上”，凡是呕吐都在上头，都在膈以上，就是水往上，上膈，水往上冲逆。水本来在膈下，在胃里头的，要呕的话就往上，上于膈才呕吐。

呕吐完了，“思水者，解”，这在前面咱们讲了，呕吐，胃中停水都去了，同时胃中干，干就要渴，那么想喝水了，呕要止了。“急与之”，那么赶紧给点水喝。为什么？和其胃啊，少少与饮，以和其胃嘛。

“思水者”，虽然急与之饮，还不解渴，还想水喝，这只给他水喝可不行了，只给他喝，水停了他还是要吐的。“猪苓散主之”，这个好，这是一个根本解决的法子。渴，喝多了，就要停水，停水还要呕，呕完了水去了，还要渴，这就是属于恶性循环，往复不已。那怎么办呢？

有一个治法用猪苓散主之。猪苓散解渴去水，不让水停下，同时它能解渴，不那么傻喝了，他自然就不至于再吐了。猪苓散也只是举个例子，后边还要讲，像茯苓泽泻汤等有的是治此类病的方药，全是这一个手段，又解渴，又祛水、祛饮，使呕不复发。猪苓散是以猪苓为主药的。猪苓是祛水之中，解渴是最突出了，有解渴的作用。猪苓散这个方子，猪苓、茯苓、白术全是利尿祛水的，可是猪苓解渴（非常突出），那么里头有点水它去了，不渴了你也不想喝了。这个治疗手段是最妙不过了，一般人想不到这个时候还利尿，其实这是最常用的手段，后头还有。这是一个例子，我们知道假设遇到水饮这种呕吐，呕吐完了再渴，渴他要喝水，他往返不好，往返复作，这时候你得想彻底的治疗（方法），得用止渴利水的法子，那么猪苓散是一个例子，后头茯苓泽泻汤也是（此类治法），比（猪苓散）这个方子更常用了。

呕而脉弱，小便复利，身有微热，见厥者，难治，四逆汤主之。

四逆汤方

附子一枚（生用） **干姜**一两半 **甘草**（炙草）

上三味，以水三升，煮取一升二合，去滓，分温再服。强人可大附子一枚，干姜三两。

“呕”咱们前面讲了很多，（几乎）全是水气往上冲，往上来才呕，所以病在膈上嘛。水往上来，它不往下，小便不应该利。“小便复利”，小便反倒利，利就是频数。“脉弱”，又“见厥”，这是虚了，这是阴寒的一个征象了。那么身反有“微热”，这都是不好的现象，这个身微热，正是虚阳外越，就是古人说的阴阳离决之象，虚阳都往外跑，那么里头是真寒，所以脉弱，又见四肢厥冷。

那么可见这个人的“呕”（呕而脉弱），不是一般的呕。“呕而脉弱，小便复利”，上呕吐，下溲数，是个虚脱的样子，不是一般水饮的那个呕。所以证候所现的也不一样。呕而小便复利，这是虚脱的样子，所以底下说“难治”。

这些症状是相互矛盾的：要是一般水饮那种呕，小便不应该利；要是真正虚寒，也不应该有热。有热是危笃之证，虚寒内盛，那么有点阳气它浮于外，这是最不好了，所以是最难治的一个病，也只有用四逆汤温中救逆这一法。

四逆汤主要是温中，温就是温胃，胃气恢复一点，人的生命还可以望其生，否则没有其他的办法。这个地方仲景的书说得相当好，（危笃之证）这不是随便（按后世方就能治疗的），咱们现在见着脉微、肢厥，就用独参汤，这害人透了！这个（虚寒危证）寒性药一点也不能用，人参是微寒，哪能用呀！这个（虚寒危证）就得温中，恢复胃的机能，胃气一败就死了，恢复一分胃气，就能够保持一分生机。

那么吃这个药（四逆汤），脉弱、厥，恢复了，呕吐、溲数自然就好了。否则是没有其他的法子，所以搁个“难治”，还搁个“四逆汤主之”。这个（虚寒危证）要用普通治呕的套方，那非死不可，用前头讲的小半夏汤可不行的。

四逆汤咱们讲很多了，就是附子、干姜、甘草，这个方本来是从甘草干姜汤来的，加附子。凡是虚寒、阴寒重症啊，都用生附子，生附子有力量。像炮附子、制附子力量都差了，所以古人都搁生的附子。现在我们用这个药，只能用川附子，生的不给你，生的认为有毒，不过（熟附子）要多用一点，（这个情况）用一枚熟附子没多大用，起码要搁个五钱六钱。它这一枚分成三副，那一副很轻了，所以非生附子不可。咱们现在用制附子，一副也得搁个五六钱，四五钱的样子。

呕而发热者，小柴胡汤主之。

小柴胡汤方

柴胡半斤　**黄芩**三两　**人参**三两　**甘草**三两　**半夏**半斤　**生姜**三两　**大枣**十二枚

上七味，以水一斗二升，煮取六升，去滓，再煎，取三升，温服一升，日三服。

小柴胡汤是个解热剂，同时是个健胃止呕剂，我们方才说的小半夏汤就包含在小柴胡汤里头。小柴胡汤里头有人参、甘草、大枣多种健胃药，同时又有半夏、生姜治呕，加上柴胡、黄芩也是个解热剂。“呕而发热”，这是柴胡证剂，当然要用柴胡汤。

“呕”是多种多样的，也有半表半里有热、心烦喜呕的这种呕。这种的呕绝对有烦、热烦；那么四逆汤的呕，也不是一般的呕，是阴寒内盛，就是咱们说的里阴寒证，有上吐下泻（的症状），不是大便泻，而是小便失溲，这是机能沉衰；也有水饮的呕，前面讲的几个都是的。

胃反呕吐者，大半夏汤主之。《千金》云：治胃反不受食，食入即吐。《外台》云：治呕心下痞硬者。

大半夏汤方

半夏二升（洗完用） **人参**三两 **白蜜**一升

上三味，以水一斗二升，和蜜扬之二百四十遍，煮取二升半，温服一升，余分再服。

“胃反”是要呕吐的，但并不是随时老吐。假设胃反呕吐甚者，可以用大半夏汤。大半夏汤与小半夏汤不一样，大半夏汤不但用半夏下气止呕，同时是胃虚了，胃反主要就是胃虚，脉浮而涩嘛，浮则为虚，涩则伤脾。胃反，脾胃虚。脾胃虚得用甘药来补脾胃，主要就是补胃，所以用人参和蜜。甘药不用甘草、大枣，而是用蜜，很有道理。蜜不像甘草、大枣，甘草、大枣是壅腻。另外，患者呕，呕不用甘药，所以不可服建中嘛。脾胃虚不用甘药不行。蜜虽然是甘药，但有些润，不是往上壅，所以用蜜。这个用药（的细腻之处）也是值得我们学习的。假设需要用甘药来安中补胃，配合人参，你不要搁些甘壅的药，像甘草、大枣，虽对胃有好处，但都壅腻，饴糖更是不行了。那蜜是可以的。所以这种（“脾胃虚而呕吐甚”之大半夏汤证）就用人参、白蜜和半夏，“胃反”就是由于中虚而呕吐。

此方是这样的煎法，以水一斗二升，白蜜是一升，就是现在一茶杯。和蜜扬之二百四十遍，这倒是无所谓，在水里头把它搅和匀就行了，把蜜和水搅和匀。煮药取二升半，温服一升，余分再服，这也是一煎三副。

这是胃反，如果呕吐挺厉害，（而且有胃虚的情形），这是治胃反呕吐的法子，但并不是专治胃反的法子。

食已即吐者，大黄甘草汤主之。《外台》方又治吐水。

大黄甘草汤方

大黄四两　**甘草**一两

上二味，以水三升，煮取一升，分温再服。

临床上也有谷道不通，就是大肠不通，热壅于上而呕吐。他不吃就不吐，吃完了就吐。这是不通于下，谷道不通，大便不通，而且有热，热往上壅，所以一吃东西，热壅于上，所以吃完就吐。这用大黄甘草汤主之。甘草缓其急迫，吐也是很急迫的，吃了就吐嘛。大黄通便下热。

胃反，吐而渴欲饮水者，茯苓泽泻汤主之。

茯苓泽泻汤方　《外台》云：治消渴脉绝，胃反吐食方。有小麦一升。

茯苓半斤　**泽泻**四两　**甘草**二两　**桂枝**二两　**白术**三两　**生姜**四两

上六味，以水一斗，煮取三升，纳泽泻，再煮取二升半，温服八合，日三服。

这也是治胃反的常用方子。前头有“思水者，猪苓散主之”，这个“吐而渴欲饮水者”和那个一样，所以前后看看就知道了。

胃反，到时候他吐，吐完了他也渴，“欲饮水”，那么要是任由他饮，饮到相当的时间他还是要吐，所以这个病好不了。这个方跟猪苓散一样，不过这个方（茯苓泽泻汤）比猪苓散厉害，吐得也不像猪苓散那么轻，茯苓泽泻汤吐得较重，所以用药也较重。

胃反，胃的消化不良，里头容纳液体这种东西，你看咱们吃的东西到胃里头，都变成粥糜状态，不住下走，在胃里头蓄积到相当程度，就要吐出来。那么治这个病，在西医来讲都讲洗胃，把这东西洗出来，可是虽然洗出来，胃没有恢复啊，完了还是要停蓄的。所以古人对治这个（胃反）的法子很有意思，这（方子茯苓泽泻汤）是其中的一个。一方面也祛水，用猪苓、茯苓、泽泻这些祛水的药，同时也用些健胃的药，像白术、甘草、生姜都是温性健胃，甚至有的时候搁人参。要是胃恢复了，就不会再停水，所以既讲治标又讲治本。

这个方子（茯苓泽泻汤），跟我们常用的茯苓饮，这类的方子来治胃反，都挺好的，也就是对胃下垂、呕吐，或者现在西医所说的胃肌弛缓、胃扩张这种隔些时候就要吐的病。

茯苓泽泻汤主要治胃反，吐之后他渴。渴，就非想法得让他不渴才行，茯苓泽泻汤的用药有五苓散的意思，桂枝、白术、泽泻、茯苓，虽然没有猪苓，但五苓散它本身就治渴，一方面治渴，一方面利尿。他不渴了，把这水也祛了，就不再继续停水了，病当然就好了。同时停水就是因为胃不好，他又搁些温中健胃的药，搁白术、甘草、生姜就是这意思。所以这个方子也是常用的方子，我们不但治胃反，治一般的胃病，呕而渴，这个方子也可以用。同时你看这个方子的药物，也治头晕，因为有大量的泽泻、茯苓。

吐后，渴欲饮水而贪饮者，文蛤汤主之。兼主微风，脉紧，头痛。

文蛤汤方

文蛤五两　麻黄　甘草　生姜各三两　石膏五两　杏仁五十枚　大枣十二枚

上七味，以水六升，煮取二升，温服一升，汗出即愈。

这个错了，你们也能看出来。“吐后，渴欲饮水而贪饮者”，怎么能用文蛤汤呢？文蛤汤是发汗药，在后边看看这方子，文蛤、麻黄、甘草、生姜、石膏、杏仁、大枣，所以错了。前面消渴篇说渴而贪饮者，应该是文蛤散。《伤寒论》的五苓散有这么一条（141 条：病在阳，应以汗解之，反以冷水潠之，若灌之，其热被劫不得去，弥更益烦，肉上粟起，意欲饮水，反不渴者，服文蛤散；若不瘥者，与五苓散。寒实结胸，无热证者，与三物小陷胸汤，白散亦可服）说病发于阳，本来应该汗出，而以水潠、灌之，拿水喷，拿水浇啊，那么使热被劫不得去，人更烦得厉害了，因为表不解，热被冷水所劫而不得出，就是不得出汗。肉上粟起，意欲饮水，反不渴者，服文蛤散。他说用文蛤散，事实上应该用文蛤汤，因为表不解嘛。

所以这两段弄颠倒了，不知是抄写（的错误），还是原先王叔和整理稿子的时候搞错的，这肯定是错了。吐之后，渴欲得水而贪饮者，你再给发汗就没有道理了，当然应该是用文蛤散主之。文蛤汤这个方药，它兼主微风，就是兼主有表证，脉紧而头痛。（但是，文蛤散证“吐后，渴欲饮水而贪饮者”里头）没有微风、脉紧、头痛的脉症啊。

这是说方剂的作用，能解表，也能治头痛，而且脉紧，就是不得汗，这些作用正是五苓散那节（谈到的），你们看一看，对照对照，就知道这个是错了（吐后，渴欲饮水而贪饮者，应该是文蛤散主之；渴欲饮水而贪饮，微风，脉紧，头痛，应该是五苓散主之）。

“吐后，渴欲得水而贪饮者，文蛤散主之”，文蛤散就文蛤一味药，它是止渴，止渴后，他不再喝了，吐也可以好的，不致于再发，跟我们利尿是一样的（因为水饮而致渴，可用利尿祛水之法治疗）。假设里头渴，贪饮得厉害，只是用利尿解渴的法子不行，有用文蛤散的必要。

这里用文蛤汤是错的，文蛤汤这方子跟大青龙汤差不多，但是麻黄没用那么重，石膏也不那么重。文蛤汤就是大青龙汤去了桂枝，加了文蛤，它这跟大青龙汤就差这么一点。大青龙汤有桂枝，没有文蛤。那么文蛤汤搁文蛤，当然是能够止渴了，但主要还是发汗剂。从底下这个煎法也看出来了，上七味，以水六升，煮取二升，温服一升，汗出即愈。所以（文蛤汤）这是发汗药。

这人已经胃中燥，吐完了渴而且贪饮，你再发汗，再夺水，还行吗？这明显错了。但是有些注家乱改，像《医宗金鉴》就是这么给改的，他改为“吐后渴欲得水而贪饮者，脉紧，头痛，文蛤汤主之”，他这么给改了，把脉紧头痛放到文蛤汤之前。其实后头这个（“微风，脉紧，头痛”）就说文蛤汤这个方剂的作用。旁人也有这么解释的，我认为是有问题的，咱们作为参考吧，你们回去看看这两段，把《伤寒论》五苓散那一节看一看。

干呕，吐逆，吐涎沫，半夏干姜散主之。

半夏干姜散方

半夏　干姜各等分

上二味，杵为散，取方寸匕，浆水一升半，煮取七合，顿服之。

干呕，吐逆，吐涎沫是什么意思啊？是干呕，或吐逆，或吐涎沫，三者的其中之一，而不是三者的组合，即不是干呕而吐逆，或者干呕而吐涎沫等。这都说明胃里头有停饮，用半夏干姜散主之。

半夏干姜散比小半夏汤的温中力量强，胃寒停饮比较重一点。半夏干姜散就是小半夏汤中生姜换成干姜，这也是胃有停饮的一种治疗，与小半夏汤差不多，干姜、生姜所差别的是：干姜性比较热而温，也就是说小半夏汤证如果胃偏于寒一点而有饮，也就是偏于寒饮，可以用半夏干姜散。

半夏干姜散也表现吐涎沫，这个吐涎沫与吴茱萸汤吐涎沫类似，但是这个（半夏干姜散证）没有脑袋疼，没有头晕。吐涎沫也说明胃寒有饮，理中汤也吐涎沫、吴茱萸汤也吐涎沫，这都是胃寒、胃虚寒，半夏干姜散把生姜换成干姜，也是这个道理，他胃里头不但有饮而且寒，所以用半夏干姜散。

但是这几个方子要有分别的：理中汤有人参，不但寒还有虚，所以吐涎沫，同时有心下痞硬；吴茱萸汤也吐涎沫，但又影响脑袋，（出现）头痛、头晕。所以这几个方子单就一个症状相似，但整个证候就不是了（不相似），所以我们辨证不能抓住片面的一点，要整体地看。

病人胸中似喘不喘，似呕不呕，似哕不哕，彻心中愦愦然无奈者，生姜半夏汤主之。

生姜半夏汤方

半夏半斤　**生姜汁**一升

上二味，以水三升，煮半夏，取二升，纳生姜汁，煮取一升半，小冷，分四服，日夜一服。止，停后服。

“彻心中”就是全心中、通心中，就是整个心里头。“愦愦然无奈”，就是闷、烦闷，简直无可奈何，烦闷而乱。“愦愦”本来是心烦乱，所以“似喘不喘，似呕不呕，似哕不哕”，也不喘，也不呕，也不哕，可是难受啊，这几个兼有之，就像是要喘，胸总是逆满烦乱，恶心得厉害，总而言之还是恶心得厉害。搁个“似喘不喘”，的确不是喘；“似呕不呕”，也的确不是呕，可是也就像要呕的样子；“似哕不哕”，也不是哕，那是什么样子呢？底下一句话解释了，“彻心中愦愦然无奈者”，折腾得厉害，就是烦心、逆满、愦乱，简直是无可奈何，用生姜半夏汤主之。

在这儿看出生姜这个药的作用了，生姜、半夏两个药很相似，生姜有健胃作用，就是（适用于）胃虚有饮。小半夏汤是以半夏为主药的，生姜半夏汤是以生姜为主药，所以生姜半夏汤用生姜汁一升，这很多了，古人一升就是现在服药的一碗，一小碗。所以你看看把药味一变化，就起到这么不同的作用。所以用药啊，如果不根据古人得出的结论，是没法掌握的。还是这两味药，大量用生姜，又能治这种情况（病人胸中似喘不喘，似呕不呕，似哕不哕，彻心中愦愦然无奈），否则只能治呕，治胃中停水而呕。那么这个（生姜半夏汤证）呢，跟“呕”又不一样了，“似喘不喘，似呕不呕，似哕不哕，彻心中愦愦然无奈者”，不好拿语言来形容，古人也形容不出来，所以他才这么写。就是心中烦闷，简直说不出来的那种难受，整个心都那样子，所以他用生姜半夏汤。这个地方我们要注意，要是胃特别不舒服，就是恶心得厉害，生姜非多搁不可，你看咱们后世医家动辄就搁生姜三片，不行啊，真正得多搁，你就得多搁。所以咱们遇到人恶心得厉害，那生姜就得多搁；呕吐得厉害，半夏多搁。

干呕，哕，若手足厥者，橘皮汤主之。

橘皮汤方

橘皮四两　生姜半斤

上二味，以水七升，煮取三升，温服一升，下咽即愈。

干呕，或者是哕，哕者就是干呕频繁而连连不断，以至于手足厥。气往上逆也阻碍气机，气机受阻也手足厥冷，就是胃气不行，也影响手足厥冷。这是不搁半夏，搁橘皮行气，气一畅，厥逆也就好了，哕也就好了。

橘皮这个药，也是个下气的药，要不它怎能治咳嗽呢？同时它也健胃消食，食欲不振加橘皮就好使。咱们现在分陈皮、青皮，古人都叫橘皮。橘皮配合生姜，生姜不但能够治呕，也治逆气，它也降逆，健胃降逆，它祛饮祛水。橘皮是行气，也下气，行气也降逆。所以这两个药配合起来偏于行气，偏于下气。所以干呕哕，影响到手足厥者，橘皮汤主之。这个方子很好使，真要是由于气逆而使厥逆者，这个药吃了就好。

你看底下它的煎煮法就有，上二味，以水七升，煮取三升，温服一升，下咽即愈，这个药吃下就好。

哕逆者，橘皮竹茹汤主之。

橘皮竹茹汤方

橘皮二升　**竹茹**二升　**人参**一两　**甘草**五两　**生姜**半斤　**大枣**三十枚

上六味，以水一斗，煮取三升，温服一升，日三服。

这个厉害,（橘皮的用量太厉害了）你看橘皮用多少啊？用二斤啊，这个分量拿现在来说可大了，就是三副药的量也相当重了。这个“哕逆者”是相当重了，在《三因方》上他说这个“哕逆连连，自可惊人”，不断，干呕不断，惊人得很，所以他搁个“哕逆者”，就是哕逆频繁不去，那么这橘皮得大量使用。橘皮对哕逆看起来是有相当疗效的一个药；加竹茹，竹茹也下气，咱们治咳嗽也用。另外，健胃，这种哕都由于胃虚气逆，胃本来是来纳气的，它应该往下走，可是它往上，就是胃虚，它不纳气啊。所以一方面用行气下气的药，同时也用健胃的药，用人参、甘草、大枣这些温性的药，用橘皮、竹茹、生姜来降逆治哕。上六味，以水一斗，煮取三升，温服一升，日三服。

我提出的这些（不同的看法），回头看一看，像文蛤汤和文蛤散的关系，五苓散那条你们也对一对。另外所讲的橘皮、半夏的作用也要注意，橘皮有健胃作用，胃不好、食欲不振，用橘皮比较好。同时，哕，古人都认为是虚，那么胃虚可以用二斤橘皮，可见橘皮没害处。但是后世可不是这样看，后世认为橘皮破气，都不大量用。

真正遇到临床常见的心下逆满、打嗝，但是，不是旋覆代赭石汤证，大概都是橘皮汤证。橘皮得多用，我用橘皮量多就根据这一条，你要用个三钱、五钱不起作用，我常用一两，用30克橘皮，有的人看到就很奇怪，其实一点都不奇怪，你要这样（大量）用，病人马上就舒服。所以橘皮它不是破气，哪是破气啊，胃虚哕逆不止，你还能破气？破气还行啊？橘皮不是破气，后世把这个东西都说错了（后世认为橘皮破气），有些地方咱们要注意，根据这个书好好看一看。

夫六腑气绝于外者，手足寒，上气，脚缩；五脏气绝于内者，利不禁，下甚者，手足不仁。

该讲下利这一部分了。

六腑，为阳，行阳于外。假设“六腑气绝于外”的话，就是无以温体表了，所以“手足寒”而“脚缩”，脚缩就是《伤寒论》所说的“蜷卧”那个意思，冷得厉害。阳上虚，阴寒从下往上攻，所以他同时也“上气”，这个上气说的不是喘，这个上气就是呕、哕的情形，就是气逆。凡是阳虚都是上边，寒就从下往上来逆迫，所以他就上气。手足寒、脚缩是连在一起的，就是手足逆冷，蜷卧，弯着腿，这是冷得厉害。同时，由于寒气从下往上攻，所以他上气呕逆。

五脏是藏阴于内，如果五脏气绝于内的话，那么就无以守阴液了，所以“利不禁”。如果利更甚的话，当然影响到形衰，以至于手足不仁，手足不用。泻得厉害了，形衰，手足也不用。

这一段在下利差不多是个总纲。

古人他是这么个看法，认为六腑行阳于体表，所以六腑气绝了就无以温体表，造成手足寒而脚缩，寒气上逆，同时还发作上气、呕、哕这个情况。五脏是藏阴于内，如果五脏气绝，就不足以养阴液，所以利不禁，阴液就不守了，就失去守了，厉害的话就手足不仁。这是说下利与脏气是有关的，这是古人一种看法，大家做个参考。

下利，脉沉弦者，下重；脉大者，为未止；脉微弱数者，为欲自止，虽发热不死。

“下利，脉沉弦”，沉为在里，弦为里急，就是里急后重。腹里拘急脉也弦，说明这个下利有里急后重，是热利，所以他说“下重”，下重就是里急后重的简词。

“脉大者，为未止”，痢疾，这儿说的是痢疾，就是热利了。脉大是邪盛、热邪盛，所以这个痢疾，这个下利，不是要休止的状态，还继续往前进展。

“脉微弱数者，为欲自止”，脉数本来是有热，那么热利脉数，看不出欲自止的样子了。微弱数者，虽然数，但是脉现微弱，微弱是邪衰的一个征候，痢疾很快就要自愈了。真正的热利，脉越大越滑越数则越坏。脉微弱，因为下利伤人最厉害，平常不是有这么一句话——“好汉架不住三泡屎”嘛！下利则虚人，脉应该弱细，不应该太过。所以脉微弱，说明人是弱了，但是邪也衰了，虽然脉数还发热，但这个利不要紧，为欲自止。

“虽发热不死”，虽然脉数还发热，但是脉数与脉微弱一同出现，邪气已衰了，微弱的时间不会久的，所以他不至于死。

下利要是脉滑数，热不止，痢疾发热不止是最危险了。古人说，奇恒痢（编者按：见《医学实在易》卷三）就有这么一个，发热不止者死，疼痛不止者死，不能够吃东西的死。但是虽热而脉微弱，那么这种热很快就可以止的，虽然现在还发热，脉还数，这不会持久，不要紧。所以说肯定是利“为欲自止”。

这里论说的脉都很好，临床都挺有用的。

下利，手足厥冷，无脉者，灸之；不温，若脉不还，反微喘者，死。少阴负趺阳者，为顺也。

这一段说的是阴寒下利。下利，手足厥冷，以至于无脉，这是一种虚脱的样子，无脉是心脏衰绝。那么这时候病可以好可以坏，得赶紧灸之。如果胃复，手足温则可以好的。要是不温，脉也不还，胃气已败了，而再微喘，反微喘就是气脱于上，非死不可了。

那么这一段的寒利与上边的热利是要区别对待的，所以下利之病有阴有阳，有虚有实，这个（下利，手足厥冷，无脉）是虚寒下利。

底下这句话“少阴负趺阳者，为顺也”是衍文，加这么一句没什么大意思。（不过）解释是好解释的。趺阳是胃脉，少阴是肾脉，古人认为土不能制水，水泛滥成灾才下利不止。如果趺阳胜了少阴，那么在利症是个顺候，这也指的阴寒下利说的。但是这一句搁这儿没什么大意思，《伤寒论》也有这么一句，你看整篇与这一段好像没有任何关系呀。而且现在咱们诊病也不像古人的遍诊法，遍诊法见于《内经》，咱们诊寸口是《难经》的诊法，现在咱们都是诊寸口。张仲景这个书大部分诊寸口，有时候提起来少阴、趺阳，都是说明病的道理。所以这一段我认为是衍文，就是多出来的，没多大意思，与前后都不相属，你看看下边就知道了。

下利，有微热而渴，脉弱者，今自愈。

“下利不渴者，属太阴，以其脏有寒故也，宜服四逆辈”，咱们讲太阴篇里头讲过了。所以下利，我们首先要看这个人渴不渴，就是口舌干不干。如果渴，这是热；不渴就是寒，就是太阴病的下利。

这个有“渴”，是个热利，可虽然是个热利，但是微热而脉弱，这个热不厉害，只有微热，而且脉也弱，说明邪已衰，这个热没大问题的。“今自愈”，下利快好了。这都是指热利说的。

要是热利，（而见）脉微弱，这都是好现象。虽然他渴，还是有热，但所反映的脉证，都是邪气衰的反映，所以病就要好了。

下利，脉数，有微热，汗出，今自愈；设脉紧，为未解。

“下利，脉数”，和那个下利而渴是一样的，脉数说明是热，渴也说明是热了，那么“下利，脉数”说明是有热邪，是热利。但是身有微热而汗出，说明表和，病已经由表解了。

“今自愈”，虽然现在脉数，看这个病的情形，是由外解了，就是热越于外了，所以身微热汗出。如果是身大热、汗出，那是阳明病的症状了，（阳明病）那个热还是挺厉害的。“微热，汗出”，身上微热而漐漐汗出，微微有汗，这是好的现象，病由外解了，所以这个下利肯定是要好了。

假设下利脉数，而且还紧，这个紧是实啊，既有热，邪也实，这为未解，这个痢疾就往前进展了。

下利，脉数而渴者，今自愈；设不瘥，必圊脓血，以有热故也。

“下利，脉数而渴者”，下利，脉又数又渴，说明里头有热，那么这个怎么说“今自愈”呢？这一段的意思，与上面说的意思不一样了。这段说明这个人平时不戒慎饮食，内里头有宿食、有热，那么常常因为下利，热随着下利而解，这也是常有的。也就是说，平时不戒慎饮食，里头蕴热，现在下利。这个下利不是痢疾，就指着现腹泻。他一下利，寻常积累的积热（就排出去了，所现的腹泻常常）有好的。这我们在临床上常见。

“设不瘥”，他这个腹泻假设不好，那要变痢疾，“必圊脓血”啊，那么之所以这样，是因为热不去的缘故，没有因为下利而热随之去，还是有热。

这种病在临床很多见，先腹泻，后变痢疾。那么有的人腹泻两天就好了，没有变痢疾，这就是“下利，脉数而渴者，今自愈”，这种热由下利而解了。这是指热利，阴寒下利就没有（今自愈）这个事。

所以这一段的解释大家要注意，与上面那段不一样。假设要是不解，正因为有热，一定要变痢疾的，必圊脓血。这种类型的病在临床常常看见的，有的时候是先腹泻，过两天变成痢疾了，患者他自己有时候会说：“我先是腹泻，大夫没有给我治好，我吃了几副药反倒变成痢疾了。”其实不是这回事儿，是里头的热挺厉害，不能够因为下利就解除，一定要圊脓血。

下利，脉反弦，发热身汗者，自愈。

这也是一段。下利我们前头讲了，脉不应该弱才对，而“反弦”，弦脉与紧脉一样是实脉。看起来，脉反弦说明这个痢疾不像好的样子；但是症状为“发热身汗者”，这同上面一样，有表解之机会。

那么身汗发热，这个脉弦马上就能下去，所以这是一个“自愈”的表现。这在临床也很多见的，无论是脉紧、脉弦，这种下利都比较重，一般都是发烧没有汗。假设身上有微热，再自汗出，大概病都要好了，这是表和了，由表解了。

所以咱们治痢疾，开始没有汗，那么有的时候得用发汗剂，用葛根汤，就是这个道理。但是假如没有表证，就不要用解表药了。

下利气者，当利其小便。

“下利气”的意思，一方面下利，同时出虚恭（放屁），下利并气一同排出，这很常见的。大便并不太多，但噼里啪啦很响，尽是下的气。这类病大概都是水谷不别的时候多，这都是水泻，“当利其小便”，就可以好的。那么后面也有不利小便的治法，真正有点虚寒，可以吃收敛、温中药。

下利，寸脉反浮数，尺中自涩者，必圊脓血。

“寸脉”是寸关尺的寸，寸以候外。“寸脉反浮数”，说明下利正在进展呢，就是外邪挺盛，所以脉浮数。

但是“尺中自涩”，尺以候里，关前以候表，关下以候里。但是看“尺中自涩”，血虚，邪高于外，而血虚于内，这种下利一定圊脓血，血分有所丧失了。这样的高热，血分丧失。什么道理呢？一定是脓血便、脓血痢疾的这种症状，脉证就这个样子。

热利如果脉又浮又数，而尺中特别虚涩，那么阴分有伤，热挺高，这肯定是便脓血的痢疾。

下利清谷，不可攻其表，汗出必胀满。

下利，如果他清谷，清谷就是便谷，古人把如厕叫作清，清是个动词，就是大便。所便的是什么呢？完谷不化叫清谷。这说明胃不但有寒而且虚，他不能杀谷，就是不能够消化水谷，所以下来的东西都完谷不化，这说明是虚寒啊。那么虽然有表证，不可攻表，如果再汗出，膈气更虚了，所以一定要胀满的，这个胀满是虚胀、虚满。

这在《伤寒论》都有，如果下利清谷有表证，也要舍表救里。这都要用四逆汤这类的方药和办法。

下利，脉沉而迟，其人面少赤，身有微热，下利清谷者，必郁冒，汗出而解，病人必微热。所以然者，其面戴阳，下虚故也。

“下利脉沉而迟”，这是里寒，脉沉、迟这种下利。“其人面少赤”，脸有点热象，面发红，身反而“有微热”。

“下利，脉沉而迟，其人面少赤，身有微热，下利清谷者”，这是针对脉来的，本来是脉沉而迟、下利清谷，这是里虚寒的下利。但是这个人面色赤、身有微热。

这就是所谓“怫郁在表”。怫郁在表是什么意思呢？就是要从表解，也就是说，有表证，想从表解但达不到发汗的样子，所以面红、身上有微热没有汗。古人管这个叫怫郁在表，就是要解表而解不了。

阴寒下利反而阳气怫郁在表，说明这个病有欲从表解的机会。可是，虚寒的下利，要是表解一定要发生瞑眩的。

底下这句话就说明自愈的时候发生瞑眩状态。“必郁冒，汗出而解，病人必微厥”（编者按：胡老读作“病人必微厥”，但是其版本为“厥”字），这几句话就是他要自解的时候，“郁冒”，就是昏冒，咱们现在的话说就是近乎休克，当时人事不知，出一身汗，这病可就好了。那么这个人呢，本来他四肢不冷，这时候他四肢微厥。四肢微厥，郁冒汗出，这都是瞑眩状态。要是久病、虚病，无论是自愈，或是吃药中病而好病，常常发生这种瞑眩状态。瞑眩状态挺吓人，当时这个人昏冒、不认识人、直出汗，看着挺危险的，手脚也凉了，这不吓人嘛，可一会儿都好了，瞑眩过去了，整个病完全好了。

“所以然者，其面戴阳，下虚故也”，为什么有这些症状反应呢？就由于“其面戴阳”，其面戴阳说明病有欲表解之机会，准要自己出汗而解，可是人要是不虚，是不会有这种情况的，“下虚故也”，他有下利清谷的虚证。那么这个病要是自愈（或治愈）啊，非发生瞑眩状态不可，就是郁冒汗出，其人微厥。

这（瞑眩）在临床上也是容易遭遇的。不光病人（自愈）有这种反应，我们给他吃药也容易有这种反应，那么就得告诉病家了，有这个反应不要害怕，（对于瞑眩的处理）乱折腾这个病（瞑眩）未必就好，要是（对于瞑眩的处理）不折腾马上就可以好了。这个瞑眩的状态也是各种各样的，这在《伤寒论》讲得多。

下利后，脉绝，手足厥冷，晬时脉还，手足温者生，脉不还者死。

“下利后”，就是下利已止了，可是没有脉，“脉绝”，手足也厥冷，看这样子是虚脱的样子，那么要好好观察。“晬时”就是周时。如果“脉还，手足温”，这说明胃气复了，那么这个人没有问题，他就是由于泄利太甚，人太虚了，虽然下利止，他的胃气没有恢复，才发生这种脉绝的情况。那么如果他恢复（脉绝变脉还，手足厥冷变手足温），就没问题了。如果“脉不还者”，那是胃气已衰、胃气已败，那就始终也不会脉还，非死不可。

所以阴寒下利这个病，咱们所讲的少阴病篇里很多，霍乱病篇里也有。这人下利，由于精气丧失太厉害了。那么，下利止了，虽然丧失精气，但是假如胃气没败，它能恢复的，虽然脉绝，就是没有脉了，那么它可以恢复。（请注意，这里的）“下利止”根本不是病好了，它是无可排泄了，身上的津液脱尽了，那么这个止，根本而言病就没好，那纯粹是个虚脱的样子。（假如胃气已败）那非死不可，它不会恢复的。所以在临床上这种情形也是有的。

下利，腹胀满，身体疼痛者，先温其里，乃攻其表。温里宜四逆汤，攻表宜桂枝汤。

四逆汤方 方见上。

桂枝汤方

桂枝三两（去皮） **芍药**三两 **甘草**二两（炙） **生姜**三两 **大枣**十二枚

上五味㕮咀，以水七升，微火煮取三升，去滓，适寒温，服一升。服已，须臾，啜稀粥一升，以助药力，温覆令一时许，遍漐漐，微似有汗者益佳，不可令如水淋漓。若一服汗出病瘥，停后服。

这段也见于《伤寒论》。

“下利腹胀满”，腹胀满是太阴病的表现。下利，腹不应胀满，下利有所损嘛，反而胀满，说明是虚。那么虚，已经腹胀满了，当然还有别的证候，“腹满而吐，食不下，自利益甚”，这是太阴病。“下利腹胀满”这个胀满是虚胀、虚满，同时他也不能吃东西。

那么这种下利，虽然“身体疼痛”，“身体疼痛”是表证了，也不要先救表，应该“先温其里，乃攻其表”，这是定法了。本来它是表里并病，既有表证，又有里证。如果里证是虚寒，则须温补这种措施。那你不要先攻表，要舍表先救其里。如果表里并病，里是实证须攻，你看太阳阳明并病，那是先解表后攻里，这都是定法。虚，你得先救，你不救（虚），一攻表，里必虚了。所以这一段，把《伤寒论》（所讲的表里救治先后之定法）整个拿出来了。“腹胀满”，这是一个例子了，那么如果“下利清谷”，身体疼痛，也是先救里。下利清谷是里虚寒的一种下利，跟这（腹胀满）是一样的。

“温里宜四逆汤，攻表宜桂枝汤。”为什么？此下利只是身疼痛，这个表证并不是实证那个样子，由于先下利，里头那样虚，这个时候没有用麻黄剂发汗的情况。下利，津液有所损失。

桂枝汤的应用，总是以津液有所损失为先决条件。所以无论是“发汗后表不解”“下之后表不解”，这个时候只能用桂枝汤，不能用麻黄汤。

但是表里合病同时发生的，既下利又有表证，这个时候你看脉的情形，脉实者可以发汗，可以用葛根汤。（表里）并病则不行！并病是先有表证，过了一个阶段，传里而发生里病，这个讲的都是传里之后了。那么在表证的期间，后来又传里而为下利腹胀满这种虚证，没有再用葛根汤的机会了，就是没汗也不能用。我们要注意，并病是表里先后发作的，合病是表里同时发作的，（合病也有可能）一点没虚，而且脉也应实。

所以桂枝汤在太阴病篇有这么一段，“太阴病，脉浮者，可发汗，宜桂枝汤”。其实不是真正的太阴病，也就是表里并病，但是脉浮，脉浮而没有力量，脉浮虚、脉浮缓这种脉浮，不是脉浮紧，也是要用桂枝汤，也不能用葛根汤。

在临床上要注意，下利有表证，这是在合病阶段，同时发作，非先解表不可。

解表方剂有几种，葛根汤、桂枝汤，还有白通汤，白通汤就是人有少阴病的外观，“脉微细，但欲寐”的这种情况也得解表。用普通的药解表不行，得用亢奋药，所以用葱白配合干姜、附子这类的法子。

应该多看看《伤寒论》，下利是一大篇，由热痢虚寒反复叙述，这于我们学治下利还是有用的。底下就是一个具体治疗了。那么他说四逆汤和桂枝汤，这两个方剂就不用讲了，以前讲很多了。

下利，三部脉皆平，按之心下坚者，急下之，宜大承气汤。

这一段好得很。“心下坚”是个实证，准拒按。其脉平，“三部脉皆平”，下利的脉一般说呢，要是没有心下坚，脉平，问题不大。心下坚而脉平，肯定是实。那么为什么“急下之”呢？这与吴又可《瘟疫论》是一样的。这个“下”不能再结实了。

胃这个地方坚，它结实了，说明这个病了不起啊：一方面下，一方面结。结者自结，下者自下。一方面泻肚，一方面胃里头凝固起来了，结实了，就是“胃家实”这种反应来了。这说明这个病来得相当猛，不加以急治，危险得很。所以我们治病，这个病最容易给人耽误。“心下坚”，不只是心下坚，也疼，拿手按它，更拒按。

这个要注意，有一种痢疾就这样。这个我遇到过，还是个老太太，就是陈慎吾（编者按：陈慎吾先生乃伤寒大家，曾任北京中医学院伤寒教研室主任。陈老与胡老为医界挚友）的母亲。这个老太太（的痢疾）还不是新得，我给她治的时候，痢疾已经一个多月了，我一看她那样子，（就觉得）不行。她脉还偏迟，但是舌苔那个重啊，干得不得了，我让陈慎吾摸摸她的胃口，陈慎吾刚刚一摸，老太太就叫唤啊。她拒按，（说明）她就心下坚。后来我说：得了，干脆吃大承气汤。陈慎吾心中打怵。我说不要紧，虽然药是猛药，你给她少量服，频服，你观察啊，（因为患者是你）自己的妈妈呀，你一宿别睡觉，一会给她吃点，一会给她吃点。就这样（频服），这个药吃了她也不泻，后来把全剂吃完了才泻，泻什么呢？净是干巴巴的蛋子（燥屎）。我第二天去，她告诉我说，弄了个木桶，她们南方人，福建人，她们有恭桶（便桶），她说就听着"咣当咣当"响（拟声词），就那样了。所以这个痢疾厉害，应该急下之，宜大承气汤，没有什么可以疑虑的。

不是咱们现在说，大承气汤治痢疾，这是糟践人，你得辨证啊，这是一种（下利）。其脉平，心下坚，坚且痛，急下之，宜大承气汤。下利不应该结实，吴又可说是瘟疫，这个病厉害。这是边下、边结，一方面下、一方面结。这样则津液也快丧失，结实也太厉害。如果津液丧失到家了（殆尽），人虚下来了，那结实就没办法（治疗）了，大承气汤没法用，那就坏了。所以病实人虚，下之也得死，不下更得死，这就把人耽误了，所以他搁个"急下"。

下利，脉迟而滑者，实也。利未欲止，急下之，宜大承气汤。

还有，从脉上来看。

"脉迟"，在《伤寒论》里也有这么一段。脉迟，本来是个不及的脉，是为虚为寒，上边不是有"脉沉而迟"（下利，脉沉而迟，其人面少赤，身有微热，下利清谷者）吗？

"脉沉而滑者"，脉迟与滑同时见，这个"迟"说明正是实，实到相当程度，它阻碍气机，脉不流畅，不那么快了，迟而滑，这是实。不可轻视，利不是要止的样子，"急下之，宜大承气汤"。

下利，脉反滑者，当有所去，下乃愈，宜大承气汤。

这一段（脉反滑）与上面那一段（脉迟而滑）就差一个迟，脉也滑。“下利”，脉不应该滑，“反滑者”是里头实。“当有所去，下乃愈”，一攻就好，“宜大承气汤”。

为什么不说急下呢？它只是脉滑，还没到脉迟的程度，脉迟说明正有欲虚的表现，那你再给延误，就不行了。那个（脉迟而滑，急下之）实得比这个（脉反滑）厉害，里头这个实已经阻碍气机了，所以脉也不那么流畅了，这得急下。

底下这段（脉反滑者，当有所去，下乃愈，宜大承气汤）虽然滑，但是没有那种情况，也得下，但不是那么急。

所以张仲景的辨证是极有分寸的。旁人在这里头搞（整理编撰仲景遗著），搁的东西都那样（所增与附方值得我们高度警惕，恐非仲景之意），你看头一章脏腑经络先后病，那个文章与他（张仲景）这个不一样，就是论脉论证也不一样，所以那一看就知道不是他（张仲景）的。五脏风寒积聚篇里头也有很多不是他的东西。所以这个书经过王叔和收集、整理一番，大概后来又散失了，它不像《伤寒论》那样比较完整一些。这里后人附的东西也不少。这几段说得相当好。

下利已瘥，至其年月日时复发者，以病不尽故也，当下之，宜大承气汤。大承气汤方。见痉病中。

这是说休息痢了，下利本来已经好了，那么到某年某月某时，它又复发了，这就是病毒没尽的关系，那非攻不可。这种事情也是常见的。咱们在临床上，遇到痢疾，一般都喜欢用乌梅这类酸敛东西，常常一开始就用这种收敛药。那么，利也好了，但是不久又反复了，这也是说明休息痢的一种。尤其热痢的开始，据我的观察没有补法，补法很少啊！都是该攻不攻，把病毒遗留到里头了，早晚都是祸。就是痢疾不再发，也能为其他的祸患。这段就是啊。

他说“下利已瘥”，里头很含蓄，也有自己没治，患者他也就（自己）好了。再不，自己吃些烧鸡蛋之类，这都是一种补法，当时也好了。但是不久又复发。

复发之后，要是不泻，一半时病也不好，这个依法当下，宜大承气汤。大承气汤我们也不必太迷信，不必非大承气汤不可，我们要看情形了。如果恶心、胁满，那大柴胡汤就行。那么要是即或没有柴胡证，（用）调胃承气汤啊，最常用的药之一，也有大黄、芒硝，但是没有厚朴、枳实，它不那么大胀大满。如果胀满得厉害，大承气汤是非用不可的；不那么胀满，用调胃承气汤就行。我们不一定非得用大承气汤不可，但真正大实大满还得用的。

这个书的证候总是不全，因为在《伤寒论》里头都有，所以在这儿就随便一说，休息痢当下，也是说用大承气汤（这是随便一说啊）。大承气汤证当然是大承气汤，没有大承气汤证，下之就可以的（不一定非得大承气汤），就是随证而施了。大承气汤方在痉病里头，咱们已经讲了。

下利谵语者，有燥屎也，小承气汤主之。

小承气汤方

大黄四两　**厚朴**二两（炙）　**枳实**大者三枚（炙）

上三味，以水四升，煮取一升二合，去滓，分温二服。得利则止。

凡是谵语，都是胃不和、有燥屎，没有其他的问题。这里用小承气汤，说明胃不和、发谵语、有燥屎，一般是小承气汤。没有大的潮热，没有其他的非得用大黄、芒硝不可（的突出症状），用小承气汤可以和其胃，也能治谵语。

小承气汤比大承气汤差不少，虽然有厚朴、枳实、大黄，但是没有芒硝。大黄没有芒硝，解热力量就差。小承气汤证没有潮热，假若热得厉害，还要加芒硝；没那么胀就搁调胃承气汤，厚朴、枳实去掉；如果又胀又有热，实得都厉害，可以用大承气汤；只胀而没有那么大的热，可以用小承气汤。

下利便脓血者，桃花汤主之。

桃花汤方

赤石脂一斤（一半锉，一半筛末）　**干姜**一两　**粳米**一升

上三味，以水七升，煮米令熟，去滓，温七合，纳赤石脂末方寸匕，日三服。若一服愈，余勿服。

这也见于《伤寒论》少阴篇，“下利便脓血者，桃花汤主之”，（如果不辨证而根据这句话来用桃花汤）这是有问题的。它说明的（特定）意思就是：久便脓血的下利不止，确实变成阴虚证候（编者按：胡老所说“阴虚证候”，乃是特指“阴证、虚证”，而非后世“阴液虚证”），才可以用桃花汤，不然的话不要用它。

便脓血这种下利，十有八九都是实证，用桃花汤的机会相当少。那么病得相当久了，的确是有滑脱的样子，那么你看吧，此人绝对没有热象，这时候有用桃花汤的机会。桃花汤还是好药，但是我们一般遇到痢疾，不要（不假思索、不加辨证）就用它，这个不好的，（如果误用，把病邪）关到里头，要出毛病的。

桃花汤这个方药，赤石脂一斤，一半把它锉了，当饮片就是煎，一半筛成细末，单独搁，要另服。干姜一两，粳米一升。桃花汤它主要用赤石脂这一个药，是收敛（作用），那么稍稍加点温药干姜，所以非虚寒不能用，（得是虚寒型的）滑脱的这种便脓血的痢疾。

“三味，以水七升，煮米令熟”，就是米熟汤成的意思。然后“去滓，温七合，纳赤石脂末方寸匕”，单独预备一半的赤石脂筛末，一斤赤石脂，用半斤煎，另半斤留着单吃，一回吃方寸匕，拿着现在说，就是不到3克。“日三服，若一服愈，余勿服。”所以这个药收敛止泻的力量相当大。

热利下重者，白头翁汤主之。

白头翁汤方

白头翁二两　**黄连**　**黄柏**　**秦皮**各三两

上四味，以水七升，煮取二升，去滓，温服一升，不愈更服。

这又是一段。“热利下重者，白头翁汤主之。”可见上段“下利便脓血者，桃花汤主之”的下利，不是热利，而是久利不愈的病。真正热利便脓血，里急后重，那用白头翁汤。

白头翁这个药，是我们最常用的药之一。白头翁、黄连、黄柏、秦皮这四味药都是苦寒药。可是，苦寒都有止痢的作用。苦寒的药，不一定都是涌下，有的是起收敛作用。这几个药全是收敛，有止泻的作用，尤其是白头翁。

白头翁这个药多少有点止血的作用，止痢、止血，所以对脓血便有好处。

但是“下重”，就是里急后重，只是用白头翁汤（有点欠缺）。通过临床，还是加大黄好。原书中白头翁二两是错了，白头翁应该搁三两。“不愈，更服”，这个药不像桃花汤，即便多服也没有问题的（桃花汤若一服愈，余勿服）。

那么真正里急后重，要加大黄好；若是血便，要加阿胶。咱们遇到的痢疾有的是，尤其急性痢疾，下来的东西就是血汤，这种痢疾用白头翁加甘草、阿胶比较好，大黄可以不加。真正的血便，不一定有里急后重。病菌感染的这个痢疾不好治，大便就像秫米饭的米汤那个样子，红的，那里头其实都是血。这种痢疾也是热痢，用白头翁加上甘草、阿胶比较好，这个我也用过。

本段说的是一般的热利下重，可以用白头翁汤。如果里急后重得厉害，里急后重就是蹲肚，就是自下，这类的大概都要搁点大黄，书上没有（说要加大黄），这是根据我临床实践的体会。

下利后更烦，按之心下濡者，为虚烦也，栀子豉汤主之。

栀子豉汤方

栀子十四枚　**香豉**四合（绵裹）

上二味，以水四升，先煮栀子得二升半，纳豉，煮取一升半，去滓，分二服，温进一服，得吐则止。

“下利后”，利好了，这人“更烦”。下利，他就烦。那么下利好了他还烦，说明里头还有热。但是按心下，没有实，不是心下坚，而是“心下濡”，里头没东西，“为虚烦也”，所以用栀子豉汤就可以了。这个“虚烦”不是真正的“虚衰”那个“虚”，也不是咱们所讲的“虚劳”那个“虚”。

栀子豉汤也是苦寒药，（这里的“虚”）它对应着承气汤说的，胃家不实而已，不是真正的虚，所以管这个也叫“虚烦”。栀子豉汤治烦，还是相当好的，心中懊侬，烦得无可奈何，吃这个药挺好使的。用栀子、香豉两味药，其实这药不是吐药，“得吐则止”（恐怕）没有（这种现象），我常用这个药，一点也不吐。

下利清谷，里寒外热，汗出而厥者，通脉四逆汤主之。

通脉四逆汤方

附子大者一枚（生用） **干姜**三两（强人可四两） **甘草**二两（炙）

上三味，以水三升，煮取一升二合，去滓，分温再服。

“下利清谷”，“而厥”，四肢厥冷，这是所谓“里寒”了。但是反有“外热，汗出”，外热就指的汗出说的，身上多少也有些微热。那么根据条文的意思就是“里寒外热”。

真正下利清谷又厥逆，这与前面讲的“其面戴阳”是两样的（下利，脉沉而迟，其人面少赤，身有微热，下利清谷者，必郁冒，汗出而解，病人必微热。所以然者，其面戴阳，下虚故也），“其面戴阳”那是在上头。表证要出汗，都要从上头出汗、上半身出汗，所以表证自然有气上冲啊。

而本段“里寒外热”，这个热不是在表，颜面当然还是苍白色，它不是浮阳戴面，不是要从表解。它这个“汗出”，的确脱汗，这是虚脱的样子。凡是真正的阴寒重症，而外边再有点热，这都是所谓无根之火了，这都危险，虚阳外散的意思，所以赶紧用通脉四逆汤。通脉四逆汤就是四逆汤，又加重了附子、干姜这些温性亢奋药，就是四逆汤。你们看看这个方子就可以看出来。

附子用大者一枚，“附子大者”这个药的分量大于一般的附子，大的附子特别重。干姜一般可用三两，强人可以加四两，所以这两个药（相对四逆汤原方）都加重了，那么可见这种虚脱非得以温中（方药）恢复胃气为第一，不然的话是不能行的。另外，附子有亢奋作用，所以咱们现在的话说，附子强心，有强心作用。

那么下利清谷，四肢厥冷，同时再汗出不止，这种热不是真正的热，这是虚脱的样子，所以赶紧用通脉四逆汤来挽救。

下利肺痛，紫参汤主之。

紫参汤方

紫参半斤 **甘草**三两

上二味，以水五升，先煮紫参，取二升，纳甘草，煮取一升半，分温三服。疑非仲景方。

这个有问题的。“下利肺痛”难解释，而紫参也不是治疗肺痛的。紫参在《本草》上看，是苦寒药，它的治疗近似柴胡，也治心腹坚、邪气积聚，同柴胡差不多。可是它通利二便，既利小便，也通大便。

可见“下利”也是一种自下（利），就是痢疾那一类的，用紫参配合甘草来治疗。“肺痛”不可解，恐怕这里头有问题，有错简。

那么这个方子治热痢，有里急自下这种情况，可以用。

气利，诃梨勒散主之。

诃梨勒散方

诃梨勒十枚（煨）

上一味，为散，粥饮和，顿服。疑非仲景方。

诃梨勒，它治虚胀冷气，起这个作用。虚胀，里头有冷气。这种“气利”需要用这种收敛药。诃梨勒是收敛药，它治虚胀冷气。

我们前面“下利气者，利其小便”，那么本段“气利”用诃梨勒散。

病是有虚实之分，一般“下利气”，分解它就行，就是使之水谷一别就好了（下利气者，利其小便）；如果里头是虚寒的情况，可见这冷气出虚恭排出也觉得冷，那么这应该用温性的诃梨勒散。

到这儿就讲完了，底下又是两个附方。

附方：

《千金翼》小承气汤　治大便不通，哕数谵语。方见上。

它这是对的，“哕数”者，就是哕逆得相当厉害，这跟我们前面说的“视其前后，知何部不利，利之而愈”是一样的。如果大便不通，哕逆频数，再“谵语”，那当然可以用小承气汤了。小承气汤是胃不和而谵语，正好用它啊。同时这个哕逆就是由于谷道不通的关系，吃它就可以好了。

其实前面都有了，就是病哕，视其前后，知何部不利，利之而愈。《千金翼方》提出这个方子是对的。通大便不是随便就可以用小承气汤的，要有谵语才可以用。

《外台》黄芩汤　治干呕下利。

黄芩三两　**人参**三两　**干姜**三两　**桂枝**一两　**大枣**十二枚　**半夏**半升

上六味，以水七升，煮取三升，温分三服。

《外台》有个黄芩汤。这个黄芩汤与我们前面那个四物黄芩不一样，这个可以起名叫六物黄芩，近乎半夏泻心汤这类方药，黄芩、人参、干姜、桂枝、大枣、半夏。

那么这个方药当然是健胃止呕，它有人参、干姜（健胃），半夏止呕，同时也解烦，它有黄芩。这个方虽然没有黄连，但有黄芩。黄芩、黄连，我们前面讲白头翁汤知道，它们都是治下利的，解烦止利。

所以这个方子一方面补胃治虚，用人参、干姜、大枣这些药，同时有半夏、干姜又能治呕，有黄芩也能治下利，所以它“治干呕下利”。这是在《外台》上有这个方子，这个方子与半夏泻心汤差不多。那么今天就讲到这儿了，附方没什么大意思。

疮痈肠痈浸淫病脉证并治第十八

这一章讲疮痈，就是一般所说的疮痈。还有肠痈，咱们现在说的阑尾炎也属于肠痈这一类。浸淫病，就是平时说的黄水疮。疮痈它是两种，痈是痈，疮大概是金疮，里头有金疮嘛。这一章是这么几种病。

诸浮数脉，应当发热，而反洒淅恶寒，若有痛处，当发其痈。

这就是一般疮痈的脉证。“浮数”，就是表有邪，脉浮而数嘛。依法“应当发热”，“而反洒淅恶寒”，这是痈脓之变。前面咱们讲肺痈，你们看看，桔梗汤不就是吗（咳而胸满，振寒脉数，咽干不渴，时出浊唾腥臭，久久吐脓如米粥者，为肺痈，桔梗汤主之）？桔梗汤证它是脉数，振寒，这是有脓的反映，它（不是常规的热证）不发热。

这就是古人说的疮热，它在内里头，外面不发热，而反恶寒。这就是一般发疮热的一种反应。“若有痛处”，假设身体有哪个地方疼，肯定那地方要发痈，“当发其痈”。

师曰：诸痈肿，欲知有脓无脓，以手掩肿上，热者为有脓，不热者为无脓。

这就是疮痈发红肿的阶段，看看有脓没脓的一种诊断的法子。“诸痈肿”，一般的痈肿都在内。古人那时候是从外边看的，现在容易了，把它割开看看。欲知有脓或无脓，就拿手“掩肿上”，就是抚按肿的地方。如果要是有热，那就是有脓，如果抚按肿的地方没有热，那就是还没化脓。

这两节都是指的一般的疮痈说的。

肠痈之为病，其身甲错，腹皮急，按之濡，如肿状，腹无积聚，身无热，脉数，此为肠内有痈脓，薏苡附子败酱散主之。

薏苡附子败酱散方

薏苡仁十分　**附子**二分　**败酱**五分

上三味，杵为末，取方寸匕，以水二升，煎减半，顿服。小便当下。

“其身甲错”前面我们说过了，在虚劳里头的大黄䗪虫丸证有这种证候，“其身甲错，面目黧黑”，这是有瘀血的一种证候表现。那么在中医看，肠痈起码也是有瘀血的问题。

“腹皮急”，“腹皮”就是肚皮，拿手按，虽然比较拘急，但是按之非常柔软，“按之濡，如肿状”，就像有肿状似的。这说明虽然外头腹皮有些弦急的样子，但是按里头很软，就像有所肿的样子。“腹无积聚”，那里头没有抵抗的东西。“腹无积聚”这句话是两种意思：一种说它是虚证；一种说它已经化脓了，里头没有痞块的那个样子。

“身无热，脉数”，外边没有热，脉也数，跟我们前面讲的是一样的。脉数，应该有热，但是痈脓都是脉数无热的，“此为肠内有痈脓”，这是有痈脓的一种反应。

“薏苡附子败酱散主之”，薏苡附子败酱散附子用量非常轻，它不是准陷于一种阴虚证（编者按：胡老所说“阴虚证候”，乃是特指“阴证、虚证”，而非后世“阴液虚证”）而用附子的。痈脓的排出，大概都搁一些振奋的药，或者是补正气的药，你看枳实芍药散，用大麦粥；排脓散里搁鸡蛋黄。都是补正气，古人是这样想：正虚啊，不足以排脓，于是就用一种强壮亢奋药，辅佐其他的药物，使之达到排脓的目的。所以这个振奋或补正气的药，你不能重用，薏苡附子败酱散里头你看都看出来了，薏苡十分、附子二分、败酱五分。古人一两是四分，二分就是半两了，一次顿服，半两，三五一两五，就是合现在一钱五，就是一钱半。古时候一两合现在三钱，那么半两合现在一钱半。

薏苡附子败酱散这个方药的排脓作用，是薏苡仁和败酱这两个药的关系。薏苡仁有解凝排脓、利小便的作用，败酱也祛瘀，也排脓，那么这两个药就是都是比较寒性的排脓药。但是，要使脓达到排出，还得在扶正方面稍稍搁点亢奋补益的药才好，所以加点附子。

薏苡附子败酱散这个方药很常用了，它不但排脓，还祛湿痒，像一般皮肤病常用它。尤其是硬皮症，我不断用这个药，很好使。就是挺顽固的牛皮癣，这个方药也好使的。附子可不要重用啊！我用薏苡附子败酱散这个方药时药量较重，薏苡仁差不多用一两，败酱可以用五钱，附子一钱到二钱，对一般很顽固的皮肤病挺好使的。

那么在这个书上，薏苡附子败酱散它是用来排脓了，是偏于虚而有脓可以用这个方子的。

肠痈者，少腹肿痞，按之即痛如淋，小便自调，时时发热，自汗出，复恶寒，其脉迟紧者，脓未成，可下之，当有血。脉洪数者，脓已成，不可下也。大黄牡丹汤主之。

大黄牡丹汤方

大黄四两　**牡丹**一两　**桃仁**五十个　**瓜子**半升　**芒硝**三合

上五味，以水六升，煮取一升，去滓，纳芒硝，再煎沸，顿服之，有脓当下，如无脓，当下血。

肠痈病，上边举了薏苡附子败酱散证，那是化脓之后而且有些虚衰的反应。那么在起始的时候，是不要排脓的，底下这段就是在起始。

“少腹肿痞”，少腹就是小腹了，有肿块，痞就是痞块。“按之即痛”，痞块那个地方，拿手一按就疼，就是现在说的阑尾炎那个情形，疼啊，往前阴牵引疼，就像淋疾似的。但是淋疾呢，小便是不利的。而此条为“小便自调”，与淋还是不一样的。痛的情况，拿手一按，引至于前阴那样子疼，就像是淋证那种疼，但是它是小便自调的。

“时时发热，自汗出”，说明是里热了，阳明病，发热汗出嘛，阳明病法多热，这是里热，所以发热而汗出，但是不像阳明病那个实热，它不到那个程度的，所以它有点“复恶寒”，这也是蕴脓反应的样子。

“其脉迟紧者，脓未成”，如果当时我们诊察脉迟而紧，紧是实象，说明里头还是实而没有完全化脓，和我们上面所说的（薏苡附子败酱散证）“腹皮急，按之濡，无痞块”还不一样。大黄牡丹汤有痞块。如果脉迟紧，这是脓未成，这是没有问题的。

“可下之”，就是用大黄牡丹汤。“当有血”，这个时候肯定有瘀血，那么下的当然也是瘀血。“脉洪数者，脓已成”，假设脉洪数，那肯定脓已经成了，不可下。

“大黄牡丹汤主之”指着“可下”。这个“不可下”“脓已成”要活看。你们看大黄牡丹汤方后的说法就明白了，它说“有脓当下；如无脓，当下血”。可见大黄牡丹汤也排脓，它有冬瓜子，冬瓜子排脓。

“脓已成”“脓未成”啊，只是没有完全化脓。比如说像上边薏苡附子败酱散那种情形，那万万“下”不得了。那么有一些是已经有脓了，但是没全化脓的时候，吃大黄牡丹汤还是无害的，还可以的。脓已成，如果完全化脓的情形，那就是不可“下”了，你看这方后语就看出来了，它是有这层意思。

大黄牡丹汤这个方子也很常用了，桃仁、丹皮都是祛瘀的药；冬瓜子是最有作用于痈脓，它能够消肿排脓；大黄、芒硝就是消炎祛热了。这个方药并不只是治疮痈，我们祛瘀血的时候，假设要是特别里头有热，可以用它。其他脏器有炎症，疼得比较厉害也可以用大黄牡丹汤，我不断用它，像胆囊炎急性发作的时候，以及有关胰腺的一些病都可以用。不过我们用这个方剂的时候，如果病不单纯是一个方证的时候，你单纯用一个方证是不起什么作用的。比如说肠痈，有些胸胁满、呕恶等情况，就是恶心、要吐，你配合大柴胡汤就特别好使。只是用这个方剂（大黄牡丹汤），有效是可以有效，但不是太理想。而且结果也是一样的，像我说的无论是胆囊炎，或者是胰腺上的其他一些毛病，因为部位的关系，发作的时候大概都现柴胡证的多。

所以，我每每都用大黄牡丹汤，这个方子很好使的。尤其急性胆囊炎，疼得相当凶啊，（用大黄牡丹汤）百发百中，你们可以试验。但要是变成慢性的（胆囊炎）就不行了，那就不是它（大黄牡丹汤的适应证）。我们现在所说的盲肠炎，用这个方子是相当稳当。这咱们在临床上屡试屡验，没有遇到不好的。

问曰：寸口脉浮微而涩，法当亡血，若汗出，设不汗者云何？答曰：若身有疮，被刀斧所伤，亡血故也。

寸口脉，就指的是咱们现在所说的桡骨动脉，“浮微而涩”，涩脉我们讲了很多了，津液不足则脉微，古人说阳不足、阳气不足。血不足则脉涩。“寸口”，就是在表的津液、血液俱不足。根据这种脉，这是“法当亡血”，是应该有亡血的这种情况，或者“汗出”，汗出也丧失人的体液，也可以脉浮微而涩。假设这个人不汗出，言外之意也没有其他亡血的情况，吐血、下血都没有，那这是怎么回事呢？怎么也有这种脉呢？

“答曰：若身有疮，被刀斧所伤，亡血故也。”外伤也能有这个情形，这个“疮”就指的“金疮”，就是刀斧所伤的那种疮。被刀斧所伤，这也是亡血的缘故了。就是这个意思。前面的亡血指的是一般的情况，就是吐血、下血等等，或者是汗出得多，可以有脉浮微而涩，假设没有这种情形，也不出汗，这时候病人有这个脉（脉浮微而涩）是什么道理呢？如果病人身上有刀伤或者斧伤，就是金刃所伤了，那么这也是亡血的一个结果，所以脉也现这个样子。

病金疮，王不留行散主之。

王不留行散方

王不留行十分（八月八日采） **蒴藋细叶**十分（七月七日采） **桑东南根白皮**十分（三月三日采） **甘草**十八分 **川椒**三分（除目及闭口，祛汗） **黄芩**二分 **干姜**二分 **厚朴**二分 **芍药**二分

上九味，桑根皮以上三味烧灰存性，勿令灰过，各别杵筛，合治之为散，服方寸匕，小疮即粉之，大疮但服之。产后亦可服。如风寒，桑东根勿取之。前三物，皆阴干百日。

凡是病金疮，就是被刀斧所伤了，一般王不留行散最好使。这就是古人所说的一般用的刀伤药、红伤药，这是个通用方。

主药是王不留行，王不留行这个药能够化瘀定痛，在肝炎治疗上常用王不留行，也就是利用它能够祛瘀血，也能够止痛，肝区疼常加王不留行就是这个道理。在治疗外伤方面王不留行也是主药。

蒴藋细叶，就是蒴藋叶，细叶就是小叶。桑东南根皮就是桑根白皮，用东南这方面的，这是古人的一种看法，东南在八卦为巽位，能祛风，其实也不尽然，是桑白皮都能够行气祛风，都有这个作用。主用王不留行是为了行

瘀定痛，蒴藋叶和桑根白皮也全是有行气祛瘀的作用，与王不留行放到一起就是行气祛瘀，但是都用的灰，灰反倒能止血。凡是祛瘀药要变成灰，不但有化瘀的作用，同时也有止血的作用。所以这三个药都是用的灰，后世的十灰散也这个意思，把祛瘀药煅成灰，原来的药性还存在，但是对于止血特别有效。

其他的药呢，都是佐理之品了，干姜、甘草、川椒温中，用黄芩、芍药祛热。凡是外伤，当时都要有些虚热，厚朴也是行气药。这都没有什么，对一般的刀伤药里头都是作为调理之用。这个方药就是一般所说的刀伤药，小点的伤从外面上药就行，大伤非内服不可。“上九味，桑根皮以上三味，烧灰存性”，不但能够行气化瘀，而且能够止血。“勿令灰过”，不能把性都烧没有了。“个别杵筛，合治之为散，服方寸匕，”主要的作用就在这三味药上，其他的都是调理之品了。“小疮即粉之”，这个疮不是生疮的疮，都指的是金疮，小的外伤、刀斧之伤，外面上就行了。“大疮但服之”，外面也可以粉，内里也可以服，“产后亦可服”，没有什么问题的，别看有王不留行行血，它变成灰了，止血作用反倒加强了。如果风寒，说的是时令，“桑东根勿取之”，桑根白皮要到和风暖润的时候再取，指的是做药的时候（采药），“前三物皆阴干百日”，三个药不要炒，不要晒，阴干它们，唯独伤科的药这么讲究，不像咱们内科药。它这要求阴干百日，其实不这样子也行的，不是不行的。

底下还有两个方子，都是有方无证，可见都是通用方。

排脓散方

枳实十六枚　**芍药**六分　**桔梗**二分

上三味，杵为散，取鸡子黄一枚，以药散与鸡黄相等，揉和令相得，饮和服之，日一服。

排脓汤方

甘草二两　**桔梗**三两　**生姜**一两　**大枣**十枚

上四味，以水三升，煮取一升，温服五合，日再服。

排脓散方，枳实、芍药、桔梗，枳实芍药散前面讲过了，加上桔梗就叫排脓散，桔梗也是排脓、排痰。枳实芍药散行气，芍药也是血分药，枳实芍药散根本就能排脓，行气排脓这个作用，加上桔梗更有力了。

我们用这个方药的证候，假设这个人有腹痛，这个方药以行气为主，枳实芍药散治肚子痛，所以妇人腹中痛，依法当服枳实芍药散。那么吃了这个（枳实芍药散）腹痛还不好，肯定有瘀血，就要用下瘀血汤。

枳实芍药散加上桔梗，（书上没写证候，我们可以做出推测）有脓需要排脓，还有由于气滞而腹痛的这类情况。书上没有证候，没有证候大概都是通用方，一般的排脓，这个方子最平稳了，没有大热药大凉药，寒热都可以用。

还有一个排脓汤，排脓汤是由桔梗汤来的，桔梗汤治嗓子疼，在《伤寒论》少阴篇讲过了。桔梗汤是桔梗、甘草。桔梗汤再加上生姜、大枣，稍稍调节营卫。桔梗这个药本身就能排脓。排脓汤也是个通用的方子。一般的排脓都可以用，假设在上边咽喉有些肿痛，排脓汤就更合适了。

这两个方剂（排脓散、排脓汤）没有证，也就是说为一般的通用方。不像薏苡附子败酱散，薏苡附子败酱散有附子，假设有热用此方（薏苡附子败酱散）还要慎重。这两个方子不是的，一般的排脓都可以通用。

我们根据症状进行辨证，根据方剂原来的主方（之适应证）参考者来用，是没什么大问题的。排脓散是在枳实芍药散的基础上加味，排脓汤是在桔梗汤的基础上进行加味。排脓汤、排脓散不只是为疮痈说的，凡是痈疮，如果有脓的时候都要排脓，所以这两个方子应用范围很广，凡是有脓需用排脓的方法，这两个方子最常用，药最平和了。附到这个地方。这一章主要论的是疮痈、金疮或者肠痈，最后是浸淫病。

浸淫疮，从口流向四肢者，可治；从四肢流来入口者，不可治。

浸淫疮，黄连粉主之。方未见。

这一段就是略略说说浸淫病，浸淫病不算什么大病，但是这个病很不好治，近些年少见，我是生在乡间，乡间这个病很多，因为不洁净的关系，（乡间）卫生上是有问题的。尤其是小孩子，多少年不好，燎得啊满脸甚至身上都有，我们家乡叫黄水疮，净淌黄水，淌到哪儿，哪块就燎，这个就叫浸淫疮。

“从口流向四肢者，可治”，什么病都是如此，从里往外的病都好治；要是从四肢往里头来，从外往里不好治。这个病就是原来很小，越来越扩散。假设先从嘴的两侧，从嘴角两边越来越往外散，这类的比较好治，可治；如果从旁边起的，往嘴这里来，这是不可治，不是说不能治，能治但是不会很快好的。

“浸淫疮，黄连粉主之”，我们家乡也用这个方子治疗，把黄连做成粉儿、细末，用香油调，也有用棉花籽油调，反正拿油调都行，为了拔干，黄连这个药苦燥，苦能够消炎解毒，所以黄连能解热毒；燥能够祛湿，就是去这个黄水。

这一章主要讲的还是肠痈、金疮和浸淫疮，金疮和浸淫疮都不是什么了不起的病，金疮是伤科的问题，一般用刀伤药，金疮这种病有轻、重之分，治疗没有其他的法子。

趺蹶手指臂肿转筋阴狐疝蛔虫病脉证治第十九

这一章很简单，有些病也不常见，病的种类很多，但是书上说得非常简单。“趺蹶”在《医宗金鉴》上给改成了“趺蹶”，这个蹶就是个跌扑，我看还是趺蹶对，它是指四肢的病，你看趺蹶，那就是脚病而不能够行路，趺就是指的是脚背，就是足的意思、脚的意思。

师曰：病趺蹶，其人但能前，不能却，刺腨入两寸，此太阳经伤也。

“病趺蹶，其人但能前，不能却”，这个人只能向前走，但不能往后退，“刺腨入两寸，此太阳经伤也”。腨（shuàn）指的是脚后跟，但是注家有的说是小腿肚子，这个在《医宗金鉴》上没注，他认为证候也不清楚，穴位也没有。腿肚子随便扎两寸，也不像话。总之这里头有错简，这个病也很少见。

这个病人能往前走，后头走不了，太阳经是在后头了，所以说太阳经伤，刺腨，是刺脚后跟还是刺小腿肚子，大家说法不一。

就这么一段说趺蹶之病，这也是很少见的病。

病人常以手指臂肿动，此人身体瞤瞤者，藜芦甘草汤主之。

藜芦甘草方 未见。

病人手指、臂肿而且还瞤动，臂，指着膀子，身体瞤动，身体也是瞤瞤而动，可以用藜芦甘草汤主之。这个也简略得很，病的形象是说了，这就与我们讲的“水气篇”四肢聂聂动差不多，那个像皮水，也身动瞤瞤。治疗呢，他随便举一个方子，可这个方子还没有，他说是藜芦甘草汤，所以这个也是千古疑案，有的书就是不理它，也不注它，这个也没法儿注，不知道藜芦甘草汤是什么方子。但据我们学过的方子呢？你像“水气篇”，我认为防己黄芪汤能治这个病，如果手指臂肿而身上也瞤瞤动，大概都是水气，这肯定是水气病，表虚有冲气，有水气就动。茯苓、黄芪这类药我认为治这病还挺好的。可是这儿是藜芦甘草汤，没有这个方子。

转筋之为病，其人臂脚直，脉上下行，微弦，转筋入腹者，鸡屎白散主之。

鸡屎白散方

鸡屎白

上一味，为散，取方寸匕，以水六合，和，温服。

“转筋”这个病大家经常遭遇，就是所说抽筋，抽得厉害，“其人臂脚直”，上边抽，可以说是臂直。“臂脚直”这是两方面，臂直、脚直。当然，上肢抽的还真少见，全是底下抽。这大概还指着脚直，所以，“臂脚直”的臂，肯定是指着脚背的“背”，可是原文写的是肩臂的臂，也兴许这个字是有错误。

凡是抽筋脉都是弦，直上下行，脉上下行，有些弦。“转筋入腹者”，转筋它是一阵儿，厉害的时候也很长时间，甚至于挺疼的，但是过去就好了。这儿说的不是“过去就好的样子”，而是转筋入腹者，从足入小腹，这是厉害了，如果这么样子剧甚不会自己就好回去的，可以用鸡屎白散主之。

根据这一段，意思是这样，但是这种转筋咱们没遇着过，没遇着这么厉害的，那么是不是鸡屎白散有这个作用，也不敢说，因为没遇着过这个病，也没人试验这个药，大家只能做个参考。如果腿抽筋，上入少腹不去，有用鸡屎白散的机会，咱们可以这么体会。这个我也没经验，我看很多的病案也没有。因为这个病是很少见了。

这是又一种，就是所谓转筋病。转筋一般是不必治的，如果要是转筋趋入少腹，这是很厉害了，这需要治，用鸡屎白散。

阴狐疝气者，偏有小大，时时上下，蜘蛛散主之。

蜘蛛散方

蜘蛛十四枚（熬焦） **桂枝**半两

上二味为散，取八分一匕，饮和服，日再服，蜜丸亦可。

这个病是常见的。“阴狐疝气”就指着外肾，有时候来有时候没有，小孩子得这个病的很多，咱们叫气卵儿（卵，音，睾丸），有的时候拿手一摁它就上去了。“偏有大小，时时上下”，有时候上去，有时候下来，所以起名叫“阴狐疝”。

这个病很常见，但是蜘蛛散这个方子也是不常用的，蜘蛛这个药是有毒的，我当时也参考不少书，也问过人，大概古人吃的蜘蛛，都是屋里的这种蜘蛛，屋里有一种个儿小蜘蛛。有些乡下人出疹子，都吃这个东西，这种蜘蛛有些解毒、祛毒的作用。但是否能够治阴狐疝不敢说。

外边（屋外）那种蜘蛛有毒，吃它总要注意。这书上他没说，他说蜘蛛十四枚，把它熬焦了，用桂枝半两，这两味药做成面子，取八分匕，不到一匕。古人盛药的器皿叫作匕，一匕合现在一钱，八分匕不到一钱，饮和服，日再服，做丸子也可以，拿蜜把它做丸子也行的。

咱们用蜘蛛可要注意，蜘蛛有毒。有些医书上说蜘蛛吃不得。那么我问有些人，他们告诉我说不是那个蜘蛛，是屋里头的。（冯世纶插话：叫壁钱，它的窝像钱，里头有小蜘蛛，个头不大，就一点儿。必须活着吃，不用熬。农村屋子常年不扫，蜘蛛多得很，治治眼睛上火等病）叫壁钱啊，说蜘蛛不光治这个病（阴狐疝气），小孩出疹子，乡下人常一吃就是五个七个，这我也没试验，但有这么说的。不是外边那个大蜘蛛，那个东西是有毒的。

以上这几段，也都是各举一条，病，有些是常见的病。但是这方子挺奇怪的，比方转筋，鸡屎白给人吃也挺讨厌，是不是这东西就能治那个病，咱们只能做个参考。还有蜘蛛散，有人说这个东西可以吃的，但是治阴狐疝气病，也没人试验。这个病常见，咱们说小孩的气懒，有很多这种情况，有时下来，有时上去，那么现在都是用外科了。我一个叔伯孙子，他的两个肾子（阴睾）都没有，都在上头呢。儿童医院说，可以动手术。

问曰：病腹痛有虫，其脉何以别之？师曰：腹中痛，其脉当沉，若弦，反洪大，故有蛔虫。

蛔虫之为病，令人吐涎，心痛，发作有时。毒药不止，甘草粉蜜汤主之。

甘草粉蜜汤方

甘草二两　粉一两　蜜四两

上三味，以水三升，先煮甘草，取二升，去滓，纳粉蜜，搅令和，煎如薄粥，温服一升，差即止。

这章主要是对蛔虫的治疗。"腹中痛，其脉当沉，若弦"，这个逗号点错了，应该是"当沉若弦"。腹痛，有由于虫子的。脉有什么不同？"师曰：腹中痛，其脉当沉，若弦"，腹中痛，脉当沉或者弦。咱们讲小建中汤就是"其脉弦，法当腹中急痛"。这里的"当沉若弦"，或者是沉，或者是弦。"脉反洪大"，这种肚子痛大概是蛔虫闹的。腹痛有蛔虫，脉与一般的腹痛的脉不一样。一般的腹痛大概有寒的多，所以脉沉或者弦。如果脉洪大，这是有蛔虫。

"蛔虫之为病，令人吐涎，心痛发作有时，毒药不止，甘草粉蜜汤主之"，有蛔虫的病，令人吐涎，这是因为蛔虫的闹腾，人老往外吐唾沫，他里头不舒服，这也是有蛔虫的一个表现。"心痛"，指着心下，就是胃口。"发作有时"，蛔闹腾，他就疼；蛔不闹腾，疼就止，所以发作有时，不是老那么疼。"毒药不止"，用一般的毒药，治不好蛔虫这种痛，可以用甘草粉蜜汤主之。

这一段的意思，就是说是一般毒药不能够治的这种虫子，这种疼不止，可以用甘草粉蜜汤。甘草粉蜜汤治痛的力量相当好，甘草、粉蜜这类甜药都能缓痛，同时里头也有杀虫药，粉就指着铅粉，铅粉就是杀虫子的。所以古人药虫子法儿也挺妙，用甜药，虫子也喜欢吃甜的，这是诱而杀之。甜药下去虫子会尽量吃，虫子把铅粉也都吃了，所以容易把虫子打下来。同时甘药也缓疼。这个药方子，不止能驱虫子，由于它也治胃疼、治"心痛"，"心痛"，指着心下，就是胃口。所以我们遇着胃无论是溃疡或者是胃炎疼痛得厉害，用这个药很好使。可这个粉你别搁，药虫子你用铅粉？（可不行，怕中毒啊）我们把铅粉换成白及，白及跟那个王不留差不多，也是祛瘀定痛，同时止血，假设胃溃疡的病，有潜血的情形更合适，就是用甘草、蜜加上白及，很好使。溃疡的疼怎么也不好，这个药用下去就好。

不过药的分量，我不是用（原方）这个分量，我用的比这个重一些，甘草一般我都用 24 克，也就是八钱，最多我用过一两，一两就 30 克了，一般 24 克大概就行；蜜我用得也多，我都用一两半；白及我用 4 钱，就是 12 克，蜜可以用 45 克。制法跟（原著）这个相同，就把甘草和白及先拿水煮了，煮后剩一杯，就是剩一茶杯的时候，把药渣滓就不要了，然后把蜜搁里头再煮，把水分靠一靠（编者按：“靠一靠”？胡老的拟音为 kào yī kào，似乎非“烤一烤”，意思为蒸发一下水分）就可以用了。

患者要是疼得厉害，我常让他一次都吃了，疼得不很厉害分两次吃。很顽固的胃疼，吃上都好，这个你们可以试验。可有一样儿，因为这个药大量用甘草，如果不疼了就不要再吃了。吃多了容易肿腿，因为甘草影响小便。利尿药里头大量用甘草的很少，五苓散、猪苓汤里都没甘草。所以我们用这个药的时候，如果这人有些水肿的话，甘草的量不要太多了。不只是治蛔虫的疼，这个药对一般的胃疼也效果很好，这是我通过实践才这么说的。

蛔厥者，当吐蛔，今病者静而复时烦，此为脏寒。蛔上入膈，故烦。须臾复止，得食而呕，又烦者，蛔闻食臭出，其人常自吐蛔。蛔厥者，乌梅丸主之。

乌梅丸方

乌梅三百个　**细辛**六两　**干姜**十两　**黄连**一斤　**当归**四两　**附子**六两（炮）　**川椒**四两（祛汗）　**桂枝**六两　**人参**六两　**黄柏**六两

上十味，异捣筛，合治之，以苦酒渍乌梅一宿，去核蒸之，五升米下，饭熟，捣成泥，和药令相得，纳臼中，与蜜杵二千下，丸如梧子大，先食，饮服十丸，日三服，稍加至二十丸，禁生冷滑臭等食。

这条本来在《伤寒论》厥阴篇里头，这个人四肢逆冷，在《伤寒论》说里头有两种厥：蛔厥和脏厥。蛔厥冲着脏厥说的，脏厥燥无暂安时，那是个死证；蛔厥则否。那么蛔厥和脏厥的鉴别，主要是蛔厥当吐蛔虫。

“今病者静而复时烦”，蛔厥是安静的；脏厥是人躁无暂安时，就是人正不胜邪了，躁无暂安时，一点安静的时候也没有了，人躁扰得厉害，所以身上也冷，非死不可了。蛔厥，静，但有时候也烦，这什么道理呢？底下解释了，“此为脏寒”，这个脏指的是胃说的，指的是胃里有寒。

“蛔上入其膈”，胃里有寒，迫蛔往上跑，蛔被寒所迫而上入膈，蛔一折腾人就烦，就受不了，所以“故烦”。蛔厥的烦与脏厥的烦不同。

“须臾复止”，蛔跑到上边暖和了，在膈上就是人阳气所在之地，蛔虫也不闹了，所以人也不烦了。故“须臾复止”，一会就停止。这都与脏厥不一样的。可别吃东西，“得食而呕，又烦者，蛔闻食臭出，其人常自吐蛔”，蛔就在上面，你一吃东西它就闹腾，蛔闻到食臭往外跑，往外跑你还不吐吗？一吐，连蛔带饭一起都吐出来了，所以“当自吐蛔”。他是解释这一段。

那么蛔厥呢？这是一个比较阴寒的证候了，所以他用乌梅丸。乌梅丸驱蛔虫也挺有意思的。那么我们不光是用乌梅丸，凡是这种苦药、辣药搁一块儿并用的时候，常常驱蛔的，尤其是辣药，像吴茱萸这个药就是的，我们给人吃吴茱萸汤，常常会有蛔虫跑出来。

乌梅丸这个方子，主要用乌梅，乌梅作用有几样，第一样是酸敛。乌梅丸里头净用些大温性药，像细辛、干姜、川椒、附子，辛温太厉害，酸药尤以制这些辛散之药；另外，乌梅能够治痢疾，乌梅丸这个方子不光治蛔厥了，它也能治久痢。咱们现在治痢疾也常用乌梅，用其酸敛。乌梅量用得相当重，又拿苦酒渍之一宿，酸收相当有力量，所以配合黄连、黄柏也足以治痢疾，治泻肚。辛、苦、酸并用，也是杀虫的好办法。虫子怕辣药、苦药、酸药，这些气味它受不了，所有也能够驱虫驱蛔，在《伤寒论》里有这个方子。

“禁生冷滑臭等食”，这是一般的禁忌了。乌梅丸这个方药，它治有蛔虫而四肢厥冷，四肢厥冷还是内里有寒，他也说了这是“脏寒”，是胃中有寒，所以四肢厥冷。并不是蛔虫能使之四肢厥冷。

这个确实要吐蛔，主要就是胃有寒，蛔在这里待不了。但这也有时代的关系，现在就是得（蛔厥）这个病也未必吐蛔，因为肚子没有蛔，就不能吐。所以对这个解释注家就不一样了，说这属于厥阴，厥阴是肝了，肝属木，木生虫子，这都是瞎说，并不是这个事儿啊，虫子不是现生的，总是里头就有的。如果胃再有寒，可以反映出这种情况。就是胃有寒，没有虫子也不会有这个（吐蛔）情形的。

所以乌梅丸这个方子治疗蛔厥，要有这种情况（蛔虫病）当然有效。就是没有蛔而四肢厥冷，有些阴寒证的状态，尤其下痢，当然可以用乌梅丸这个方子，不一定得有蛔。所以把乌梅丸放到“蛔虫病”章节，虽然这个方药是能够驱蛔的，但是引这段经文不怎么贴切。

本章小结

这一章，主要是蛔虫这一段，尤其甘草粉蜜汤这个方剂还值得利用。其他的前面这几段没有什么大作用，我们在临床上只是做个参考，这个在《医宗金鉴》干脆就不注，他就说这里头有错简，没法注。

疮痈肠痈浸淫病、趺蹶手指臂肿转筋阴狐疝蛔虫病，这两章看起来问题都不多，前一章，以肠痈为主，对疮痈虽没有具体的治疗，但一般的情形也可以看出来。古人对外科、内科还要分的，当然不够全面。对疮痈的治疗是有脓排脓，没脓应该解毒消炎，他是这么一种法子，但这个书上并没提。他注重的还是在肠痈这一段。肠痈治疗在我们临床上应用还是没问题的。

最后，我们要特别提醒，古人也不是说得都对。你不能说北方绝对没疟疾，要是有疟疾怎么办？也得当疟疾来治。说南方多温热病，得不得伤寒啊？得伤寒也得根据伤寒治，张仲景这个书就这样子，在原则上他讲辨八纲六经，六经就是六个类型了，这都是古人通过实践观察的永远不变的自然规律。通过这个（八纲六经）呢，最后他讲到具体分析，具体事实具体分析，讲到方证上，一个方剂有一个方剂的适应证。咱们前面讲的甘草粉蜜汤也是一样，主要是治痛，治痛还是胃疼，要是下面疼就不能用，甘草粉蜜汤就没用。不信你们试试，要是肚子疼吃甘草粉蜜汤就不行。这是什么道理，就是方剂的适应证。有这个证用这个方剂准好使，否则就无效。所以，这是对的，不能给固化起来，春天用什么药？夏天用什么药？这就不叫医了，这哪儿叫医啊？那医也太好学了。咱们平时有人说“冬不用石膏、夏不用麻黄”，那么，夏天得的伤寒表证，你怎么办啊？不用麻黄吗？一样用啊。冬天的石膏，我们也根本没断过，他得那个病（石膏证），你能不用石膏吗？所以，（冬不用石膏、夏不用麻黄）这都是错的。

所以，这东西错，大家看看也是这样子：不必信的就不要信，有些地方有可用的，也可以参考着看一看。就像咱们前面讲的也是，（仲景）他这个书不尽都是好的。像前面讲的鸡屎白这个药，说治转筋入腹，就是真遇到这个病，我们也不能开鸡屎白，药太难吃啊。像柏叶汤，用马通，就是马粪，好使的确是好使，有作用。但这东西给人开出来就是个问题，在卫生上人让人没法接受。我的确亲眼看到有医家用这个药，就是马粪，要是干的马粪，拿水把它泡泡，就拧这个汁子，那煎出来的味儿不是个味儿啊。有旁的药能代替的，不要用这类不卫生或味道太差的药。咱们研究古人的东西就这样子，古人有上述这些方药，也只是做个参考。有些不合理的，就是不合理。不合理的，叫我看也不必给古人打掩护。错了就是错了，古人也不能说得都对。

妇人妊娠病脉证并治第二十

这一章是妇科，妇科和一般的内科所不同之点就是妇人的生殖问题，所以在产前产后以至于平时的经血不调，这是与男人不同的地方，其他没有什么不同，所以特殊问题、这个书用这三章来讨论。

妊，妇人怀孕谓之妊；娠，怀孕身动者谓之娠，就是胎动，放到一起，妊娠就是怀孕，在这个阶段上发生的病，与男人是截然不同了，这一章主要讲这些问题。

师曰：妇人得平脉，阴脉小弱，其人渴，不能食，无寒热，名妊娠，桂枝汤主之。方见下利中。**于法六十日当有此证，设有医治逆者，却一月，加吐下者，则绝之。**

内里无病，所以脉平，平脉就是正常的脉。不过你要细按这个脉，“阳浮而阴弱”就是那个“阴”，“阴脉小弱”，按着脉里面稍细而弱，细则说明血虚，弱则津液虚，就是稍有津液不足之象，“其人渴”，津血虚，人多少渴一些。

“不能食”，妇人妊娠首先反应的就是恶阻，就是恶心、吐，这个“不能食”没到恶阻那个高潮的时候，只是有点不能吃东西，也就说恶阻之渐了。那么没有外感，不但里面没病，外感也没有，所以“无寒热”，这类的情况是妊娠使然，说明有孕。从这一段来看有点病，“阴脉小弱，其人渴”，总是血液、津液不足，那么需要吃药（的话）只能吃桂枝汤。桂枝汤是极平和的药，能够调和营卫，养津液的这种药。桂枝汤不喝热稀粥是不发汗的，各家对这个桂枝汤不清楚，所以对这一段的注解桂枝汤恐怕是错误的，我认为不是（这样）的。“不能食”，桂枝汤也治干呕，鼻鸣、干呕者桂枝汤主之，气上冲啊！她有些虚多少带些气上冲。妊娠本来就没有病的，可以不用吃药，那么这个阴脉小弱呢，她是津液虚，怀孕之后，养胎需要血液，当时就显示出津液、血液不足，所以她渴，那么这个多少有些病，只能吃桂枝汤，调其营卫，滋其津液。桂枝汤这个药并不是大热大散，所以咱们讲《伤寒论》就知道了，桂枝汤加上芍药、饴糖就变成建中了。所以这个药是最平和不过了，不像后世对桂枝的认识，大热，这都是不对的。所以这一段注家给注得乱七八糟。

后面是指的恶阻说的，妊娠之后，不能吃东西，呕吐，“于法六十日，当有此证”，两个月上下的时候大概发生这个病。“设有医治逆者”，假设医不知其是妊娠，“却一月加吐下者，则绝之”。此后一月，就是九十天，三个月的时候，妇人这时候最容易流产，三个月的时候胎还不固，所以妇女在这个时候经常流产，假设这个时候加以吐下的治疗，没认出是妊娠，则绝之，绝之就是绝其胎，那就给治坏了，流产了。

所以桂枝汤最平稳，应用面最广，我们加上“术附”治疗关节疼，它也不发汗；加上“芍药”就治腹胀痛、腹满痛；更加“饴糖”，又起建中的作用，治腹痛、虚寒，所以这个药不是大热药，就拿桂枝说也是的。

妇人宿有癥病，经断未及三月，而得漏下不止，胎动在脐上者，为癥痼害。妊娠六月动者，前三月经水利时，胎也。下血者，后断三月衃也。所以血不止者，其癥不去故也，当下其癥，桂枝茯苓丸主之。

桂枝茯苓丸方

桂枝　茯苓　牡丹（去心）**芍药　桃仁**（去皮尖，熬）各等分

上五味，末之，炼蜜和丸，如兔屎大，每日食前服一丸。不知，加至三丸。

“妇人宿有癥病，经断未及三月，而得漏下不止，胎动在脐上者，为癥痼害，妊娠六月动者”，到这儿是一段。这时候应该是个句号，不应该是逗号。

这个妇人平时有癥病，癥者就是痞块，就是瘀血痞块，癥瘕嘛，就是有瘀血痞块这么一个老病，平时就有。“经断未及三月”，后来经断，可是不到

三个月，而得漏血不止。胎动在脐上者，病人感觉胎动在脐上，这绝不是胎啊，为癥痼害，这是癥痼这个病之为害。什么道理呢？妊娠六月动者，一般怀孕的妇人胎动都在六个月，而且动也不在脐上，不会跑到脐上头动去，所以这是个倒装句。

这是说胎动在脐上，而且经断未及三月，这是癥痼造成的。一般的胎动都在六个月，而且动也不在脐上，所以肯定这是癥痼害，就是这样一句话，因此他搁个“妊娠六月动者”，这是前面的话，不是后面的。

这一段就是妇人平时有癥病，有癥痼的癥块，就是瘀血块，一般妇女很多有这个病了。后来经断了，不到三个月，而得漏下不止，这时自己感觉胎动在脐上，而一般的胎动都在六个月，所以肯定不是有孕胎动，而是癥痼之为害。

那么至于是否怀孕，还要观察，这是底下说的。他说如果“前三月经水利时，胎也”，就是经未断之前三个月，这个时候经水利，这个利就是通调啊，正常、通畅，每个月经血来得准时、正常，那么后来经断三个月，这肯定是胎了。“下血者，后断三月，衃也”，那么要是以前三个月就下血，就是三个月前，月经就不调，经常下血，那么后来经断三个月，肯定这不是胎，而是恶血块儿，是衃，就是蓄积的恶血。她有癥痼啊，平时老下血，后来月经断了，血积累成痞块，成了衃，肯定不是胎。至于是胎不是胎，可以拿这个来考验。就是问问她，经断三个月以前，各个月的例假是否正常。如果每个月都正常，那么肯定这回她是有胎了；如果以前就没正常过，也常下血，肯定这是衃而非胎。

无论她是（是否）已经有胎，但由于癥痼为害而下血，或者是无胎而下血。血所以不止者，为什么这次下血就老不止了呢？其癥不去故也，这是生理上的妙机，里头有恶血了，他要把恶血排除，那么这个排除不净，所以血下不止。那么这个没有旁的问题，当下其癥，所以我们一般出血的症啊，很多都是有瘀血的，这一段就是说这个。癥去了自然就不下血了，你要是止血，有时候就不对了，是吧。他这里用桂枝茯苓丸主之。

这个桂枝茯苓丸呐，它祛癥块的力量很好。在这儿我们可以与桃核承气汤来比较一下，这时为什么不用桃核承气汤呢？其人不如狂，不合并阳明病，所以阳明病是多烦多躁，说胡话、谵语，那么其人如狂，有瘀血又有阳明病，这可以（导致）其人如狂，所以桃核承气汤、抵当汤都是这样子，都有一种攻下的药。可是你看这些证候它没有，所以不用桃核承气汤，而用桂枝茯苓丸。

那么桂枝茯苓丸这个药呢，我们现在研究一下，桃仁、丹皮这两个药都是祛瘀的，祛瘀、祛痞块儿、祛瘀血块儿。那么桂枝、茯苓呢，治气冲心悸的，治气往上冲、心跳的，胎动在脐上者，这也是悸动，这个悸动就跟桂枝、茯苓有关系，一方面气冲，一方面它是悸动。那么这个芍药呢？在这个方剂里头它还是一个比较有补益性质的药，它滋养阴液，不过也能够祛瘀，同时它也治腹痛。所以这个方剂对于瘀血证，尤其是有这个癥痼的这种瘀血的痞块，而（且伴有）气冲、心悸和腹痛的，用这个方子是非常好使的。因为这样子，所以我们对这个脑系血管病、心血管病呀，常用这个方子，这个道理呢，就是有桂枝、茯苓，它治气冲、心悸。凡是（身体）上边的病，大概都是有气冲、心悸，尤其是心血管病，没有心悸的很少。同时这个方子也止疼，因为有芍药治拘急疼嘛。

那么这个方子和桃核承气汤我们在临床上都常用的，如果这个瘀血证它有可下的证候，比如少腹急结、其人如狂，当然用桃核承气汤了；那么如果这个瘀血证而不可下者，大概用这个方子（桂枝茯苓丸）机会多，尤其（伴）有这个气上冲啊、心跳啊，用这个方子机会更多了。所以我们这个心血管病、脑血管病，用它的机会都多，脑系疾病也是往上冲啊。所以我们研究这（《伤寒论》《金匮要略》）呀，无论是哪一条，像这节你看这个就认为桂枝茯苓丸只是治妇人癥痼害的，把它能祛癥痼而止血的作用看成这么局限，这就不对了，当然是它能治这个病，那么其他的（疾病）如果有癥痼，而且也有气上冲、心悸等，都可以用。所以他这个书啊，哪一个方剂都是这样的，不是说在这一条，就是限制在这一个方面，不是的。这个方子应用的机会很多，我们最常用了。

如果现在我们用（桂枝茯苓丸），常用汤剂、煎剂，用丸剂的时候不太多，那么就根据这个方子的分量，拿水煎就行，我们经常用啊，为了方便都是做煎剂了。做丸剂呢，当然也可以了，那没问题。这个癥痼害啊，不是一剂药、两剂药就能够完全好的，所以做丸子还是对的。

妇人怀娠六七月，脉弦发热，其胎愈胀，腹痛恶寒者，少腹如扇，所以然者，子脏开故也，当以附子汤温其脏。方未见。

后头注着方未见，其实这个方子就是《伤寒论》的附子汤。妇人怀孕在六七月的时候，这个胎发展得大概都差不多了，这个胎本来就胀，那么这一段是说她由于子脏，子脏就是指子宫说的，虚而失收，所以子脏开，那么这个风寒客入，使之更胀，所以他说的“其胎愈胀”。本来就应该胀，那么由于子脏开，风寒之邪乘之，所以它更胀。

那么这种病啊，会出现腹痛恶寒，这个恶寒呐，不是表证那个恶寒，它是指肚子说的，肚子不但疼而且怕冷，尤其小腹如扇，就像拿着扇子对小腹扇风的那样子寒。为什么呢？子脏开故也，这个就是子脏虚而失收，所以这个风容易进去，当以附子汤温其脏。

这个附子汤就是《伤寒论》的附子汤，附子、芍药、人参、茯苓、术。那么看看这个方子，腹痛有芍药；那么恶寒嘛，恶寒得厉害，它有附子；参、苓、术健胃利尿祛水了，所以这个方子我认为就治这个病。之所以发热，是由于它不是表证，所以脉不浮而弦，是寒邪内侵造成内有郁热，它是这么一个发热，不是一个纯表证，所以脉不浮而弦。

这个脉弦就是寒，寒邪，同时这个弦呢，也说明腹痛。咱们讲建中汤“脉弦迟，法当腹痛”，这个弦也主寒，也主腹痛、腹拘急。那么这个情形啊，古人认为是子脏开了，总而言之，在子脏有虚而且有寒，这个是肯定的，所以用附子汤温其脏，所以这肯定是《伤寒》的附子汤。

附子汤你看也治这个病，它有芍药、附子嘛，另外也加上人参，那么这方子就是有心下痞硬，小便不利，腹疼，恶寒，与这个（子脏开）讲得很相投。但是各家都没提出来这个问题，就说方子没见，我觉得这个恐怕指的就是《伤寒论》里头的附子汤，你们可以看看《伤寒论》少阴篇。因为在《伤寒论》里头有这个方子，所以在《金匮》这里头有时候就不搁，这是一段。

这全是妊娠常见的证候，妇人腹痛、恶寒、少腹如扇，这个扇不是指那个形状，是如扇扇子那个风侵袭那样难受，所以他说子脏开。肚子胀得厉害，芍药治急痛，也就治这个挛急。

师曰：妇人有漏下者，有半产后因续下血都不绝者，有妊娠下血者，假令妊娠腹中痛，为胞阻，胶艾汤主之。

芎归胶艾汤方 一主加干姜一两。胡氏治妇人胞动，无干姜。

川芎　阿胶　甘草各二两　艾叶　当归各三两　芍药四两　干地黄四两

上七味，以水五升，清酒三升，合煮，取三升，去滓，纳胶，令消尽，温服一升，日三服，不瘥更作。

妇人有漏下，漏下就是咱们说的崩漏了，就是子宫出血了，不过出血得厉害，古人叫作崩漏。“有半产后因续下血都不止者”，半产，就是流产了，那么流产它要下血，而且这个下血是持续地下，它不止。也有在怀孕的期间而下血者。妇人子宫下血有这么几个方面，一个是漏下，就是平时咱们说是经脉不调了，就是咱们说的崩漏之类的；也有半产后而继续下血的；也有妊娠下血，这个情形也常见，有很多容易流产的人在有孕之后多少还有见血，所以这个时候吃这个药都挺好使的。

“假令妊娠腹中痛，为胞阻”，这是接着妊娠下血说的，假令妊娠下血而腹中痛，虽然它没说下血，其实里头有下血了，这为胞阻。这个胞指的就是子脏，指的是子宫，这是子宫里头有瘀血而胞受阻，就是指胎受阻，所以他叫“胞阻”这个病名。为什么会下血呢？还是有瘀血有关系。有瘀血，所以下血、腹中痛，那么这个名叫胞阻，用胶艾汤主之。

大家看看这个胶艾汤，就是四物汤（加味），你看看有芎䓖，有当归，有芍药，有地黄，这不是四物汤嘛！在这个四物汤里头，加上阿胶、甘草、艾叶三个药。这个四物汤咱们都知道了，一般都是说它补血，其实不是的，它也是祛瘀，不过它是一个强壮性的祛瘀药，就是利于虚证，不利于实证。那么这几个药呢，也多少有些不同。

比如生地黄，它是寒性的强壮祛瘀药，与芍药都是属于微寒，所以这个利于虚热证，不利于虚寒证。当归和川芎都性温，是温性的强壮祛瘀药，这个温呢，利于虚寒，不利于虚热。

这几个药还各有不同，这个芍药在《本草》上说治血痹，痹者就是这个疼呀，咱们说关节疼为痹症，湿痹、风寒湿痹证，都是疼，这个是由于血而发生的痹症，所以芍药治腹挛痛。那么这个地黄呢？虽然它也同芍药一样，是一个偏于寒性的强壮祛瘀药，但是地黄这个药，能够解烦，它这个寒性比芍药寒得厉害，同时它有止血的作用，地黄与芍药是不同的，与当归、川芎就更不同了。

当归、川芎是不是一样呢？也不一样，如果是针对强壮、定痛的作用，那么当归比川芎强；如果是针对祛瘀散邪的性质，这个川芎胜于当归，川芎辛温啊。两者也有点儿不同。

那么这四个药搁在一起呢，治的是不寒不热（类型），它有温性药，也有寒性药，把它混合起来用。当然它们的量有大有小，芍药量比较大，它是四两，所以它治腹痛，前头有“妊娠腹中痛”，芍药量要大一点。另外呢，干地黄的量也大，咱们这个它没写分量。没写分量呢，根据一般的用量就是六两，同时根据在临床上的情形。如果有脱血这么一种情况，那么这个药止血，还得加重剂量，所以干地黄还可以多用，这个它应该是六两，这本书上没注分量。

那么这个方剂是个止血药，可是净是些强壮性的祛瘀药，你看桃仁、丹皮都不用，那么这说明是一个虚证，就是有这个下血证，而有虚脱的样子，所以得赶紧止血，这是用强壮性的祛瘀止血的法子。这个药应用的机会也相当多，一般的这个吐衄下血都可以用，但不是虚衰性的出血可不行，得是真正虚，那么需要用一种强壮祛瘀止血的法子，这个法子最好使不过了，这个也常用的啊。

这是妇人在妊娠阶段常有的下血、腹中痛的病，一般都是由于自己不谨慎造成下血、腹痛、要流产，这个方子也很好使。这个方子常常配合这个参、苓、白术，就是四君子汤合用，治要流产，可以起安胎作用，也常用的，也挺好使。只要是见血，要止血安胎，那么我们用这个法子也行，要实在虚的厉害，可以加上四君子汤，就是参、苓、白术，这里头有甘草了。这个我也用过，不然我不这么说啊。就那个老范啊，他那第二个小丫头就是这个病，哎呀，她那个血出得很厉害，我就用这个方子合用四君子汤，吃完就好了，后来产那个小孩叫小阳子（拟音）。所以这个方都常用啊，一般的失血证，要是有虚脱的情形，就是脱血的情形，出血相当厉害，这个方子都可以用的。

妇人怀娠，腹㽲痛，当归芍药散主之。

当归芍药散方

当归三两　**芍药**一斤　**川芎**半斤，一作三两　**茯苓**四两　**泽泻**半斤　**白术**四两

上六味，杵为散，取方寸匕，酒和，日三服。

这个就是绞痛，绞就是急，就是急痛啊。“妇人怀妊，腹中㽲痛”，这也是胞阻之类，由于这个不下血，所以它不用胶艾汤，用当归芍药散就可以了，主要就是治腹痛。

这个当归芍药散治腹痛相当好使，你们看看这个药物组成就知道了，他这个芍药量用得最大了，芍药是一斤，我们平时用比这个量稍少一些，用一斤也没问题的。当归三两，芍药一斤，茯苓四两，白术四两，泽泻半斤，川芎半斤（一作三两，一般还是三两对）。那么这个方子呢，只是说腹中绞痛有点概括不了，我们看看这个方子里有很多利水的药，茯苓、白术、泽泻啊，可见它这个（症状）绝对有小便不利、头眩晕，茯苓、白术、泽泻这几个药都是入胃啊，胃要是有停水，头都要眩冒、要晕的，所以大概都是一个冒的时候多；另一个晕的原因是她贫血，因为里头大量补血啊，那么也就是上面那个“胞阻”之后。（当归芍药散证）主要的（症状）是腹中绞痛，那么另外有小便不利、头冒眩，用这个方子最好使了，这个方子我们也常用的。

咱们研究前头那个痰饮篇里头，说血虚者厥啊，不但厥，还手足痹，痹就是麻痹不仁的那个痹，所以这个当归芍药散，我们临床上治麻痹的时候也有可用的机会。你看我们治麻痹用那个黄芪桂枝五物汤，它主要是表虚，神经末梢按照西医说的就是发炎变质等等的吧，在中医来看就是表虚、病毒不去，所以用黄芪实表来治疗。那么如果更有血瘀、水毒的关系，我们可以合用当归芍药散也挺好的，这个我也都用过。所以我们治麻痹这种情况里头，当然有表虚的，得用黄芪；但也有由于血虚的，那么我们可以搁温性的当归、川芎这些药；也有由于停湿停水的，那么就得加减调理了，所以用方子就是这样的（根据病证而加减）。我（突然）想起来，其人血虚的不可用麻黄，咱们曾讲那一节不是有这个吗？（编者按：水去呕止，其人形肿者，加杏仁主之。其证应纳麻黄，以其人遂痹，故不纳之。若逆而纳之者，必厥。所以然者，以其人血虚，麻黄发其阳故也）应该纳麻黄而不纳，改搁杏仁，就是由于血虚造成的手脚痹。我想起那个来了，在这顺便提一提。那么其实这个方子（当归芍药散）最常用不过了，我们治肝炎也常用它，用它的道理在哪儿呢？就是和血祛瘀（编者按：听胡老的录音，似为“和”血祛瘀，而非“活”血祛瘀），它是个强壮性的祛瘀药，同时治挛痛，你看芍药大量用，不只是治疗这个肚子里的挛痛，哪方面的拘挛它都治，比如胁下这种疼痛啊，都好使。同时它是强壮性的祛瘀，所以我们常常说它“和血”，祛瘀力量差，可是强壮作用挺好，凡是这个血证感觉虚衰，有些不足的情况，这个方子都常用。

胞阻分两个（类型），一个是下血、腹痛，当然要止血啦，用胶艾汤；另一个也是腹中痛，但不下血，不下血就不要止血了，所以用当归芍药散。这些都是妊娠里头常见的病。

这一章挺短的，讲得挺好，应有都有了。

妊娠呕吐不止，干姜人参半夏丸主之。

干姜人参半夏丸方

干姜　人参各一两　半夏二两

上三味，末之，以生姜汁糊为丸，如梧子大，饮服十丸，日三服。

这就是恶阻，我们看着的病人是各式各样的（表现），有的一开始就吐、恶心，（一段时间后）她自己慢慢就好过来了，这样的多，这样的就无须用药了。也有厉害的，这我也遇到过，那么就是从怀孕到临产，什么也不能吃，这种（病）非治不可。所以说“妊娠呕吐不止”，大概这都是胃虚有寒，有饮，有水，所以用干姜人参半夏丸主之。

那么后世这个说法就是（错得）了不得啦，有说半夏碍胎，有说产前远热，干姜也用不得。可这个药（干姜人参半夏丸）我常用，我用的还是汤剂，还不净是用丸剂，很好使，病就是这样一回事，对证了，立竿见影；不对证，那可不行！所以，真要有这个证，就可以用这个方子，尤其是这个丸药是最平稳不过的。方中有生姜汁，生姜更能止呕，可以加强止呕的力量。用丸药法更稳当，比吃汤药更稳妥。我在临床上常来不及给患者搞丸药，挺费事的，开汤药方子也可以。这个方子很好使。不是说妊娠一恶心呕吐就得吃这个药，不是的。（妊娠恶心）一般无病，在五六十天有这些反应，可以过些日子就过去了，这不治疗也可以的。而像这段说的，怀孕后，人一点饭都不能吃了，呕吐不止，而且也不是她自己能好的，那你非治不可，那么这只能是用半夏、干姜、人参，这个很好，这个方子好极了。

妊娠小便难，饮食如故，当归贝母苦参丸主之。

当归贝母苦参丸方 **男子加滑石半两。**

当归　贝母　苦参各四两

上三味，末之，炼蜜丸如小豆大，饮服三丸，如至十丸。

这个“小便难”可不是小便不利，这个小便难只是小便艰涩，或热，或痛，它是这么一个小便难。由于这个病不在里，所以饮食如故。这是什么呢？妇人怀胎常常有火，就是咱们说的泌尿系感染，是个慢性的，不是个急性的，所以他不用猪苓汤那种法子。

当归贝母苦参丸这个方子也相当好使，慢性的泌尿系感染这个病，用这个方也很好使，很好使的。苦参这个药，消炎解热，那么在《本草经》里说它呀，治小便余沥不尽，就是小便有一点撒一点，它不完，那么这说明它是治咱们平时遇到的这种泌尿系感染。贝母这个药，咱不是说排痰、排脓吗？同时也利小便，所以在这个《本草经》上也有啊，说它治淋沥邪气。那么同时搁当归，为什么呢？因为妇人在妊娠的时候血虚，血虚它容易动热，你要多加小心，所以用当归补虚润燥，它也是一个补血润燥的法子。

那么这个方子大量用苦参，贝母、苦参在这里头占两个，当归只是一个。这是个慢性，不是急性的，一时半刻它也好不了，所以这个方子都可用的。它也是用丸，也不用汤药，饮服三丸，加至十丸。妊娠妇女常有这个小便热，就是热辣辣的痛，始终不好，可以给她吃这个药，这个小便难不是小便不利啊，所以张仲景这个条文用字很有分寸。

妊娠有水气，身重，小便不利，洒淅恶寒，起即头眩，葵子茯苓散主之。

葵子茯苓散方

葵子一斤　茯苓三两

上二味，杵为散，饮服方寸匕，日三服，小便利则愈。

这个是小便不利。由于小便不利，外边停湿、停水，所以他说是有水气，水气就是浮肿，身子就重。洒淅而恶寒，这个像是风水似的，这个是在表，在外。起即头眩，这是里边有水，这是苓桂术甘汤证，《伤寒论》里头苓桂术甘汤那节，不是说“起即头眩”吗？

那么这个就是里也有水，外也有水。这个在妊娠也是常见的病，那么这种浮肿要是厉害的，也可用这个药来治，这个药也相当好。不过就算是不治疗，小孩生了以后，她的水肿也就下去，这个在临床上也经常见的。咱们要是门诊来个病人，你不能不给人家开方子，那么这个葵子茯苓散是最好不过了。

这个葵子是利尿，但是个强壮性的利尿药，它不伤人，所以大量用它，用一斤，稍稍搁点茯苓来利尿，它不能够伤津液。伤津液，就是亡血液嘛，在妊娠这个阶段啊，你得爱惜这个血液、津液啊，不能让它大量丧失，所以这个方子都好极了，大量用葵子和茯苓。它这个病也不是很了不起的病，虽然身上肿得挺厉害的，脑袋一动就晕眩，这病人是挺痛苦了，你就给她吃这个，用这个方子，用汤剂也未为不可的，但是丸药最好，它不是马上啊，丸药就是求缓治的，这是散，不是丸药，用散。

那么到这儿，大概就讲完了（底下恐怕是后人所附）。

这一节啊，头一段讲的是寻常有癥痼，那么要是下血不止，有的是为胎，有的干脆就不是胎，怎样辨别这个？桂枝茯苓丸那一段都有详细提。那么以下就是谈及的到六七月的时候，妇人的肚子胀得厉害，再腹痛、恶寒，那么说是子脏开，可以用附子汤，这都是经常见的病喽。

再就有妇人腹痛下血，这下血就说明芎归胶艾汤的应用面挺大的，它不是单独就讲这个妊娠下血，同时提到漏下啊、半产续下血不止啊，可见这胶艾汤全治，这些病它全治，它特地提出漏下和半产漏下不止，都说明这个血液丧失得多，人是虚的，就是我刚才说这个有脱血的现象，血虚，所以他才用芎归胶艾汤，用四物汤的基础上加止血药，这种都相当好啊，这也是常见的病，在这个妊娠期间下血经常见着。另外呢，在妊娠期间就是不下血、肚子痛这种胞阻病也可以见着，他用这个当归芍药散。

那么另有胎火，有胎是随着这个体质的，不是人人都这样的，常常并发这种泌尿系感染，是个慢性的，用当归贝母苦参丸，这个方子妙不可言。那么再有呢，就是这个水肿、水气病，这在妇科里常有。到这儿就讲完了，在妊娠这个阶段就这么几种病。那么底下这个，恐怕都是后人附的啦。

妇人妊娠，宜常服当归散主之。

当归散方

当归　黄芩　芍药　川芎各一斤　**白术**半斤

上五味，杵为散，酒饮服方寸匕，日再服。妊娠常服即易产，胎无苦疾，产后百病悉主之。

这个妊娠，没病不要吃药，说常服当归散主之，没有什么道理，恐怕这是后人附的。不过这个方子还是挺稳的，他这是四物汤去了生地了，加点黄芩解烦祛热，加点白术健胃祛湿啦。这个方子等于是个安胎的药，要是没有病，你安哪路胎啊，反倒不好，所以我认为这个不是原文了。

你看看方剂后头说的也是，妊娠常服即易产，这个我有经验，就是当归芍药散这个药，我们是调经的，常吃这类的属于生化药了，它能够化瘀，能够强壮补血，它使临产容易，有这个道理。这个方子（当归散）也有当归、川芎这类药，当然也能起这作用，产时候易产，它老调理血液嘛。但说“产后百病悉主之”，这就不行了，产后百病都是用这个方子，这不是张仲景的口气，他不会这么说话的，所以这个方子，我肯定这是后人补的。

妊娠养胎，白术散主之。

白术散方　见《外台》

白术四分　**川芎**四分　**蜀椒**三分（去汗）　**牡蛎**二分

上四味，杵为散，酒服一钱匕，日三服，夜一服。但苦痛，加芍药；心下毒痛，倍加川芎；心烦吐痛，不能食饮，加细辛一两，半夏大者二十枚，服之后更以醋浆水服之；若呕，以醋浆水服之复不解者，小麦汁服之；已后渴者，大麦粥服之。病虽愈，服之勿置。

这个也是跟上面一样。这个白术散不像上面那个方子（当归散）那么平稳，它这里头有蜀椒，这是个比较温性的药，一般说产前远热，也不应该用这么大的温性药，而且没有什么意思。搁牡蛎更没什么意思，她没有精神上不好的地方，咱们在《伤寒论》里头用牡蛎都是用在这个发惊啊、发惧啊，牡蛎收敛安神，你搁这里头安胎有什么用啊，所以这个方子啊，不如上边那个方子纯，更不要随便轻易用，不是说养胎用它就好。

这底下还有些服法，这个（你们）自己看一看吧，没什么大的用处。至于底下这节更不对了。

妇人伤胎，怀身腹满，不得小便，从腰以下重，如有水气状，怀身七月，太阴当养不养，此心气实，当刺泻劳宫及关元，小便微利则愈。见玉函。

这更糟，在《医宗金鉴》里就说这是错误的，我看也是错误的，因为这话也费解，你看太阴当养不养，此心气实，这个话都是没法说（解释）的，而且劳宫、关元这些穴位啊，在有孕时都扎不得的，扎了是要堕胎的。

所以这个也是后人搞的，不知道怎么回事，你们研究针灸的（可以更深入研究），这些个穴能扎不？她有孕，不能扎呀。所以这个书啊，安胎以后这几节，都要不得，没有病不要安胎吃药，这是有钱人才有这个事啊。那么主要的（精华内容）放在前头的，讲得很好很好的。

妇人产后病脉证并治第二十一

问曰：新产妇人有三病，一者病痉，二者病郁冒，三者大便难，何谓也？师曰：新产血虚，多汗出，喜中风，故令病痉；亡血复汗，寒多，故令郁冒；亡津液，胃燥，故大便难。

这一段说是妇人的产后啊，常常同时发生这三种病。一个就是痉，痉咱们讲过了，就是抽；第二个就是郁冒，郁冒就是昏冒；第三个就是大便难，就是大便硬。那么这三种病不是说一个一个发作，是同时发作的。在产后常有这种情况，郁冒和痉同时发作，我们拿现代话说就是近乎休克，人手脚也凉，人事不知，就是产后昏迷这种情况，这在我们家乡当时也有些救急法子，喝小孩子尿啊，这都是乡村那些搞法。

那么这三种病为什么同时发作？为什么产生这三种病？他故作一个问答，在底下解释了。说新产血虚啊，妇人新产之后，由于失血，所以她血虚。那么又由于虚而多汗，产妇是多汗，又多汗出，那么所谓阴阳俱虚啦，血也虚，津液也虚，这样子容易遭受风邪，而喜中风。那么津液、血液都虚，再遭受风邪，（就会产生）有一种邪热，之前《金匮》痉湿暍篇讲过，这最容易发生痉病啊。咱们说柔痉、刚痉也都是在感冒的情况之下发生的，尤其柔痉啊，由于津液虚容易发生痉，这是解释这个痉发生的道理。

“亡血复汗，寒多，故令郁冒”，这个昏冒是怎么发生的呢？本来就亡血而又复汗出多，那么这就是所谓正虚，正虚则邪凑之。寒多，寒多就是饮往上冲逆，这个寒指的是水说的。那么这个郁冒，比眩晕还甚啦，由于这个血液虚，拿现代话说就是脑贫血啊，这个人身体液一时丧失太多，由于血液、津液都丧失，那么这个时候里边再有些水气冲逆的话，这两方面合起来最容易发生贫血现象的郁冒、昏冒，现代西医说就是发作性的脑贫血，一时的血虚也容易发生这种情况，这郁冒发生的道理，在这个产后也容易发生的。

“亡津液，胃燥，故令大便难”，血液、津液俱有所亡失，那么胃中的水分也少啊，所以胃中燥，大便就要难，所以大便要干。那么，在这儿他就解释这三种病在新产妇人（身上）容易发生的道理。

产妇郁冒，其脉微弱，呕不能食，大便反坚，但头汗出。所以然者，血虚而厥，厥而必冒。冒家欲解，必大汗出。以血虚下厥，孤阳上出，故头汗出。所以产妇喜汗出者，亡阴血虚，阳气独盛，故当汗出，阴阳乃复。大便坚，呕不能食，小柴胡汤主之。方见呕吐中。

这讲的是具体的证治，同时他解释郁冒发作的机理。本来是三种病同时发作，那么最重点还是在郁冒，虽然当时抽啊，或者大便难啊，但主要的（症状）还是这个郁冒。这个昏厥挺吓人的。其实这个病没有什么，如果护理好了，不吃药也能好的，它是个一时的现象。

产妇郁冒这个病，其脉微弱，微者，无阳气则脉微，无阳气就是没津液。古人把阴阳，尤其张仲景这个书，把血认为是阴分，叫作阴；津液属于气分，叫作阳。咱们讲桂枝汤不就讲过了嘛，太阳病，发热汗出者，他说是卫强营弱，欲救邪风者，桂枝汤主之。这个卫强营弱，这个营呢，就是指的阴，卫指的阳。卫指的脉外的气，这个气是什么，就是津液。那么这个地方也是一样的，他说产妇的郁冒根据前头的解释，她不但血虚，津液也虚，所以脉既微而且弱。咱们讲《伤寒论》阳浮而阴弱，阳浮者热自发，阴弱者汗自出，阴弱就是指脉里头这个血液。那么由于这个阴阳俱虚，所以脉微弱，这个“阴阳俱虚”与后世说法不一样，“阳”不是指着热说的，不是的啊，这个要注意，这个解释与后世医家是不一样的。“产妇郁冒”是个贫血的现象，津液虚，脉应之微；血液、营气也不足，所以脉应之弱，故而“其脉微弱”。“不能食”，这个就是对照上边说的那个多寒，胃有饮，往上冲逆不能吃东西。“大便反坚”，胃虽然有饮气往上，但是肠子在胃以下还是干而无津液的。胃有停水大便不应该坚啊，但是他大便反坚，因为他是体液丧失太多，虽然胃里头有客气、有些饮气，但是主要（来说）在肠胃里头还是缺少正常的体液、水分，所以大便反倒坚。不像一般的情形，一般的呕逆、胃有水、大便不坚的，唯独这个不一样。

“但头汗出”，身上没有汗，就是脑袋出汗，说明什么呢？就是这点津液啊，它往上亢。咱们《伤寒论》讲小柴胡汤时，说“上焦得通，津液得下，胃气因和”，那个津液整个亢于上，所以他结于上头，胸胁满也是这个道理，但是在胃以下反倒没有津液，所以咱们应用小柴胡汤时，对于大便干燥，反倒能够通大便，本来小柴胡汤里边没有通大便的药，就是因为缓解上边啊，这种热结一去，津液这就下去了。所以这里他也但头汗出，最后还是用小柴胡汤来治疗了，有点解释柴胡汤的意思。

“所以然者”，那为什么郁冒有这些脉证呢？这是由于“血虚而厥”，主要是血虚，根据前头（所述）这个产后血虚，她亡血多，血虚到一个相当程度，不达到于四末，手脚就凉而厥。“厥而必冒”，血虚到这么一个四肢血液不到的程度了，脑袋肯定就有贫血的现象了，所以在这个情形之下，他要眩冒，就是解释这个脑贫血，也解释这个脉微弱。

“冒家欲解，必大汗出”，所以这种冒要是欲解的话，一定要出大汗的，什么道理呢？他底下解释了，“以血虚下厥，孤阳上出”，这就是我刚才所说那个。古人把气分就是津液叫作阳；血液、营气叫作阴。这主要是血虚，就是阴虚，而不达四末而厥。孤阳，就像我们所谓太阳病发热汗出者，此谓营弱卫强，这个卫强就是孤阳，营血是虚，但是卫气往上亢，所以叫作孤阳，就是营卫不和了。

那么孤阳反而亢于上，所以他但头汗出，主要是解释但头汗出的道理，这是古人对这个病理的一种看法，是不是这样子，我们讲完后大家就可以讨论讨论。“所以产妇喜汗出者，亡阴血虚，阳气独盛，故当汗出”，他说“冒家欲解，必大汗出”，那么何以产妇喜汗出呢？底下解释了，亡阴血虚，也就是说血虚为亡阴，就是阴血少了，“阳气独盛”，脉外的阳气独盛，所以我们用桂枝汤调节营卫也是这么个道理。发汗这个办法，就是攻阳，让他出汗嘛。那么攻阳，阳不强了，他就救阴，就使阴阳能和了。这也是古人的看法，是不是对的呢？咱们先不管，这篇的道理是古人的说法。他说是阴血虚于内，而阳气独盛于外，在生理这个方面，他应该汗出，汗出怎么样？能抑阳，他的阳气就少了，发汗攻阳嘛！水分，就是脉外的津液少了，“阴阳乃复”，外边的阳气由强变不强了，和弱阴才能协调。这是古人的看法。在治疗上的确有这些问题。凡是时发热汗出，或者发热汗出，古人都认为是阴阳不调。阴阳不调主要在卫。“卫”过强不与“营”协调，那么，这时候，再发汗就好了。什么道理呢？还是攻这个阳啊。阳不那么强了，那就阴阳自和了。古人就这么个看法，在方剂上也有这个作用。但是，现在我们该怎样理解呢？那就另当别论了。这与调和营卫用桂枝汤是一个道理。用桂枝汤汗出则愈，事关营卫不谐，都是这种治法。这一节就是论这个道理：阴血虚于内，阳气盛于外，这得怎么办？应该汗出，使阳气平下来救阴，而阴阳才合。这是古人的一种看法，这是它解释郁冒所以喜汗出的道理。

至于全面的证候，你看柴胡证“大便坚，呕不能食”，郁冒，痉，大便难，同时发作，但是证候所现的是柴胡证。“大便坚”，在小柴胡汤证讲了，《伤寒论》里有，它治大便坚啊！阳明病，胃不和，但是反映在胸胁这一部分，胸胁满，呕不能食，这时候吃柴胡汤可以的，“上焦得通，津液得下，胃气因和”，那么症状是“大便坚，呕不能食”，那肯定是小柴胡汤的一个适应证，所以用小柴胡汤主之。这个地方不要认为小柴胡汤就治昏冒、大便硬，以至于痉，它得有这个证候，主要的是呕不能食，“呕而发热，小柴胡汤主之”，在《伤寒论》里（讲过）主要是柴胡证。

中医就是辨证，可是有些对辨证的解释有些问题。我们这一章里有很多这种问题，后面要讲了。咱们说产后风，是不是风啊？这是值得研究的，古人是这么看的。你看小孩子，有七日风，三日风，是不是“风”，现在证明肯定不是，现在的小孩子抽风的少得多了，因为医院卫生，不让他有感染。早先那孩子，病菌感染了，像我们家乡最糟糕了，用普通的剪子剪脐带，那差不多就要发生风，什么是风？就是感染。

这个地方我们研究中医值得注意，规律那是没错的，但是咱们这个治疗也未必就是祛风，所以有些人研究中医说不能这么讲，这么讲中医还有什么呢？中医在信誉方面就像有什么损失似的。我认为不是，中医有个精神，这个精神现代医学还没掌握，我们理论要是提高，对信誉不但不是不好，我认为反倒好。不过，现在大家还都是这么讲，你看后面讲到产后风了，都不是“风”了，哪是风啊！现在产科窗户早给打开了，咱们家（老家的风俗）可不是，捂得严实，汗出得特别多，容易遭受外感，其实还是卫生的问题。这个咱们讲得多了。就是说古人的看法，这是规律，这一段也是，大便坚，呕不能食，小柴胡汤证。那你就用小柴胡汤，那小柴胡汤证指什么呢？什么也不是，可什么病要是小柴胡汤证，用小柴胡汤都可以治疗，不仅是治这个病，咱们在临床上很常见的。这个地方研究古人书，一方面，本意要把它弄清楚，然后还得有个理想有个思想，古人限于当时的科学水平，没法有个合适解释，比如营卫失调，血管内外液体表示一个恒定的量，量不恒定了，就叫营卫失调了。这一点西医说得也很对，但是不是像古人的那种看法，还值得再研究。

病解能食，七八日更发热者，此为胃实，大承气汤主之。

大承气汤方 方见痉病中。

这跟着前面那个大便硬（的病症），吃小柴胡汤，也可以通大便，而且一切证候都可以好，可到七八天后，它又发热了。又发热，肯定是内实的问题了，它大便难，这个时候有用大承气汤的机会。这个书（金匮要略）不像《伤寒论》，它这个（方证的）证候都不够全面，大承气汤在《伤寒论》里反复讲，大承气汤有大承气汤证，不是说大便干就吃大承气汤，那不糟践人嘛。这节也是，虽然它提一个大承气汤，那么如果是胃实，是大承气汤证，用大承气汤，那是没问题的。而且这一段，也有用大承气汤的机会，除了大承气汤，有没有用别的方剂的机会呢？也有啊。所以这个书它叫《金匮要略》，"要略"啊，它不那么详细。像大柴胡汤、调胃承气汤、小承气汤，诸般这种祛内热通大便的药有的是，也就是说我们见到什么方证用什么药就对了。不要认为产后妇人大便一干就得都吃大承气汤，那就糟了，这个地方要注意。

后世也有些犯此类毛病的地方，所以得有个主见。说这个妇科，产以前，要远热，少吃热药，热药能够使得流产；产后呢，多虚，要避寒。（那么，我们在产后）这个时候用大承气汤，产后是多虚，可是这虚是津液虚，更容易蕴热，而且治疗也还要辨证，该用大承气汤用大承气汤，也没错误的。现在可不是，有些大夫，见到大承气汤证他也不敢用，那就不对了。所以这个书也有它好的地方，把大承气汤搁到这个地方：本来是七八日更发热，这是胃家实的一个证候，未必是大承气汤，特意放个大承气汤，是告诉大家要辨证。不要用你的主观（想象）产后就是虚，虚极就是寒，所以要远寒的，其实不是的，这个说法有毛病。

产后腹中疞痛，当归生姜羊肉汤主之，并治腹中寒疝，虚劳不足。

当归生姜羊肉汤方　见寒疝中。

“疞痛”就是急痛，虚寒这个疼就是急痛，咱们讲虚劳篇，少腹里急，肌肉绷得挺紧，但是按着里头是空的。“疞痛”也是急痛的意思，“当归生姜羊肉汤主之”。当归生姜羊肉汤，前面讲了，在寒疝宿食篇里，这是一个温补的药。羊肉、当归补虚，用生姜来散寒，所以也治“寒疝腹中痛”和“虚劳不足”。这就是产后多虚多寒，腹疞痛，有这么一种用当归生姜羊肉汤的机会。是不是遇着产后腹疞痛就都要用这个方子？也不是的，那么底下还有好几个腹痛的，也是不同的治疗，我们在临床也是这样治。

产后腹痛，烦满不得卧，枳实芍药散主之。

枳实芍药散方

枳实（烧令黑，勿太过）**芍药**等分

上二味，杵为散，服方寸匕，日三服。并主痈脓，以麦粥下之。

这个重要在“烦满”，烦者，多热之象；满，胀满了，这个胀满冲着底下的用药，不是实胀，是由于气滞而影响血痹，芍药这个药在《本草》上说治血痹，也就是由于气滞影响血液不通，这样一个腹痛在产后常见。人陷入什么样（状态）呢？烦而且满，胀是气胀，烦是有热了，所以，他用枳实芍药散。这个枳实芍药散的两个药，枳实是行气、消胀，芍药是治血痹、痛，临床上腹满痛者加芍药，也治一种腹急痛、腹挛痛、脚挛急，用芍药甘草汤，所以芍药可以缓挛急，所以日本在研究腹症，说芍药的腹症是腹急，挛急，这是对的，但是用这个方子也不是必须得有腹症，但是大量用芍药，它是有这个腹症的，这是肯定的。但是其他证候也要（考虑），比如它有枳实，它是有胀、气滞，所以这个药它行气、祛血痹而治腹挛痛。

一般的产后妇女腹痛多是枳实芍药散；也有是瘀血的，咱们说是恶露不尽。这（所有类型）都有了，这些都是产后应该分清的。头一个他提出腹痛是虚寒，用的是当归生姜羊肉；那么第二个就是气滞血痹这类的腹痛。

师曰：产妇腹痛，法当以枳实芍药散，假令不愈者，此为腹中有干

血着脐下，宜下瘀血汤主之。亦主经水不利。

下瘀血汤方

大黄二两　**桃仁**二十枚　**䗪虫**二十枚（熬，去足）

上三味，末之，炼蜜合为四丸，以酒一升，煎一丸，取八合，顿服之。新血下如豚肝。

这个是瘀血。产后腹痛，多由于气滞、血不行，那就是行气、治血痹痛就可以了，用枳实芍药散。所以这条说，产后这个腹痛，依法应该用枳实芍药散。当然也有烦满不得卧的情况，那么像是气滞血痹这种情况，所以依法给吃枳实芍药散。“假令不愈者”，吃这个还不好，所以这不只是气滞的问题了，此为腹中有干血，着于脐下。脐下的部位，就咱们在《伤寒论》上经常说的“膀胱”，“热结膀胱”，那都是部位，与膀胱没关系（编者按：胡老此处所言，据我们的理解是：胡老的学说把脏腑仅视为“部位”，而与脏腑“性能”无关），所以把桃仁承气汤证搁在太阳腑病，那是瞎闹。这搁在脐下了，你说与肚脐是什么关系？这是部位，干血着于脐下，和膀胱那部位是一样，就是我们平时说的血室这个部位。“宜下瘀血汤主之”，这赶紧得下瘀血。那么这个下瘀血汤也“主经水不利”，就是不是产后妇人经血不利，腹痛，它也治。

那么这个方子，（由）大黄、桃仁、䗪虫三味药所组成。䗪虫这个药类似水蛭、虻虫，但是它在临床上有一个特殊作用是止疼，它性寒，䗪虫是寒性祛瘀药，也有烦满嘛，主要治陈旧性的瘀血，比桃仁、丹皮所治的瘀血要顽固，所以只是用桃仁不行，必须要搁䗪虫，䗪虫对顽固瘀血颇像水蛭、虻虫，但它有止痛的作用，所以它搁䗪虫。当然它还有胀满，这个胀满属实，搁大黄，不搁枳实了。

它这三味，“末之，炼蜜合为四丸，以酒一升，煎一丸，取八合，顿服之，新血下如豚肝”。“新血”两个字，恐怕错误。它前面说是干血，着于脐下，或者就是“干”字，再不然就应该是个“瘀”字，新血没什么道理，恐怕这是有错字。干血或瘀血都是对的，“如豚肝”还是干血，就像那猪肝似的，下来这个东西，那肯定还是干血。干血也是瘀血之类的，所以叫下瘀血汤。

以上三段，妇人产后腹痛的各方面都有了，有的属于虚寒，有的属于气滞血痹，有的血着于脐下这个部位而不去。那么底下呢，还是接着腹痛来说。

产后七八日，无太阳证，少腹坚痛，此恶露不尽，不大便，烦躁发热，切脉微实，再倍发热，日晡时烦躁者，不食，食则谵语，至夜即愈，宜大承气汤主之。热在里，结在膀胱也。

大承气汤方 方见痉病中。

"……再倍发热"，再倍发热后面搁个逗号没有道理，这应该是一句。

产后七八天的时候，没有表证，"无太阳证"，不是（所谓）产后受风的问题，"少腹坚痛"，这是瘀血的地方了，少腹这个地方按着硬而且痛得厉害，"此恶露不尽"，这（句话说得对）没有问题。妇人产后血液，恶露不是正常的血，只要去净就好了，这是恶露，去而没尽，集成一种坚块在少腹的地方，又坚又痛。

那么这个证候，什么样子呢？"不大便，烦躁发热"，切脉呢，比较实，"微实"不是又微又实，微微实，实得也不太厉害。"再倍发热"，但是发热有一个定时。它这是倒装句，应该是"日晡时烦躁者，再倍发热"，它在日晡所的时候，发热加倍。它这是倒装句，古人的文章这样的很多，不要被原来句子的句读给弄糊涂了。它本来就烦躁发热，到这个日晡所的时候，就是日将落，这是阳明病的一个证候，这个时候烦躁发热都加倍。"不食"，阳明篇讲得很多了，要是开始得阳明病，这里头有寒，又是有水了，中寒者不能食嘛，它里头有东西了也不能吃；真正是热，热实于里，它就大便干了，也不能食。这个不食，就是指后头这种，它里头有东西而吃不下去，一吃呢，就要说胡话，"食则谵语"，说胡话就是胃不和嘛。

"至夜即愈"，这个辨证辨得多好啊，至夜即愈说明什么问题啊？这不是恶露自己在那个地方搞成郁热了。这个瘀血证啊，你看热入血室，昼而安静，一到夜间如见鬼状，瘀血证，郁热都在夜间，白天好；阳明病不是这样的，阳明病日晡所厉害，到夜间反倒好了。所以它说至夜即愈，它指的是再倍发热这个情况，它一到夜间就好了。这说明什么，这就是辨证，主要的热是在里，并不在血实，这底下有解释，干脆用大承气汤，不必搁其他的祛瘀药。什么道理呢？就是"热在里"，就由于里太热了，使得这恶露结而不行，"结在膀胱也"。它不是在膀胱这个部位先蕴热而结，它是由于里热，换言之由于阳明病，一吃大承气汤，阳明里热一解，这个血自行。这多好啊！“至夜即愈”不是废话，这就是得辨证。要记得：瘀热这种情况都是夜间多，而在白天（病情则）挺好，所以这书要前后看，你看热入血室它是白天好，夜间厉害。

那这为什么用大承气汤呢？它是这么个道理：如果这恶露不尽在于恶露自为病，那我们用可下的（诸如）桃仁承气汤什么都行；不可下的用桂枝茯苓丸什么的也行啊，都可以祛恶露嘛。但是，它不是恶露自为病，纯粹受阳明里热的影响，导致恶露结而不行，这种情况用大承气汤就可以了。这个地方都挺好，辨证给人很多启示。

那么到这儿把腹痛讲完了。还有一种恶露不尽的腹痛，这在产后是最常见的。对于恶露不尽，他特意举了一个大承气汤证，由于里热造成的，其他的一般情况不是没有，而是没说，所以这一段我认为非常精彩。不是一般的（情况）没有了，而是没多说啊！（说过的）像有个下瘀血汤等，其他学过的祛瘀药都有可用的机会了，有那个相应的证就行了。

产后风，续之数十日不解，头微痛，恶寒，时时有热，心下闷，干呕汗出。虽久，阳旦证续在耳，可与阳旦汤。即桂枝汤方，见下利中。

最后他提到产后中风的问题了。“产后风”者，就是产后遭受外感，中风即中风邪，“续之数十日不解”，几十天不好。现在的症状呢？“头痛”，还有些恶寒，表还没解。“时时有热”，一阵一阵的，有时有热。“心下闷，干呕汗出”。虽然久，但根据证候看，还是桂枝汤续在罢了，说明还是用桂枝汤。

这个“阳旦证”，就是桂枝汤证。那后世又说桂枝汤加黄芩叫阳旦汤、桂枝汤加附子叫阴旦汤，这都瞎说。林亿他们说得对，（阳旦汤）就是桂枝汤。《医宗金鉴》他们都给改了，阳旦汤——桂枝加黄芩。

这个（条文所说的症状）没有桂枝汤加黄芩的情况。阳旦汤就是桂枝汤的一个别称。虽然久，还是阳旦证续在的情况，仍然可以用阳旦汤，就是可以吃桂枝汤。那么这个产后风，这个病也很多，桂枝汤证最多见。

我们研究《伤寒论》，用桂枝汤主要是津液虚，发热汗出丧失水分。产后得外感，现桂枝汤证最多，阳旦证最常见。不能因为几十日没好（就认为病已传变)，所现的证候是桂枝汤，就还用桂枝汤，没错的。

产后中风发热，面正赤，喘而头痛，竹叶汤主之。

竹叶汤方

竹叶一把　**葛根**三两　**防风**　**桔梗**　**桂枝**　**人参**　**甘草**各一两　**附子**一枚(炮)　**大枣**十五枚　**生姜**五两

上十味，以水一斗，煮取二升半，分温三服，温覆使汗出。颈项强，用大附子一枚，破之如豆大，煎药扬去沫。呕者，加半夏半升，洗。

这个方和证不相属，有点问题。上面说的是桂枝汤证，下面说的(病证)很像葛根汤证，这个方子(竹叶汤)也像是葛根汤，葛根、桂枝、甘草、大枣、生姜，把麻黄拿掉了，搁上防风了。防风也是发汗的。另外，他认为虚，加上人参了。尤其加上附子，没什么道理。附子一枚，炮，你们看看这个证候，没有阴寒的证候，发热、面正赤、喘而头痛，都是一个表实的证候啊。

所以，这个方子(竹叶汤)与上面的证啊，不相属，恐怕是有错误。根据对这个方子(竹叶汤)的分析，是以葛根汤为基础，加了些药，既加竹叶、桔梗，当然有咳嗽啊，或者咳痰比较困难，另外加人参，说明还有些胃虚啊、里虚啊，尤其加附子，起码得有脉沉微细、恶寒、四肢厥等症状，现在这些症状没有啊，那么，这种一般的产后中风用这些药是危险的，大家要注意。

产后中风，跟一般的治疗是一样的，桂枝汤证你用桂枝汤，根据其加减，随着症状的出入；那么，如果是麻黄汤证，当然大概是葛根汤证比较多，你就用葛根汤也没什么错误。如果除去这两者以外，要是牵扯到其他方剂，也有现柴胡证的，又有表证又有柴胡证，你就合用也可以啊，用柴胡桂枝汤，或者柴胡葛根汤都行。有些头痛得厉害，口舌干燥，可以加生石膏。就用一般(观其脉证，知犯何逆，随证治之)的治疗就行。

所以，这一段，我不敢照着本文说，不相符啊。恐怕这里面有错简。这个方子(竹叶汤)也不像仲景的方子，乱七八糟的。“喘而头痛”，喘，把麻黄去了搁防风，恐怕不行。(除麻黄之外)旁的哪有治喘的？所以这段是有问题的。这个加减更奇怪了。“温覆使汗出”，没有汗嘛。“颈项强，用大附子一枚，破之如豆大”，附子没有治颈项强之说，这肯定是后世搞的。“煎药扬去沫”，附子扬去沫的情况也很少。“呕者，加半夏”，这还是可以的。葛根汤对胃不很合适，如果人要是恶心，加半夏还是好的。“颈项强，用大附子”这是不成立的。所以，这段只是作为参考，这个方剂与正面的文章是不相符合的。这个书，错误是有的。

妇人乳中虚，烦乱呕逆，安中益气，竹皮大丸主之。

竹皮大丸方

生竹茹二分　**石膏**二分　**桂枝**一分　**甘草**七分　**白薇**一分

上五味，末之，枣肉和丸，弹子大，以饮服一丸，日三夜二服。有热者，倍白薇；烦喘者，加柏实一分。

“乳中虚”者，就是哺乳的阶段，就是在月子里头，在这个期间虚。那是要虚啊。“烦乱呕逆”，没有其他的症状，就是烦乱呕逆，治疗用竹皮大丸。竹皮大丸有安中益气的作用。呕逆，还是属于胃不和。所以，药有起安中的作用。虚而少气，所以，搁个“益气”。那么，这个说法，很像竹叶石膏汤证。所以，这一段有用竹叶石膏汤的机会。其人羸瘦，呕而不能食，我们用竹叶石膏汤，在产后“乳中虚、烦乱呕逆”，有用竹叶石膏汤的机会。

那么，这个方子，最轻不过了，你们看一看用竹茹。这个方子主要是甘草啊，从分量上就可以看出来了，竹茹才二分，古人的二分按照古人的度量衡是半两。石膏二分也是半两，量都很小，“日三夜二服”，还分三次吃药。半两除以三，也就是现在说的五分，五分的竹茹、石膏治不了什么大病。所以，药轻得很。益气，就在于甘草，甘草这个药，不但能够安中、益气、缓急迫，也能够解热。这是指生甘草。用竹茹、石膏、白薇，白薇也能够解烦去热。竹茹与石膏、白薇，可以治烦乱。烦是热，热则心里面忙乱，就是烦躁、忙乱。竹茹不但同时能解热，还能下气。合于桂枝，桂枝治气上冲，也能治呕逆，竹茹合桂枝，也能够治疗呕逆。所以，烦乱呕逆，如果中虚少气，重用甘草。这个方子的意义，就是这个。但是这个方子的药量相当轻。所以，说的（治疗的症状）也很轻。妇人乳中虚，没有什么大问题，就是觉得心烦、心乱，有些呕逆，就是这么一个病。所以，这个就不用重剂，而用轻剂。桂枝的用量都相当小，治气冲，合竹茹，能够治呕逆。竹茹是解热下气的药，合于石膏、白薇则寒，可以治烦乱。大量用甘草，就是益气。方义是如此。这个方子就是病非常地轻，假设稍重一点，烦乱呕逆而不能吃，影响到人的形体了，也瘦，大概还是用竹叶石膏汤好。

这个（竹皮大丸）就是（病症）最轻的了。后面的加减也不好，这个书上的加减都是后人搞的。“烦喘者，加柏实”，没什么道理，柏实治不了喘，治烦可以。所以，后面的加减都是后人搞的。

产后下利虚极，白头翁加甘草阿胶汤主之。

白头翁加甘草阿胶汤方

白头翁　甘草　阿胶各二两　秦皮　黄连　柏皮各三两

上六味，以水七升，煮取二升半，纳胶，令消尽，分温三服。

这个相当重要，产后本来就虚。又得一个虚人的病，下利，尤其是这个痢疾，虚人得厉害，所以，产妇同时得这个病，那是虚到家了，虚极啊！得的是热利，应该用白头翁汤，由于她虚极了，所以要加阿胶和甘草。这个方子很好，不但是产后下利虚极，而且就是平时治痢疾，人虚得比较厉害，这个方子也可以用，这是补虚的。

甘草这个药，不要轻看它，我们讲栀子豉汤，若少气者，栀子甘草豉汤主之。热者伤气，感觉虚羸少气，甘药起这个作用的。

阿胶这个药，尤其这个下利，是一种血便，加阿胶最好了。不虚，也可以加阿胶。纯血便，要用白头翁，可以加阿胶。要是虚，还可以加甘草。

这个地方挺好，对于产后病的各个方面照顾得挺全面的。

底下有两个附方。附方都是林亿他们校正《金匮要略》的时候从旁的书上找的。主要是《千金》和《外台》。他在《千金》里找了个三物黄芩汤。

附方：

《千金》三物黄芩汤　治妇人在草蓐，自发露得风，四肢苦烦热，头痛者，与小柴胡汤。头不痛，但烦者，此汤主之。

黄芩一两　苦参二两　干地黄四两

上三味，以水八升，煮取二升，温服一升，多吐下虫。

妇人由于血虚，最容易五心发烧，这也是常见的一种病，所以，找这么个方剂搁到这儿还是不错的。血虚有热，是手脚发烧。三物黄芩汤治这个病，有生地、苦参，生地用的量不大，还可以大量用。

“妇人在草蓐”，以前妇人临产的时候，都不铺席，有席也揭起来，搁上稻草，所以，容易感染。“自发露得风”，身上披盖不严，得了外邪了，风邪。“四肢苦烦热”，手脚心热。苦烦热，就是热得凶。如果同时再头痛，可以与小柴胡汤。发热头痛者，小柴胡汤主之，小柴胡汤治热而头痛还是相当好的。

“头不痛，但烦者，此汤主之。”头不痛，光四肢苦烦热，那就用三物黄芩汤就行了。

三物黄芩汤就是黄芩、苦参、干地。古人的干地黄，就是现在的生地黄，古人说的生地，就是鲜生地，古人没有用熟地的。现在我们都搞成熟地了，那也是有问题的。我们曾谈过制药，药有些不应该那样制的。地黄要是泡多少日子，变黑了，就入肾了，那不是瞎扯嘛！地黄这个药，既能够有益于血证，就是血分，也有祛瘀作用，同时解热祛烦。黄芩、苦参这两个药都是苦寒解烦的药，所以，搁到一起，祛热解烦养阴。生地起强壮作用，强壮滋阴嘛。那么，吃了这个药，常常下虫子，这个在临床上我很有体会，苦参这个药有杀虫作用，这个药是大苦大辣。蜀椒也有杀虫作用，都有杀虫作用，所以，吃这个药“多吐下虫”，要是有蛔虫啊，就受不了了，常常吐出来或从大便下出。

这是林亿他们从《千金》里面找出的方剂，也补前面所讲不足了。前面没有讲到手足心烦热，这在产后是常见的。林亿他们还找了一个，也在《千金》，叫内补当归建中汤，其实即是当归建中汤，就是小建中汤加当归。

《千金》内补当归建中汤　治妇人产后虚羸不足，腹中刺痛不止，吸吸少气，或苦少腹中急摩痛，引腰背，不能食饮，产后一月，日得服四五剂为善。令人强壮，宜。

当归四两　桂枝三两　芍药六两　生姜三两　甘草二两　大枣十二枚

上六味，以水一斗，煮取三升，分温三服，一日令尽。若大虚，加饴糖六两，汤成纳之，于火上暖令饴消，若去血过多，崩伤内衄不止，加地黄六两，阿胶二两，合八味，汤成纳阿胶。若无当归，以川芎代之；

若无生姜，以干姜代之。

此于桂枝加芍药汤或小建中汤加有补血作用的当归，故治疗该方证而有血虚证候者。

“或苦少腹中急摩痛”，这个“摩”字用不着吧。应该是“或苦少腹中急，痛引腰背”，或者是“或苦少腹中急痛，引腰背”，搁个“摩”字有什么用啊！反正知道这个意思就行了。就是少腹拘急而痛引腰背的意思。腹中刺痛不止，“少腹拘急疼痛而痛引腰背”是建中汤证，尤其是当归建中汤证。当归祛瘀定痛，是相当好的。

这个既有小建中汤证，腹中急痛嘛，如果再有血虚、血痹这种疼，加当归还是好的。这是一个方子，两种方法。头一个方子，就是桂枝加芍药汤加当归。桂枝加芍药汤，治桂枝证腹实满痛，加芍药嘛。如果有血证的问题，加当归。（本方）是根据这个来的。“上六味，以水一斗，煮取三升，分温三服，一日令尽。若大虚，加饴糖……”

一个方子，两个方法，前面没有饴糖，但如果这个人大虚，不但大虚而且有寒，就加饴糖。饴糖是温性的止痛药，并起强壮作用。

“……若大虚，加饴糖六两，汤成纳之，于火上暖令饴消，若去血过多，崩伤内衄不止，加地黄六两，阿胶二两，合八味，汤成纳阿胶。”就是上面的汤煎好了，把饴糖合到里面。“崩伤内衄不止”，就是子宫下血得多，可以加地黄、阿胶。“若无当归，以川芎代之；若无生姜，以干姜代之。”孙思邈这个方后加减，还都是合理的，不像后世的方后加减。

也就是说，如果是桂枝汤证的这种腹痛，加芍药，腹满痛。在产后腹中刺痛不休，可以加当归。如果虚寒更明显，要加饴糖。同时有下血不止，加生地、阿胶。

产后这个病啊，大概就这个样子，产后最常遭遇的就是腹痛，所以，对于腹痛，是重点来讲。腹痛有几种，也有人素日多虚多寒，就是当归生姜羊肉汤证。那（当归生姜羊肉汤）也是一个例子，当归建中汤也是治疗虚寒啊，搁饴糖嘛。当归生姜羊肉汤不过是举个例子而已。另外，气滞血痹类型的，也有真正瘀血类型的，干血着而不去；也有由于阳明病而使恶露不尽。

除此之外，就是产后风。产后容易感冒，这也很多见，在旧日产妇死于产后风的很多，就是给治坏了。治坏的主要原因，还是主观的，净给人补了，瞎补还补不死啊。你看，该用桂枝汤就用桂枝汤，该用葛根汤就用葛根汤。不是非得补，该祛邪还得祛邪嘛！所以，以前女同志生产的时候，因为产后风而送命的不少。这大概都是因为治坏得多。

再有，在乳中期间（哺乳期），有些小毛病，像烦乱呕逆不能吃，用小方子竹皮大丸就行，厉害了可以用竹叶石膏汤。

再有，产后再得痢疾，更虚了。按照一般治痢疾的方法，得多少有些变化。极虚了，你要想法搁点强壮药。也不要大补，你搁点阿胶、甘草就可以了。

所以，这些讲得很好，虽然很少，但在产后常见病，都有了。前面所讲的三种病（痉、郁冒、大便难），现在很少见了，以前很多见。我说：不治都可以好的。在我们乡间都不怎么治疗。妇人昏冒就是叫喷喷凉水，（在乡间）糊里糊涂就治好了。这个病不要紧，是一时的现象。一时丧失血液多，得这个昏冒这种病，这是常有的，是一时的贫血，不是真正的贫血造成的昏冒。

妇人杂病脉证并治第二十二

妇人中风，七八日续来寒热，发作有时，经水适断，此为热入血室，其血必结，故使如疟状，发作有时，小柴胡汤主之。方见呕吐中。

以下“热入血室”这几段都是《伤寒论》的。这也是妇人常遭遇的一种病，因为有例假的关系。“妇人中风七八日”，就是得的太阳中风证，这个病到了七八日，正是去表内传的时候，在表证的时候是发热恶寒，内传到少阳了，就是往来寒热，发作有时了。“续来寒热”，就是暗示往来寒热、发作有时。以前来的月经也适于此时而中断，当然在七八天以前就来了例假了，那么在这个病由表内传的时候，月经断了，这个肯定就是“热入血室”了。假若热入血室，经水适断，其血因热而结。就是内传的邪热，趁着经来之虚，而入血室，而经血呢，也因为热而结，所以才中断。那么才会发生以上证候，故使“如疟状，发作有时”，就是往来寒热，发作有时，不是以前的中风表证那样子了。这是柴胡证。中医治病讲辨证，不论热入血室也好，其他的杂病也好，现柴胡证用小柴胡汤是没错的。往来寒热，发作有时是小柴胡的主要证候之一。这个时候虽然它是热入血室，少阳热结，血自然因热而结，因热去而已。

这一段主要就是太阳中风，在这个阶段里，她以前就来了例假，到七八天的时候，按照一般这个病的常规，应该内传了，在这个时候可能发生少阳病的证候，原来的月经也适于此时而中断，这肯定是热入血室造成的，所以血也因蕴热而结，证候还是少阳证，所以还是用小柴胡汤。

妇人伤寒发热，经水适来，昼日明了，暮则谵语，如见鬼状者，此

为热入血室，治之无犯胃气及上二焦，必自愈。

“治之”这两个字在《伤寒论》上没有，这是衍文，不要。上面（条文）说是太阳中风，这个（条文）说太阳伤寒。无论中风也好，伤寒也好，都有热入血室这种情况。这个是开始得伤寒的时候，没有汗的这种太阳表证，这时经水适来。一方面得的太阳伤寒，另一方面这时候来了月经了。“昼日明了，暮则谵语”，谵语本来是阳明内实的一个症状。但是阳明证，它不是昼日明了。这个瘀血证啊，总是暮间厉害，所以白天很清醒，不说胡话，一到夜间，发生谵语，那么这个肯定是瘀热、瘀血的一种问题，所以这是“热入血室”，而并不是一开始就得了阳明病，不是的。这个病好好看一看，只是夜间谵语而已，没有其他的证候，而经水适来，也没有像上边那样中断。

常常地妇人得外感，由于经水适来，可是热入血室，也常常邪热随经排出而解，这也是可遇不可期的事情，这也就像因衄而解一个道理。假设经血也不中断，也没有其他症状，只是暮间说点胡话而已，这不要紧的，这个不要瞎治。“无犯胃气及上二焦”，不要妄行汗、下，这个病自己能好。这个在临床上我们常能遇到，有些病可以观察，热入血室多种多样，如果它来了，其人如狂，闹得非常凶，那就不要等待了；而这只是夜间说点胡话，经水照常，邪热肯定要因经而排泄，这时候不要瞎治。大夫治病也是，该用药用药，不该用药也不能随便用药。这又是一节。

妇人中风，发热恶寒，经水适来，得七八日，热除脉迟，身凉和，胸胁满，如结胸状，谵语者，此为热入血室也，当刺期门，随其实而取之。

这一节，也是“经水适来”，这个经水适来为什么就要治疗啊（病非自己能好）？一看就明白了，虽然这个经水适来，并没中断，但是这个病不是那么简单了。虽然“热除脉迟，身凉和”，这是表已罢了，热全陷于里了，“胸胁满，如结胸状”，这是一个柴胡证，就是说这个病不只是热入血室，它有少阳证的反应了。而且这个“谵语”不是暮间谵语，白天也说胡话了。这与上边不同了，那么，这个肯定是不治不行了。这个治疗呢，只用小柴胡汤是不行的，由于谵语烦乱，用柴胡剂配合桂枝茯苓丸这类，如果大便秘结，可以用大柴胡汤，否则用小柴胡汤也可以的。

它这里是用的针，“当刺期门”，期门穴，就是祛胸胁邪热的，用以祛少阳阳明之邪热。虽然是“热入血室”，反应所在之处在胸胁，所以刺期门，“随其实而取之”。上边（条文）的热整个到血室，人只是暮则谵语，若没有其他证候，经血正常，那是要好、自愈的一个形象；这个（条文）则不是了：一方面热入血室，一方面上面有这个情形：胸胁满，如结胸状，又谵语，有少阳并于阳明的样子。所以要随其实而取之，当然用别的方子治疗也可以，不刺期门也可以。这是第三段。

同是热入血室，头一个用小柴胡汤也可以，现的柴胡汤证，血结了，血中断。第二个不要治疗，血既没结又没有其他的症状。第三段，虽然也经水适来，但症状很突出了，马上胸胁满，如结胸状，而发谵语，这个病不可轻视了，得赶紧治疗。当然刺期门也是个法子了，这个一般用大柴胡汤合桂枝茯苓丸是可以的。

阳明病，下血谵语者，此为热入血室，但头汗出，当刺期门，随其实而泻之，濈然汗出者愈。

这一段不应该搁这里，应在《伤寒论》阳明篇里。这个“热入血室”，不限制女人，男人也有，男人也有血室，不过女人血室在子宫，男人在小腹、膀胱部位，所以这一段并不是只是针对妇人说的，这是泛论。

“阳明病，下血谵语”，阳明病本来是胃不和则谵语，要是（出现）下血（症状），这是“热入血室”，是迫血妄行。虽然热入血室，但是热还上亢——“但头汗出”，身上不出汗，说明里不和，表也还有。它底下说刺期门，里和表也随着和了，也“随其实而泻之”了，这个也是用刺期门。刺期门这个法子，在《伤寒论》里也有，它是个少阳证，但少阳证不太全面，有的时候可以刺期门。那么这一段也是。“阳明病，下血谵语”，没有其他的症状，“但头汗出”，头汗出是少阳病有的一个症状，热不得旁达，从脑袋出，又不是整个阳明病。阳明病，法多汗，不是但头汗出。所以这个证候在柴胡证上，但又不那么明确，也没有明确的承气汤证，所以在这个时候常常刺期门，刺期门是祛少阳阳明之邪热，热去血也就自止了，这纯粹是热迫使血室之血妄行。

这一段不应该搁妇人杂病里头，这个不专指妇人说的。恐怕这书经过后人整理，张仲景的书当时是失散了，看到热入血室（的内容）都集中到一起了。那么这里头就有一些问题了，但是搁这儿也没有什么大问题，也没什么大关系。

上面这几段，全是说的热入血室。热入血室这种病，以妇人为多，男人比较少，尤其在表证期间更加少，因为妇人有月经的关系。

妇人咽中如有炙脔，半夏厚朴汤主之。

半夏厚朴汤方 《千金》作胸满，心下坚，咽中怗怗，如有炙肉，吐之不出，吞之不下。

半夏一升 **厚朴**三两 **茯苓**四两 **生姜**五两 **干苏叶**二两

上五味，以水七升，煮取四升，分温四服，日三夜一服。

"炙脔"，脔就是肉了，就像我们炒肉，有个肉片黏贴到嗓子上似的，吐也吐不出，咽也咽不下，就像有东西，古人就管这个叫作一种气结，也叫梅核气。

这个方子是由小半夏加茯苓汤为主的加减。当然，这也是水气，与水气有关系。既有水，也有气。所以，《千金》注得比较好。《千金》是这样说的：胸满，心下坚，咽中怗怗，如有炙肉，吐之不出，吞之不下。《千金》这个说法比较对头。它有厚朴的，所以准有"胸满"，胸腹都可以满，所以"心下坚"，心下也比较硬，"坚"是不一定有，"咽中如有炙脔"，心下这个地方当然也不宽快。所以我们对证候观察，《千金》说得比较详细。药里头有厚朴，既用半夏、茯苓、生姜，小半夏加茯苓，祛下气治饮，治呕嗽，饮逆而呕用小半夏加茯苓，前面讲过，用厚朴消胀行气，苏叶这个药是个行气的药，大家都知道。所以既有水，又有气。古人说气结，此之谓也，就是觉得气结滞，不但在嗓子，在胸、心下都觉得不痛快，临床上常遇见这个病，这个方子非常好使的，所以后世管它叫作大七气汤，也叫梅核气，这个方子常用的，既祛饮又健胃。

胃病有的时候胀满不欲食，我也常用这个半夏厚朴汤。半夏厚朴汤配合茯苓饮常用，因为它是胃虚停饮，停饮说明胃都是不好，不是大虚衰，而是胃气不怎么好才停饮，所以它这个半夏用得相当重，一升，一升就一小碗。

半夏这个药下气逐饮治呕，合用茯苓、生姜，小半夏加茯苓，我们前面讲痰饮篇，你们看一看里面有的。另外搁消胀行气的厚朴、苏子，既能够行气也能够祛饮。这个病究其因还是痰饮、气结这么两种因素造成的。

妇人脏躁，喜悲伤欲哭，象如神灵所作，数欠伸，甘麦大枣汤主之。

甘麦大枣汤方

甘草三两　**小麦**一升　**大枣**十枚

上三味，以水六升，煮取三升，温分三服。亦补脾气。

“脏躁”，指的心脏说的，你们看前面的“五脏风寒积聚”就有。你们看看这一大段讲心脏，心中风，“邪哭使魂魄不安者，血气少也；血气少者属于心，心气虚者，其人则畏，合目欲眠，梦远行而精神离散，魂魄妄行。阴气衰者为癫，阳气衰者为狂”。这一段正是说的这个，它是血少心气虚，其人不安，这个躁就是不安，就是不宁，指的心说的。“喜悲伤欲哭，象如神灵所作”，频繁打哈欠，这都是魂魄不安的一种反映。那么这类病，在“五脏风寒积聚”，那就是由于血虚或血少心气虚，才发生这种病，这也就是癫的一种。

当然这个应该用补药，尤其要用甘缓，一般说甘以缓急。甘草、大枣、小麦，这都是甘性药，而缓其急迫，小麦是补心，补心气，所以这个“脏躁”指心脏，有人说是指子宫说的，这是错的。这个药也常用，也挺有意思。妇人悲伤喜哭可以用这个药，小孩子夜间哭得特别厉害，有时候有的人用这个药也起作用。

不是虚证可不行，不是虚证吃这个药觉都睡不着。我有这个经验，有次给人看病就给弄错了。她不虚，可这人精神失常，她当时也是好哭，我给她开的这个药，第二天，她就找我去了，说：“你给我吃的什么药，我一宿没睡着。”然后我就赶紧换了方子，后来给她吃的桂枝茯苓丸，就对了，她还是实证。所以虚实还是很有关系的。所以脏躁，心脏虚而躁扰不宁，所以若是实证用这个方子就坏了，这个要注意点意，（那次误诊误治案，患者）因为是个朋友的爱人，老觉得委屈，（因为当时特别忙，就根据经验）我就给开的这个（补虚的甘麦大枣汤），其实错了。

妇人吐涎沫，医反下之，心下即痞，当先治其吐涎沫，小青龙汤主之；涎沫止，乃治痞，泻心汤主之。

小青龙汤方 见痰饮中。

泻心汤方 见惊悸中。

这个地方，古人都是简文。吐涎沫就用小青龙汤，这个很成问题了，她这个吐涎沫，是指的小青龙汤证整个说的。“吐涎沫”，就是有痰饮了，小青龙汤当然是治痰饮的方子，但没有外邪，用小青龙还是不行的，这是“咳逆倚息，不得卧，而吐涎沫”这类的病，那么它是小青龙汤证。

这个大夫没用小青龙汤祛外邪、祛内饮，没这么治，“反下之”，那“心下即痞”，治错了，这时外邪还是没解。所以“当先治其吐涎沫”，吐涎沫也是一个简单的话，还是心下有水气、表不解的小青龙汤证，所以“小青龙汤主之”。小青龙汤证在这个书里和《伤寒论》里都讲得很多了，要是仅仅吐涎沫，只吃小青龙汤是不行的。小青龙汤证，不渴，所以嘴里多唾沫；吃了小青龙汤，渴了，口也干了，涎沫止了，那就是没有表证了，只是心下痞，就吃泻心汤就可以了，这个泻心汤指的三黄泻心汤说的。表里并病，如果里面需攻，当然要先解表。这个有表证，不是只是吐涎沫而已。咱们在肺痈（篇章）里面，有小青龙汤；泻心汤在惊悸（篇章）里面也有，有三黄泻心汤。所以，在这里面就注一注。

底下这一大段，是有问题的，咱们也讲一讲，这肯定不是张仲景写的，你们自己看看就知道了。

妇人之病，因虚、积冷、结气，为诸经水断绝，至有历年，血寒积结胞门。寒伤经络，凝坚在上，呕吐涎唾，久成肺痈，形体损分。在中盘结，绕脐寒疝；或两胁疼痛，与脏相连；或结热中，痛在关元，脉数无疮，肌若鱼鳞。时着男子，非止女身。在下未多，经候不匀，令阴掣痛，少腹恶寒；或引腰脊，下根气街，气冲急痛，膝胫疼烦。奄忽眩冒，状如厥癫；或有忧惨，悲伤多嗔，此皆带下，非有鬼神。

久则羸瘦，脉虚多寒；三十六病，千变万端；审脉阴阳，虚实紧弦；行其针药，治危得安；其虽同病，脉各异源；子当辨记，勿谓不然。

“妇人之病，因虚，积冷，结气，为诸经水断绝，至有历年，血寒积结胞门”，这是一小段，妇人的病与男人的病不同，就在例假。经，就是月经。月经不利，主要的不外乎这么几个问题：一个虚，就是虚损；二是积冷，积冷者，那不是一时的受寒了；第三个是结气。这三种原因都能够使经水断绝。一闹就很多年，“至有历年”。“血寒积结胞门”，就是经脉不通了，这个血寒者凝了，积结于胞门，胞门就是指任脉说的，任脉属胞门，任脉病则病带下。

底下又分这么三段，“寒伤经络，凝坚在上，呕吐涎唾，久成肺痈，形体损分”，这是一段。这净是四六句，不是张仲景的文章，而且内容也不是。这段说明什么呢？说明风寒伤经络了。“凝坚在上”，我们在肺痿肺痈那一章就可以知道了，瘀血凝坚在上指的就是肺；“呕吐涎唾”，那么久而成为肺痈，也有时候成肺痿，呕吐涎唾这说的是肺痿，那么久而也为肺痈；“形体损分”，这个人要消瘦，损、分就是消瘦。这一段说，上焦受风寒之邪，而为肺痿肺痈这类的病。

“在中盘结，绕脐寒疝；或两胁疼痛，与脏相连；或结热中，痛在关元。脉数无疮，肌若鱼鳞，时着男子，非止女身。”这又一段，寒盘结于中焦，“在中盘结”就是在中焦了，“绕脐寒疝”这指寒啊，或“两胁疼痛”这是指肝脾一类的病，“与脏相连”，这是说寒可以有这类病盘结于中焦；或者“热结于中”，也是指中焦，“痛在关元”，关元就是指少腹那个部位，这是指瘀血，这个热结指的瘀血说的，瘀热。“脉数”本来是有热，要是疮呢，脉也数，这个脉数不是有疮就是有热，什么热呢？它是指的瘀热，是指瘀血。“肌若鱼鳞”，所以瘀血皮肤甲错。

“时着男子，非止女身”，这个是总结上面两段，风寒在上焦而为肺痿肺痈的病，或寒盘结于中焦而为寒疝、胁痛，与脏相连。热结在中，它不是脉数，不是有疮，那就是有瘀血了，身若鱼鳞了。这类病不光是女人有，上焦、中焦所说两段，男子也有。这不是女人单独有的，所以“时着男子，非止女身”，它指上两节说的，底下就整个说的是女人啦。

“在下未多，经候不匀，令阴掣痛，少腹恶寒；或引腰脊，下根气街，气冲急痛，膝胫疼烦。奄忽眩冒，状如厥癫；或有忧惨，悲伤多嗔，此皆带下，非有鬼神。久则羸瘦，脉虚多寒；三十六病，千变万端；审脉阴阳，虚实紧弦；行其针药，治危得安；其虽同病，脉各异源；子当辨记，勿谓不然。”这段文章也不是太好，意思就更没什么了，它讲到经水不调了，“在下未多”就是经血有障碍而排出不多，意思是这样，所以经候也不匀，这能造成什么病呢？接着就是写病的情况，有的时候能“令阴掣痛，少腹恶寒”，有的是阴中痛或者少腹寒，或者引腰脊，“下根气街”，气街是个部位，疼痛也后引到腰脊也痛，气上冲而发“少腹急痛，膝胫疼烦”，就是腰腿膝胫下肢啊，这是说器质上的病，举了这些。那么另有精神方面的一些症状，“奄忽眩冒”，说的是昏冒，奄忽就是忽然的意思，“状如厥癫”形状像厥像癫，厥就是逆，骤然间发作的，癫就是癫狂；或者有时候忧，很凄惨，“悲伤多嗔”，无故悲伤恼怒，这一切都是精神方面的失常。“此皆带下，非有鬼神”，看这个样子像有鬼神的，这都是属于带下病。“带下”就是妇科病的意思，像这个下血不止叫带下，白带也叫带下，所以“任脉有病，则病带下”是《内经》上的话，妇科病都叫带下病，这不是有什么鬼神。

久而不愈，人越来越瘦，脉也虚，人也多寒。“三十六病”这个不可靠，这是古医书有这么个看法，但是现在净是病名，没有这个数了。妇科有三十六病，变化万端啊，只要“审脉阴阳，虚实紧弦”，那么紧弦也代表不了一切，他就为了押韵，都是四六句，这不是张仲景的文章。“行其针药，治危得安”，这都是说空话，“其虽同病”，全是带下病，都是由于经水失调了，但是脉可不是一样的，证也不一样，得好好辨，不要以为说的是不对的。没什么意思，这一段话是后人附的。《医宗金鉴》把它搁头一段上去了，认为这是一个总纲，这是错的！这个文章肯定不是张仲景一个人写的，这段不像张仲景的文风，这一段看一看就可以了，没有什么大意思。而且这个经血失调，底下的治疗都不是他说的由于虚损、由于积冷、由于结气，都不是，底下你看看就知道了。

问曰：妇人年五十所，病下利数十日不止，暮即发热，少腹里急，腹满，手掌烦热，唇口干燥，何也？师曰：此病属带下。何以故？曾经半产，瘀血在少腹不去。何以知之？其证唇口干燥，故知之。当以温经汤主之。

温经汤方

吴茱萸三两 **当归** **芎䓖** **芍药** **人参** **桂枝** **阿胶** **牡丹皮**（去心）

生姜　甘草各二两　半夏半升　麦门冬（去心）一升

上十二味，以水一斗，煮取三升，分温三服。亦主妇人少腹寒，久不受胎；兼取崩中去血，或月水来过多，及至期不来。

"问曰：妇人年五十所，病下利数十日不止"，这个下利，《医宗金鉴》改得对，应该是"下血"，"利"应该是个"血"字，它不是下利数十日不解了，（如果是下利）那（就）不是带下（病）了。

"暮即发热，少腹里急，腹满，手掌烦热，唇口干燥，何也？师曰：此病属带下。何以故？曾经半产，瘀血在少腹不去。何以知之？其证唇口干燥，故知之。当以温经汤主之。"妇人五十，一般说地道就应该不通了，就是经应该断了，那么这个妇人呢？反而病下血数十日不止，这个临床上有的，在更年期有这种情形，尤其她这种病"暮即发热，少腹里急，腹满"。"暮即发热"，我们前面讲瘀血证都是夜间重，咱们讲那热入血室，昼日明了，夜则谵语，"暮即发热"，她一到夜间就发热，这热肯定是个瘀热，瘀血之热。"少腹里急，腹满"，瘀血证陷于少腹部位多见，少腹急结，桃仁承气汤、抵当汤全是少腹满，那么少腹里急，腹满，这都是瘀血证，在腹证里头有这情形，尤其在少腹。

"手掌烦热，唇口干燥"，这是血虚，血虚生内热就是指的这个，血虚，津液也虚，所以五心烦热，唇口干燥，这是瘀血证的一个反映。

人年五十，应该没有例假了，那么现在这个妇人数十日（下血）不止，还有一系列的症状，这是什么道理呢？师说：此病属带下，这就叫带下病，下血不止也叫带下，白带也叫带下，为什么她有这个病呢？她曾经半产，瘀血在少腹不去，是这么个原因造成的。那么怎么知道的呢？你看那个证候就知道了，"其证唇口干燥，故知之"，唇口干燥一方面是津虚血少，一方面也是瘀血证的反映，由这个症状知道瘀血不去，"当以温经汤主之"。

这个很好了，我们对于妇人调理月经，一般说用大攻下的很少。我们看看温经汤这个药，研究研究很有意思。温经汤的这个药它用吴茱萸汤去大枣加桂枝，那么这就是温中降逆的作用，生姜是降逆的，桂枝治气上冲也降逆。既用吴茱萸汤温中降逆，同时又用麦门冬汤（人参、半夏、甘草、生姜、麦门冬），麦门冬汤是滋阴润燥而健胃补虚的，也健胃。麦门冬这个药是甘寒补胃液、补胃阴，现在的人都爱用石斛，其实麦门冬这个药挺好的，所以在炙甘草汤中也用它，竹叶石膏汤、麦门冬汤都用它，都是津液枯燥。这个津液从哪儿来呢？从胃来，你得健胃，所以这个（温经汤）用吴茱萸汤合用麦门冬汤温胃补虚，总而言之要从胃下手。这个道理在哪儿呀？胃是生化之本，气血之源，胃不恢复、不能生津，那么光祛瘀就不行。本来下血数十日不止了，所以祛瘀药都是强壮药，当归、川芎、芍药、阿胶、丹皮，仅仅这么几味药，这几种药是强壮祛瘀，而且有止血的作用，有阿胶嘛，但也的确祛瘀。这些药是生新祛瘀，无一不备。瘀血不去，新血不生，你光祛瘀不生血，她这个人就虚得不得了，唇口干燥，血虚津液虚，五心烦热。我们调理妇人月经（用温经汤），"温经"这两个字非常有意思，这个胃喜温不喜寒，所以以温经为主，那么她这个久久的瘀血你不能够大祛，微温能行，寒了血反倒凝了，所以我们调理月经病的方剂，这个温经汤加减合适，是最好使的。

我们在临床上，有的时候出现柴胡证，这很多见，比方说胸胁满，恶心呀，不愿吃东西，小柴胡汤证是常见的，我们就不要用这个大祛瘀药了，就（编者按：应是小柴胡汤，而不一定是温经汤）配上当归芍药散，非常好使，与这（编者按："这"，是指温经汤，或指"调理月经病"说的）都差不多。你看补中益气汤，都有用的机会。所以后世用八珍汤，但用生地还是有妨碍的，它不是一个大味的止血的药，生地比较寒呀，它对胃有影响，所以一般不用它（生地）还是对的。后世用四物加四君就是八珍汤了。由于这个，变化来用药也可以的，但是生地不能用，更不能用熟地，（熟地）用来用去胃弄坏了，就不能吃东西了。光一个四君子汤，力量很薄弱。这个很好！吴茱萸汤合麦门冬汤既温中又养液，咱们（后世的说法）说是补胃阴，所以这个方子叫小温经汤，在调理妇人经脉的时候常有用的机会。但是胃必然得现这个证候，这个证候主要是人不愿意吃东西，恶心，用吴茱萸汤去大枣加桂枝嘛。那么在这个情形之下，芍药用的量不大了，如果肚子痛得厉害，配合当归芍药散比这个应该还强。所以有的时候现柴胡证，我们配合当归芍药散，与这个方子（编者按：温经汤？）都差不多。如果有头痛、呕吐或者头晕，加入吴茱萸也可以的，与这个方子就差不多了。

一般调理月经在妇科用的机会是最多的，这个方子的治疗它底下写得很清楚，"上十二味，以水一斗，煮取三升，分温三服。亦主妇人少腹寒，久不受胎；兼取崩中去血"，崩中它也能治，有瘀血它也能祛，"或月水来过多，及至期不来"。这就是调理的办法。

底下全是讲妇人的月经问题了。

带下，经水不利，少腹满痛，经一月再见者，土瓜根散主之。

土瓜根散方 **阴癞亦主之。**

土瓜根　芍药　桂枝　䗪虫各三两

上四味，杵为散，酒服方寸匕，日三服。

调理月经也不是一概而论，我们方才说的是最一般（的情况），也有有热的，这个就是啊，“带下，经水不利，少腹满痛，经一月再见”，月经提前多有热，延后多有寒，一般还差不多，提前大概是有热的多。尤其满痛，“少腹满痛”，这是实证，（编者按：到此处，日本学者珍藏的《金匮》录音结束，此后只有中国录音音频）但它也不是大攻，你们看一看啊，他用土瓜根散主之。这个土瓜根和䗪虫全是寒性祛瘀药，它只是有热，用寒性祛瘀药。用桂枝芍药呢？既调营卫，也治腹满痛，桂枝加芍药汤治腹满痛，这桂枝、芍药两味药也治腹满痛。所以我们治病啊不要太主观了。当然，调经是以温经为主，这是一般的说法，但有些也是有热（不仅仅有寒），热得用寒性药，寒以祛热呀。但是这个还没有用攻法，如果经闭也可以攻。

寸口脉弦而大，弦则为减，大则为芤，减则为寒，芤则为虚，寒虚相搏，此名曰革，妇人则半产漏下，旋覆花汤主之。

旋覆花汤方

旋覆花三两　葱十四茎　新绛少许

上三味，以水三升，煮取一升，顿服之。

这是错的！

这（类症状）在虚劳篇里讲了，它后头还应该有“妇人的半产漏下、男人的亡血失精”这么一句，也不能用旋覆花汤。旋覆花汤是行气祛结的一种药，怎么能治漏下呢？所以旋覆花汤在这儿可不能用。以前讲肝着，旋覆花汤主之，没有方子，在这里才有旋覆花汤（具体方子），可见旋覆花汤应该治肝着，“欲人蹈其胸上”，那是气结啊。旋覆花汤是下气破结的一种药，旋覆花、葱、新绛全是，“漏下”不能再行气破结，所以这是错了。它这里原本论的是脉，脉是革脉，革脉主什么呢？主妇人半产漏下，主男人亡血失精，它在虚劳篇里有这一段，又放在这里，搁这儿还用旋覆花汤，就不对头。（编者按：此处音频中断）妇人漏下，崩中漏下或半产下血都不止者，或者是妊娠下血，用芎归胶艾汤主之，没有用旋覆花汤的道理。这个可见是错了。

妇人陷经，漏下黑不解，胶姜汤主之。臣亿等校诸本无胶姜汤方，想是前妊娠中胶艾汤。

"妇人陷经，漏下黑不解"，这个也不像话，"黑不解"怎么讲呢？没法讲！"陷经，漏下"，"陷经"就是经血下陷而漏下不止，这也就是用芎归胶艾汤，这肯定的。大概这一段与上一段应该是一段，妇人的半产漏下、男人的亡血失精，妇人如果漏下不止者用胶艾汤主之，大概是这么一个情形。他搁个"黑不解"，黑不解是什么意思？注家说是血色黑不解，只能这么说。

崩漏下血不止，芎归胶艾汤都可以治，那么在这里胶艾汤还没有（提及），当然是指的芎归胶艾汤，这在妊娠篇说得很明白，看看前面所讲。"师曰：妇人有漏下者，有半产后因续下血都不绝者，有妊娠下血者"，那么这几种都可以用芎归胶艾汤。那么这不（主要的类型）都包括在内了嘛。漏下者就是陷经漏下，半产漏下、半产下血不止也治。

这两段（编者按：指上述两段条文）大概是一段，就是用芎归胶艾汤主之，这个"黑不解"，这也是怎么抄错了，这用词不是原样的，这个很明显地看出错误，旋覆花汤不能够治漏下。

妇人少腹满如敦状，小便微难而不渴，生后者，此为水与血并结在血室也，大黄甘遂汤主之。

大黄甘遂汤方

大黄四两　甘遂二两　阿胶二两

上三味，以水三升，煮取一升，顿服之，其血当下。

"敦（读音 dūn）"是古人一个祭器，装食物的，"如敦状"，小腹就像扣了一个东西似的，像"敦"的那个样子，也就是祭器的样子。"满"，说明形状就像倒扣的碗似的，当然是没有碗那么大。少腹满，要是小便自利呢，那有血；要是小便不利，那是有水而不是有血。“少腹满如敦状”底下的辨证非常好，“小便微难而不渴”，“微难”不是说小便绝对的大不利，“微难”也多少有一点，但是不是整个停水，整个停水则水不行、气不化，人要渴的，它这是不渴。可是有些停水，也不致于如敦状小腹满的那个样子。如果“生后者”，要在平时还不敢说她里头有血，生产以后恐怕是里头有瘀血了。“此为水与血俱结在血室也”，那么产后恶露不尽，从“少腹满如敦状，小便微难而不渴”，有水是肯定的，也是还有血，为什么呢？因为她“生后者”，就是新产之后，在这个时候她有这种情况，肯定里头也有血，就是在血室里头它既有水又有血，用大黄甘遂汤主之。

她这个血还是少，不用其他的峻烈的祛瘀药物，搁点阿胶就非常好，祛瘀之中含有育阴之道。阿胶虽然也是血分药，配合大黄也能祛瘀，但是这个药（阿胶）主要还是有育阴的作用。甘遂主要是下水。

辨证主要在这两句话，一句是“小便微难”，真正小便一点没有，那干脆都是水，又一句话在“生后者”，生以后而小便微难而不渴，那你要考虑到也有血。可是这个血究竟不太明确，也不是太厉害，所以搁了阿胶。

这些地方都很好，但是这个方子是不常用的，临床也很难遇到既有水又有血在血室里头，要遇到真正产后少腹满如敦状，小便不是绝对的不利，而是“微难”，微微的有一点儿不利，那么产后肯定既有恶露不尽又有水。这个地方辨证是非常细腻了。

妇人经水不利下，抵当汤主之。亦治男子膀胱满急有瘀血者。

抵当汤方

水蛭三十个（熬） **虻虫**三十枚（熬，去翅足） **桃仁**二十个（去皮尖） **大黄**三两（酒浸）

上四味，为末，以水五升，煮取三升，去滓，温服一升。

“妇人经水不利下，抵当汤主之。”这个“不利下”，不是月经不调，这是经闭，经闭不利下，就是用其他的药也不下。这个临床上也常有，我们这两天临床上遇着一个精神病人，例假啊，就得吃抵当汤才下。这个病人是樊老师介绍给我的，上周我给她吃了抵当汤，她下了挺大块儿（的瘀血）很多很多，现在她这个精神大致是好了。（以前）她拿斧子砍人，在精神病院治疗很长时间，现在这个人挺好。我用其他的祛瘀药都不行，她例假就是不见

（来），用抵当汤是真有力量，我就用这个方子，但是我还加芒硝了，因为她这个大便特别干，人也癫狂。

所以调经啊，温经汤以下这些方子都是调经的，漏下不止用胶艾汤，生产之后有水有血你该攻也得攻，结在血室用大黄甘遂汤；如果是经闭，那就不是一个调理例假的问题了，这得攻了，该用抵当汤的就用抵当汤。

抵当汤讲得很多了，水蛭、虻虫这类的祛瘀药，就是瘀血非常顽固陈久，那你非用这类药不能祛瘀，䗪虫跟这都差不多，这也说不出什么道理来，食血的虫子都能祛瘀，这在祛瘀药里头是（药效）最重的药了。

妇人经水闭不利，脏坚癖不止，中有干血，下白物，矾石丸主之。

矾石丸方

矾石三分（烧）**杏仁**一分

上二味，末之，炼蜜和丸枣核大，纳脏中，剧者再纳之。

这都是小方了。妇人有干血在子宫，这个“脏”就是指子宫，而成坚块，“坚癖”，“癖”就是积聚，坚硬的积聚不去，“不止”是不去，那么“坚癖”是什么造成的呢？就是干血，子宫里头有干血而成了坚癖不去，那么就经闭不利而只下白物，“白物”就是白带，这就用矾石丸主之。

矾石丸就是矾石、杏仁两种药，这个方还是一个祛湿、祛白带的办法了，杏仁，咱们也讲过这是一种祛水的药物。这是治标的一个办法，先祛白带，矾石丸也只能祛白带。

那干血呢，还得用其他的药来治，就是大黄䗪虫丸什么的都可用。

这个（矾石丸）是坐药，“上二味，末之，炼蜜和丸枣核大，纳脏中”，就是指子宫，“剧者再纳之”，轻的一次就好了，重的没好，再可以坐，这指的治白带说的。

妇人六十二种风，及腹中血气刺痛，红蓝花酒主之。

红蓝花酒方 疑非仲景方。

红蓝花一两

上一味，以酒一大升，煎减半，顿服一半。未止，再服。

六十二种风也是不可靠，跟那个“三十六病”一样。那么，主要的（症状）是腹中刺痛，腹中刺痛是血气痛，这个红蓝花就是咱们现在用的红花，起行瘀定痛的作用，把它做成药酒喝肯定起作用，这都是普通的常备的一个药物。

如果妇人的血气刺痛久久不愈，攻也攻不得，补也补不得，就用药酒的法子也是挺稳当的。

妇人腹中诸疾痛，当归芍药散主之。

当归芍药散方 **见前妊娠中。**

这跟我们前面讲的一样，与“吐涎沫，小青龙汤主之”一样，这都是简文。“妇人腹中诸疾痛”，原因多极了，全拿“当归芍药散主之”，那就不对了。既提到妇人，总是关于血液的问题，这个也像上面血气急痛是一样的，这有用当归芍药散的机会，不是说遇到一切的妇人腹中疾痛就要用当归芍药散，这不是的。

当归芍药散我们用它，一方面它有瘀血，拿现在的话说她有贫血的现象，肚子痛，发急痛；另外有小便不利或者有头晕，它有一些利尿药，里面有茯苓、术、泽泻，头眩晕，我们遇到这类的病，无论是女人还是男人，都可用当归芍药散。

妇人腹中痛，小建中汤主之。

小建中汤方 **见前虚劳中。**

这跟上面一样也是简文，小建中汤前面讲过了，也反复讲过了当归芍药散，不是妇人腹中痛就用小建中汤，（小建中汤）它不关乎血气，虚寒类的腹中痛，腹中发挛痛、急痛，那当然可用小建中汤了。小建中汤也不限于女人，男人有这个病也可以用，这个都是简文，不足以为病。像这个“腹中诸疾痛，当归芍药散主之”，当然太简略了，可是我们只要根据以前讲过的东西（辨析），就不简略了。

问曰：妇人病饮食如故，烦热不得卧，而反倚息者，何也？师曰：此

名转胞不得溺也，以胞系了戾，故致此病。但利小便则愈，宜肾气丸主之。

肾气丸方

干地黄八两　**薯蓣**四两　**山茱萸**四两　**泽泻**三两　**茯苓**三两　**牡丹**三两　**桂枝**一两　**附子**一两（炮）

上八味，末之，炼蜜和丸梧子大，酒下十五丸，加至二十五丸，日再服。

妇人有这么一种病，“饮食如故”，就是里无病，不是胃肠有什么病，可是“烦热不得卧，而反倚息者，何也？”烦热，不得平卧，而反倚息，咱们说短气都是里头停水了，这个倚息，它得倚靠着东西来呼吸，要不就气短得厉害，与小青龙汤里有个咳逆倚息不得卧一样，不过这里它不咳逆而只是短气。倚物而来呼吸就叫倚息，这是什么呢？这就是有停水，水里头不下行，停在上边压迫横膈膜，躺也躺不下，越躺越往上压迫得更厉害。“师曰此名为转胞”，说这个是转胞病，胞指的是水胞膀胱。“不得溺也”，这是由于转胞，膀胱有些扭转而不得尿，尿不得由下排出，所以在上头。什么原因呢？“以胞系了戾”，胞系指的是输尿管，膀胱咱们说它只有下口没上口，其实看这个解剖书籍里头它有的，输尿管它进到膀胱。“了戾”就是转折，转折了、折叠了就叫“了戾”，“故致此病”。就是人虚衰，咱们说的肾下垂也常能够发生这种病。由于人的肌肉或组织平常都有紧张的力量，（如果）松弛了，输尿管屈曲转折，尿撒不下去了，所以肾脏也往下垂，压迫这个地方，所以它有这种病。

“但利小便则愈，肾气丸主之”，普通的利小便（方法）不行，得用肾气丸。肾气丸这个药净补药，主要是它能恢复机能、亢进机能，使输尿管弛纵的力量恢复，弛纵恢复了，水道通了，自然小便也就利了。肾气丸也是利小便的药，但是它起强壮作用，里头主要是附子的作用。所以八味肾气丸，你要把附子、桂枝拿掉，就不起这个作用了，一点不起这个作用了。附子这个药它能够振兴机能的沉衰。像妇人阴吹，就是子宫下垂，用八味肾气丸的机会也很多，它就是组织太松弛了，肾气丸它能够恢复这个机能。前面讲到，肾气丸也治少腹不仁，肾气丸对下焦虚衰是起作用的。古人对肾气丸这个名字起得也好，是针对下焦沉衰的证候啊。阳痿不是补不得，也有真正是下焦虚衰沉衰的阳痿，用肾气丸也有治好的。

八味肾气丸如去掉桂、附，就叫六味地黄丸，就什么用也没有！就起不了（振兴机能沉衰）的作用了。咱们补肾还单就用这六味，后又出了个十味地黄丸（不屑）。

蛇床子散方，温阴中坐药。

蛇床子散方

蛇床子仁

上一味，末之，以白粉少许，和令相得，如枣大，绵裹纳之，自然温。

底下这是个小方。蛇床子这个药有杀虫、解痒、祛恶疮等作用，所以这个药杀菌。“温阴中坐药”，主要是妇人自己觉得子宫里头有寒，但也许生疮，也许湿痒，用蛇床子散这种坐药很好使。用这一味药，做成末和少许白粉纳阴中，白粉指的铅粉，铅粉也杀菌、拔干。总而言之它祛湿祛痒，有湿就寒，她自己感觉里头凉，纳之自然温。

少阴脉滑而数者，阴中即生疮，阴中蚀疮烂者，狼牙汤洗之。

狼牙汤方

狼牙三两

上一味，以水四升，煮取半升，以绵缠箸如茧，浸汤沥阴中，日四遍。

阴中生疮这种病妇科也常见，一般用狼牙汤洗，也有时候用下面这个法子，深的地方外面也洗不着，所以用绵缠，就像现在裹的棉花球，把狼牙草煮了，蘸着汁洗。狼牙也是治疮疡的一种药，尤其对阴疮挺好使。

“缠箸”不好解释，就是拿棉花缠个球，就像蚕茧那么大，“浸汤沥阴中”，是指不是在外头，比较深。一天可以洗四遍，这都是一种外用药。

底下这个是个奇怪的病。

胃气下泄，阴吹而正喧，此谷气之实也，膏发煎导之。

猪膏发煎方 **方见黄疸中。**

这个病我遇着一个，还在我私人开业的时候，有个半大老太太，她阴吹厉害得很，坐着不敢动，一动那声音大得很，叫阴吹。这种病大概都谷气实，谷气实可是吃泻药不行，它不是实证，是一个虚证。

胃气下陷，这就是李东垣说的清阳下陷的样子，下陷呢，它是大便不通，所以说是"此谷气之实也"，用膏发煎。

膏发煎前面（黄疸）讲过，用头发、猪膏（就是猪油），把头发放猪油里头，油开了，头发就化了，化成灰了，这个东西是通大便的，古人治黄（黄疸）也有时候用。

附录：经方大家胡希恕年谱

1898 年 3 月 10 日	生于辽宁省沈阳市北郊区东伍旗村。	
1906 ～ 1910 年	在本村初级小学念书。	
1911 ～ 1915 年	在蔡台子村、沈阳县高等小学读书。	
1915 ～ 1919 年	在奉天省立第一中学校读书。在此期间听国文老师王祥徵于课余教授中医，并于此期间在沈阳市政公所考取中医士，取得合格证书。	17 ～ 21 岁
1919 ～ 1923 年	在北京通才专门学校（交通大学前身）读书。	21 ～ 25 岁
1924 ～ 1925 年	沈阳县立初级中学校任英文教员。	25 ～ 27 岁
1925 ～ 1926 年	辽阳县立高级中学校任英文教员。	27 ～ 28 岁
1926 ～ 1927 年	辽宁省立第四高级中学校任英文教员。	28 ～ 29 岁
1927 ～ 1928 年	哈尔滨电业公司会计科任簿记股长。	29 ～ 30 岁
1928 ～ 1931 年	哈尔滨特别市市政局市业科内市业股任股长。	30 ～ 33 岁
1932 ～ 1935 年	哈尔滨市市产视察员。	34 ～ 37 岁
1936 ～ 1945 年	在北京市西城区灵境胡同二号与陈慎吾先生合办联合诊所。	38 ～ 47 岁
1946 ～ 1947 年	沈阳市辽宁省立师范专科任教务主任、秘书主任。	48 ～ 49 岁
1947 ～ 1958 年	北京市私设中医诊所执业中医。	49 ～ 60 岁
1955 ～ 1958 年	在北京交道口自办求实中医学校任校长兼讲师。	57 ～ 60 岁
1958 ～ 1984 年	在北京中医学院东直门医院任副教授、教授。	60 ～ 86 岁